精编临床常见疾病护理

主　编　张俊英　王建华　宫素红　王茜娟
　　　　董建莉　王希红　吴　艳　王培菊

中国海洋大学出版社
·青岛·

图书在版编目(CIP)数据

精编临床常见疾病护理 / 张俊英等主编. 一青岛：
中国海洋大学出版社，2021.4
　ISBN 978-7-5670-2792-3

　Ⅰ.①精…　Ⅱ.①张…　Ⅲ.①常见病－护理　Ⅳ.
①R47

中国版本图书馆 CIP 数据核字(2021)第 050996 号

出版发行	中国海洋大学出版社		
社　　址	青岛市香港东路 23 号	邮政编码	266071
出 版 人	杨立敏		
网　　址	http://pub.ouc.edu.cn		
电子信箱	369839221@qq.com		
订购电话	0532－82032573(传真)		
策划编辑	韩玉堂		
责任编辑	韩玉堂	电　　话	0532－85902349
印　　制	蓬莱利华印刷有限公司		
版　　次	2021 年 5 月第 1 版		
印　　次	2021 年 5 月第 1 次印刷		
成品尺寸	185 mm×260 mm		
印　　张	22.5		
字　　数	544 千		
印　　数	1～1000		
定　　价	118.00 元		

发现印装质量问题，请致电 0535-5651533，由印刷厂负责调换。

《精编临床常见疾病护理》编委会

主　编　张俊英　　青岛市海慈医疗集团
　　　　　　王建华　　青岛市市立医院
　　　　　　宫素红　　枣庄矿业集团中心医院
　　　　　　王茜娟　　利川市人民医院
　　　　　　董建莉　　烟台毓璜顶医院
　　　　　　王希红　　山东省精神卫生中心
　　　　　　吴　艳　　宜昌市中心人民医院
　　　　　　　　　　　三峡大学第一临床医学院
　　　　　　王培菊　　平阴县人民医院

副主编　李　娟　　泰安市中心医院
　　　　　　吴海燕　　山东省精神卫生中心
　　　　　　刘雪芹　　威海市文登区人民医院
　　　　　　任佳慧　　长治医学院附属和济医院
　　　　　　王家芬　　贵州省德江县民族中医院
　　　　　　于欣平　　莒县中医医院
　　　　　　李　妍　　山西省煤炭中心医院
　　　　　　白恒义　　遵义市第一人民医院
　　　　　　　　　　　遵义医科大学第三附属医院
　　　　　　杨　标　　唐山工人医院
　　　　　　张　师　　中国人民解放军总医院第八医学中心
　　　　　　陈　黎　　贵州医科大学附属医院
　　　　　　熊　琪　　河子大学医学院第一附属医院
　　　　　　王颖琦　　中国人民解放军总医院第二医学中心
　　　　　　聂相娅　　黔南州人民医院
　　　　　　曹海虹　　中国人民解放军总医院第八医学中心
　　　　　　姜明照　　胜利油田中心医院
　　　　　　王　伟　　河北省儿童医院

编　委　郝春艳　中国人民解放军总医院京中医疗区旗坛寺门诊部
　　　　　孙　丽　包头市蒙医中医医院
　　　　　王　静　陆军军医大学边防卫勤训练大队
　　　　　刘　静　中国人民解放军联勤保障部队第九四二医院
　　　　　赵金荣　中国人民解放军陆军军医大学士官学校附属医院
　　　　　赵志妙　河北医科大学附属儿童医院
　　　　　杨淑月　烟台海港医院

前　言

随着医学模式的转变与护理学的迅速发展，护理已由过去单纯的疾病护理转变为以人为中心、以护理程序为框架的责任制整体护理。在临床护理工作中，护理人员掌握临床护理评估技能的重要性日益凸显，正确运用护理评估技能，全面收集、整理和分析服务对象的健康资料是执行护理程序的关键环节。作为一名合格的护理工作者，不仅要有扎实的理论基础，还要不断学习新的知识，熟练掌握护理操作技能，了解护理学的新进展。为此，在参阅了大量文献资料的基础上，结合自身多年的临床经验，我们编写了此书。

本书编写坚持以整体护理观为指导、以护理程序为主线的思路，主要针对临床各种常见病、多发病的实用护理评估技能进行编撰，涉及呼吸内科护理、心内科护理、消化内科护理等内容。全书内容力求精练、实用、重点突出并紧密结合临床工作，注重培养护士科学的临床思维、工作方法以及综合应用学科知识正确处理临床疾病的能力，以期对相关护理工作者有所帮助。

由于我们水平有限，加之医学科学发展迅速，书中难免存在不妥之处，希望广大医学工作者能提出宝贵的意见，以便我们今后改进和修订。

编者
2021 年 3 月

目 录

第一章　肾内科护理

第一节　急进性肾小球肾炎

急进性肾小球肾炎（rapidly progressive glomerulonephritis，RPGN）简称急进性肾炎，是一组以少尿、血尿、蛋白尿、水肿和高血压等急性肾炎综合征为临床表现，肾功能急剧恶化，短期内出现急性肾衰竭的临床综合征。病理特点为肾小球囊腔内广泛新月体形成，故又称为新月体性肾小球肾炎。

一、病因及重要的发病机制

急进性肾小球肾炎包括原发性急进性肾小球肾炎、继发于全身性疾病的急进性肾小球肾炎（如系统性红斑狼疮肾炎）和在原发性肾小球疾病（如系膜毛细血管性肾小球肾炎）基础上形成新月体，转化而来的急进性肾小球肾炎。本节重点讨论原发性急进性肾小球肾炎。

急进性肾小球肾炎的基本发病机制为免疫反应，根据免疫病理表现不同可分为三型：Ⅰ型为抗肾小球基膜型，是抗肾小球基膜抗体与肾小球基膜抗原结合，激活补体而致病；Ⅱ型为免疫复合物型，是肾小球内循环免疫复合物的沉积或原位免疫复合物形成，激活补体而致病；Ⅲ型为非免疫复合物型，肾小球内无或仅有微量免疫球蛋白沉积，其发生可能与肾微血管炎有关，肾脏可为首发，甚至为唯一受累的器官或与其他系统损害并存。患者血清抗中性粒细胞胞浆抗体常呈阳性。

二、病理

肾脏体积常较正常增大。本病病理类型为新月体性肾小球肾炎。光镜下通常以肾小囊的囊腔内有新月体形成为主要特征，早期为细胞新月体，后期可逐渐发展为纤维新月体，最后可导致肾小球硬化。

三、临床表现

我国急进性肾炎以Ⅱ型多见。Ⅰ型多见于青、中年患者，Ⅱ型和Ⅲ型多见于中、老年患者，男性较女性多见。本病起病较急，半数以上发病前有上呼吸道感染史。临床表现类似于急性肾炎，出现尿量减少、血尿、蛋白尿、水肿和高血压等表现。但随病情进展，患者迅速出现少尿或无尿，进行性肾功能恶化并发展为尿毒症。患者常伴有中度贫血。Ⅱ型患者常伴肾病综合征。Ⅲ型患者常有不明原因的发热、乏力、关节痛、腹痛、咯血等系统性血管炎的表现。

四、实验室及其他检查

（1）尿液检查：常为肉眼血尿，镜下可见大量红细胞、白细胞和红细胞管型。尿蛋白＋～＋＋＋不等。

（2）肾功能检查：血肌酐、血尿素氮进行性升高，内生肌酐清除率进行性下降。

（3）免疫学检查：Ⅱ型可有血循环免疫复合物及冷球蛋白阳性，血清补体 C_3 降低；Ⅰ型可有血清抗肾小球基膜抗体阳性；Ⅲ型常有抗中性粒细胞胞浆抗体阳性。

（4）B超检查：双侧肾脏增大。

五、治疗要点

本病的治疗关键在于早期诊断和及时的强化治疗，治疗措施的选择取决于疾病的病理类型和病变程度。

六、护理评估

1. 健康史

询问患者发病前 1 个月内有无上呼吸道感染的病史。起病后尿量、尿液颜色及性状的变化；有无水肿及其发生的部位和严重程度；血压的变化，注意有无头痛、心悸的表现；有无发热、乏力、腹痛、关节痛、咯血等多个系统受损的表现。

2. 身体状况

（1）一般情况：监测生命体征，特别注意血压水平；患者的意识是否清晰，精神状态和营养状况如何，有无贫血貌，是否消瘦及其严重程度等。

（2）水肿的部位、程度、特点，有无皮肤的破损和感染等。

（3）检查心肺功能有无异常，注意有无胸腔积液和心包积液的表现，腹部有无压痛，有无移动性浊音等。

3. 实验室及其他检查

①尿液常规检查：有无血尿、蛋白尿、管型尿等；②肾功能检查：血肌酐、血尿素氮的水平及内生肌酐清除率；③肾脏 B 超：检查肾脏是否增大；④免疫学检查：血清补体 C_3 是否降低，血液循环免疫复合物、血清抗肾小球基膜抗体、抗中性粒细胞胞浆抗体是否存在等。

4. 心理—社会资料

由于急进性肾炎起病急、病情变化快，短期内肾功能急剧恶化。因此要注意观察患者的情绪变化，如是否出现焦虑、紧张、悲观、抑郁甚至绝望等负面心理反应，以便及时进行心理疏导。

七、常用护理诊断

（1）体液过多：与肾小球滤过率下降、大剂量激素治疗导致水钠潴留有关。

（2）恐惧：与病情进展快、预后差有关。

（3）潜在并发症：急性肾衰竭。

八、护理目标

尿量恢复正常，水肿减轻或消失；患者情绪稳定，焦虑、恐惧等负面心理反应减轻或消失。

九、护理措施

1. 体液过多

（1）休息与体位：严重水肿的患者应卧床休息，卧床休息可以增加肾血流量和尿量，有利于减轻水肿。下肢明显水肿者，卧床休息时可抬高下肢，以增加静脉回流，减轻水肿。水肿减轻后，患者可起床活动，但应避免劳累。

（2）饮食护理：限制水、钠摄入。轻度水肿的患者给予低盐（低于 3 g/d）饮食，每日尿量超过 1 000 mL 者,不宜过分限水。严重水肿、少尿者,应无盐饮食,水的摄入量为前一日的尿量加 500 mL。

（3）病情观察：记录 24 h 液体出入量,监测尿量变化；定期测量患者体质量；观察水肿的消长情况,观察有无胸腔、腹腔和心包积液；密切监测实验室检查结果,包括尿常规、血尿素氮、血肌酐、血浆清蛋白、血清电解质等。

（4）用药护理：遵医嘱使用利尿剂,观察药物的疗效和不良反应。①糖皮质激素：观察疗效,监测尿量、水肿、蛋白尿及血清电解质的变化。不良反应及处理：长期应用糖皮质激素可引起向心性肥胖、水钠潴留、上消化道出血、精神症状、继发感染、骨质疏松等。饭后服药可减轻对胃肠道的刺激；补充钙剂和维生素 D,预防骨质疏松；做好口腔、皮肤、会阴部的清洁卫生,预防感染。②环磷酰胺：可引起骨髓移植、肝肾损害、消化道症状、脱发及出血性膀胱炎等不良反应。使用时应多饮水,以促进药物的排泄。监测血常规及肝、肾功能的变化。③利尿剂：注意观察水肿、尿量的变化。长期应用利尿剂易导致水、电解质及酸碱平衡失调,因此要重点监测血清电解质的变化。氢氯噻嗪和呋塞米易导致低钾血症,螺内酯和氨苯蝶啶易引起高钾血症。

（5）心理护理：对于水肿的患者,护士应主动告知患者及其家属出现水肿的原因、治疗等方面的知识。解释限制水、钠对水肿消退的重要性,从而给患者以安全和信任感。使其积极配合治疗和护理,增强战胜疾病的信心。

2.恐惧

本病起病急,病情进展迅速,短期内肾功能急剧恶化。患者易产生恐惧、抑郁、悲观、绝望的情绪。因此,护士应积极主动地与患者进行沟通,向患者及其家属讲述疾病知识,鼓励患者说出内心感受,对患者提出的问题耐心解答,增强患者的信心,使患者积极配合治疗和护理。

3.潜在并发症（急性肾衰竭）

（1）病情监测：密切观察病情,及时判断是否发生了急性肾衰竭。监测内容如下。①尿量：若尿量迅速减少或出现无尿,往往提示发生了急性肾衰竭；②血肌酐、血尿素氮及内生肌酐清除率：急性肾衰竭时可出现血肌酐、血尿素氮快速地进行性升高,内生肌酐清除率快速下降；③血清电解质：重点观察有无高钾血症,急性肾衰竭常可出现血钾升高,可诱发各种心律失常,甚至心脏骤停。

（2）用药护理：严格遵医嘱用药,密切观察激素、免疫抑制剂、利尿剂的疗效和不良反应。①糖皮质激素：可导致水钠潴留、血压升高、血糖升高、精神兴奋、消化道出血、骨质疏松、继发感染、向心性肥胖等。对于肾脏疾病患者,使用糖皮质激素后应特别注意观察有无发生水钠潴留、血压升高和继发感染,因这些不良反应可加重肾损害,导致病情恶化。饭后服药可减轻对胃肠道的刺激；做好口腔、皮肤、会阴部的清洁卫生,必要时需对患者实施保护性隔离,预防感染。②环磷酰胺：可引起骨髓抑制、肝肾损害、消化道症状、脱发及出血性膀胱炎等不良反应。注意监测血常规及肝肾功能的变化。③利尿剂：注意观察水肿、尿量的变化。长期应用利尿剂易导致水、电解质紊乱及酸碱平衡失调,因此要重点监测血清电解质的变化,氢氯噻嗪和呋塞米主要易引起低钾血症,螺内酯和氨苯蝶啶易引起高钾血症。

十、护理评价

尿量是否已恢复正常,水肿有无减轻或消失；能否正确面对患病现实,说出内心感受,保持乐观情绪。

十一、健康教育

(1)生活指导:患者应注意休息,避免劳累,急性期绝对卧床休息。向患者解释优质低蛋白、低磷、低盐饮食的重要性,指导患者根据自己的病情选择合适的食物和量。透析的患者应增加蛋白质的摄入,以增强机体营养状况和抵抗力。

(2)预防和控制感染:本病部分患者发病与上呼吸道感染有关,且患病后免疫功能下降,糖皮质激素和细胞毒药物的免疫抑制作用使患者易发生感染,故应注意避免受凉、感冒,加强个人卫生,以防感染。

(3)用药指导:向患者及其家属强调严格遵循诊疗计划的重要性、不可擅自更改用药和停止治疗;告知激素及细胞毒药物的作用、可能出现的不良反应和服药的注意事项,使患者能更好地接受治疗。

(4)自我病情监测与随访的指导:向患者解释如何监测病情变化,病情好转后仍需定期随访,以防止疾病复发及恶化。

第二节　慢性肾小球肾炎

慢性肾小球肾炎(chronic glomerulonephritis,CGN)简称慢性肾炎,是指以蛋白尿、血尿、高血压、水肿为基本临床表现,起病方式各有不同,病情迁延,病变缓慢进展,可有不同程度的肾功能减退,最终将发展为慢性肾衰竭的一组肾小球疾病。由于病理类型及病变所处的时期不同,使疾病的表现呈多样化。本病可发生于任何年龄,但以青中年为主,男性多见。

一、病因与发病机制

慢性肾炎是由各种原发性肾小球疾病迁延不愈发展而成,仅有少数慢性肾炎是由急性肾小球肾炎演变而来,大多数患者病因不明。慢性肾炎的发病机制不尽相同,但起始因素多为免疫介导性炎症:循环免疫复合物在肾小球的沉淀及原位免疫复合物的形成,激活了补体,导致肾实质出现持续性、进行性损害。非免疫非炎症性因素导致的肾损害在慢性肾炎的发展中也起到重要的作用。

二、病理

慢性肾炎可有多种病理类型,常见的有系膜增生性肾小球肾炎、系膜毛细血管性肾小球肾炎、膜性肾病及局灶节段性肾小球硬化等。上述所有类型当病变进展至后期均可出现程度不等的肾小球硬化,病理类型转化为硬化性肾小球肾炎。疾病晚期肾脏体积缩小、肾皮质变薄。

三、临床表现

慢性肾炎起病隐匿,临床表现差异较大,蛋白尿、血尿、水肿、高血压为其基本表现,可有不同程度的肾功能减退,病情时轻时重,最终将发展为慢性肾衰竭。

(1)尿液改变。①蛋白尿:本病必有的表现,尿蛋白定量常在 $1\sim3$ g/d;②血尿:多为镜下血尿,也可为肉眼血尿。

(2)水肿。水钠潴留及低蛋白血症所致。早期水肿可有可无,多为眼睑和(或)下肢水肿,晚期水肿常持续存在。

(3)高血压。早期血压可正常或轻度升高,随着肾功能的恶化血压升高。部分患者血压(特别是舒张压)持续中等以上程度升高,出现眼底出血、渗出,甚至视神经盘水肿,如血压控制不好,肾功能恶化较快,预后差。

(4)肾功能损害表现。肾功能呈慢性进行性损害,最终将发展为慢性肾衰竭。早期肾功能正常或轻度受损,经数年或数十年,逐渐出现贫血、少尿、夜尿增多等肾衰竭的表现。部分患者可因感染、劳累或应用肾毒性药物等因素导致肾功能急剧恶化,如能及时去除上述诱因,肾功能可在一定程度上有所恢复。

(5)其他表现。患者可有乏力、疲倦、食量减退、体质量减轻、腰部疼痛等表现。

四、实验室及其他检查

(1)尿液检查:多数尿蛋白+～+++,尿蛋白定量为1～3 g/d;镜下可见多形性红细胞、红细胞管型、颗粒管型等。

(2)血常规检查:早期血常规检查多正常或轻度贫血。晚期红细胞计数和血红蛋白明显下降。

(3)肾功能检查:肾功能减退时出现内生肌酐清除率下降,血肌酐和血尿素氮升高。

(4)B超检查:晚期双肾缩小,皮质变薄。

(5)肾穿刺活组织检查:可明确诊断及病理类型。

五、治疗要点

治疗原则为防止和延缓肾功能进行性恶化,改善或缓解临床症状及防治并发症。

1.限制饮食中蛋白质及磷的摄入量

肾功能不全氮质血症患者给予优质低蛋白质、低磷饮食,可延缓肾功能减退。

2.控制高血压和减少蛋白尿

控制高血压和减少蛋白尿是控制病情恶化的重要措施。血压控制的理想水平视蛋白尿程度而定,尿蛋白大于或等于1 g/d者,血压应控制在125/75 mmHg[①]以下;尿蛋白小于1 g/d者,血压控制在130/80 mmHg以下。争取将尿蛋白降至1 g/d以下。

(1)主要的降压措施包括低盐饮食(NaCl<6 g/d)和使用降压药,其中血管紧张素转换酶抑制剂(ACEI)和血管紧张素Ⅱ受体阻滞剂(ARB)不仅具有降压作用,还有减少尿蛋白和延缓肾功能恶化的保护功能。故成为慢性肾炎控制高血压和减少尿蛋白的首选。

(2)其他种类的降压药物可根据具体情况选择,有钠水潴留的患者可以选用噻嗪类利尿剂或襻利尿剂。

3.抗血小板聚集药

大剂量双嘧达莫、小剂量的阿司匹林有抗血小板聚集作用。以往有报道服用此类药物能延缓肾功能衰退,但目前研究并未证实其确切疗效,但对系膜毛细血管性肾炎有一定的降低尿

---

① 临床上仍习惯用毫米汞柱(mmHg)作为血压单位,1 kPa=7.5 mmHg,全书同。

蛋白作用。

4.糖皮质激素和细胞毒药物

一般不主张积极应用。

5.避免加重肾损害的各种原因

措施包括防治感染,尤其是上呼吸道感染;注意休息,避免劳累;禁用肾毒性药物如氨基糖苷类抗生素、两性霉素、磺胺类等。

六、护理评估

1.健康史

询问患者是否患过急性肾小球肾炎或其他肾脏疾病等,发病前有无感染,特别是有无呼吸道感染,是否曾使用肾毒性药物(用药持续时间和剂量)等。询问起病情况,有无倦怠、乏力、食欲减退、恶心、心悸。询问尿液的性状,如尿量、尿液的颜色、有无泡沫等。

2.身体状况

(1)一般情况:①生命体征,特别要注意血压水平;②患者的营养状况,有无贫血貌,是否消瘦及其严重程度,应注意当有水肿时,不能以体质量判断患者的营养状况。

(2)水肿的部位、程度、特点,有无皮肤的破损和感染等。

(3)检查心肺功能有无异常,腹部有无压痛、有无移动性浊音等。

3.实验室及其他检查

(1)尿液检查,注意有无蛋白尿、血尿、管型尿及其严重程度。

(2)血常规检查,是否有红细胞计数和血红蛋白的下降。

(3)肾功能检查,注意内生肌酐清除率、血肌酐和血尿素氮的水平。

(4)B超检查,注意肾脏体积是否缩小,皮质是否变薄。

4.心理—社会资料

慢性肾炎病程长,长期用药而治疗效果不理想以及长期治病加重家庭的经济负担等,使患者和家属感到焦虑不安。后期病情进一步恶化,出现肾衰竭时,患者常产生悲观、绝望的情绪。因此在评估时应注意患者有无焦虑、抑郁、易怒、悲观等情绪。

七、护理诊断

(1)体液过多:与水钠潴留和长期蛋白尿等因素有关。

(2)有营养失调的危险(低于机体需要量):与低蛋白质饮食及长期蛋白尿导致蛋白质丢失过多有关。

(3)焦虑:与疾病的反复发生、预后不良有关。

(4)潜在并发症:慢性肾衰竭。

八、护理目标

(1)患者水肿减轻或消失。

(2)食欲改善,进食量增加,营养状况逐步好转。

(3)使患者保持乐观的心态,积极配合治疗。

(4)未发生慢性肾功能衰竭。

九、护理措施

1.体液过多

体液过多主要表现为身体水肿。如果有明显的水肿现象，要严格限制钠和水的摄入。低蛋白血症引起的水肿，就及时补充富含优质蛋白的食物，同时提供足够的热量和各种维生素。严重水肿要避免穿紧身的衣服，休息时适量抬高下肢，减轻水肿，同时注意水肿皮肤的卫生，清洗时，不要太用力，以免擦伤皮肤。

2.有营养失调的危险（低于机体需要量）

（1）饮食护理。①慢性肾炎患者肾功能减退时应予以优质低蛋白质、低磷的饮食，蛋白质为 $0.6\sim0.8$ g/(kg·d)，其中 50% 以上为优质蛋白质。必要时，遵医嘱静脉补充必需氨基酸。对于慢性肾衰竭的患者，可根据内生肌酐清除率调节蛋白质的摄入量。②低蛋白质饮食时，应适当增加糖类的摄入，以满足机体生物代谢所需要的热量，避免引起负氮平衡。每天摄入的热量不应低于 126 kJ/(kg·d)，即 30 kcal/(kg·d)。③补充多种维生素及锌元素，因锌有刺激食欲的作用。

（2）监测营养状况。记录每日进食情况，评估膳食中营养搭配是否均衡，总热量是否足够；观察有无贫血的临床表现；定期测量体质量和观察皮下脂肪充实的程度；监测血红蛋白和血浆清蛋白的含量。应注意体质量指标不适合水肿患者的营养评估。

3.焦虑

本病病程长，病情反复，长期用药疗效不佳，预后不良，以及家庭经济负担加重等因素，可使患者产生抑郁、悲观、绝望的情绪。因此，护士应积极主动地与患者进行沟通，向患者及其家属讲述疾病知识，鼓励患者说出内心感受，对患者提出的问题耐心解答。介绍本病知识，组织病友相互交流经验，增强患者的信心，使患者积极配合治疗和护理。

4.潜在并发症（慢性肾衰竭）

（1）病情观察：严格记录 24 h 的液体出入量，尤其是尿量的变化；注意观察水肿的程度及消长情况；密切观察生命体征，特别是血压的变化；监测血尿素氮和血肌酐及内生肌酐清除率的变化。一旦出现异常，应立即通知医生，采取相应的处理措施。

（2）用药护理：遵医嘱用药，注意观察药物的疗效和不良反应。①慢性肾炎常有水钠潴留引起的容量依赖性高血压，可选用噻嗪类利尿剂（如氢氯噻嗪）。若疗效不佳可改用襻利尿剂（如呋塞米）。上述两类利尿剂使钾、钠、氯随尿排出增多，易引起水和电解质紊乱，如低钾血症、低钠血症、低氯血症等，因此不宜长期、过多用药。注意观察患者有无乏力、心悸、食欲减退、腹胀、恶心等低血钾的表现，重点监测血钾的变化。②血管紧张素转换酶抑制剂（ACEI）和血管紧张素Ⅱ受体阻滞剂（ARB）可使醛固酮分泌减少，因此长期、大量用药可导致高血钾。在用药过程中应定期检查血钾，以便及时发现异常。观察患者在应用血管紧张素转换酶抑制剂的数天至数周是否出现干咳，如果患者不能耐受，可用血管紧张素Ⅱ受体阻滞剂替换。

（3）避免加重肾损害的因素：预防感染，避免劳累，禁止使用有肾毒性的药物，育龄期妇女应避孕。

十、护理评价

患者水肿是否减轻或消失；食欲是否改善，进食量有无增加，营养状况有无好转；能否以正常心态和乐观情绪面对现实，积极配合治疗和护理。

十一、健康教育

(1)生活指导:嘱咐患者加强休息,以延缓肾功能减退。向患者解释低优质蛋白质、低磷、低盐、高热量饮食的重要性,指导患者根据自己的病情选择合适的食物和量。

(2)避免加重肾损害的因素:向患者及其家属讲解影响病情进展的因素,指导他们避免加重肾损害的因素,如预防感染,避免预防接种、妊娠和应用肾毒性药物等。

(3)用药指导:向患者解释高血压可促进肾功能的恶化,因此治疗高血压尤为重要,告知降压药使用时的注意事项及不良反应的观察方法。注意降压不宜过快过低。

(4)自我病情监测与随访的指导:慢性肾炎病程长,需定期随访,如监测血压、水肿、肾功能、尿常规检查的情况等。告诉患者出现变化时应及时到医院就诊。

第三节　IgA 肾病

IgA 肾病(IgAN)是肾小球系膜区以 IgA 为主的免疫复合物沉积,以肾小球系膜增生为基本组织学改变,是一种常见的原发性肾小球疾病。其临床表现多种多样,主要表现为血尿,可伴有不同程度的蛋白尿、高血压和肾脏功能受损,是导致终末期肾脏病的常见的原发性肾小球疾病之一。

一、常见病因

IgA 肾病的病因不明,目前尚未发现与 IgA 抗体反应的稳定抗原。IgA 肾病通常呈散发性,一般不认为是一种家族性疾病,但有些家族性聚集的报道,提示免疫遗传因素可能在 IgA 肾病的发病中起到一定的作用。

近年来,对 IgA 肾病发病机制的研究有了不少新的进展,主要归纳为两点:①黏膜免疫缺陷;②IgA 分子异常。

二、临床表现

(1)起病前多有感染,常为上呼吸道感染(24～27 h,偶可更短)。

(2)发作性肉眼血尿。肉眼血尿持续数小时至数日不等。肉眼血尿有反复发生的特点,发作间隔随年龄延长而延长。肉眼血尿常继发于咽炎与扁桃体炎后,亦可以在受凉、过度劳累、预防接种、肺炎、胃肠炎等影响下出现。

(3)无症状镜下血尿伴或不伴蛋白尿。30%～40%的 IgA 肾病患者表现为无症状性尿检异常,多为体检时发现。

(4)蛋白尿。多数患者表现为轻度蛋白尿,10%～24%的患者出现大量蛋白尿,甚至肾病综合征。

(5)高血压。成年 IgA 肾病患者高血压的发生率为 9.1%,儿童 IgA 肾病患者中仅占5%。IgA 肾病患者可发生恶性高血压,多见于青壮年男性。

三、辅助检查

1.尿常规检查

持续镜下血尿和蛋白尿。

2.肾功能检查

肌酐清除率降低,血尿素氮和肌酐逐渐升高,血尿酸常增高。

3.免疫学检查

血清中 IgA 水平增高。有些患者血清存在抗肾小球基底膜、抗系膜细胞、抗内皮细胞的抗体和 IgA 类风湿因子。IgG、IgM 与正常对照相比无明显变化,血清 C_3、CH_{50} 正常或轻度升高。

四、治疗原则

1.一般治疗

(1)注意保暖,感冒要及时治疗。

(2)避免剧烈运动。

(3)控制感染。感染刺激可诱发 IgA 肾病。因此,积极治疗和去除口咽部(咽炎、扁桃体炎)、上颌窦感染灶,对减少肉眼血尿反复发作有益。

(4)控制高血压。控制高血压是 IgA 肾病长期治疗的基础,目标血压控制在 130/80 mmHg 以下;若蛋白尿＞1 g/24 h,目标血压控制在 125/75 mmHg 以下;血管紧张素转化酶抑制剂(ACEI)或血管紧张素Ⅱ型受体阻滞剂(ARB)为首选降压药物。降压药应用同时,适当限制钠盐摄入,可改善和增强抗高血压药物的作用。

(5)饮食疗法,避免过度钠摄入及过量蛋白质摄入,保证足够热量供应。

2.调整异常的免疫反应

(1)糖皮质激素:包括泼尼松和甲泼尼龙等。糖皮质激素和免疫抑制药在 IgA 肾病的应用,对肾脏有明显的保护作用。

(2)免疫抑制药:包括环磷酰胺和环孢素 A 等。激素联合细胞毒药物在 IgA 肾病治疗中的应用,可明显延缓 IgA 肾病肾功能的进展和降低尿蛋白、改善病理损伤。

3.清除循环免疫复合物

血浆置换能迅速清除 IgA 免疫复合物,主要用于急进性 IgA 肾病患者。

4.减轻肾小球病理损害,延缓其进展

(1)抗凝、抗血小板聚集及促纤溶药物:IgA 肾病患者除系膜区有 IgA 沉积外,常合并有 C_3、IgM、IgG 沉积,部分还伴有纤维蛋白原沉积,故大多数主张用抗凝、抗血小板聚集及促纤溶药物治疗,如肝素、尿激酶、华法林、双嘧达莫等。

(2)血管紧张素转化酶抑制药(ACEI)。该类药物的作用主要是扩张肾小球出球小动脉,降低肾小球内高灌注及基底膜的通透性,抑制系膜增生,对于减少 IgA 肾病患者尿蛋白、降血压、保护肾功能有较肯定的疗效。ACEI/ARB 在 IgA 肾病治疗中的应用,可明显减少患者蛋白尿的排出或改善和延缓肾功能进展。

(3)鱼油。鱼油含有丰富的多聚不饱和脂肪酸,可减轻肾小球损伤和肾小球硬化。

五、护理

(一)护理评估

(1)水肿:患者眼睑及双下肢水肿。

(2)血尿:肉眼血尿或镜下血尿。

(3)蛋白尿:泡沫尿,尿蛋白(十~十十十十)。

(4)上呼吸道感染:扁桃体炎、咽炎等。

(5)高血压。

(二)护理要点及措施

1.病情观察

(1)意识状态、呼吸频率、心率、血压、体温。

(2)肾穿刺术后观察患者的尿色、尿量,腰痛、腹痛,有无出血。

(3)自理能力和需要,有无担忧、焦虑、自卑异常心理。

(4)观察患者水肿变化。详细记录 24 h 出入量,每天记录腹围、体质量,每周送检尿常规 2~3 次。

(5)严重水肿和高血压时需卧床休息,一般无须严格限制活动,根据病情适当安排文娱活动,使患者精神愉快。

2.症状护理(肾穿刺术后的护理)

(1)监测生命体征、血压及用药反应。注意观察有无出血及感染现象。

(2)观察疼痛的性质、部位、强度、持续时间等,解释疼痛的原因。协助患者变换体位以减轻疼痛。让患者听音乐,与人交谈来分散注意力以减轻疼痛。遵医嘱给予镇痛药并观察疗效及不良反应。

(3)长时间卧床休息时注意皮肤的护理,预防压疮的出现,肾穿刺后 4~6 h,在医师允许的情况下可翻身侧卧。

(4)观察尿色,如有血尿,立即告知医师,遵医嘱给予止血药物。

(5)观察患者排尿情况,对床上排尿困难的患者先给予诱导排尿,如仍排不出,可给予导尿。

3.一般护理

(1)患者要注意休息。卧床休息可以松弛肌肉有利于疾病的康复。剧烈活动可见血尿,因剧烈活动时,肾脏血管收缩,导致肾血流量减少,氧供应暂时不足,导致肾小球毛细血管的通透性增加,从而引起血尿,使原有血尿加重。

(2)每日监测血压。密切观察血压、水肿、尿量变化;一旦血压上升、尿量减少时,应警惕慢性肾衰竭。

(3)观察疼痛的性质、部位、强度、持续时间等。疼痛严重时可局部热敷或理疗。

(4)加强锻炼。锻炼身体,增强体质,预防感冒,积极预防感染和疮疖等皮肤疾病。

(5)注意扁桃体的变化。急性扁桃体炎能诱发血尿的发作,扁桃体摘除后血尿明显减少、蛋白尿降低,血清中的 IgA 水平也降低。

(6)注意病情的变化。一要观察水肿的程度、部位、皮肤情况;二要观察水肿的伴随症状,如倦怠、乏力、高血压、食欲减退、恶心呕吐;三要观察尿量、颜色、饮水量的变化,经常监测尿镜检或尿沉渣分析的指标。

（7）注意避免使用对肾脏有损害的药物。有很多中成药和中草药对肾脏有一定的毒性，可以损害肾功能，应注意。

（三）健康教育

（1）患者出院后避免过度劳累、外伤、保持情绪稳定，按时服药，避免受凉感冒及各种感染。在呼吸道感染疾病流行期，尽量少到公共场所。

（2）在医师的指导下合理使用糖皮质激素（包括泼尼松和甲泼尼龙）、免疫抑制药等药物，不得私自减药，必须在医师的指导下，方可减药。

（3）注意可适量运动，锻炼身体增强体质，但不能运动过量，特别注意腰部不要过度受力，以免影响肾穿部位，导致出血。患者要根据自己的情况选择一些有助于恢复健康的运动。

（4）定期复查，根据需要随时门诊就医。

（5）不能过于劳累，作息有规律，要保持健康、宽容的心态；季节交换时，注意加减衣服，以避免感冒；少食辛辣、高蛋白食物等。通过综合调节，达到治愈或延缓疾病进展的目的。

第四节　肾病综合征

肾病综合征（nephritic syndrome，NS）是以大量尿蛋白（尿蛋白大于 3.5 g/d）、低蛋白血症（血浆清蛋白小于 30 g/L）、水肿和高脂血症为基本特征的临床综合征，其中前两项为诊断的必备条件。

一、病因

肾病综合征可分为原发性和继发性两大类。原发性肾病综合征是指原发于肾脏本身的肾小球疾病，急性肾炎、急进性肾炎、慢性肾炎均可在疾病发展过程中发生肾病综合征。继发性肾病综合征是指继发于全身性或其他系统的疾病，如系统性红斑狼疮、糖尿病、过敏性紫癜、肾淀粉样变性、多发性骨髓瘤等。本节仅讨论原发性肾病综合征。

二、临床表现

原发性肾病综合征的发病年龄、起病缓急与病理类型有关。典型原发性肾病综合征的临床表现如下。

1.大量蛋白尿

患者 24 h 尿蛋白超过 3.5 g。其发生机制为肾小球滤过膜的屏障作用，尤其是电荷屏障受损，肾小球滤过膜对血浆蛋白（主要为清蛋白）的通透性增加，致使原尿中蛋白含量增多，当超过肾小管的重吸收量时，形成大量蛋白尿。除清蛋白，其他与之相对分子质量相近的蛋白也会丢失，而一些大分子的蛋白因无法通过肾小球滤过膜而免于流失。

2.低蛋白血症

血浆清蛋白低于 30 g/L。主要为大量清蛋白自尿中丢失，而肝脏代偿性合成的清蛋白不足以克服丢失和分解,则出现低蛋白血症。此外,消化道黏膜水肿致蛋白质摄入与吸收减少等因素可进一步加重低蛋白血症。除血浆清蛋白降低外,血中免疫球蛋白(如 IgG)、抗凝及纤溶因子、金属结合蛋白等其他蛋白成分也可减少。

3.水肿

肾病综合征最突出的体征。低蛋白血症导致血浆胶体渗透压下降,水分从血管腔内进入组织间隙是引发水肿的机制。严重者全身水肿,并可出现胸腔、腹腔和心包积液。

4.高脂血症

患者表现为高胆固醇血症和(或)高甘油三酯血症、血清低密度脂蛋白、极低密度脂蛋白和脂蛋白(a)浓度增高。其发生与肝脏合成脂蛋白增多和脂蛋白分解减少相关。

5.并发症

(1)感染:是肾病综合征常见的并发症,也是导致本病复发和疗效不佳的主要原因。其发生与蛋白质营养不良、免疫功能紊乱及应用糖皮质激素治疗有关。感染部位常见于呼吸道、泌尿道、皮肤等。

(2)血栓、栓塞:由于血液浓缩及高脂血症使血液黏稠度增加;大量尿蛋白使肝脏代偿性合成蛋白质增加,引起机体凝血、抗凝和纤溶系统失衡;利尿剂和糖皮质激素的应用进一步加重高凝状态。因此,易发生血管内血栓形成和栓塞,其中以静脉血栓最为多见。血栓和栓塞是直接影响肾病综合征治疗效果和预后的重要因素。

(3)急性肾衰竭:因水肿导致有效循环血容量减少,肾血流量下降,可诱发肾前性氮质血症,经扩容、利尿治疗后多可恢复。少数病例可出现急性肾衰竭,表现为少尿甚至无尿,扩容、利尿治疗无效。其发生机制可能是肾间质高度水肿压迫肾小管及大量管型堵塞肾小管,导致肾小管内高压,肾小球滤过率骤减所致。

(4)蛋白质及脂肪代谢紊乱:长期低蛋白血症可致严重营养不良,儿童生长发育迟缓;免疫球蛋白减少导致机体抵抗力下降,易发生感染;金属结合蛋白及维生素 D 结合蛋白丢失可致体内铁、锌、铜缺乏,以及钙、磷代谢障碍。高脂血症易引起动脉硬化,增加心血管系统并发症和促进肾小球硬化的发生。

三、实验室及其他检查

(1)尿液检查:尿蛋白定性一般为++++~++++,24 h 尿蛋白定量超过 3.5 g。尿沉渣可见红细胞、颗粒管型等。

(2)血液检查:血浆清蛋白低于 30 g/L;血中胆固醇、甘油三酯、低密度脂蛋白、极低密度脂蛋白、脂蛋白(a)均可增高。

(3)肾功能检查:内生肌酐清除率正常或降低,血肌酐、尿素氮可正常或升高。

(4)肾活组织病理检查:可明确肾小球病变的病理类型,指导治疗及判断预后。

(5)肾 B 超检查:双肾正常或缩小。

四、治疗要点

(一)一般治疗

有严重水肿、低蛋白血症患者应卧床休息,水肿减轻后可起床活动,但应避免劳累。给予富含优质蛋白质、高热量、低盐、低脂、高膳食纤维的饮食。

（二）主要治疗

主要治疗为抑制免疫与炎症反应。

1. 糖皮质激素

糖皮质激素可通过抑制免疫反应、抑制炎症反应、抑制醛固酮和抗利尿激素分泌，减轻、修复肾小球滤过膜损害，从而起到利尿、消除尿蛋白的作用。激素的使用原则为起始足量、缓慢减药和长期维持。常用药物为泼尼松，开始口服剂量为 1 mg/(kg·d)，经过 8～12 周，每 2～3 周减少原用量的 10%，当减至最小有效剂量 10 mg/d 时，再维持治疗半年左右。激素可采用全天量顿服，在维持用药期间，可将两日量隔日一次顿服，以减轻激素的不良反应。

2. 细胞毒药物

细胞毒药物用于"激素依赖型"或"激素抵抗型"肾病综合征，常与激素合用。环磷酰胺为最常用的药物，具有较强的免疫抑制作用。

3. 环孢素

环孢素适用于糖皮质激素和细胞毒药物治疗无效的难治性肾病综合征。环孢素可通过选择性抑制 T 辅助细胞及 T 细胞毒效应细胞而发挥作用。

（三）对症治疗

1. 利尿消肿

多数患者通过限制水、钠的摄入及糖皮质激素的治疗可达到利尿消肿的目的。经上述治疗水肿不能消退者可用利尿剂。

（1）噻嗪类利尿药：常用氢氯噻嗪 25 mg，每日 3 次口服。

（2）保钾利尿药：常用氨苯蝶啶 50 mg，每日 3 次口服；或螺内酯 20 mg，每日 3 次口服，长期使用需防止高钾血症，对肾功能不全者应慎用。

（3）襻利尿药：常用呋塞米（速尿）20～120 mg/d，可分次口服或静脉注射。

（4）渗透性利尿药：常用不含钠的右旋糖酐-40（低分子右旋糖酐）或淀粉代血浆（706 代血浆）静脉滴注，随后加用襻利尿药可增强利尿效果；少尿者应慎用此类药物，因其易与蛋白质形成管型，阻塞肾小管，严重者可导致急性肾衰竭。

（5）提高血浆胶体渗透压：静脉输注血浆或清蛋白可提高血浆胶体渗透压，促进组织中水分重吸收入血，增加血容量并利尿。

2. 减少尿蛋白

持续大量尿蛋白可致肾小球高滤过，加重损伤，促进肾小球硬化，影响预后。常用血管紧张素转换酶抑制剂或血管紧张素Ⅱ受体阻滞剂。

（四）中医中药治疗

见效慢，一般主张与激素及细胞毒药物联合应用。

五、护理评估

1. 健康史

详细询问患者水肿发生的时间、部位、程度、消长情况，以及有无胸闷、气促、腹胀等胸腔、腹腔、心包积液的表现。

询问有无肉眼血尿、血压异常和尿量减少。有无发热、咳嗽、咳痰等呼吸道感染以及尿路刺激征等尿路感染的征象。询问患者检查与治疗经过。

2.身体状况

(1)一般状态:患者的精神状态、营养状况、生命体征和体质量有无异常。

(2)水肿:水肿的范围、特点以及有无胸腔、腹腔、心包积液和阴囊水肿。

3.实验室及其他检查

(1)血液和尿液检查:检测尿蛋白、血浆清蛋白浓度、血脂浓度、肾功能等有无异常。

(2)肾活组织病理检查:了解本病的病理类型。

4.心理—社会资料

本病病程长,易复发,部分患者可出现焦虑、悲观等不良情绪。评估时应注意了解患者的心理反应和患者的社会支持状况,如家庭成员的关心程度、医疗费用来源是否充足等。

六、常用护理诊断

(1)体液过多:与低蛋白血症致血浆胶体渗透压下降等有关。

(2)营养失调:低于机体需要量与大量尿蛋白、摄入减少及吸收障碍有关。

(3)有感染的危险:与机体抵抗力下降、应用激素和(或)免疫抑制剂有关。

七、护理目标

(1)患者水肿程度减轻或消失。

(2)能正常进食,营养状况逐步改善。

(3)无感染发生。

八、护理措施

(一)体液过多

1.休息与体位

严重水肿的患者应卧床休息,卧床休息可以增加肾血流量和尿量,有利于减轻水肿。下肢明显水肿者,卧床休息时可抬高下肢,以增加静脉回流,减轻水肿。水肿减轻后,患者可起床活动,但应避免劳累。

2.饮食护理

限制水、钠摄入:轻度水肿的患者给予低盐(低于 3 g/d)饮食,每日尿量超过 1 000 mL 者,不宜过分限水。严重水肿、少尿者,应无盐饮食,水的摄入量为前一日的尿量加 500 mL。

3.病情观察

记录 24 h 液体出入量,监测尿量变化;定期测量患者体质量;观察水肿的消长情况,观察有无胸腔、腹腔和心包积液;密切监测实验室检查结果,包括尿常规、血尿素氮、血肌酐、血浆清蛋白、血清电解质等。

4.用药护理

遵医嘱使用利尿剂,观察药物的疗效和不良反应。

(1)糖皮质激素:观察疗效,监测尿量、水肿、尿蛋白及血清电解质的变化。不良反应及处理:长期应用糖皮质激素可引起向心性肥胖、水钠潴留、上消化道出血、精神症状、继发感染、骨质疏松等。饭后服药可减轻对胃肠道的刺激;补充钙剂和维生素 D,预防骨质疏松;做好口腔、皮肤、会阴部的清洁卫生,预防感染。

(2)环磷酰胺:可引起骨髓抑制、肝肾损害、消化道症状、脱发及出血性膀胱炎等不良反应。

使用时应多饮水,以促进药物的排泄。监测血常规及肝肾功能的变化。

(3)利尿剂:注意观察水肿、尿量的变化。长期应用利尿剂易导致水、电解质及酸碱平衡失调,因此要重点监测血清电解质的变化。氢氯噻嗪和呋塞米易导致低钾血症,螺内酯和氨苯蝶啶易引起高钾血症。

5.心理护理

对于水肿的患者,护士应主动告知患者及其家属出现水肿的原因、治疗等方面的知识。解释限制水、钠对水肿消退的重要性,从而给患者以安全和信任感。使其积极配合治疗和护理,增强战胜疾病的信心。

(二)营养失调(低于机体需要量)

1.饮食护理

饮食原则是正常蛋白质、高热量、低盐、低脂肪、富含可溶性膳食纤维的饮食。

(1)蛋白质:一般给予正常量 0.8～1.0 g/(kg·d)的优质蛋白质(富含必需氨基酸的动物蛋白质)饮食,但当肾功能不全时,应根据内生肌酐清除率调整蛋白质的摄入量。

(2)供给足够的热量:不少于 126～147 kJ/(kg·d),即 30～35 kcal/(kg·d)。

(3)脂肪:为减轻高脂血症,应少食富含饱和脂肪酸的动物脂肪,多食富含多不饱和脂肪酸的植物油及鱼油,并增加富含可溶性纤维的食物如燕麦、豆类等。

(4)补充各种维生素及微量元素:如 B 族维生素、维生素 C、维生素 D 以及铁、钙等元素的补充。

2.营养监测

记录每日进食情况,评估膳食中营养搭配是否均衡,总热量是否足够;观察有无贫血的临床表现;定期测量体质量和观察皮下脂肪充实的程度;监测血红蛋白和血浆清蛋白的含量,以便评估机体的营养状态。

(三)有感染的危险

1.预防感染

(1)保持环境清洁:定时开门窗通风换气,定期进行空气消毒,保持室内温度和湿度合适。尽量减少病区的探访人次,限制上吸道感染者探访。

(2)预防皮肤感染:保持皮肤清洁卫生,保护水肿部位皮肤不受损伤,协助患者做好皮肤、口腔黏膜、会阴部护理。

(3)指导患者加强营养和休息,增强机体抵抗力。

2.病情观察

监测患者的生命体征,注意体温有无升高;观察有无咳嗽、咳痰、尿路刺激征、皮肤红肿等感染征象。

3.及时处理

一旦发生感染,遵医嘱正确采集患者的血、尿、痰等标本及时送检,根据药敏试验应用抗生素,并注意观察疗效。

九、护理评价

(1)患者水肿是否减轻或消退。

(2)营养状况是否得到改善。

(3)有无感染发生。

十、健康教育

(1)生活指导:注意休息,避免劳累,同时应适当活动,以免发生肢体血栓等并发症。告诉患者优质蛋白质、高热量、低脂肪、高膳食纤维和低盐饮食的重要性,合理安排每天饮食。

(2)预防指导:指导患者注意个人卫生,保持室内空气清新,预防感染,避免受凉感冒,尽量不去公共场所,外出戴口罩。预防皮肤破溃以免造成感染。

(3)用药指导:告诉患者严格遵医嘱用药,尤其使用激素时,不可擅自减量或停药。介绍所用药物的用法及可能出现的不良反应。

(4)自我病情监测与随访的指导:指导监测水肿、尿蛋白和肾功能的变化。出院后坚持定期随访。

第五节　尿路感染

尿路感染(urinary tract infection,UTI)简称尿感,是指各种病原微生物在尿路中生长、繁殖而引起的尿路感染性疾病。多见于育龄期女性、老年人、免疫力低下及尿路畸形者。女性尿路感染发病率明显高于男性,比例约为 8:1。其中,未婚女性发病率占 1%~3%;已婚女性发病率增高,占 5%;60 岁以上女性尿感发病率高达 10%~12%,且多为无症状性菌尿;男性极少发生尿路感染,50 岁以后男性因前列腺肥大的发生率增高,尿感发生率也相应增高,占 7%。

根据感染发生的部位可分为上尿路感染和下尿路感染,上尿路感染主要是指肾盂肾炎,下尿路感染主要是指膀胱炎。根据有无尿路功能或结构的异常,又可分为复杂性、非复杂性尿路感染。本节主要叙述由细菌所引起的尿路感染。

一、病因与发病机制

(一)病因

尿路感染主要为细菌感染所致,革兰氏阴性杆菌为最常见的致病菌。其中,又以大肠埃希菌最常见,占全部尿路感染的 80%~90%;其次为变形杆菌、克雷伯杆菌、副大肠埃希菌、产气杆菌、沙雷杆菌、产碱杆菌、粪链球菌、铜绿假单胞菌和葡萄球菌;偶见厌氧菌、结核分支杆菌、真菌、衣原体感染。铜绿假单胞菌感染常发生于尿路器械检查后或长期留置导尿的患者,变形杆菌感染常见于伴有尿路结石者,金黄色葡萄球菌常通过血行感染尿路,糖尿病及免疫功能低下者可发生真菌感染。

(二)发病机制

1. 感染途径

(1)上行感染:90%尿路感染的致病菌源自于上行感染。正常情况下尿道口周围有少量细菌寄居,一般不引起感染。当机体抵抗力下降、尿道黏膜有损伤或入侵细菌毒力大、致病力强时,细菌可侵入尿道并沿尿路上行至膀胱、输尿管或肾脏而发生尿路感染。

(2)血行感染:细菌经由血液循环到达肾脏为血行感染,临床少见,多发生于原有严重尿路梗阻或机体免疫力极差者,金黄色葡萄球菌为主要致病菌。

(3)直接感染:泌尿系统周围器官、组织发生感染时,病原菌可直接侵入泌尿系统导致感染。

(4)淋巴道感染:很少见,盆腔和下腹部的器官感染时,病原菌可从淋巴道感染泌尿系统。

2.机体防御能力

细菌进入泌尿系统后是否引起感染与机体的防御功能和细菌本身的致病力有关。机体的防御功能主要包括以下几种:①尿液的冲刷作用可清除绝大部分入侵的细菌;②尿路黏膜及其所分泌的 IgA 和 IgG 等可抵御细菌入侵;③尿液中高浓度尿素、高渗透压和酸性环境不利于细菌生长;④男性前列腺分泌物可抑制细菌生长;⑤感染后,白细胞很快进入尿路的上皮组织和尿液中,吞噬和杀灭细菌;⑥输尿管膀胱连接处的活瓣,能防止尿液反流入输尿管。

3.易感因素

(1)尿路梗阻或尿液反流:①尿路梗阻是尿路感染最重要的易感因素。尿路梗阻导致尿流不畅时,上行的细菌不能被及时地冲刷出尿道,易在局部停留、生长和繁殖而发生感染。最常见于尿路结石、膀胱癌、前列腺增生等原因。此外,泌尿系统畸形和结构异常如肾发育不良、肾盂及输尿管畸形、多囊肾、马蹄肾等也可引起尿流不畅和肾内反流而易发生感染。②尿液反流:膀胱-输尿管反流使膀胱内的含菌尿液逆流入输尿管甚至肾脏而引起感染。

(2)机体抵抗力低下:全身性疾病如糖尿病、慢性肾脏疾病、慢性腹泻、长期卧床的重症慢性疾病和长期使用糖皮质激素等可使机体抵抗力下降而易发生尿路感染。

(3)性别和性活动:女性因尿道短、宽、直,尿道口离肛门较近而易被细菌污染。尤其是在经期、妊娠期、绝经期较易发生感染。性生活时可将尿道口周围的细菌挤压入膀胱引起尿路感染。

(4)医源性因素:使用尿道插入性器械,如留置导尿管、膀胱镜检查、尿道扩张术等可引起尿道黏膜损伤,并将前尿道或尿道口的细菌带入膀胱或上尿路而致感染。

(5)神经源性膀胱:由于支配膀胱的神经功能障碍,致长时间尿潴留及导尿引起尿路感染。

二、临床表现

(一)膀胱炎

膀胱炎占尿路感染的 60% 以上。主要表现为尿频、尿急、尿痛、排尿不适、下腹部疼痛等,部分患者迅速出现排尿困难。

尿液常混浊,新鲜尿液常有很浓的氨味,约 30% 可出现血尿,偶有肉眼血尿。一般无全身感染症状,少数患者出现腰痛、发热,但多为低热。

(二)肾盂肾炎

1.急性肾盂肾炎

急性肾盂肾炎可发生于各年龄段,育龄期女性最多见。临床表现与感染程度有关,通常起病较急。

(1)全身症状:寒战、发热、头痛、全身酸痛、恶心、呕吐等,体温多在 38 ℃以上,多为弛张热,也可呈稽留热或间歇热。部分患者出现革兰氏阴性杆菌败血症。

(2)泌尿系症状:尿频、尿急、尿痛、排尿困难、下腹部疼痛、腰痛等。腰痛程度不一,多为钝痛或酸痛。部分患者可无典型的尿路刺激征。

（3）体格检查：除发热、心动过速外，还可出现一侧或两侧肋脊角、或输尿管点压痛以及肾区叩击痛。

2.慢性肾盂肾炎

慢性肾盂肾炎临床表现复杂，全身及泌尿系统局部表现均可不典型。一半以上患者可有急性肾盂肾炎病史，后出现程度不同的低热、间歇性尿频、排尿不适、腰部酸痛及肾小管功能受损（如夜尿增多、低比重尿）的表现。病情持续可发展为慢性肾衰竭。急性发作时患者症状明显，类似急性肾盂肾炎。

（三）无症状性菌尿

无症状性菌尿是指患者有真性菌尿，而无尿路感染的症状，可由症状性尿路感染演变而来或无急性尿路感染病史。致病菌多为大肠埃希菌，患者可长期无症状，尿常规可无明显异常，但尿培养为真性菌尿，也可在病程中出现急性尿路感染症状。

（四）并发症

并发症较少，当细菌毒力强、合并尿路梗阻或机体抵抗力下降时可发生肾乳头坏死和肾周围脓肿。前者主要表现为高热、剧烈腰痛和血尿，可有坏死组织脱落随尿排出，阻塞输尿管时发生肾绞痛；后者除原有肾盂肾炎症状加重外，常出现明显单侧腰痛，向健侧弯腰时疼痛加剧。

三、实验室和其他检查

1.尿常规

尿沉渣镜检，每高倍视野白细胞大于 5 个（白细胞尿），出现白细胞管型提示肾盂肾炎；部分患者有镜下血尿，极少数出现肉眼血尿；尿蛋白常为阴性或微量。

2.尿细菌学检查

可采用清洁中段尿、导尿及膀胱穿刺尿做细菌培养，其中膀胱穿刺尿培养结果最可靠。新鲜清洁中段尿细菌定量培养菌落计数 10^5/mL，如能排除假阳性，则为真性菌尿，可确诊尿路感染；尿细菌定量培养菌落计数（$10^4 \sim 10^5$）/mL，为可疑阳性，需复查；如 $<10^4$/mL，可能为污染所致。此外，膀胱穿刺尿定性培养有细菌生长，即为真性菌尿。

3.影像学检查

对于慢性、反复发作或经久不愈的肾盂肾炎，可行 B 超、腹部 X 线片、静脉肾盂造影（IVP）检查，以确定有无结石、梗阻、泌尿系统先天性畸形和膀胱-输尿管反流等。

尿路感染急性期不宜做静脉肾盂造影。

4.其他

急性肾盂肾炎的血常规可有白细胞计数增多，中性粒细胞增多及核左移。

四、治疗要点

治疗原则是合理使用抗菌药物，纠正和去除易感因素、防止复发、保护肾功能。治疗重点是合理使用抗菌药物控制感染。

五、护理评估

1.健康史

（1）询问患者有无尿路感染的易感因素，如有无尿路结石、前列腺增生、膀胱肿瘤、输尿管畸形、多囊肾、马蹄肾及膀—胱输尿管反流等;有无妇科炎症、细菌性前列腺炎、留置导尿管、膀胱镜检查及尿道扩张术等;有无长期使用免疫抑制剂;有无糖尿病、慢性肾病、慢性肝病及肿瘤等。询问患者的月经生育史、性生活情况、既往有无类似情况发生及诊疗情况。

(2)询问患者的排尿情况,如排尿的次数、尿量、排尿时是否出现尿道、下腹部或会阴部的疼痛等。有无发热、乏力及恶心、呕吐等胃肠道症状。

2.身体状况

(1)一般情况:注意观察患者的生命体征、精神状态及营养状态。

(2)腹部体征:检查有无腹部压痛、输尿管点压痛、或肋脊角和肋腰点的压痛及肾区叩击痛等。

3.实验室及其他检查

(1)尿常规检查:注意尿液的外观,尿沉渣镜检有无脓尿、血尿及管型尿等。

(2)尿细菌学检查,新鲜清洁中段尿细菌定量培养的菌落数是否为真性菌尿。

(3)腹部 B 超检查:有无尿路结石及肾盂积水等表现。

(4)血常规检查:有无白细胞计数及中性粒细胞比例的升高。

4.心理—社会资料

尿路感染通常起病急,有发热及明显的尿路刺激征等,因此患者常表现为紧张、焦虑;因涉及外阴及性生活等方面的问题,患者有羞耻感和精神负担;有的患者由于缺乏相关知识及对疾病的忽视,导致治疗不彻底,引起反复发作。

六、常用护理诊断

(1)排尿异常(尿频、尿急、尿痛):与泌尿系统感染有关。

(2)体温过高与急性肾盂肾炎有关。

七、护理目标

患者尿路刺激症状减轻或消失;体温恢复正常;情绪稳定,能积极配合治疗;了解尿路感染的易感因素及相关预防和治疗的知识。

八、护理措施

1.排尿异常(尿频、尿急、尿痛)

(1)心理护理:关心体贴患者,解除心理压力。

(2)对症处理:对有尿路刺激症状者应适当休息,鼓励多饮水,避免食用刺激性食物;对椎管内麻醉后引起尿潴留的患者,经常变换体位,给下腹部热敷和针刺等,若不见效可采用导尿、耻骨上膀胱穿刺或膀胱造瘘。

(3)生活护理:保持床单位清洁、干燥、无异味,注意皮肤护理。

2.体温过高

(1)一般护理。①饮食护理:给予清淡、营养丰富、易消化食物。高热者注意补充水分,每日水的摄入量应在 2 000 mL 以上,同时做好口腔护理。②休息和睡眠:增加休息与睡眠,为患者提供一个安静、舒适的休息环境,室温为 18 ℃～20 ℃,湿度为 50%～60%。做好口腔护理,指导患者经常漱口。

(2)病情观察:监测体温、尿液性状的变化,有无腰痛加剧。如高热持续不退或体温升高且出现腰痛加剧等,应考虑可能出现肾周围脓肿、肾乳头坏死等并发症,需及时通知医生。

(3)对症护理:高热患者可采用冰敷、酒精擦浴等物理降温的措施,注意观察和记录体温的变化。必要时遵医嘱使用退热药物。

(4)用药护理:遵医嘱给予抗菌药物,注意药物用法、剂量、疗程和注意事项,如口服磺胺类药物要注意多饮水,并同时服用碳酸氢钠,以增强疗效、减少磺胺结晶的形成。尿路感染的疗效评价标准如下。①治愈:症状消失,尿菌阴性,疗程结束后 2 周、6 周复查尿菌仍为阴性;②治疗失败:治疗后尿菌仍阳性,或治疗后尿菌转阴,但 2 周或 6 周复查尿菌转为阳性且为同一菌株。

(5)尿细菌培养的标本采集:①在使用抗生素之前或停用抗生素 5 d 后留取尿标本;②留取清晨第一次(尿液在膀胱内停留 6～8 h)的清洁、新鲜中段尿,收集标本于无菌的容器内;③留取尿液标本时应严格无菌操作,先充分清洗外阴,消毒尿道口;④尿标本中勿混入消毒药液,女性患者留尿时勿混入白带;⑤在 1 h 内做细菌培养,或冷藏保存。

九、护理评价

患者尿路刺激症状是否减轻或消失;体温是否恢复正常;情绪是否稳定,能不能积极配合治疗;是否掌握尿路感染的相关知识,并能在日常生活中体现出来。

十、健康教育

(1)预防指导:①保持规律生活,避免劳累,坚持体育运动,增加机体免疫力;②多饮水、勤排尿是预防尿路感染最简便而有效的措施,每天应摄入足够水分,保证每天尿量不少于 1 500 mL;③注意个人卫生,尤其是会阴部及肛周皮肤的清洁,特别是月经期、妊娠期、产褥期,教会患者正确清洁外阴的方法;④与性生活有关的反复发作者,应注意性生活后立即排尿,并服抗菌药物预防。

(2)用药指导:嘱患者按时、按量、按疗程服药,勿随意停药,并按医嘱定期随访。

(3)自我检测指导:教会患者识别尿路感染的临床表现,出现尿频、尿急、尿痛等表现时应及时就诊。

第六节　急性肾衰竭

急性肾衰竭(acute renal failure,ARF)是由于多种病因引起的肾功能在短时间内(数小时或数天)突然下降而出现的临床综合征。主要表现为血肌酐(Cr)和血尿素氮(BUN)升高,水、电解质和酸碱平衡失调及全身各系统并发症。

急性肾衰竭有广义和狭义之分,广义的急性肾衰竭可分为肾前性、肾性和肾后性三类。狭义的急性肾衰竭是指急性肾小管坏死(acute tubular necrosis,ATN),是最常见的急性肾衰竭类型。本节主要以急性肾小管坏死为代表进行叙述。

一、病因与发病机制

(1)肾前性急性肾衰竭:肾脏本身无器质性病变,是因血容量减少(各种原因导致的体液丢失或失血)、有效循环血流量减少和肾内血流动力学改变等因素导致肾血流灌注不足,进而使肾小球滤过率下降而发生急性肾衰竭。

(2)肾后性急性肾衰竭:由急性尿路梗阻所致,梗阻可发生在尿路(从肾盂到尿道)的任一水平。常见病因有尿路结石、前列腺增生和肿瘤等。尿路梗阻使上尿路压力增高,甚至出现肾盂积水,使肾功能急剧下降。肾后性因素多为可逆性,及时解除病因常可使肾功能得以恢复。

(3)肾性急性肾衰竭:由肾实质性病变所引起,主要包括肾小管疾病、肾小球疾病及肾间质疾病。肾小管疾病以肾小管坏死最常见,多由肾缺血、肾毒性物质及肾小管阻塞所导致。

二、临床表现

急性肾小管坏死是肾性急性肾衰竭最常见的类型,临床表现包括原发疾病、急性肾衰竭引起的代谢紊乱和并发症等三个方面。典型病程可分为起始期、维持期、恢复期三期。

(一)起始期

此期患者常受到低血压、肾缺血、肾毒素等致病因素的作用,但尚未发生明显的肾实质损伤,在此阶段急性肾功衰竭是可以预防的。此期历时数小时甚至1~2 d,临床上主要表现为原发病的症状和体征。但随着肾小管上皮发生明显损伤,肾小球滤过率突然下降,临床上急性肾功衰竭的表现变得明显,则进入维持期。此期过去多不特别提出,但在预防发病上有重要意义。

(二)维持期

维持期又称少尿期。典型的为7~14 d,也可短至几天,有时可长达4~6周。肾小球滤过率保持在低水平,许多患者出现少尿。但有些患者可无少尿,尿量在400 mL/d以上,称非少尿型急性肾衰竭,其病情大多较轻,预后较好。然而,不论尿量是否减少,随着肾功能减退,临床上均可出现一系列尿毒症表现。

1.急性肾衰竭的全身并发症

(1)消化系统症状:最早出现的系统症状,可有食欲减退、恶心、呕吐、腹胀、腹泻等,严重者可发生消化道出血。

(2)呼吸系统症状:除肺部感染的症状外,因容量负荷过度,可出现呼吸困难、咳嗽、憋气、胸痛等症状。

(3)循环系统症状:多因尿少和未控制饮水,以致体液过多而出现高血压、心力衰竭和肺水肿表现;因毒素滞留、电解质紊乱、贫血及酸中毒,可引起各种心律失常及心肌病变。

(4)神经系统症状:可出现意识障碍、躁动、谵妄、抽搐、昏迷等尿毒症性脑病症状。

(5)血液系统症状:可有出血倾向和轻度贫血。

(6)其他:常伴有感染,感染是急性肾衰竭的主要死亡原因之一。此外,在急性肾衰竭同时或在疾病发展过程中还可合并多脏器功能衰竭,患者病死率可高达70%。

2.水、电解质和酸碱平衡失调

水、电解质和酸碱平衡失调,高钾血症、代谢性酸中毒最为常见。

(1)代谢性酸中毒:主要因为肾小球率过滤降低,使酸性代谢产物排出减少,同时又因急性肾衰竭常合并高分解代谢状态,使酸性代谢产物明显增多。

(2)高钾血症:除少尿期肾排泄钾减少外,酸中毒、组织分解过快、严重创伤、烧伤等也是导致血钾升高的重要因素。患者可表现为恶心、呕吐、四肢麻木、胸闷等,并可出现心率减慢、心律失常,甚至室颤、心脏骤停。

(3)低钠血症:主要是水潴留导致的稀释性低钠血症。此外,还可有低钙、高磷血症等。

(三)恢复期

此期肾小管细胞再生、修复,肾小管完整性恢复,肾小球滤过率逐渐恢复至正常或接近正常范围。少尿型患者尿量开始增多,可有多尿表现,每天尿量可达 3 000~5 000 mL,甚至更多。通常持续 1~3 周逐渐恢复正常。与肾小球滤过率相比,肾小管上皮细胞功能(溶质和水的重吸收功能)的恢复相对延迟,常需数月后才能恢复。部分病例肾小管浓缩功能不全可持续 1 年以上。若肾功能持久不恢复,提示肾脏遗留有永久性损害。

三、实验室及其他检查

(1)血液检查:可有轻、中度贫血,血肌酐平均每日升高达到 44.2 $\mu mol/L$ 以上,血尿素氮每日升高达到 3.6 mmol/L 以上,血清钾浓度常在 5.5 mmol/L 以上。血气分析示血液 pH 常低于 7.35,碳酸氢根离子浓度低于 20 mmol/L。可有低钠、低钙、高磷血症。

(2)尿液检查:尿液外观多浑浊,尿蛋白多为＋~＋＋,尿沉渣检查可见肾小管上皮细胞、上皮细胞管型、颗粒管型及少许红细胞和白细胞等。尿比重降低且固定,多在 1.015 以下,尿渗透浓度低于 350 mmol/L,尿与血渗透浓度之比低于 1:1。尿钠增高,多在 20~60 mmol/L。

(3)影像学检查:尿路 B 超检查可显示双肾大小以及有无肾输尿管积水;腹部平片和 CT 可发现尿路结石影像;必要时可做逆行或静脉肾盂造影以明确有无梗阻及梗阻部位。X 线或放射性核素检查可发现肾血管有无阻塞,但要确诊仍需行肾血管造影。

(4)肾活组织检查:是重要的诊断手段。在排除了肾前性及肾后性原因后,没有明确致病原因的肾性急性肾衰竭都有肾活组织检查的指征。

四、治疗要点

(1)病因治疗:急性肾衰竭首先要纠正可逆的病因,如各种严重外伤、心力衰竭、急性失血,积极处理血容量不足、休克和感染等。停用具有肾毒性的药物等。

(2)维持体液平衡:每天补液量应为显性失液量加上非显性失液量减去内生水量,应坚持"量出为入"的原则,控制液体出入量。具体计算每天的进液量可按前一天尿量加 500 mL 计算。

(3)饮食和营养:补充营养以维持机体的营养状况和正常代谢,有助于损伤细胞的修复和再生,提高存活率。急性肾衰竭患者所需热量为 147 kJ/(kg·d)(35 kcal/(kg·d)),主要由糖类和脂肪供应。蛋白质的摄入量应限制为 0.8 g/(kg·d),对有高分解代谢或营养不良以及接受透析的患者,其蛋白质摄入量可适当放宽。尽可能地减少钠、钾、氯的摄入量。不能进食者需静脉补充必需的氨基酸和葡萄糖。

(4)高钾血症:密切监测血钾的浓度,当血钾超过 6.5 mmol/L,心电图表现异常变化时,应予以紧急处理。①10%葡萄糖酸钙 10~20 mL 稀释后缓慢静脉注射(不少于 5 min);②5% $NaHCO_3$ 或 11.2%乳酸钠 100~200 mL 静脉滴注,纠正酸中毒并同时促使钾离子向细胞内移动；③50％葡萄糖 50 mL 加普通胰岛素 10 U 缓慢静脉注射；④钠型离子交换树脂15～30 g，口服，每天 3 次；⑤以上措施无效时，透析治疗是最有效的方法。

（5）代谢性酸中毒：应及时处理，如 HCO_3^- 低于 15 mmol/L，可选用 5％ $NaHCO_3$ 100～250 mL静脉滴注，对严重酸中毒者应立即开始透析。

（6）透析治疗：救治急性肾衰竭，帮助患者度过少尿期的重要措施。急性肾衰竭出现明显的尿毒症综合征，包括心包炎和严重脑病、高钾血症、严重代谢性酸中毒、容量负荷过重对利尿剂治疗无效者，都是透析治疗的指征。

（7）恢复期的治疗：多尿患者治疗重点为维持水、电解质和酸碱平衡，防治各种并发症。定期随访，避免使用肾毒性药物。

五、护理评估

1. 健康史

（1）询问患者有无大出血、心力衰竭、休克及严重脱水等病史，有无严重创伤、大面积烧伤、急性溶血及肾脏疾病等，有无尿路结石、前列腺增生、腹部肿瘤等疾病，近期用过哪些药物，包括曾用药物的剂量、疗程等。

（2）询问患者目前有无厌食、恶心、呕吐、腹胀、腹痛、血便等，有无头晕、胸闷、气促、呼吸困难等，有无鼻出血、牙龈出血、皮下出血，女性患者有无月经过多等，有无水肿、少尿及其具体严重程度等。

2. 身体状况

急性肾衰竭患者的体征通常为全身性的，应认真做好全身各系统的体检。

（1）一般状况：注意监测生命体征，特别是血压的变化；注意观察患者的意识状态、营养状况及有无贫血面容。

（2）皮肤：有无皮下出血；有无水肿及其部位、程度与特点。

（3）心肺评估：评估有无心率增快、双肺底湿啰音等心力衰竭的征象，有无血压下降、脉压变小、体循环淤血等心包填塞的表现。

（4）腹部评估：有无移动性浊音，肾区有无叩击痛等。

3. 实验室及其他检查

（1）血常规检查有无红细胞计数减少，血红蛋白浓度降低；每天监测血肌酐、血尿素氮的变化；监测血清电解质及血气分析。

（2）尿液检查注意有无血尿、蛋白尿、管型尿；测量尿比重和尿渗透浓度。

（3）通过超声、CT、肾盂造影、核素扫描等检查寻找病因。

4. 心理—社会资料

急性肾衰竭患者起病急、病情危重，使患者产生对于死亡的恐惧，昂贵的医疗费用会进一步加重患者及其家属的心理负担，产生悲观、抑郁甚至绝望的心理。护理人员应细心观察以便及时了解患者及其家属的心理变化。

六、常用护理诊断

（1）营养失调（低于机体需要量）：与营养摄入不足、透析等因素有关。

（2）有感染的危险：与机体抵抗力降低及侵入性操作等有关。

（3）潜在并发症：水、电解质和酸碱平衡失调。

七、护理措施

1. 营养失调（低于机体需要量）

(1)饮食护理。①给予高生物效价的优质蛋白质,蛋白质的摄入量应为 0.8 g/(kg·d),并适量补充必需氨基酸。对有高分解代谢或营养不良以及接受透析的患者,其蛋白质摄入量可适当放宽。②给予高糖类和高脂肪饮食,急性肾衰竭患者每日所需热量不低于 147 kJ/kg 即35 kcal/kg。供给足够的热量,减少体内蛋白质的消耗,保持机体正氮平衡。③尽可能减少钠、钾、氯的摄入量。④不能经口进食者可用鼻饲或静脉补充营养物质。

(2)监测营养状况。监测患者的体质量变化、血尿素氮、血肌酐、血清清蛋白和血红蛋白水平等,以了解其营养状况。

2. 有感染的危险

(1)监测感染征象。注意患者有无体温升高、寒战、咳嗽、咳脓性痰、尿路刺激征等。准确留取各种标本如痰液、尿液、血液等送检。

(2)预防感染。①有条件时把患者安置在单人房间,病室定期通风并对空气进行消毒,减少探视,防止交叉感染。②加强生活护理,患者要注意休息,做好防寒保暖,教导患者尽量避免去公共场所。③加强口腔及会阴部皮肤的卫生。卧床患者应定期翻身,指导有效咳痰。④各项检查治疗严格无菌操作,特别注意加强留置静脉导管和留置尿管等部位的护理。⑤接受血液透析的患者,其乙型和丙型肝炎的发生率明显高于正常人群,故应进行乙肝疫苗的接种,并尽量减少输注血液制品。

(3)用药护理。如有感染,遵医嘱合理使用对肾无毒性或毒性低的抗菌药物,并观察药物的疗效和不良反应。

3. 潜在并发症(水、电解质和酸碱平衡失调)

(1)休息与体位:维持期应绝对卧床休息,以减轻肾脏的负担。下肢水肿者应抬高下肢,昏迷者按昏迷患者护理常规进行护理。当尿量增加、病情好转时,可逐渐增加活动量,以患者不感到疲劳为度。

(2)维持和监测水平衡,严格记录 24 h 液体出入量,按量出为入的原则补充液量。维持期应严密观察患者有无体液过多的表现:①有无水肿;②每天的体质量有无增加,若 1 d 增加 0.5 kg 以上,提示补液过多;③血清钠浓度是否正常,若偏低且无失盐,提示体液潴留;④正常中心静脉压为 0.59~0.98 kPa(6~10 cmH₂O)①,若高于 1.17 kPa(12 cmH₂O),提示体液过多;⑤胸部 X 线片血管造影有无异常,肺充血征象提示体液潴留;⑥若无感染征象,出现心率快、呼吸加速和血压增高,应怀疑体液过多。

(3)监测并及时处理电解质紊乱、酸碱平衡失调。①监测血清电解质的变化,如发现异常及时通知医生处理。②密切观察有无高钾血症的征象,如脉律不齐、肌无力、心电图改变等。血钾高者应限制钾的摄入,少用或忌用富含钾的食物,如紫菜、菠菜、苋菜、薯类、山药、坚果、香蕉、香菇、榨菜等。预防高钾血症的措施还包括积极预防和控制感染、及时纠正代谢性酸中毒、禁止输入库存血等。③限制钠盐。④密切观察有无低钙血症的征象,如手指麻木、易激惹、腱反射亢进、抽搐等。若发生低钙血症,可摄入含钙量较高的食物如牛奶,并可遵医嘱使用活性

---

① 临床上常以 cmH₂O 作为中心静脉压单位,1 kPa=10.2 cmH₂O。全书同。

维生素 D 及钙剂等。

八、健康指导

(1)预防知识指导:慎用氨基糖苷类等肾毒性药物。尽量避免应用大剂量造影剂的 X 线检查,尤其是老年人及肾血流灌注不良者(如脱水、失血、休克等)。加强劳动防护,避免接触重金属、工业毒物等。误服或误食毒物时,应立即进行洗胃或导泻,并采用有效解毒剂。

(2)生活指导:恢复期患者应加强营养,增强体质,适当锻炼;注意个人清洁卫生,注意保暖,防止受凉;避免妊娠、手术、外伤等。

(3)自我病情检测和随访指导:教会患者测量和记录尿量的方法,注意观察血压、尿量的变化。叮嘱患者定期随访,定期复查肾功能。

第二章 心内科护理

第一节 窦性心律失常

窦性心律失常(sinus arrhythmia)是一组以窦房结自律性异常和窦房传导障碍为病理基础的快速性和缓慢性心律失常。

一、临床表现

1.窦性心动过速

成人窦性心律的频率超过 100 次/分钟称为窦性心动过速。临床上心慌、乏力、运动耐量下降是常见表现,部分患者可诱发心绞痛,引起或加重心功能不全。

2.窦性心动过缓

成人窦性心律的频率低于 60 次/分钟称为窦性心动过缓。生理因素引起者多无明显症状,运动或代谢增强时窦性心律可加快至正常。各种疾病所伴随的窦性心动过缓其临床表现与原发病相关。

3.病态窦房结综合征

轻者表现为心慌、心悸、记忆力减退、乏力和运动耐量下降;重者引起心绞痛、少尿、黑矇、昏厥,晚期可出现心力衰竭、阿-斯综合征,甚至因心脏停搏或继发心室颤动而导致患者死亡。

二、辅助检查

1.窦性心动过速心电图特点

窦性 P 波的频率>100 次/分钟,伴有房室传导或室内传导异常者,P-R 间期可延长或 QRS 波群宽大畸形。

2.窦性心动过缓心电图特点

窦性 P 波的频率<60 次/分钟,伴有窦性心律不齐时,P-P 间期不规则,但各 P-P 间期之差小于 0.20s。

3.病态窦房结综合征

(1)心电图特点主要包括:①持续而显著的窦性心动过缓(50 次/分钟以下);②窦性停搏和窦房传导阻滞;③窦房传导阻滞与房室传导阻滞并存;④心动过缓-心动过速综合征(慢-快综合征);⑤房室交界区性逸搏心律等。

(2)动态心电图(Holter):可表现为 24 h 总心跳次数低于 8 万次(严重者低于 5 万次),反复出现大于 2 s 的长间歇。

三、诊断

1.窦性心动过速

心慌、心悸症状,心率>100 次/分钟,心电图表现符合窦性心动过速的特点。

2. 窦性心动过缓

静息状态下心率慢于 60 次/分钟，心电图表现符合窦性心动过缓的特点。

3. 病态窦房结综合征

依据症状和特征性的心电图表现，并排除生理因素、药物作用和其他疾病等对窦房结功能的影响，可诊断病态窦房结综合征。

四、治疗

1. 窦性心动过速

控制病因或消除诱因，也可选用 β 受体阻滞剂或钙离子通道阻滞剂。

2. 窦性心动过缓

除有效治疗原发病外，还可适当使用 M 受体阻滞剂、β 肾上腺素能受体激动剂等提高心率。

3. 病态窦房结综合征

控制病因，M 胆碱受体阻滞剂或 β 肾上腺素能受体激动剂药物治疗以及心脏起搏治疗。

五、护理评估

1. 身体评估

评估患者意识状态，观察脉搏、呼吸、血压有无异常。询问患者饮食习惯与嗜好、饮食量和种类。评估患者有无水肿，水肿部位、程度；评估患者皮肤有无破溃、压疮、手术伤口及外伤等。

2. 病史评估

(1)评估患者窦性心律失常的类型、发作频率、持续时间等；询问患者有无心悸、胸闷、乏力、头晕、昏厥等伴随症状。

(2)评估患者此次发病有无明显诱因：体力活动、情绪激动、饮茶、喝咖啡、饮酒、吸烟，应用肾上腺素、阿托品等药物。

(3)评估患者有无引起窦性心律失常的基础疾病。甲状腺功能亢进症、贫血、心肌缺血、心力衰竭等可引起窦性心动过速；甲状腺功能减退症、严重缺氧、颅内疾患等可引起窦性心动过缓；窦房结周围神经和心房肌的病变、窦房结动脉供血减少、迷走神经张力增高等可导致窦房结功能障碍。

(4)查看患者当前实验室检查结果以及心电图、24 h 动态心电图。

(5)询问患者目前服用药物的名称、剂量及用法，评估患者有无药物不良反应，询问患者有无明确药物过敏史。

(6)评估患者既往史及家族史。

(7)询问患者有无跌倒史。

(8)心理—社会状况：评估患者对疾病知识的了解程度，对治疗及护理的配合程度、经济状况等，采用综合医院焦虑抑郁量表(HADS)评估患者的焦虑、抑郁程度。

六、护理措施

(一)一般护理

1. 保证休息

嘱患者心律失常发作时卧床休息，采取舒适体位，尽量避免左侧卧位，因左侧卧位时患者常能感觉到心脏的搏动而使不适感加重,注意保证充足的休息与睡眠。

2.给氧

遵医嘱给予患者氧气吸入,将安全用氧温馨提示牌挂于患者床头,告知患者不可自行调节氧气流量。

3.预防跌倒

病态窦房结综合征的患者可出现与心动过缓有关的心、脑等脏器供血不足的症状,严重者可发生昏厥,属于跌倒高危患者。对跌倒高危患者悬挂跌倒高危标识,每周两次评估患者跌倒的危险程度,调低病床高度。定时巡视患者,将呼叫器置于患者随手可及之处,协助完成生活护理。嘱患者避免剧烈运动、情绪激动、快速变换体位等,患者外出检查时应有专人(家属、护工)陪伴。

(二)病情观察

严密监测患者的心律、心率、脉搏及血压的变化。测量心率、脉搏时应连续测定 1 min。对于患者心率小于 60 次/分钟或者大于 100 次/分钟或出现胸闷、心悸、心慌、头晕、乏力等症状时应及时通知医生,配合处理。

(三)用药护理

严格遵医嘱按时按量给予抗心律失常药物,静脉给药时应严格控制输液速度。观察患者意识和生命体征,必要时监测心电图变化,注意用药前、用药过程中及用药后的心率、心律、P-R间期、Q-T 间期等的变化,以判断疗效和有无不良反应。窦性心律失常常用药物分类及不良反应如下:①β受体阻滞剂——美托洛尔:心率减慢、血压下降、心力衰竭加重;②钙离子通道阻滞剂——维拉帕米:低血压、心动过缓、诱发或加重心力衰竭;③β肾上腺素能受体激动剂——肾上腺素:心悸、胸痛、血压升高、心律失常;④M胆碱受体阻滞剂——阿托品:口干、视物模糊、排尿困难。

(四)辅助检查护理

1.心电图检查

心电监护发现心律失常或患者有不适主诉时,遵医嘱进行心电图检查。告知患者检查时的注意事项,检查过程中注意保暖及隐私保护。

2.24 h 动态心电图检查

告知患者在行此项检查期间不要淋浴,向患者强调如出现不适症状,需记录其发生的时间、活动内容及不适症状表现。

(五)心理护理

采用综合医院焦虑抑郁量表(HADS)评估患者的焦虑、抑郁状况。指导患者避免引起或加重窦性心律失常的因素,保持良好心态。情绪激动时交感神经兴奋可使心率增快,激发各种类型的心律失常;反之,情绪重度低迷时,迷走神经兴奋可使心率减慢,出现心动过缓或停搏。

(六)行起搏器植入术患者的护理

有症状的病态窦房结综合征的患者应接受起搏器治疗。

(七)健康宣教

(1)饮食指导:告知患者应少食多餐,避免过饱。饮食过饱会加重心脏负担,加重原有的心律失常。告知患者禁烟酒、浓茶,少食咖啡及辛辣食物。

（2）活动指导：存在明显症状的患者，应卧床休息，尽量减少机体耗氧；偶发、无器质性心脏病的心律失常者，不需卧床休息，可做适当活动，注意劳逸结合；有血流动力学改变的心律失常患者应适当休息，避免劳累；严重心律失常患者应绝对卧床休息，至病情好转后再逐渐起床活动。

（3）用药指导：告知患者服药方法、时间及剂量，嘱患者按时服药。告知患者用药后可能出现的不良反应，一旦发生，应及时就诊。

（4）教会患者及其家属自测脉搏的方法，嘱患者出院后如有不适及时就诊。

第二节　房性心律失常

一、临床表现

1. 房性期前收缩

部分患者无明显症状，频发者胸闷、心悸、心慌是其常见症状。心脏听诊可闻及心律不齐，提前出现的心搏伴有第一心音增强，之后可出现代偿间歇。

2. 房性心动过速

房性心动过速简称房速，患者可有阵发性心悸、胸闷，发作呈短暂、间歇或持续性。严重者可引起心绞痛，诱发或加重心功能不全。

3. 心房扑动

心房扑动简称房扑，其临床表现取决于房扑持续时间和心室率快慢，以及是否存在器质性心脏病。房扑心室率不快时，患者可无症状；房扑伴极快的心室率，并存器质性心脏病时可诱发心绞痛与心力衰竭。

4. 心房颤动

心房颤动简称房颤，其临床表现与其发作的类型、心室率快慢、心脏结构和功能状态，以及是否形成心房附壁血栓有关。心房颤动症状的轻重受心室率快慢的影响。心室率不快时可无症状，但多数患者有心悸、胸闷，心室率超过 150 次/分钟时可诱发心绞痛或心力衰竭。房颤合并体循环栓塞的危险性甚大，栓子来自左心房，多在左心耳部。二尖瓣狭窄或二尖瓣脱垂合并房颤时，脑栓塞的发生率更高。心脏听诊第一心音强弱不等、心律绝对不齐、常有脉搏短绌。

二、辅助检查

1. 房性期前收缩心电图特点

（1）房性期前收缩的 P 波提前发生，与窦性 P 波形态不同。

（2）其后多见不完全性代偿间歇。

（3）下传的 QRS 波群形态通常正常，少数房早未下传则无 QRS 波群发生，伴差异性传导则出现宽大畸形的 QRS 波群。

2. 房性心动过速心电图特点

房速 P 波的形态异于窦性 P 波，频率多为 150～200 次/分钟，常出现二度 I 型或 II 型房室传导阻滞,P 波之间的等电位线仍存在,刺激迷走神经不能终止心动过速,仅加重房室传导阻滞,发作开始时心率逐渐加速。

3. 心房扑动心电图特点

(1)典型房扑心电图表现为窦性 P 波消失,代之以振幅、间期较恒定的房扑波,频率为 250～350 次/分钟,多数患者为 300 次/分钟左右,房扑波首尾相连,呈锯齿状,房扑波之间无等电位线。

(2)心室律规则或不规则,取决于房室传导是否恒定,不规则的心室律系由于传导比率发生变化所致。

(3)QRS 波群形态正常,伴有室内差异传导或原有束支传导阻滞者 QRS 波群可增宽、形态异常。

4. 心房颤动心电图特点

(1)P 波消失,代之以大小不等、形态不一、间隔不匀的 f 波,频率为 350～600 次/分钟。

(2)心室率通常在 100～160 次/分钟,心室律极不规则。

(3)QRS 波群形态一般正常,当心室率过快,伴有室内差异性传导时 QRS 波群增宽变形。

三、诊断

1. 房性期前收缩

心慌、心悸伴有心跳停顿者应疑诊为房性期前收缩,心电图表现是确诊的可靠依据。

2. 房性心动过速

根据房性心动过速的临床表现和心电图特点可明确诊断。

3. 心房扑动

房扑的诊断应根据临床表现和心电图特点。部分短阵发作者需行动态心电图记录以协助诊断。

4. 心房颤动

根据心房颤动症状和心脏听诊可以拟诊心房颤动,心电图表现是确诊的依据。

四、治疗

1. 房性期前收缩

应重视病因治疗和消除诱因,症状明显、房性期前收缩较多或诱发房性心动过速甚至心房颤动者,可使用 I 类或Ⅲ类抗心律失常药物治疗。

2. 房性心动过速

(1)房速发作期:对于心脏结构和功能正常的患者,可选择胺碘酮或普罗帕酮静脉注射,继之静脉滴注维持治疗,也可选择维拉帕米或地尔硫草静脉注射。伴有心功能不全的房速或多源性房速,应选择胺碘酮或洋地黄类药物静脉注射,以减慢心室率或转复为窦性心律。

(2)预防房速复发:在病因治疗和消除诱因的基础上,对房速发作频繁的患者,可选择 I a 类、I c 类、Ⅲ类或Ⅳ类抗心律失常药物口服治疗。

(3)射频消融治疗。

3. 心房扑动

(1)控制心室率:对并发心功能不全的患者应选择洋地黄类药物来控制心室率和改善心功能。

（2）转复窦性心律：病情稳定或房扑心室率得到有效控制的患者,可选择静脉或口服Ⅲ类、Ⅰa和Ⅰc类药物来转复,Ⅲ类药物中胺碘酮最常用,静脉注射伊布利特转复为窦性心律成功率较高。对于房扑1∶1传导或并存心室预激者,心室率极快,易引起急性肺水肿或心源性休克而危及患者生命,此时首选体外同步心脏电复律。

（3）射频消融治疗。

（4）预防血栓栓塞：可选择口服阿司匹林或华法林预防。

4.心房颤动

在控制相关疾病和改善心功能的基础上控制心室率、转复和维持窦性心律、预防血栓栓塞是心房颤动的治疗原则。

五、护理评估

（一）身体评估

评估患者意识状态,有无嗜睡、意识模糊、谵妄、昏睡及昏迷;观察脉搏、呼吸、血压有无异常及其异常程度;心房颤动患者评估有无脉搏短绌的发生;询问患者饮食习惯与嗜好、饮食量和种类;评估患者皮肤色泽,有无皮下出血、淤紫、淤斑及皮疹等;评估患者有无牙龈出血、鼻出血等;评估患者皮肤有无破溃、压疮、手术伤口及外伤等;评估患者出、凝血时间。

（二）病史评估

（1）评估患者房性心律失常的类型、发作频率、心室率、心房率及持续时间等;询问患者有无心悸、胸闷等伴随症状;评估患者有无心绞痛及心力衰竭的临床表现。

（2）评估患者此次发病有无明显诱因,如情绪激动、运动或酒精中毒等。

（3）评估患者有无引起房性心律失常的基础疾病,如各种器质性心脏病患者均可发生房性期前收缩;心肌梗死、慢性阻塞性肺疾病、代谢障碍、洋地黄中毒特别是在低血钾时易发生房性心动过速;风湿性心脏病、冠心病、高血压性心脏病、心肌病等可发生心房扑动及心房颤动。

（4）实验室及其他检查结果：查看患者当前实验室检查结果;查看心电图、24 h动态心电图检查结果。

（5）目前服药情况：询问患者目前服用药物的名称、剂量及用法,评估患者服药依从性及有无药物不良反应发生,询问患者有无明确药物过敏史。

（6）出血及栓塞风险评估：采用HAS-BLED出血风险评分评估心房颤动患者出血风险,采用CHA_2DS_2-VASc积分评估心房颤动患者卒中及血栓栓塞风险。

（7）评估患者既往史、家族史。

（8）心理—社会状况评估：评估患者对疾病知识的了解程度（如治疗、护理、预防与预后等）、对治疗及护理的配合程度、经济状况等,评估患者心理状态（有无焦虑、恐惧、悲观等表现）,可采用综合医院焦虑抑郁量表（HADS）评估患者的焦虑、抑郁程度。

六、护理措施

（一）一般护理

1.休息

嘱患者心律失常发作时卧床休息,采取舒适体位,尽量避免左侧卧位,因左侧卧位时患者常能感觉到心脏的搏动而使不适感加重,注意保证充足的休息与睡眠。

2.给氧

遵医嘱给予患者氧气吸入,将安全用氧温馨提示牌挂于患者床头,告知患者不可自行调节氧气流量。

(二)病情观察

每日应由两人同时分别测量心率及脉率 1 min,并随时监测患者血压及心律的变化。出现胸闷、心悸等症状时应及时通知医生,进行心电图检查,必要时连接心电监护监测患者心律及心率的变化。

(三)用药护理

1.抗凝药物

(1)应用华法林的护理。慢性房颤患者若既往有栓塞病史、瓣膜病、高血压、糖尿病等,或是老年患者,均应接受长期抗凝治疗。华法林存在治疗窗窄、个体反应差异大、受食物药物影响、容易发生出血或栓塞等缺点,因此在使用华法林过程中要做到定时服用药物;定期监测凝血酶原时间国际标准化比值(INR),并根据结果来调节药物剂量;告知患者药物的不良反应及食物、药物对华法林抗凝效果的影响。如患者出现华法林的漏服,应及时通知医生。如漏服时间在 4 h 之内,可遵医嘱即刻补服;如漏服时间超过 4 h,应复查 INR,根据结果调整药物剂量。

由于华法林药理作用比较特殊,不良反应及注意事项较多,所以患者开始口服华法林后,责任护士与药剂师协作,共同完成患者的健康宣教工作。药剂师讲解完成后,会同患者及其家属一起完成华法林知识掌握评价表,评价患者的掌握程度。

(2)应用达比加群酯的护理。达比加群酯是新一代口服抗凝药物,可提供有效的、可预测的、稳定的抗凝效果,同时较少发生药物相互作用,无须常规进行凝血功能监测或剂量调整。如患者发生漏服,不建议剂量加倍,对于每天一次给药的患者如发现漏服距下次服药时间长于 12 h,补服一次剂量;如果发现漏服时间距下次服药时间短于 12 h,按下次服药时间服用。对于每天两次给药的患者发现漏服距下次服药时间长于 6 h,补服一次,发现漏服距下次服药时间短于 6 h,按下次服药时间服用。如患者不确定是否服药:对于每天一次给药的患者,服用当日剂量,次日按原计划服用;对于每天两次给药的患者,按下次服药时间给药。药物过量可导致患者出血风险增加,首先评估患者是否有出血,并监测凝血指标。

2.转复药物

(1)胺碘酮:为Ⅲ类抗心律失常药物,具有钠通道、钙通道、钾通道阻滞及非竞争性 α 和 β 受体拮抗作用。对心脏的不良反应最小,是目前常用的维持窦性心律药物。①适应证:室性心律失常(血流动力学稳定的单形性室性心动过速、不伴 Q-T 间期延长的多形性室性心动过速);心房颤动/心房扑动、房性心动过速;心肺复苏。②不良反应:低血压、心动过缓、静脉炎、肝功能损害等。③注意事项:如患者无入量限制,配制维持液时尽量稀释,选择上肢粗大血管穿刺,用药后立即给予水胶体透明敷料保护穿刺血管预防静脉炎的发生。每小时观察患者穿刺部位有无红肿,询问患者有无穿刺部位疼痛,一旦发生静脉炎立即更换穿刺部位并给予硫酸镁湿敷帖外敷。

(2)伊布利特:为Ⅲ类抗心律失常药物,具有抑制延迟性整流钾电流,促进平台期钠及钙内流的作用。①适应证:近期发作的心房颤动/心房扑动;②不良反应:室性心律失常,特别是致Q-T 间期延长的尖端扭转性室性心动过速;③注意事项:用药前连接心电监护,监测患者心律。静脉注射时应稀释,推注时间>10 min,心房颤动终止立即遵医嘱停止用药。发生尖端扭转性室性心动过速的风险随着 Q-T 间期延长而逐渐增加,并且低血钾可加大这种风险,遵医嘱进行心电图检查,注意患者有无 Q-T 间期延长;监测电解质,注意有无低血钾表现。

3.控制心室率药物

常用药物为 β 受体阻滞剂,主要包括美托洛尔及艾司洛尔。①β 受体阻滞剂为 Ⅱ 类抗心律失常药物,可降低心率、房室结传导速度和血压,有负性肌力作用。②适应证:窄 QRS 心动过速;控制心房颤动/心房扑动心室率;多形性室性心动过速、反复发作单形性室性心动过速。③不良反应:低血压、心动过缓、诱发或加重心力衰竭。④注意事项:严格遵医嘱用药,高浓度给药(>10 mg/mL)会造成严重的静脉反应,如血栓性静脉炎。给药前选择粗大血管穿刺,并注意观察有无静脉炎表现。用药期间注意监测患者心率及血压变化,发现异常及时通知医生并配合处理。

(四)电复律护理

最有效的终止心房扑动方法为同步直流电复律,房颤患者也可通过电复律恢复窦性心律。

(五)辅助检查护理

1.心电图检查

心电监护发现心律失常及患者自觉不适时,遵医嘱进行行心电图检查。告知患者检查时的注意事项,检查过程中注意保暖及保护隐私。

2.24 h 动态心电图检查

告知患者在行此项检查期间不要淋浴,向患者强调如出现不适需记录发生的时间、活动内容及不适症状。

(六)并发症的护理

1.出血

HAS-BLED 出血风险评分可评价心房颤动患者的出血风险。对于评分≥3 分的出血高危患者,责任护士应加强巡视,以便及时发现出血,并加强出血高危患者的健康宣教,指导患者学会自我保护和预防出血的方法。

2.血栓栓塞

房颤合并体循环栓塞的危险性甚大,二尖瓣狭窄或二尖瓣脱垂合并房颤时,脑栓塞的发生率更高。对于非瓣膜性房颤采用 CHA_2DS_2,-VASc 积分评估心房颤动患者卒中及血栓栓塞风险,对于积分≥2 分,表明患者卒中及血栓栓塞风险较高,密切观察患者的神志、肢体活动、语言功能,发现异常及时通知医生,做好脑部 CT 准备。指导患者按时服用抗凝药,及时复查 INR。

3.心力衰竭

心房扑动与心房颤动伴极快的心室率(>150 次/分钟)时可诱发心力衰竭。责任护士应密切观察患者有无胸闷、憋气、呼吸困难等症状,记录 24 h 出入量,监测患者体质量,警惕心力衰竭的发生。

4.心室颤动

预激综合征并发快速性房性心律失常,尤其是房扑或房颤,心室率极快,可诱发心功能不全、心源性昏厥,甚至发展为心室颤动而危及患者的生命。责任护士应注意监测患者的心率、心律、血压变化;当发现患者出现心房扑动与心房颤动时,警惕心室颤动的发生,立即通知医生,同时将除颤器推至患者床旁;如患者伴有昏厥或低血压时,应立即配合医生电复律。

(七)心理护理

采用综合医院焦虑抑郁量表(HADS)评估患者的焦虑、抑郁状况,指导患者避免引起或加重窦性心律失常的因素,保持良好心态。情绪激动时交感神经兴奋可使心率增快,激发各种类型的心律失常;反之,情绪重度忧虑,迷走神经兴奋可使心率减慢,出现心动过缓或停搏。

(八)健康宣教

(1)向患者及其家属讲解房性心律失常的常见病因、诱因及防治知识,说明遵医嘱服药的重要性,嘱患者不可自行减量、停药或擅自改用其他药物。告诉患者药物可能出现的不良反应,并嘱其有异常时及时就诊。

(2)嘱患者劳逸结合、生活规律,保证充足的休息与睡眠;保持乐观、稳定的情绪;戒烟酒,避免摄入刺激性食物如咖啡、浓茶等,避免饱餐,避免劳累、感染,防止诱发心力衰竭。

(3)嘱患者多食纤维素丰富的食物,保持大便通畅。指导患者保持稳定的膳食结构,某些富含维生素 K 的食物,虽能降低抗凝药效果,但只要平衡饮食,不必特意偏食或禁食此类食物。

(4)教会患者自测脉搏的方法以便自我监测病情。

(5)若需随访,告知患者随访的具体时间。

第三节　房室交界性心律失常

房室交界性心律失常包括房室交界性期前收缩、房室交界性逸搏和逸搏心律、非阵发性房室交界性心动过速、房室结折返性心动过速。

一、临床表现

1.房室交界性期前收缩

除原发病相关的表现外,一般无明显症状,偶尔有心悸。

2.房室交界性逸搏和逸搏心律

房室交界性逸搏和逸搏心律是严重缓慢性心律失常(窦性心动过缓和高度或完全性房室传导阻滞)时出现的延迟搏动或缓慢性心律,是房室交界区次级节律点对心动过缓或停搏的代替反应,常不独立存在。患者可有心动过缓的相关症状和体征。

3.非阵发性房室交界性心动过速

心动过速发作时心率逐渐增快,终止时心率逐渐减慢,不同于阵发性心动过速。心率70～130 次/分钟,节律相对规则,心率快慢受自主神经张力变化的影响明显。心动过速很少引起明显的血流动力学改变,患者多无症状,少数人可有心悸表现。

4.房室结折返性心动过速(AVNRT)

心动过速呈有规律的、突发突止的特点,持续时间长短不一。症状的严重程度取决于发作时的心室率及持续时间以及有无器质性心脏病。阵发性心悸是主要的临床表现,其他表现包括胸闷、无力、头晕、恶心、呼吸困难等。心脏听诊时第一心音强弱恒定,心律绝对规整。

二、辅助检查

1.房室交界性期前收缩心电图特点

提前出现逆行 P'波并可引起 QRS 波群,逆行 P'波可位于 QRS 波群之前(P'-R 间期<0.12 s)、之中或之后(R-P'间期<0.20s)。QRS 波群形态正常,当发生室内差异性传导时,QRS 波群形态可有变化。

2.房室交界性逸搏心电图特点

多表现为窦性停搏或阻滞的长间歇后,出现一个正常的 QRS 波群,P 波可阙如或有逆行性 P'波,位于 QRS 波群之前或之后。房室交界性逸搏心律的频率一般为 40~60 次/分钟,QRS 波群形态正常,其前后可有逆行的 P'波,或窦性 P 波频率慢于心室率,形成房室分离。

3.非阵发性房室交界性心动过速心电图特点

心率为 70~130 次/分钟,节律规整,QRS 波群形态正常,逆行 P'波可出现在 QRS 波群之前,此时 P'-R 间期<0.12 s,但多重叠在 QRS 波群之中或出现在 QRS 波群之后,此时 P'-R 间期<0.20 s。当心动过速频率与窦性心律接近时,由于心室的激动可受到交界区或窦房结心律的交替控制,可发生干扰性房室分离。

4.房室结折返性心动过速心电图特点

(1)心动过速多由房性或交界性期前收缩诱发,其下传的 P'-R 间期显著延长,随之引起心动过速。

(2)R-R 周期规则,心率在 150~240 次/分钟。

(3)QRS 波群形态和时限多正常,少数因发生功能性束支传导阻滞而使 QRS 波群宽大畸形。

(4)P'波呈逆行性(Ⅱ、Ⅲ、aVF 导联倒置),慢快型 AVNRT 其 P'波多埋藏在 QRS 波群中无法辨认,少数位于 QRS 波群终末部分,P'波与 QRS 波关系固定,R-P'间期<70 ms,R-P'间期<P'-R 间期;快慢型 AVNRT 其 P'波位于下一 QRS 波之前,R-P'间期>P'-R 间期;慢慢型 AVNRT 其 P'波位于 QRS 波群之后,R-P'间期<P'-R 间期,但 R-P'间期>70 ms。

(5)迷走神经刺激可使心动过速终止。

三、治疗

1.房室交界性期前收缩

针对病因或诱因,症状明显者可口服 β 受体阻滞剂或钙通道阻滞剂治疗。

2.房室交界性逸搏和逸搏心律

针对病因和原发的缓慢性心律失常治疗。

3.非阵发性房室交界性心动过速

由于不会引起明显的血流动力学异常,且通常能自行终止,非阵发性房室交界性心动过速本身不需要特殊处理,治疗上主要是针对基本病因。洋地黄中毒引起者,应立即停用洋地黄药物,同时给予氯化钾。

4.房室结折返性心动过速

其治疗主要包括复律治疗、根治治疗。

四、护理

(一)护理评估

1.身体评估

评估患者意识状态,观察生命体征有无异常及异常程度;询问患者的饮食习惯与嗜好。

2.病史评估

评估患者心律失常发作频率、心室率、持续时间,是否突发突止,有无阵发性心悸、胸闷、头晕、恶心、呼吸困难等症状;评估患者本次发病有无明显诱因;评估患者既往心律失常发作情况以及对心动过速的耐受程度;评估患者是否知晓迷走神经刺激方法终止心动过速;询问患者目前服用药物的名称、剂量及用法,评估患者服药依从性及有无药物不良反应发生;询问患者有无明确药物过敏史;采用综合医院焦虑抑郁量表(HADS)评估患者焦虑、抑郁程度。

(二)护理措施

1.一般护理

患者心率增快时,嘱其立即卧床休息,少活动,降低心肌耗氧量。连接心电监护,行心电图检查,开放静脉通路,遵医嘱给氧、应用抗心律失常药物,准备好除颤器、急救车等抢救用物。

2.病情观察

观察患者有无胸闷、头晕、心悸等症状。对房室结折返性心动过速的患者行心电监护,密切观察患者的神志、面色、心率、心律、血氧饱和度、血压变化。心率及心律变化时,遵医嘱进行心电图检查。如患者出现面色苍白、皮肤湿冷、昏厥、血压下降,应立即报告医生并做好抢救准备。

3.刺激迷走神经的护理

对心功能和血压正常的房室结折返性心动过速患者,协助医生指导患者尝试应用刺激迷走神经的方法来终止心动过速的发作。目前临床多采用两种方法:一种是嘱患者深吸气后屏气同时用力呼气(Valsalva动作);另一种是用压舌板等刺激患者咽喉部使其产生恶心感。压迫眼球法及按摩颈动脉窦法现已少用。刺激迷走神经过程中,连接心电监护,监测患者心律及心率变化。

4.用药护理

血流动力学稳定的房室结折返性心动过速患者可选用静脉抗心律失常药。严格遵医嘱用药,注意观察患者的意识及用药过程中和用药后的心率、心律、P-R间期、Q-T间期、血压等的变化,以观察疗效和有无不良反应。临床常用维拉帕米及盐酸普罗帕酮终止心动过速,腺苷也可用于终止室上性心动过速。终止心动过速的治疗,有可能会出现窦性停搏、房室传导阻滞、窦性心动过缓等严重心律失常现象,责任护士给药前连接好心电监护,给药的同时观察患者的心率、心律、血压变化,并备好抢救药物及器械。恢复窦性心律后,立即遵医嘱改用其他药物,并复查心电图。

(1)盐酸普罗帕酮:为钠通道阻滞剂,属于Ⅰc类抗心律失常药物。①适应证:室上性心动过速。②不良反应:室内传导障碍加重,QRS波增宽;诱发或使原有心力衰竭加重;口干,舌唇麻木;头痛、头晕、恶心等。③注意事项:盐酸普罗帕酮70 mg稀释后缓慢静脉推注,若无效,10~15 min后重复。在静脉注射过程中,注意监测患者血压、心率及心律变化,一旦转为窦性心律,立即停止注射。

（2）维拉帕米：为非二氢吡啶类钙拮抗剂，属于Ⅳ类抗心律失常药物。①适应证：控制心房颤动/心房扑动心室率，室上性心动过速，特发性室性心动过速；②不良反应：低血压、心动过缓、诱发或加重心力衰竭；③注意事项：维拉帕米 $2.5\sim5.0$ mg 稀释后缓慢静脉注射（注射时间不少于 2 min），密切监测患者血压、心率及心律变化，心动过速停止后即刻停止注射。

（3）腺苷：可短暂抑制窦房结频率、抑制房室结传导。①适应证：室上性心动过速；稳定的单形性宽 ORS 心动过速的鉴别诊断及治疗。②不良反应：颜面潮红、头痛、恶心、呕吐、咳嗽、胸闷等，但均在数分钟内消失，不影响反复用药；窦性停搏、房室传导阻滞等；支气管痉挛。③注意事项：给药前备好除颤器及急救药物；告知患者腺苷起效快，半衰期短（小于 6 s），用药过程中出现的药物不良反应很快会消失；腺苷稀释后应快速静脉注射，如无效，遵医嘱间隔 2 min可再次注射；用药过程中观察患者心率及心律变化，尤其要注意患者有无窦性停搏的发生。

5.经食管心房调搏术的护理

食管心房调搏可用于所有房室结折返性心动过速患者，特别适用于因各种原因无法用药物转复者，如有心动过缓病史的患者。

（1）术前护理：告知患者术前保持情绪稳定，避免紧张、焦虑等不良情绪引起交感神经系统兴奋，使心脏窦房结及异位节律点自律性增高。告知患者经食管心房调搏术的过程、术中可能出现的不适及配合方法，取得患者的理解与配合。

（2）术中护理：如患者在床旁行经食管心房调搏术，术前备好急救药物及仪器，开放静脉通路。协助患者平卧，连接心电监护。备好消毒石蜡油，便于医生润滑电极导管。当导管尖端抵达会厌时，嘱其做吞咽动作。如患者发生恶心、呛咳，协助其头偏向一侧，以防窒息。起搏刺激时因患者的敏感度不同，部分患者有胸骨下端烧灼不适感及胸闷、气促等。告知患者一旦发生，应及时通知医护人员，嘱患者平静呼吸，予以安慰分散其注意力。密切观察患者神志、心率、心律、血压变化，发现异常及时通知医生并配合处理。

（3）术后护理：协助患者取舒适卧位，继续心电监护 24 h。

6.并发症护理

房室结折返性心动过速发作时，因心率增快，可致心输出量减少，极易出现低血压。责任护士应密切监测患者血压变化，预防跌倒、坠床的发生。患者一旦发生低血压，护士应协助其卧床休息，立即通知医生，遵医嘱给药。在使用血管活性药物升压时，注意观察患者有无药物渗出及静脉炎的发生，并注意监测血压变化，遵医嘱及时调整药物剂量并记录。

7.心理护理

耐心向患者或其家属讲解病情，讲解发生心律失常的诱因、常见病因及预防知识，使患者对疾病有正确认识，并给予患者安慰和鼓励，使其精神上得到支持，树立战胜疾病的信心，以积极的态度去面对疾病。

8.健康宣教

嘱患者注意劳逸结合、生活规律，保证充足的休息与睡眠，保持乐观、稳定的情绪。教会患者几种兴奋迷走神经而终止心动过速的方法，如 Valsalva 动作、咽喉刺激诱发恶心、冷水浸面等。指导患者自测脉搏的方法以利于自我监测病情，心律失常突发时要保持冷静，绝对就地休息，及时拨打急救电话。

第四节　扩张型心肌病

扩张型心肌病(dilated cardiomyopathy,DCM)是一类既有遗传又有非遗传原因造成的复合型心肌病,以左心室、右心室或双侧心室腔扩大和心脏收缩功能障碍为特征,常伴心力衰竭和心律失常,病死率较高。DCM 是心肌疾病的常见类型,是心力衰竭的第三位原因。我国扩张型心肌病发病率约为 19/10 万,见于各年龄段,20～50 岁高发,男性多于女性(2.5∶1),近年发病率呈上升趋势。

一、病因

1.遗传因素

30%～50%扩张型心肌病患者有基因突变和家族遗传背景,以常染色体显性、常染色体隐性和 X 连锁等方式遗传。

2.病毒感染

多项研究显示,扩张型心肌病的心肌中病毒持续存在,其中以肠道病毒最常见。

二、临床表现

起病缓慢,可在任何年龄发病,以 20～50 岁多见。家族性扩张型心肌病发病年龄更早。可分为 3 个阶段。

(1)早期为无症状期,仅有心脏结构改变,心电图可见非特异性变化,超声心动图示心脏扩大、收缩功能损害。

(2)中期为有症状期,出现疲劳、乏力、气促和心悸等症状,有肝大、腹腔积液及周围水肿等心力衰竭表现,可闻及奔马律。超声心动图示心脏进一步扩大和左心室射血分数(LVEF)明显降低。

(3)晚期出现顽固性心力衰竭,常合并各种心律失常,体格检查示心脏明显增大、奔马律、肺循环和体循环淤血表现,部分患者发生栓塞或猝死。超声心动图示心脏显著扩大、LVEF 严重减低。

三、辅助检查

1.心电图

可见 P 波增高或双峰,QRS 低电压,多数导联 S-T 段压低,T 波低平或倒置。常见室性心律失常、房颤、房室传导阻滞、束支传导阻滞等。

2.X 线检查

心影明显增大,心胸比>0.5,可见肺淤血及胸腔积液。

3.超声心动图

各心腔明显扩大,以左心室为著。弥散性室壁运动减弱,收缩功能降低。彩色血流多普勒显示二尖瓣、三尖瓣反流,心腔内尤其是左心室腔内可见附壁血栓。

4.其他

心导管检查、心内膜心肌活检、放射性核素检查、基因诊断、免疫学检查等均有助于诊断。

四、诊断

本病缺乏特异性诊断标准。以左心室、右心室或双侧心室扩大和心室收缩功能受损为特征的患者可诊断为扩张性心肌病。

五、治疗

治疗目标是控制心力衰竭和心律失常，缓解心肌免疫损伤，预防猝死和栓塞，提高患者生存率和生存质量。

1.病因治疗

针对病因给予积极治疗，如控制感染、严格限酒或戒酒、改变不良的生活方式等。

2.药物治疗

早期阶段可采用 β 受体阻滞剂和 ACEI，减少心肌损害并延缓病情发展；中期有液体潴留者应限制钠盐摄入，并合理应用利尿剂，无禁忌证者应积极使用 ACEI，不能耐受者使用 ARB；晚期阶段在应用利尿剂、ACEI 或 ARB 和地高辛等药物基础上，可短期应用非洋地黄类正性肌力药物，以改善症状。重症晚期、药物不能改善症状者建议考虑心脏移植等非药物治疗方案。有心房颤动或深静脉血栓形成等发生栓塞性疾病风险且没有禁忌证的患者可口服阿司匹林，以预防附壁血栓形成。已有附壁血栓形成和发生血栓栓塞的患者必须长期抗凝治疗。

3.非药物治疗

少数 DCM 患者心动过缓，有必要置入永久性起搏器。有严重心律失常，药物治疗不能控制，LVEF<30%，伴轻、中度心力衰竭症状者可置入心脏电复律除颤器（ICD）。LVEF<35%、NYHA 心功能Ⅲ～Ⅳ级、QRS 间期>120 ms 伴有室内传导阻滞的严重心力衰竭患者是 CRT（心脏再同步治疗）的适应证。

4.外科治疗

外科治疗包括左室辅助装置、心脏移植。

六、护理评估

1.身体评估

评估患者神志、面色、心率、血压、呼吸节律状况；评估患者的营养状况，询问患者的饮食习惯与嗜好、饮食量和种类；评估患者的液体摄入量、尿量，测量体质量、BMI；评估患者有无水肿及皮肤完整性；评估睡眠情况（睡眠时是否有呼吸困难发作）。

2.病史评估

评估患者有无心力衰竭表现，如咳嗽、咳白色或粉红色泡沫痰、鼻翼扇动、双下肢水肿等。评估患者有无心律失常、血流动力学紊乱、血栓栓塞症状。询问患者此次发病的时间、病因、症状特点；评估患者发病前的诱因，有无感染、心律失常、过度劳累或情绪激动等。评估患者心功能的分级，心肌受累情况；了解既往有无高血压、冠心病、糖尿病及慢性支气管炎等，有无家族史及相关疾病史。

了解患者目前用药的种类、剂量及用法，有无明确药物过敏史；评估当前的实验室检查结果、心电图和超声心动图结果；评估患者对疾病知识的了解程度（如治疗、护理、预防与预后等）、合作程度、经济状况等。

七、护理措施

(一)一般护理

(1)休息与活动:根据患者心功能状况,限制或避免体力活动,但并不主张完全休息。有心力衰竭及心脏明显扩大者,需卧床休息,避免剧烈运动、突然屏气或站立、持重、情绪激动等。以左心衰竭、呼吸困难为主的患者,协助其取半坐卧位,以减轻肺淤血、缓解呼吸困难;以右心衰竭、组织水肿为主的患者,应避免下肢长期下垂和某种固定姿势的卧位,以免加重下肢和局部组织的水肿,协助患者间歇性抬高下肢,侧卧位、平卧位、半坐卧位交替进行。待患者病情稳定,鼓励患者做轻、中度的活动,以等长运动为佳。

(2)吸氧:患者有呼吸困难、发绀、严重心律失常时,遵医嘱给予低流量吸氧,并根据患者缺氧程度选择适宜的给氧方式。

(3)皮肤护理:长期卧床患者应每1~2 h翻身1次,保持床单位干燥、平整,必要时应用防压疮气垫床及透明敷料,预防压疮的发生。

(4)饮食:给予高蛋白、高维生素、富含纤维素的清淡饮食。心力衰竭时应给予低盐饮食,限制含钠高的食物。

(5)开通静脉通道,遵医嘱给药,注意药物的疗效和不良反应。观察穿刺部位皮肤情况,避免发生静脉炎和药物渗出。

(6)注意保持环境安静、整洁和舒适,避免不良刺激。

(7)养成定时排便的习惯,病情许可时可协助患者使用便器,同时注意观察患者的心率、血压,以免发生意外。嘱患者大便时不可用力,必要时遵医嘱应用开塞露或甘油灌肠剂通便。若患者排尿困难,遵医嘱留置尿管,并保持尿管通畅,定时更换引流袋。

(二)病情观察

1.观察生命体征

观察体温、脉搏、呼吸、血压的变化,对危重患者给予心电监护。

2.观察心力衰竭的表现

有无咳嗽、咳痰,有无咯粉红色泡沫痰;有无呼吸困难、食欲缺乏、进食减少、腹胀、恶心,呕吐等;有无发绀、脉搏和心率增快、心律不齐、呼吸增快、颈静脉怒张、双下肢水肿等。

3.监测体质量和24 h出入量

准确记录出入量,每日晨监测体质量,并向患者说明监测的意义和重要性。

(三)用药护理

在静脉用药时需注意控制滴速,避免损伤血管或加重心脏负担。洋地黄类药物可能诱发中毒,应做好用药反应观察,发现异常及时报告医生并协助处理。应用血管扩张类药物的同时要做好血压监测,避免血压过低引发虚脱、头晕等症状。应用抗心律失常类药物时要注意生命体征监护,避免负性肌力作用加重心力衰竭。应用利尿剂的患者注意监测电解质,尤其是血钾,必要时遵医嘱给予口服或者静脉补钾治疗,或与保钾利尿剂合用。对失眠者酌情给予镇静药物。

(四)并发症的预防及护理

1.心力衰竭

密切观察患者的表现,有无呼吸困难、食欲缺乏、呕吐、水肿等,准确记录患者的出入量和体质量,如有异常及时通知医生。应用洋地黄制剂的患者注意有无中毒表现。

2.心律失常

扩张型心肌病患者易出现各种类型心律失常,以室性心律失常的发生率最高,其次为室内传导阻滞、左束支传导阻滞、双支阻滞,且电轴左偏,QRS 增宽。对 DCM 患者进行持续心电监护,做到随时观察心律、心率、血压变化,遵医嘱定期监测电解质的变化,避免药物毒副反应。当发现异常时及时通知医生,根据医嘱给予相应处理,同时准备好除颤器、临时心脏起搏器等,一旦出现室速、室颤、心搏骤停,及时协助抢救。

3.血栓栓塞

DCM 患者晚期因心肌明显扩张、心肌收缩力下降、心室内残存的血液增多,易出现心室的附壁血栓。血栓如果脱落,可致心、脑、肾、肺等器官的栓塞。遵医嘱给予阿司匹林、华法林等抗凝、抗血小板药物治疗。应仔细观察患者有无栓塞症状,如:偏瘫、失语、腰痛、肉眼血尿;突然胸痛、气促、发绀或咯暗红色黏稠血痰;肢端苍白、皮肤温度降低、脉搏消失;等等。若发现有栓塞现象,应及时报告医生,给予相应处理。

(五)心理护理

心肌病患者多较年轻,病程长、病情复杂,预后差,故常产生紧张、焦虑和恐惧心理,甚至对治疗悲观失望,导致心肌氧耗量增加,加重病情。所以,在护理过程中对患者应多关心体贴,帮助其消除悲观情绪,增强治疗信心;详细讲解药物的作用及在治疗过程中的注意事项,使患者能够正确认知自己的病情,更好地配合治疗护理。

(六)健康宣教

(1)合理饮食,宜低盐、高维生素、富营养饮食,少食多餐,增加粗纤维食物,避免高热量和刺激性食物。

(2)避免劳累、病毒感染、酒精中毒及其他毒素对心肌的损害。避免剧烈活动、情绪激动、突然用力或提取重物,以免增加心肌收缩力突发猝死。

(3)注意保暖,预防呼吸道感染。

(4)嘱患者坚持服用抗心力衰竭、纠正心律失常的药物,定期复查,以便调整药物剂量。教会患者及其家属观察药物疗效及不良反应。

(5)保持二便通畅,避免用力排便加重心脏负荷。

(七)运动指导

(1)不同年龄、性别的患者需根据个人情况制订不同的运动计划。

(2)运动要循序渐进,首先从提高生活自理能力开始,在此基础上逐渐恢复运动及工作,切忌盲目求快,以免发生意外。

(3)告知患者训练要持之以恒,不可半途中断。

(4)要注意康复训练的全面性,不能只注重某一肢体的活动,那样易产生单个肢体的疲劳,多样化的运动还可促进肢体协调。训练种类:步行、慢跑、踏固定自行车、有氧健身操。训练前进行 5~10 min 的热身运动,运动持续 20~60 min,每星期 3~5 次。

第五节　肥厚型心肌病

肥厚型心肌病(hypertrophic cardiomyopathy,HCM)是以左心室和(或)右心室肥厚(常为非对称性)并累及室间隔、心室腔变小、左心室充盈受阻和舒张期顺应性下降为特征的心肌病。根据左心室流出道有、无梗阻可分为梗阻性肥厚型心肌病及非梗阻性肥厚型心肌病。我国患病率约为 180/10 万,以 30～50 岁多见,是青年猝死的常见原因之一。

一、病因

肥厚型心肌病属遗传性疾病,50%患者有家族史,为常染色体显性遗传。部分患者由代谢性或浸润性疾病引起。

内分泌紊乱尤其是儿茶酚胺分泌的增多、原癌基因表达异常和钙调节异常,是该病的促进因子。

二、临床表现

1.症状

个体不同临床表现差异较大,半数患者无症状。

(1)呼吸困难:90%以上有症状的患者出现劳力性呼吸困难,活动后加重,夜间阵发性呼吸困难较少见。

(2)胸痛:1/3 的 HCM 患者劳力性胸痛,但冠状动脉造影正常。

(3)心律失常:易发生多种形态室上性心律失常。

(4)昏厥:15%～25%的 HCM 至少发生过一次昏厥。

(5)猝死:HCM 是青少年和运动员猝死的主要原因,占 50%。

2.体征

主要有心脏轻度增大,梗阻性患者在胸骨左缘第 3、4 肋间可听到喷射性收缩期杂音,非梗阻性患者则无此杂音。

三、辅助检查

1.心电图

最常见左心室肥厚和 ST-T 改变,部分患者在 Ⅱ、Ⅲ、aVF、V_4～V_6 导联可见深而不宽的异常 Q 波(<0.04 s),相应导联 T 波直立,有助于与心肌梗死相鉴别。

2.X 线检查

心影增大多不明显,若有心力衰竭,则心影明显增大,可见肺淤血。

3.超声心动图

超声心动图是诊断肥厚型心肌病的主要方法,典型改变有:①室间隔显著肥厚≥1.5 cm,室间隔厚度或左心室游离壁厚度>1.5 cm;②二尖瓣前叶收缩期前移贴近室间隔;③左心室流出道狭窄;④主动脉瓣收缩中期部分性关闭。

4.磁共振成像

磁共振成像能够直观显示心脏结构,测量室间隔厚度、心腔大小和心肌活动度,对特殊部位心肌肥厚具有诊断价值。

5.心导管检查

心室造影示左心室腔变形,心尖肥厚型可呈香蕉状、犬舌样和纺锤状。

四、诊断

根据劳力性胸痛、呼吸困难和昏厥等症状,心脏杂音特点结合心电图、超声心动图及心导管检查可明确诊断。如有阳性家族史(如猝死、心脏增大等)更有助于诊断。

五、治疗要点

治疗目标是改善左心室舒张功能,减轻左心室流出道梗阻,缓解症状,预防猝死,提高长期生存率。常用药物有β受体阻滞剂和非二氢吡啶类钙离子拮抗药(如美托洛尔、维拉帕米及地尔硫䓬)。流出道梗阻者避免使用增强心肌收缩力和减少心脏容量负荷的药物(如洋地黄、硝酸酯类制剂和利尿剂等)。对重症梗阻性肥厚型心肌病者可行无水酒精化学消融术或植入ICD型起搏器,也可选择外科手术切除肥厚的室间隔心肌或心脏移植。

六、护理评估

1.身体评估

评估患者神志、面色、生命体征的变化;询问患者饮食习惯与嗜好;观察有无水肿发生及皮肤状况;测量体质量、BMI;评估排泄及睡眠情况。

2.病史评估

询问患者此次发病病因、诱因,突出的临床症状及其特点;呼吸困难表现及程度;胸痛的患者注意评估胸痛的部位、性质、程度、持续时间及伴随症状;有无昏厥发作。评估患者是否伴随心律失常以及心律失常的形态,有无家族史及相关疾病史;当前的辅助检查结果;目前用药种类、剂量、用法及不良反应;有无明确药物过敏史;心功能分级及心肌受累情况;患者对疾病的了解程度(如治疗、护理、预防与预后等)、合作程度、经济状况、心理状态等。

3.HCM猝死高危因素评估

(1)主要危险因素:①心搏骤停存活者;②自发性持续性室速;③未成年猝死家族史;④昏厥史;⑤运动后血压反应异常,收缩压不升高反而下降,运动前至运动最大负荷点血压峰值差<20 mmHg;⑥左心室壁或室间隔厚度$\geqslant 30$ mm,流出道压力阶差>50 mmHg。

(2)次要危险因素:非持续性室速、心房颤动;家族性肥厚型心肌病恶性基因型。

七、护理措施

(一)一般护理

1.休息与活动

对于心力衰竭症状明显、伴有严重心律失常、反复发作头晕甚至昏厥的患者,应绝对卧床休息,避免一切加重心脏负荷的因素,如用力排便、情绪激动、饱餐等。限制探视时间和人数,预防感染。指导患者采用正确的活动方式及方法,防止肌肉萎缩。

2.生活护理

协助患者床上进食和床上排便,保持大便通畅,必要时遵医嘱给予缓泻剂。

3.皮肤护理

注意预防卧床期间的并发症,做好皮肤护理。明显水肿时,组织缺氧,皮肤抵抗力差,容易破损而继发感染,应嘱咐患者穿棉质柔软的衣服,保持床单干燥、平整,给予便器时应注意防止划破皮肤,每1～2 h指导并协助患者翻身,避免长时间局部受压。

4.饮食护理

给予高蛋白、高维生素、富含纤维素的清淡、易消化食物,少食多餐,避免生硬、辛辣、油炸等刺激性食物,避免进食引起患者肠胀气的产气食物(如红薯、牛奶),心力衰竭时给予低盐饮食,限制含钠量高的食物。

(二)病情观察

(1)观察生命体征:观察患者的心率、血压、呼吸变化,必要时持续心电监护,及时发现心律失常。

(2)观察临床表现:有无胸痛、心绞痛的发作;有无头晕、黑矇、昏厥等表现。尤其是在患者突然站立、运动或应用硝酸酯类药物时,因外周阻力降低,加重左心室流出道梗阻,可导致上述症状加重。

(3)每日准确记录24 h出入量和体质量。

(三)用药护理

遵医嘱用药,肥厚型心肌病患者应用钙通道阻滞剂时,注意观察血压,防止血压降得过低。应用β受体阻滞剂时注意有无头晕、嗜睡等不良反应,并监测心率,观察有无心动过缓、房室传导阻滞等不良反应。当患者出现心绞痛时不宜用硝酸酯类药物,以免加重左心室流出道梗阻。

(四)并发症的预防及护理

1.猝死

注意评估患者有无猝死的危险因素,对有危险因素的患者,嘱患者限制做对抗性强的运动,慎用或禁用正性肌力药物、血管扩张药等。给予持续心电监护,密切观察患者的心电波形。如有异常及时通知医生,并备好抢救仪器和药物。

2.心源性昏厥

有头晕、昏厥发作或曾有跌倒病史者应卧床休息,加强生活护理,嘱患者避免单独外出,注意安全。嘱患者避免剧烈活动,保持情绪稳定。如改变体位时,一旦有头晕、黑矇等先兆应立即平卧,避免发生受伤的危险。

3.心律失常

部分患者可伴有心房颤动,注意观察患者的心率、心律变化,必要时及时通知医生并遵医嘱用药。

(五)心理护理

心肌病尚无特殊治疗方法,只能对症治疗,且患者多正值青壮年,担心疾病影响将来的学习、工作和家庭生活,思想负担大,可产生明显的焦虑或恐惧心理,家属也有较大的心理压力和经济负担。护理人员应经常与患者及其家属沟通、交流,做好解释、安慰工作,解除其思想顾虑,使其树立战胜疾病的信心。

(六)健康教育

(1)合理饮食,宜低盐、高维生素、富营养饮食,宜少食多餐,增加粗纤维食物,避免高热量和刺激性食物。

(2)避免病毒感染、酒精中毒及其他毒素对心肌的损害,预防呼吸道感染。

（3）坚持药物治疗,定期复查,以便随时调整药物剂量。

（4）保持二便通畅,避免用力排便,必要时遵医嘱使用缓泻剂。

（5）劳逸结合,适当活动。症状轻者可参加轻体力工作,避免劳累、剧烈活动,如球类比赛等。避免突然持重或屏气用力,保持情绪稳定。

（6）有昏厥病史或猝死家族史者应避免独自外出活动,以免发生意外。

第六节　应激性心肌病

应激性心肌病(stress cardiomyopathy)指严重精神或躯体应激下出现一过性左心室功能障碍的疾病。其主要特征为一过性心尖部室壁运动异常,呈气球样变,故也称心尖气球样变综合征(apical ballooning syndrome)。由于大部分患者发病前均经受严重的精神或躯体应激,且发病时患者血浆儿茶酚胺等应激性物质水平明显增高,故又称该病为应激性心肌病。应激性心肌病在急性冠状动脉综合征(ACS)患者中所占比率介于 $0.7\%\sim2.0\%$;但在拟诊 ACS 的女性,发生率可高达 $7.5\%\sim12.0\%$;绝经后的中老年女性多见,发病率为男性的 $6\sim9$ 倍。很多患者可找到明显的诱发因素,发病季节似乎以夏季为多,且常在白天发病。尽管患者存在严重左心室功能障碍但无严重冠状动脉病变,左心室功能障碍可逆,在几天或几周内恢复,预后好。少数患者可以复发且大多有诱发因素,室壁运动异常的部位不一定与首次发病时一致。

一、病因及发病机制

1. 病因

（1）精神应激因素:指某种突然的严重情绪激动,如遭受亲属死亡、亲人虐待、巨大经济损失、被公司解雇及获悉灾难性医学诊断、承受有创医学诊疗、驾车迷路、赌场失意、遇到抢劫、与人激烈争吵等情况。

（2）躯体应激因素:指各种严重内、外科疾病,如脑血管意外、支气管哮喘严重发作、胃肠道出血后急性血容量减少致血流动力学紊乱,以及严重外伤等。

2. 发病机制

（1）冠状动脉结构异常:前降支从心尖至其终末点的一段被称为前降支"旋段",旋段占整个前降支长度的比例称为旋段指数。应激性心肌病患者的前降支往往绕过心尖,在心脏的膈面走行一段较长的距离,当旋段指数>0.16时,应激性心肌病的发生概率大为增加。

（2）心脏肾上腺素受体的激活:精神刺激作为应激性心肌病的一个重要诱发因素已获公认。应激状态下交感神经过度兴奋,肾上腺素受体的激活容易引起心尖部心肌的暂时性缺血,而心底部由于有多支冠脉供血表现为心肌收缩力增强。缺血引起心脏交感神经进一步兴奋,释放大量去甲肾上腺素,当超过机体的降解能力时,便消耗线粒体内高能磷酸键的储备,同时减弱肌球蛋白三磷腺苷酶的活性,从而影响心肌的收缩力。

（3）交感神经功能紊乱:观察放射性碘标记的间碘苄胍(MBG)心肌成像发现在应激性心肌病的急性期,左室心尖部 MBG 摄取明显减少,并可持续数月,而在后期又出现洗脱率增加。

心肌对 MBG 摄取减少提示节后交感神经元受损及功能障碍；MBG 洗脱加快提示交感神经活性增强。这说明应激性心肌病患者的心脏交感神经经历了一个持续性功能紊乱到逐渐恢复正常的过程。

（4）冠状动脉多血管痉挛：儿茶酚胺可以引起冠状动脉多支血管的痉挛，而与去甲肾上腺素共存于交感神经末梢的神经肽 Y，因交感神经受刺激释放增多，亦可引起冠状动脉痉挛。

（5）脂肪酸代谢障碍：心肌缺血、缺氧时，脂肪酸的 β 氧化受到抑制，心肌的能量代谢转向糖利用。脂肪酸的 β 氧化被抑制必然造成对心肌供能的不足，直接影响心肌的收缩功能。

（6）雌激素水平：雌激素水平的降低可能导致应激性心肌病发生概率增加。

（7）区域性病毒性心肌炎：近年研究表明，炎症尤其是病毒感染可能是应激性心肌病的发病机制之一，但仍需作进一步的研究。

二、临床表现

1.症状

发病较急，所有患者在症状发作前的数分钟或数小时，均经历过心理上或是躯体上强烈的应激事件，或由于原有的疾病加重，多在应激后 2～4 h 发病。

（1）心绞痛样的胸痛和呼吸困难：突然出现的胸骨后疼痛、胸闷、喘憋、气短甚至端坐呼吸，疼痛持续数分钟至数小时不等，可伴有面色苍白、大汗、心悸等交感神经过度兴奋的表现，也可表现为背部疼痛、心悸、恶心、呕吐等。

（2）昏厥或心搏骤停：常并存轻、中度充血性心力衰竭的表现，部分患者可发生血压下降，偶可发生昏厥或心搏骤停，严重者可发生心源性休克和室颤，发生率分别为 4.2％和 1.5％。

2.体征

患者常表现为精神紧张、表情痛苦、面色苍白，严重时呼吸困难、端坐呼吸、口唇发绀、四肢湿冷、心率加快、心音低钝乃至奔马律，严重时可有急性肺水肿、心源性休克、呼吸衰竭、心律失常等体征。

三、辅助检查

1.心电图

主要表现有 ST 段抬高、ST 段压低、T 波倒置、异常 Q 波和左束支阻滞等。在急性期多数患者出现 ST 段抬高，Q-T 间期延长，部分可出现病理性 Q 波，恢复期常有 T 波倒置。心电图的 ST 段抬高可维持数小时，病理性 Q 波可完全恢复，T 波倒置常持续数月之久，数月后心电图可以完全恢复正常。

2.心肌酶

血浆肌酸激酶（CK）、CK-MB 和肌钙蛋白可以是正常或轻度升高。以肌钙蛋白升高最为多见；其次为 CK-MB，酶学水平仅轻、中度升高，明显低于心肌梗死患者的水平，并且升高的峰值水平多在入院时，不随病情的好转或恶化而改变。少数患者心肌损伤标志物可以不高。

3.超声心动图

发病早期，左室平均射血分数为 15％～30％，突出特征是左心室中部及心尖部节段运动减弱或消失，基底段收缩功能保存良好。发病的 3～7 d，左室射血分数逐渐恢复，平均恢复至 45％，心尖部运动明显恢复但仍然较弱。发病 21 d 后，左室射血分数恢复至 60％，室壁运动恢复至正常。

4.冠脉造影

冠脉造影正常或管壁轻度不规整,或者管腔阻塞<50%。

5.左心室造影

左室造影显示心尖部不运动并呈球样扩张,心底部代偿性收缩增强,这是特征性的表现。

6.神经体液因素测定

主要是针对血浆中儿茶酚胺和神经肽的测定。

四、诊断要点

(1)发病前常经历精神或躯体应激事件,特别是绝经后的女性。

(2)临床表现类似 AMI,伴有心电图 ST-T 改变及心肌生化标志物阳性。

(3)心电图无对应性 ST 改变、无异常 Q 波及 $V_4 \sim V_6 / V_1 \sim V_3$ 导联 ST 段抬高比率>1。

(4)心肌标志物仅轻度升高,且没有表现为 AMI 时典型的上升-下降模式。

(5)超声心动检查可见左心室收缩功能受损,伴节段性室壁运动异常,典型患者呈特征心尖球形样变。

(6)冠脉造影未提示阻塞性病变或急性斑块破裂。

(7)心室造影见心尖部收缩期收缩活动明显减弱,呈球形。

(8)近期没有严重头部外伤、脑出血、嗜铬细胞瘤、心肌炎、肥厚型心肌病病史。

五、治疗要点

治疗通常参考专家的经验性意见。因多数患者首先表现为心电图 ST 段抬高和急性心源性胸痛,因此在未明确诊断前按经典的急性前壁 ST 段抬高型心肌梗死处理,避免使用儿茶酚胺类药物和 β 受体激动剂,此外硝酸酯类药物亦应避免使用。严重血流动力学障碍者可使用机械循环辅助装置。

六、护理评估

1.身体评估

评估患者的一般状况,有无面色苍白、大汗、端坐呼吸等;评估患者的生命体征,心率、心律的变化;评估患者有无水肿,有无静脉留置针,管路是否通畅;评估患者的睡眠及排泄情况。

2.病史评估

(1)评估此次发病过程及病情:评估发病的诱因,特别应注意有无精神或躯体应激因素;评估胸痛的部位、性质、持续时间及伴随症状,有无呼吸困难、恶心、呕吐,有无心力衰竭、昏厥等表现;评估患者心电图改变、心肌酶变化及冠脉造影和左心室造影情况。

(2)评估有无冠心病的危险因素:研究显示应激性心肌病患者中常见的冠心病危险因素的发生率较高。

(3)心理—社会评估:评估患者的心理状况,有无焦虑、抑郁等。

七、护理措施

(一)一般护理

1.休息

发病急性期绝对卧床休息,避免强光、噪声。尽量避免搬动患者,减少患者的移动。

2.给氧

应激性心肌病患者急性期心肌受损,心肌收缩力减弱,心脏搏出量降低,心肌缺氧加重,应给予高流量持续吸氧,改善心肌供氧,减轻心肌缺血损伤。

如果患者经鼻导管给氧仍无法明显改善缺氧情况,可改用面罩给氧,严重者亦可采用Bipap无创呼吸机辅助通气。

3.开放静脉通道

保证静脉通道通畅,避免药物渗出。

(二)病情观察

(1)立即给予持续心电监护,密切观察心电图,注意有无室性期前收缩、室性心动过速、心室颤动及房室传导阻滞的发生。保证相关急救药品、物品以及仪器设备时刻处于备用状态。

(2)密切观察心率、血压、意识、面色、出汗、尿量、末梢循环等情况。警惕有无休克的发生,如有休克,应及时配合医生抢救。协助患者保持平卧位,注意保暖。观察心率、呼吸及肺部呼吸音的变化,如有心力衰竭应协助患者取坐位,安慰患者,使其保持安静,并积极协助抢救工作。

(三)用药护理

遵医嘱用药,使用β受体阻滞剂的患者,注意监测心率、血压的变化;应用利尿剂的患者,注意观察尿量和电解质变化;胸痛患者给予吗啡镇痛时,注意观察有无呼吸抑制、疼痛有无好转。

(四)并发症的护理

临床发现约有1/3患者于发病时出现肺水肿、心源性休克及室性心律失常等严重心脏综合征。出现急性心力衰竭时,应保持室内环境安静,减少不良刺激,严密观察患者的呼吸频率、深度、意识、皮肤色泽及温度,注意有无肺部啰音并监测血气分析。协助患者取端坐位,使其双腿下垂以减少静脉回流,给予高流量鼻导管吸氧6～8 L/min,重症患者应用面罩呼吸机加压给氧。应用血管扩张剂时要注意输液速度,监测血压变化,防止低血压的发生。严重左心功能不全导致低血压,并进展为心源性休克者,应尽早配合医生实施主动脉球囊反搏治疗。

(五)冠脉造影和左心室造影护理

应激性心肌病患者的临床症状、心电图、心肌酶等改变类似于急性心肌梗死,应尽快行冠状动脉造影术检查协助诊治。造影前,充分做好术前准备,完善术前各项检查,如凝血功能、血常规、肾功能等。

(六)心理护理

应激性心肌病的患者认为自己病情严重,易产生焦虑恐惧、紧张悲观心理等,护士应先向患者及其家属做好解释工作,讲明病情与情绪的利害关系。安慰患者,帮助其解除思想顾虑和紧张情绪,使其树立战胜疾病的信心,充分配合治疗。

(七)健康宣教

本病预后较好,心功能及左心室运动异常一般在数周内迅速恢复,部分患者有可能再次发作。本病的预防主要是避免各种应激因素,避免精神情绪的过度激动,避免过度的体力透支,遵医嘱服药;其次是做好冠心病各项危险因素的预防。嘱患者定期复诊,症状加重时立即就诊,防止病情进展、恶化。

第七节　病毒性心肌炎

病毒性心肌炎(viral myocarditis)是指嗜心肌病毒感染引起的、以心肌非特异性间质性炎症为主要病变的心肌炎。病毒性心肌炎呈全球性分布,发展中国家居多,各年龄均可发病,儿童和 40 岁以下成年人多见。

一、病因和发病机制

有 30 余种病毒可致本病发生,如柯萨奇病毒、埃可病毒、巨细胞病毒、流感病毒、肝炎病毒、腺病毒、人免疫缺陷病毒、风疹病毒、脑炎病毒和单纯疱疹病毒等,以柯萨奇 B 组病毒最常见。发病机制主要包括:①急性或持续性病毒感染所致直接心肌损害;②病毒介导免疫损伤,以 T 细胞免疫为主;③多种致炎细胞因子和一氧化氮等介导的心肌损害和微血管损伤等。

二、临床表现

50%以上患者在发病前 1～3 周有上呼吸道或消化道病毒感染的前驱症状。根据病变范围、感染病毒类型和机体状态的不同,临床表现差异很大。轻者无自觉症状,重者可出现严重心律失常、心源性休克、心力衰竭甚至猝死。可分为以下 5 型。

1. 亚临床型

病毒感染后无自觉症状,心电图示 ST-T 改变、房性期前收缩和室性期前收缩,数周后心电图改变消失或遗留心律失常。

2. 轻症自限型

病毒感染 1～3 周后出现轻度心前区不适、心悸,无心脏扩大及心力衰竭表现。心电图示 ST-T 改变,各种期前收缩,CK-MB 和心脏 cTnT 或 cTnI 升高,经治疗可逐渐恢复。

3. 隐匿进展型

病毒感染后有一过性心肌炎表现,数年后心脏逐渐扩大,表现为扩张性心肌病。

4. 急性重症型

病毒感染后 1～2 周出现胸痛、心悸和气短等症状,伴心动过速、奔马律、心力衰竭甚至心源性休克。病情凶险,可于数日内因泵衰竭或严重心律失常死亡。

5. 猝死型

多于活动中猝死,死前无心脏病表现。尸检证实为急性病毒性心肌炎。

三、辅助检查

1. 血液生化检查

红细胞沉降率增快,C 反应蛋白增加,急性期或活动期 CK-MB、肌钙蛋白 T、肌钙蛋白 I 增高。

2. 病原学检查

血清柯萨奇病毒 IgM 抗体滴度明显增高、外周血肠道病毒核酸阳性或肝炎病毒血清学检查阳性,心内膜活检有助于病原学诊断。

3. 心电图检查

对心肌炎的诊断敏感性高,但特异性低,可见 ST-T 改变及多种心律失常,严重心肌损害时可出现病理性 Q 波。

4.X 线检查

有 1/4 患者心脏不同程度扩大,可见肺淤血征象。

四、诊断

临床诊断主要依据病毒前驱感染史、心脏受累症状、心肌损伤表现、心电图异常及病原学检查结果等综合分析判定。

五、治疗要点

1.一般治疗

急性期应卧床休息,进食富含维生素和蛋白质的食物;出现心功能不全者需吸氧并限制钠盐摄入。

2.药物治疗

(1)抗病毒治疗:α-干扰素(α-interferon)能抑制病毒复制并调节免疫功能。

(2)心肌保护治疗:包括大量维生素 C、1,6-二磷酸果糖、辅酶 Q_{10} 和曲美他嗪等药物。

(3)免疫抑制治疗:急性期出现严重并发症,如完全性房室传导阻滞、严重心律失常、心源性休克、心力衰竭者,可短期应用糖皮质激素。

3.对症治疗

对症处理心力衰竭、心律失常。

六、护理评估

1.身体评估

评估患者的神志、面色、生命体征(特别是体温);目前饮食结构及营养状况;睡眠及排泄形态是否改变;患者是否留置静脉通道,管路是否通畅,有无红肿及药物渗出;评估患者活动耐力。

2.病史评估

评估患者本次发病的病因,有无胸痛、气短、心律失常症状及体温变化;有无家族史,病毒感染史及引起或加重不适的因素,如劳累、紧张等;了解患者的相关辅助检查,日常用药情况及用药后的效果;评估患者的生活习惯及工作环境,对疾病的认知程度、经济能力、配合及心理情况,有无焦虑、抑郁等。

七、护理措施

(一)一般护理

1.休息与活动

急性期卧床休息可减轻心脏负荷,减少心肌氧耗。病室内应保持空气新鲜,注意保暖。卧床患者做好生活护理及皮肤护理,指导患者活动,防止肌肉萎缩,预防下肢静脉血栓的发生。

2.吸氧

有心功能不全者给予间断低流量吸氧。

3.饮食

给予富含维生素、蛋白质且易于消化吸收的饮食,如伴明显心功能不全,则给予低钠饮食。

（二）病情观察

观察患者有无临床症状，如心前区不适、心悸、胸痛、气促等。给予持续心电监护，注意患者心率、心律变化，密切观察体温、呼吸频次等变化。

（三）用药护理

（1）遵医嘱使用改善心肌营养与代谢及抗感染药物，注意观察药物的不良反应。使用 α-干扰素的患者注意观察有无发热、畏寒等流感样表现及消化道症状。辅酶 Q_{10} 会引起胃部不适，导致食欲缺乏，嘱患者餐后服用。

（2）发生心力衰竭患者应用洋地黄类药时须谨慎，从小剂量开始，注意观察有无头晕、呕吐、神志改变、黄绿视等洋地黄中毒表现。

（3）应用扩血管药物时注意患者的血压变化，应用利尿剂时注意观察电解质情况。

（四）并发症护理

对重症病毒性心肌炎患者，急性期应严密心电监测直至病情平稳。注意患者的心率、心律、生命体征变化，有无呼吸困难、胸痛、颈静脉怒张、水肿、奔马律、肺部啰音等表现。同时准备好抢救仪器及药物，一旦发生严重心律失常或急性心力衰竭，立即配合急救处理。

（五）心理护理

青少年发病率高，往往担心疾病预后，特别是害怕影响今后的工作和生活，思想负担比较重，故应多关心患者，耐心地向其介绍疾病的有关知识，告知患者只要配合治疗，大多数可痊愈，使患者树立信心，积极配合治疗。

（六）健康宣教

1. 饮食指导

嘱患者进食高热量、高蛋白、高维生素、易消化饮食，以促进心肌细胞恢复，注意少食多餐，尤其注意补充富含维生素 C 的食物，如新鲜蔬菜和水果，戒烟、酒，避免刺激性食物。

2. 活动指导

急性期一般卧床休息 2 周，至少 3 个月内不参加重体力活动；严重心律失常、心力衰竭者需卧床休息 4 周，待症状消失、血液学指标等恢复正常后方可逐渐增加活动量。恢复期可逐渐恢复日常活动，与患者及其家属一起制订并实施每天活动计划；严密监测活动时的心率、血压变化。

若活动后出现胸闷、心悸、呼吸困难、心律失常等，应停止活动，以此作为限制最大活动量的指征。患者在出院后休息 3～6 个月，无并发症可考虑学习或轻体力工作，6 个月至 1 年内避免剧烈运动或重体力劳动，女性患者应避免妊娠。

3. 用药指导

遵医嘱用药，尤其是抗心律失常药物，必须按时、按疗程服用。用药后症状不减轻或出现其他症状时，应报告医生，不可擅自停药或改用其他药物。

第八节　高血压病预防对策

高血压病是常见的心血管病,是全球范围内的重大公共卫生问题。随着社会的进步,经济的发展,人口老龄化加剧,生活日渐富裕,食物中的脂肪和热量增加;交通发达,体力活动减少,超重、饮酒、吸烟、精神紧张而导致血压增高的危险因素增多。因此,高血压的预防要从以下几个方面进行。

一、均衡膳食

均衡膳食除获得均衡、充分营养外,还要保持正常体形,避免肥胖导致的高血压、冠心病、糖尿病等。"食物多样,谷类为主"及低钠、高钙、钾、镁食物是均衡膳食的基本原则,一般体力及脑力劳动者每日食物种类:谷类以 250～400 g(粗细粮搭配);蔬菜 300～500 g,以黄绿色为佳,如胡萝卜、红薯、南瓜、玉米、西红柿、芹菜、韭菜等;水果 100～200 g;高蛋白,如鲜牛奶 200 g,瘦肉 50 g,豆腐 100 g,鸡蛋 1 个,鱼虾 100 g,鸡鸭 100 g;花生油 25 g,食盐 5 g,黑木耳 15 g,有粗有细,有甜有咸,每餐七八分饱。

二、适量运动

以不同年龄、体质、习惯选择不同运动项目,坚持 3 个原则:有恒、有序、有度。即长期规律,循序渐进,才能收到最大效果。

三、戒烟限酒

因烟、酒可使血压升高,促进血小板聚集,增加血栓形成的危险性,烟草中的主要成分尼古丁,可刺激心脏,促使肾上腺释放大量儿茶酚胺,引起血压升高。长期吸烟可引起小动脉长期收缩,导致平滑肌变性,内壁增厚,发生动脉硬化,所以戒烟势在必行;过量饮酒患者高血压危险性增加 70%～90%,每日饮酒量应限制在 10 g 之内。

四、心理平衡

所有高血压的一级预防措施中最重要的一条就是心理平衡,血压与情绪的关系极为密切。兴奋过度、情绪低落、焦虑不安、精神紧张、睡眠不足等都会使交感神经紧张,分泌的激素增加,从而使血管持续收缩而引发血压上升,尤其是高血压患者更为明显。反复受到不良刺激可使血压居高不下,极易诱发脑出血或冠心病猝死。因此,平时应讲究心理平衡,提高自控能力,避免过度的喜、怒、哀、乐,保持心情宽松平静,养成良好的睡眠习惯。

五、自我监测血压

平时要掌握自身血压水平和变化规律。正常血压范围:收缩压为 90～140 mmHg;舒张压为 60～90 mmHg。如发现异常(以在不同时间测定 3 次为准),应找出引起血压升高的原因,采取必要措施,去除诱因,调整药物剂量。

六、控制体质量

长期医学观察发现,体质量超过正常标准的 20% 者,比较瘦的人高血压患病率多 2～3 倍,这与肥胖者营养过剩,摄取的糖类和脂肪过多有关。循序渐进控制饮食,主食要限制高脂肪、高糖类饮料,节制糖果、巧克力、饼干等,多食蔬菜和水果等低热量食物;长期坚持体育活动和体力活动。也就是我们平时说的要"管住嘴、迈开腿"。

七、健康饮品

健康饮品的最显著特点在于它的成分和加工方法有别于一般饮料,且其功效已经得到科学实验的证实。日常生活中以茶为饮品除预防和改善治疗高血压外,还能调节人体机能平衡,增强人体抵抗力,极大地降低了由高血压引起的一系列并发症。这类中草药茶主要有罗布麻、决明子等。预防人体疾病的发生,主要是指具有预防糖尿病,心、脑血管疾病及抗肿瘤等作用的饮料,如绞股蓝饮料等。恢复人体健康,主要是指控制胆固醇、调节造血功能的饮料,如红枣饮料等。

第九节　高血压患者日常饮食

一、调整饮食结构

(一)限制盐的摄入

饮食应以清淡为宜,少吃咸食,吃盐过多,会使血管硬化和血压升高,每天吃盐应以 6 g 以下为宜。

小心看不见的盐:味精、酱油、番茄酱、芥末;咸菜、酱菜等腌制品;香肠、午餐肉、酱牛肉、烧鸡等熟食;冰冻食品、罐头食品及方便快餐;甜品、零食、冰激凌、饮料等含钠盐也很高。

(二)控制热能摄入,减少高脂肪饮食

1.少吃甜食

少吃甜食,如糖果、点心、甜饮料、油炸食品等高热能食品,因其含糖量高,可在体内转化成脂肪,容易促进动脉硬化。

2.少吃动物脂肪和高胆固醇食物

少吃动物脂肪和高胆固醇食物,如动物内脏、蛋黄、鱼子、各种动物油应少食用,因动物内脏含胆固醇量高,可加速动脉硬化,如肝、脑、心等应少吃。含胆固醇低的食物有牛奶(每100 g含 13 mg)、各种淡水鱼(每100 g 含 90～103 mg)。而 100 g 猪肝含 368 mg,100g 鸡蛋黄含1 705 mg 胆固醇。烹调时,选用植物油,可多吃海鱼,海鱼含有不饱和脂肪酸,能使胆固醇氧化,从而降低血浆胆固醇,还可抑制血小板的凝聚,抑制血栓形成,防止卒中,还含有较多的亚油酸,对增加微血管的弹性,防止血管破裂,防止高血压并发症有一定的作用。

3.宜多食含钾食物

钾在体内能缓冲钠,富含钾的食物有黄豆、小豆、番茄、西葫芦、芹菜、鲜蘑菇及各种绿叶蔬菜;水果有橘子、苹果、香蕉、梨、猕猴桃、柿子、菠萝、核桃、西瓜等。

4.宜多吃含优质蛋白和维生素的食物

宜多吃含优质蛋白和维生素的食物,如鱼、牛奶、瘦肉、鸡蛋、豆类及豆制品。

5.宜多食含钙食物

高血压患者每天坚持吃高钙食物,能使 2/3 左右的人收到明显的降压效果。含钙的食物很多,如奶制品、豆制品、芝麻酱、虾皮、海带、骨头汤、黑木耳、核桃、沙丁鱼、鸡蛋等均含钙丰富。

二、高血压合并其他疾病患者的饮食

(一)合并肾功能不全的高血压患者的日常饮食

肾在高血压的发生、发展中扮演着重要的角色,肾的排泄功能的好坏将直接影响着血压的高低。当肾受损时,血液中反映肾功能的一些指标会发生异常,如血液中尿素氮、肌酐升高,出现蛋白尿、水肿等症状,,严重时还会出现少尿等"尿毒症"的征象。在肾功能减退的患者中,除了加强降压治疗、减轻肾的负担外,注重饮食的调节也是非常重要的。

蛋白质是人体非常需要的一种物质,能增强抵抗力、增加免疫力。但是,食物中的蛋白质在人体吸收过程中所产生的一些代谢产物必须从肾排出,肾功能减退后,排泄功能也随之减退,必将使这些废物留在体内,对人体造成危害。我们不能在肾功能发生障碍的时候,继续增添肾的负担,加速肾的衰竭。在饮食方面,对每一位患者要根据不同的病情制订出不同的饮食控制方案,有些患者每天有大量的蛋白尿,蛋白质的严重流失不补充不行,肾功能的低下又不能承担正常的排泄重任。结果出现既要减少蛋白质的摄入,又要及时地补充蛋白的矛盾。

对肾功能减退的高血压患者进行饮食的控制需要十分小心,可以遵循以下的原则。

1.选用优质蛋白

为了更多地补充蛋白质,又不至于增加肾的负担,一定要选用优质的蛋白质,如奶类、蛋类、鱼类和瘦肉类。

2.增加蔬菜水果

多吃新鲜的蔬菜和水果,能补充各种维生素和矿物质,慎食动物内脏、鸡汤、排骨汤、豆制品、坚果类(如瓜子、花生、核桃、开心果等)食物。摄入过量的磷会引起矿物质代谢紊乱,会导致继发性甲状旁腺功能亢进,引起皮肤瘙痒、肾性骨病等并发症。

3.严格控制食盐

肾功能减退的高血压患者盐摄入过多,会增加血管内的容量,升高血压,加重肾的负担,引起水肿。因此,出现尿量减少和水肿时更应限制饮水量,每天的饮水量等于每天总尿量再加500 mL。

(二)合并糖尿病的高血压患者的日常饮食

众所周知,饮食管理对糖尿病防治是很重要的,特别是对于那些患有糖尿病并发症的患者就更需要科学的饮食。

而糖尿病高血压又是我们常见的一种并发症,在日常生活中糖尿病高血压患者吃什么有助于自己控制血糖的呢?鉴于糖尿病高血压给患者带来的严重危害,所以在日常生活中,患者一定要注意自己的饮食习惯。

1.低热量高纤维

糖尿病高血压患者控制热量摄入可使临床症状如呼吸困难等得以改善。另外,还提倡高纤维进食,因为标准面粉、玉米、小米、燕麦等植物纤维高的食物可促进肠道蠕动,有利于胆固醇的排泄。少进食葡萄糖、蔗糖及果糖等类单糖,易引起血脂升高。

2.低脂肪高蛋白

糖尿病高血压患者还要注意远离富含饱和脂肪酸的食物，可用植物油代替动物油，可以吃一些含有不饱和脂肪酸的鱼，以帮助使胆固醇氧化，从而降低血浆胆固醇。另外，可抑制血小板凝聚，避免血栓的同时还可预防卒中及血管破裂等。同时还要保证有好的蛋白来源，如大豆及其豆制品等。

值得大家注意的是，患者在接受治疗的时候一定要选择正规的糖尿病医院进行治疗，并做好防范措施，无论是从糖尿病饮食上还是用药上。

（三）合并痛风的高血压患者的日常饮食

高尿酸血症是痛风的重要标志。痛风是一组嘌呤代谢紊乱所致的疾病，其临床特点为高尿酸血症及由此而引起的痛风性急性关节炎反复发作、痛风石沉积、痛风石性慢性关节炎和关节畸形，常累及肾，引起慢性间质性肾炎和尿酸肾结石形成。一般认为，血尿酸盐的浓度在 $476\sim535.5\ \mu mol/L(8\sim9\ mg/dL)$ 以下者不须药物治疗，但应避免过食（特别是高嘌呤饮食）、酗酒、过劳、创伤及精神紧张等诱致急性发作的因素。血尿酸过高者应予排尿酸药苯溴马隆或抑制尿酸合成药别嘌醇治疗。

针对高尿酸血症的饮食原则为"三低一高"：低嘌呤、低能量、低脂低盐、高水量。

1.限制嘌呤摄入

选择低嘌呤食物：痛风急性期每天嘌呤摄入量限制在 150 mg 以内，饮食以米、面、蔬菜、奶类为主，禁食动物内脏、沙丁鱼、凤尾鱼、小虾、浓肉汤、扁豆、黄豆、菌藻类。痛风缓解期或高尿酸血症患者仍要禁食嘌呤含量高或特高的食物，限量选用含嘌呤 75 mg/100 g 以内的食物，可自由选用嘌呤含量低的食物。

2.增加蔬菜和水果的供给

①水果：香蕉、枣、桃、梨、柿子、菠萝、橘子、苹果、红枣、葡萄、西瓜；②蔬菜类：土豆、西芹、茄子、芥菜、蒜苗、海带、紫菜、苋菜、油菜、白菜。

3.多饮水

每天摄入 2 000 mL 的水可增加尿酸的排出，少喝肉汤、鱼汤、鸡汤、火锅汤。

4.禁用刺激性食物

如酒及辛辣调味品等。

第十节　高血压患者运动治疗

一、运动治疗的概念

在高血压病的防治中，运动疗法已被世界卫生组织国际高血压学会确认为是有效的降压措施之一。首先，我们必须了解运动疗法的一些基本概念。

（一）运动疗法

运动疗法指的是有目的、有规律、长期的体育锻炼，它不同于一般的体育活动，更不等同于体力劳动。因此需在专业医师的指导下制订详细的个体化运动处方,确定恰当的运动方式和运动量,指导患者进行运动训练,以达到治疗的目的。运动疗法是高血压病的一种基础性疗法。

(二)运动处方

由运动强度、运动持续时间、运动频率、运动形式及运动程序等几部分组成。简述如下。

1.运动强度

运动强度是运动处方的最主要部分,关系到运动的安全性和有效性。

常用心率表示。心率(HR):心率与耗氧量有直接关系,且心率容易测得,所以常被当作运动强度指标。一般健康者的运动强度定为最大心率(220-年龄)的70%~85%(相当于60%~80% 最大耗氧量)。对于患者,最大心率最好由运动试验直接测得,运动强度一般取60%~70% 最大心率。

2.运动持续时间

由运动强度和患者的一般状况决定,通常 70% 最大心率的运动强度,持续时间为20~30 min;高于此强度,持续时间可为 10~15 min;低于此强度,则为 45~60 min。

3.运动频率

运动频率即运动次数,它取决于运动强度和运动持续时间。高强度、长时间的运动,次数可以减少;低强度、短时间的运动,则次数应增多。通常中等强度的运动,每周至少 3~4 次。

4.运动形式

运动形式为有大肌群参与、具有节律性反复重复的动态有氧运动。

常见的运动形式有以下肢为主的步行、踏车、上下楼、慢跑等;以上肢为主的运动有无支持的上举运动,上举负荷可逐渐增加,以及上肢在支持下的抗阻运动,如上肢组合训练器、上肢功率计;还有包括上、下肢同时参与的运动,如游泳、划船训练器等。从疗效而言,下肢运动比上肢运动更有效,上、下肢均参与运动或交替进行运动训练的效果,比单纯上肢或下肢运动更好。

5.运动程序

热身运动:每次运动开始时,应先进行 10~15 min 的热身运动。主要包括两部分:一是低强度的有氧运动,例如,缓慢步行,目的是升高体温,使机体尤其是心血管系统做好准备;二是肌肉伸展和关节活动,目的是避免运动中肌肉和关节受到损伤。运动训练包括以下几种形式。

(1)连续型:指无间歇期的连续运动。

(2)间断型:指运动时有间歇期。间歇时,可以完全停止运动,即被动休息,亦可以进行低强度运动,即主动休息。

(3)循环型:指几种运动形式交替重复连续进行。

(4)间断循环型:指在循环运动中加入间歇期。整理运动(凉身运动):在每次运动训练结束时,应有恢复期,使机体逐渐恢复到运动前的状态,避免由于突然停止运动而引起并发症。整理运动包括低强度有氧运动、调整呼吸、肌肉伸展、关节活动等,一般持续 5~10 min。

6.坚持运动

当通过一定时期的运动训练产生效果后,应以较低的运动强度坚持长期训练。研究发现,若停止运动 2 周,体力便开始下降;若停止数月,疗效可以完全消失,体力降至训练前的水平。

二、运动降压的机制

运动降压的机制涉及多个因素,诸如神经体液、血管结构及反应性、体质量以及胰岛素抵抗降低等。具体体现在以下几方面。

（1）运动可改善自主神经功能，降低交感神经张力，减少儿茶酚胺的释放量，或使人体对儿茶酚胺的敏感性下降。

（2）运动可提升胰岛素受体的敏感性以及"好胆固醇"-高密度脂蛋白，降低"坏胆固醇"-低密度脂蛋白，减轻动脉粥样硬化的程度。

（3）运动能锻炼全身肌肉，促使肌肉纤维增粗，血管口径增大，管壁弹性增强，心、脑等器官的侧支循环开放，血流量增加，有利于血压下降。

（4）运动能增加体内某些有益的化学物质浓度，如内啡肽、5-羟色胺等，降低血浆肾素和醛固酮等有升压作用的物质水平，使血压下降。

（5）精神紧张或情绪激动是高血压病的一大诱因，运动可稳定情绪，舒畅心情，使紧张、焦虑和激动得以缓解，有利于血压稳定。

三、制订合理的运动计划

不同程度的高血压患者应有不同的运动方式及运动量，而且每位患者应结合自身情况制订个体化的锻炼计划，例如，患者可以根据自己在运动前后脉搏的变化及自我感觉来调整运动量。

1 级高血压患者可进行正常体育锻炼或中等强度的运动。

2 级高血压患者可采用低强度的运动，如健身操、太极拳、步行等。

3 级高血压患者可做气功锻炼及肢体按摩活动等。锻炼贵在坚持，可采取""三五七方式"。"三"指每次步行 30 min，3 km，每日 1～2 次；"五"指每周至少有 5 次运动时间；"七"指中等度运动，即运动强度为年龄加心率等于 170。同时要保证足够的睡眠。鼓励每周运动至少 3 次或天天参加运动更好，且每次 30～45 min 为好。

四、运动前的"热身"准备工作

体育活动是一项有计划的锻炼，是要讲究一定的强度和量度的。因此，在进行锻炼之前要做好思想、物质和体力上的充分准备，以使锻炼能保质保量地完成。

1. 思想准备

体育运动要按照原定的锻炼计划进行，从小运动量开始，逐步增加到合适的运动量，效果要靠日积月累，决不能急于求成，盲目地改变锻炼计划，一定要循序渐进，贵在持之以恒。一定要下决心克服一切困难，坚持下去，尤其是当运动量增加时，只要在安全的范围内，尽量要坚持，要鼓励自己能够挺过暂时的难关。运动量大了，一下子不能适应，宁可减少运动量和不增加运动时间，也要每天坚持，不要轻易停止，养成每天锻炼的良好习惯。

2. 物质准备

体育运动要靠自己的努力完成，必要的物质准备是不能忽视的。着装要以轻便舒适为原则，无论是宽松的，还是紧身的，只要有利于肢体的伸展、关节的活动就可以，服装质地最好是棉织品能吸汗、透气，天气寒冷还要注意保暖，跑步、做操时可以戴手套。足上要准备一双轻便、合脚的软底鞋，既富有弹性，又不易打滑，能防止滑倒。

3. 体力准备

锻炼前的"热身"运动对保证完成运动计划是十分重要的，切不可以轻视。每个人在锻炼前是从静止状态到运动状态，一定要有适应性的过渡阶段，尤其是老年人或患有慢性病的人。

要先活动一下肢体、活络一下关节,如搓搓手、挥挥臂、踢踢腿、弯弯腰,或者从行走到慢跑,使身体逐渐暖和起来、四肢活络,这样也能避免在运动时发生意外的损伤。天冷从室内到室外,温差的变化会很大,所以要做些按摩,如擦擦鼻、揉揉脸,使身体逐步适应外界的环境。

运动结束时,不要忘记做一下整理运动,如跑步后,再慢慢地行走一段路程,逐渐停下来;运动后再甩甩手转转腰,放松一下。天气寒冷,还要注意运动结束后及时穿上外衣,保暖以防着凉感冒。

五、掌握运动量

运动强度掌握得当才能保证运动的效果。高血压运动疗法倾向于中低强度。研究表明,低强度运动的降压作用比高强度的运动更好。尤其是对中度以上的高血压患者,不提倡高强度运动。有种简单的判断方法,是看运动时的最大心率。国外的一般参考数是220减去年龄,再乘上 50%~60%,体质好的人乘的百分数就略多一些,有高血压的患者最好略偏低一些。还有一个更重要的指标就是你自己当时的感觉。譬如运动同时可以说话、哼歌为适宜。运动后以不发生头晕、心慌气短,不是非常疲劳为度。如果运动结束后 1 h 心跳频率还是高于平时,那就是运动强度过大。运动后晚上难以入睡、或第二天过于疲乏醒不来,也提示运动强度可能过大了。提醒大家,结合这两方面找出适合自己的运动强度和衡量方式。还要注意的就是,要从小运动量开始,不能猛然增加运动量,突然做高强度运动。运动前做好充分的热身工作,运动后做好整理工作非常必要。

六、劳动替代不了运动锻炼

有人认为,体力劳动和运动锻炼同样是消耗体力、运动四肢,身体得到了锻炼,所以体力劳动者不必再专门进行运动锻炼。这种认识是错误的。虽然体力劳动和运动锻炼都是体力活动,具有许多共同点,但两者所起的作用并不等同。

体力劳动时,不论是从事工业或农业劳动,由于工种限制,身体常常是按照某种固定的姿势做局部的连续活动,动作比较单一,全身各部分肌肉的负担轻重不均,往往只有那些参加活动的肌肉、骨骼才得到锻炼。而运动锻炼能使身体各部位都得到锻炼,是一种全身性的均衡协调运动。体力劳动的另一特点是,肌肉负荷较重但对心肺功能锻炼不足,而运动能让心肺功能得到更好的锻炼。再则,体力劳动往往在动作上不考虑人体关节、肌肉运动的规律,此时,需要通过适当的体育健身来弥补。相比于体力劳动,运动锻炼有利于人体骨骼、肌肉的生长,改善血液循环系统、呼吸系统、消化系统的功能状况,提高机体抗病能力。此外,体力劳动和运动锻炼环境的差异也会导致人的心态不一样。有的体力劳动工作环境是在狭窄的空间内,接触不到外面的新鲜空气和充足的阳光;有的体力劳动需长时间保持站立、端坐或弯腰体位,会产生疲劳和厌倦感。而体育运动多在室外进行,空气新鲜,日光充足,活动形式多种多样,有伸、屈、展、转、滚、爬、跳、弹、弓等动作,有助于消除精神的紧张与压力。尤其是运动锻炼中的集体项目与竞赛活动,可以培养人的团结、协作及集体主义精神,会使人变得愉快而富有朝气。

七、高血压患者运动的宜与忌

高血压患者宜经常进行体育锻炼,适量的运动会提高血管壁的弹性,让血管能够保持良好的舒张功能。对于伴其他心血管疾病的高血压患者来说,最好的锻炼时间是傍晚。

在锻炼时可采取有氧运动的活动方式,例如走路。走路是最简单易行的降压运动,每次

30 min,每天行走时间的总和最好在 1 h 以上。运动姿势,宜昂首挺胸,迈大步,摆动双臂。一般快走的步幅约为身高的 1/3,大步疾行的步幅稍小于身高的一半,可以平路与坡路交替行走。在呼吸方面,建议边走边做腹式深呼吸,如 3 步一吸,5 步一呼。高血压患者应该选择那些体力负荷不大、动作简单易学、不过分低头弯腰、但全身又能得到活动、动作较缓慢的运动,如太极拳、散步、慢跑、乒乓球、羽毛球、交谊舞等。据检测,高血压病患者打完一套太极拳,收缩压可下降 10 mmHg。多数高血压病患者锻炼后,可使头晕、心悸等症状有所减轻,血压也有不同程度的下降。高血压患者运动禁忌如下。

(1)勿过量或太强、太累。要采取循序渐进的方式来增加活动量。

(2)注意周围环境气候。夏天避免中午艳阳高照的时间;冬天要注意保暖,防卒中。

(3)穿着舒适吸汗的衣服,选棉质衣料、运动鞋等是必要的。

(4)选择安全场所,如公园、学校,勿在巷道、马路边。

(5)进行运动时,切勿空腹,以免发生低血糖,应在饭后 2 h。生病或不舒服时应停止运动;饥饿时或饭后 1 h 不宜做运动;运动中不可立即停止,要遵守运动程序的步骤;运动中有任何不适现象,应立即停止。

八、对高血压有益的运动

高血压病康复体育的运动类型选择要以有氧代谢运动为原则。要避免在运动中做推、拉、举之类的静力性力量练习或憋气练习。应该选择那些有全身性的、有节奏的、容易放松、便于全面监视的项目。有条件的可利用活动跑道、自行车功率计等进行运动。较适合高血压病康复体育的运动种类和方法有太极拳、医疗体操、步行、健身跑、有氧舞蹈、游泳、娱乐性球类、郊游、垂钓等。

1.练功

以放松功较好,也可酌用站桩功、强壮功和动功等。练功原则强调"松""静""降"。要求配合意念和简单的动作。意念的部位宜低于心脏位置,如丹田、涌泉穴等。呼吸宜用顺呼吸法,不宜采用停闭呼吸法。要适当延长呼气,以提高迷走神经的兴奋性。动作宜采用大幅度的有松有紧、有张有弛的上下肢及躯干的交替和联合运动,切忌持续性紧张的长时间等长收缩运动。练功每天至少 1 次,每次 30～45 min。据报道,一次练功后可使收缩压下降 16～18 mmHg,舒张压也有下降。一般在练功 2 周左右后见效。有报道,一组用药物治疗血压仍未能很好控制的病例,在练功后血压得到有效控制。在巩固期加用练功更为有效,常可使维持用药量减少 1/3～1/2,并使血压维持平稳。

2.太极拳

由于太极拳动作柔和、肌肉放松且多为大幅度活动,思绪宁静从而有助于降低血压。高血压患者练完一套简化太极拳后,收缩压可下降 10～20 mmHg,长期练习太极拳的老年人安静时收缩压的平均值约比同年龄组老年人低 20 mmHg 左右。高血压患者打太极拳时最重要的是注意一个"松"字,肌肉放松能反射性地引起血管"放松",从而促使血压下降。此外,打太极拳时要用意念引导动作,使思想高度集中,心境守静,这有助于消除高血压患者的紧张、激动、神经敏感等症状。

3.步行

步行可按每分钟 70～90 步开始,每小时步行 3～4 km 的速度,持续 10 min。主要适用于无运动习惯的高血压病患者作为一种适应性锻炼过程。以后可逐渐加快步速或在坡地上行走。国内应用医疗步行(平地行走加上下小山坡)治疗高血压取得较好疗效。

其方法举例如下。

(1)1 600 m 平路,用 15 min 走完 800 m,中途休息 3 min 后继续走完剩余的 800 m。

(2)2 000 m 平路,用 18 min 走完 1 000 m,中途休息 3～5 min 后继续走完剩余的 1 000 m。

(3)2 000 m 路程,中间有两段各长 100 m,斜度 5°～10° 的短坡,用 20～25 min 步行 1 000 m,休息 3～5 min,继续用 7～8 min 走完 500 m 平路,休息 3～5 min 然后用 20～30 min 上山,中间可适当休息。上山后休息 5～10 min,然后下山。

具体方法可因地制宜,因人而异,但必须坚持循序渐进,每次活动以不出现不适反应为宜。根据个人体力情况,可采取走、跑交替方式,也可加快步速、延长距离等方法逐渐增加运动量。

4.健身跑

在进行健身跑前要到医院征求专科医生的意见,进行体检,如心电图运动试验检查心功能和血压对运动的反应性。高血压病患者的健身跑不要求一定的速度、频度,可根据个人对运动的反应和适应程度,采用每周 3 次或隔日 1 次,或每周 5 次等不同的间隔周期。一般认为若每周低于 2 次效果不明显。若每天运动,则每次运动总量不可过大,如果运动后第二天感觉精力充沛,无不适感为宜。

5.按摩或自我按摩

按揉风池、太阳及耳穴,抹额及掐内关、神门、合谷、足三里,可助降压和消除症状。

第十一节　高血压患者心理治疗

一、心态影响血压

高血压病是一种身心疾病。不但可因过分紧张的工作和学习产生心理压力,引起中枢神经和自主神经调节紊乱而诱发高血压,并且不良的心理活动如抑郁、焦虑和恐惧,也可引起压力反应,血压波动和促进高血压病发展。心理活动的好与差还对患者的躯体症状、生活质量、控制效果和预后产生不同的结果。

所以,保持一种良好的心态,有利于维持血压的稳定。

国内外医学专家研究表明,高血压患者生活在社会中,受到内外环境因素的刺激。如果这种刺激超过个体的认知评价和应对能力,且不能有效释放和解除的话,那么,由此导致的抑郁、焦虑和恐惧等恶劣心态就会成为血压升高的促发因素,使病情处于极不稳定状态。持续下去呈恶性进展,就有可能导致心血管病急性事件发病率增高,严重危害健康。相反,如果高血压患者能够正确对待疾病,保持良好心态和得到良好客观支持,如乐观豁达,精神愉快;遇到不良刺激时能较好应对,及时调节不良心态,防范恶劣情绪的产生;具有良好的就医条件,温馨的家庭环境和营养丰富的饮食供给。这样一方面可改善患者对生活的态度,感到人生的美好,为了自身健康而按时服药,坚持治疗,提高用药依从性,达到长期控制血压的目的。另一方面良好心态本身有利于中枢神经和自主神经调节的稳定,可防止血压的大幅度波动;有利于提高药物效果,使用小剂量药物就具有事半功倍的良好疗效,降低药物不良反应和降低心血管病急性事件的危险性。综上所述,高血压患者不仅要重视药物治疗,同样要注意心理调节,尽量保持良好心态,以更好控制血压,维护健康。

二、性格与高血压的关系

在日常生活中,我们常会看到一些人情绪激动时,面色发红、发白、发青,甚至在盛怒之下猝然昏倒而发生卒中,这是什么原因呢?主要是剧烈情绪变化引起血压突然升高的缘故。据调查,个性过强,容易激动,遇事急躁,难以自抑,过分自负,刻板固执,多疑多虑,个性怪僻,或压抑并抱有敌意,具有攻击倾向的人,均可引起体内代谢失调,生理功能紊乱甚至罹患高血压。有人报道这种性格的人,在一次调查中占高血压组的 19.71%,这意味着这种极端内向型的个性特征,是高血压病的一种易患因素。

为什么上述性格的人容易发生高血压呢?这是因为人在情绪改变时,大脑皮质和丘脑下部兴奋性增高,体内常产生一些特殊物质,如肾上腺素、儿茶酚胺、血管紧张素等,这些物质会使血管痉挛,血压增高。原发性高血压是生物因素与社会心理因素综合作用所致的疾病。国外一些人格心理研究者认为,人格决定人对环境的独特适应性,而高血压的发生可以说是心身系统不能适应环境变化的结果。环境变化既包括自然界的,也包括社会的。生活中常有所谓的紧张事件,认识往往是决定一个人对紧张事件是否适应以及适应的强度和持续时间,这恰恰是造成高血压病的重要因素。另一方面是人格特征影响着人对环境变化所致的反应。首先是生理反应,每个人的生理反应具有不同特征。有的人遇到刺激,生理反应迅速、持久、明显;有的人则相反。这种不同的生理反应正是人格特征致病作用的途径。其次是心理反应,个体遇到紧张刺激后,所做出的主要心理反应是情绪变化,而人格特征会影响到情绪变化反应的形式。不良刺激包括悲哀、愤怒、忧郁等,如果长期存在于个人机体中,无疑会导致某些生理、生化指标长期处于高水平状态,使某些器官所承担的负荷加重、甚至受损,最终导致器官衰竭,造成机体发病。

综上所述,不良情绪是高血压发病的基础之一,而性格特征则是这个基础的重要因素,因此,要预防高血压的发生,必须做到适劳逸、调情志、节嗜好、慎起居,保证正常心理环境,矫正不良个性。

三、合理安排生活

保持生活有规律,坚持健康的生活方式都对降压治疗具有非常大的帮助,所以患者在平时一定要根据自己的高血压病情合理安排日常生活。下面给大家介绍适用于各个发病时期高血压患者的科学的生活安排方法。

(一)中午小睡

经过一上午的操劳,患者需要在中午的时候小憩一会儿,对有效的控制血压非常有益。尤其是工作了一上午的高血压病患者在吃过午饭后稍稍活动,应小睡一会儿,一般以 30 min 至 1 h 为宜,老年人也可延长 30 min。无条件平卧入睡时,可仰坐在沙发上闭目养神,使全身放松,这样有利于降压。

（二）晚餐宜少

晚餐的进食量对患者的血压有直接的影响，所以患者一定要注意晚餐宜少的原则。有些中年高血压病患者对晚餐并不在乎，有时毫无顾忌地大吃大喝，导致胃肠功能负担加重、影响睡眠，不利于血压下降。晚餐宜吃易消化食物，应配些汤类，不要怕夜间多尿而不敢饮水或进粥食。进水量不足，可使夜间血液黏稠，促使血栓形成。

（三）娱乐有节

适当的娱乐可以帮助患者调整心情对康复有利，但是患者一定要注意娱乐必须有节制。睡前娱乐活动要有节制，这是高血压病患者必须注意的一点，如下棋、打麻将、打扑克要限制时间，一般以 1~2 h 为宜，要学会控制情绪，坚持以娱乐健身为目的，不可计较输赢，不可过于认真或激动，否则会导致血压升高。看电视也应控制好时间，不宜长时间坐在电视屏幕前，也不要看内容过于刺激的节目，否则会影响睡眠。

（四）睡前泡足

这是患者需要养成的一个健康的生活习惯。在生活中高血压患者要做到按时就寝，养成上床前用温水泡足的习惯，然后按摩双足心，促进血液循环，有利于解除一天的疲乏。尽量少用或不用安眠药，力争自然入睡，不养成依赖催眠药的习惯。以上这些日常生活的安排方法都对治疗高血压具有非常显著的辅助作用，所以，患者在平时一定要注意做好这些高血压的保健工作，通过这些方法合理安排自己的生活，促进降压治疗的顺利进行。

四、高血压患者心理的宜与忌

神经免疫学研究指出，良好的心境可使机体免疫功能处在最佳状态，这对抵抗病毒、细菌及肿瘤都至关重要。突然的心理应激可造成心动过速、血压升高、外周血管收缩、心律失常，直至心室颤动、猝死，这在临床上已屡见不鲜。即使是慢性心理压力，如工作负担过重、人际关系不和等，也能通过促使血液黏度增高或血胆固醇、血糖升高而对心血管系统造成不利影响。因此，高血压病患者更应心胸开阔，避免产生紧张、急躁、焦虑等不良情绪。

（一）保持好心情

生活当中我们经常听到有人这么说：血压高的人不能太激动，高血压患者不能受刺激。这些说法都是有科学依据的。换句话说，心情与高血压有直接的关系，情绪不稳定会直接危害高血压患者的身体健康。现代医学研究表明，通过各种方式的心理或情志疗法，对改善高血压患者的自觉症状，稳定和降低血压，均有良好的作用。控制血压首先要控制自己的情绪，那么，该如何控制情绪防治高血压呢？自我暗示解除不良情绪。高血压患者常有情绪紧张的现象，不会自我放松，这对保持正常血压极为不利，自我暗示疗法可以有效缓解这种情况。

（1）保持心情平静，排除杂念，心里反复默念"放松—放松—放松"，同时将意念集中于足心的涌泉穴，想象全身的病气、怒气、疲劳之气全部由涌泉穴出，排出体外。此方法每天至少 3 次，做时最好保持站姿，每次不要少于 3 min。

（2）晚上洗足时，将双足放到热水盆中，两眼微闭，面带微笑。心里默念"放松—放松—放松"，同时将意念集中于足心，打开涌泉穴，全身的病气、不愉快情绪及疲劳感都排入了水中。时间持续 3 min。此方法也可在晚上淋浴时进行。

（二）宜愉快地交谈

举一个例子，几名老年人来到候诊室接受治疗，患者们都十分面熟。他们互相询问病情，互相安慰,互相勉励,这其实已经对症状进行了一半的相互治疗。如果他们与相信这一效果的医生的交谈很愉快,心情就更加稳定,很快会恢复健康,甚至出现不需要吃药的现象。这是交谈有助于治疗的典型效果。

交谈时,我们进行的是轻微的腹式呼吸。这种呼吸方法有助于使肺愉快地活动,在不知不觉中,使肺功能保持了活力。我们进行极其普通的呼吸时,构成肺的7~8亿个的细胞(发挥着血液输送氧气、排出血清中二氧化碳的作用)并不是全部活动,而是有一半、甚至2/3的细胞处于休息状态。但是,如果改为腹式呼吸,由于进入肺中的氧气量要比普通呼吸时增加很多,所以,许多细胞功能活跃,肺功能也被加强。而且,新鲜的氧气到达身体各个角落,各脏器功能变得活跃,促进了身体健康。各种健身法都重视腹式呼吸就是这个缘故。用声乐、歌谣、吟诗等养成腹式呼吸习惯的人总体上来说比较长寿,就是这种呼吸方法的结果。因为交谈时不是深呼吸,而是轻微腹式呼吸的连续,所以其对健康的好处比普通的呼吸要大得多。

不过,想利用交谈消除紧张的人应掌握好分寸,如果交谈时间过长,反而会效果不佳,会使喉咙受伤,引起不适感。

(三)忌情绪激动

一切忧虑、悲伤、烦恼、焦急等不良情绪及紧张和疲劳,均可使交感神经兴奋,血中儿茶酚胺等血管活性物质增加,引起全身血管收缩、心跳加快、血压升高,甚至可引起脑卒中。因此,高血压病患者应注意控制情绪,做到性格开朗、情绪稳定。

(四)高血压患者忌情绪消极

高血压病患者可能有明显的家族史,即遗传相关因素,也可能是由于动脉病变而造成的,但是人们的生活习惯,特别是紧张刺激和饮食习惯,也会对高血压病有明显的影响。在人情绪活动的同时会伴随一系列复杂的体内生理变化。

如果是良好的、积极的情绪状态,会对人的心血管系统有促进作用,能为人的神经系统功能增添新的力量,能充分发挥机体的潜能;但是,不良的、消极的情绪活动,虽然可以短暂地激发机体对恶劣环境刺激的适应性反应,但总的来说,会对机体产生有害的作用。

例如,人在受到威胁的情况下,会产生焦虑和愤怒的情绪,使心率加快,血压升高,血管收缩。如果这种情绪反应是短暂的,则体内的生理、生化变化会很快复原,身体不会受到影响。反之,如果这种情绪反应受到压抑,得不到必要的疏通和发泄,持续时间过长,就会使人的整个心理状态失去平衡,体内的生理、生化不能恢复正常,持续下去,就很容易导致高血压病的发生。

实验观察发现,凡是能引起情绪波动的有关的心理—社会因素的谈话,如涉及工作、婚姻家庭及经济上的困难时,都会引起心电图不同程度的变化。所以,不良的心境,如悲伤、自责和沮丧、愤怒、高度紧张、急躁好胜、激动等,都是引发高血压病的因素。要摆脱消极心境对健康的影响,可采用以下几种方法。

1.弥补法

对突发的外来刺激,可通过努力工作来弥补精神创伤和心理伤害。

2.转移法

多积极参加文体活动,借以转移注意方向,松弛紧张情绪。

3.劝说法

扩大交往,结识良师益友,寻求安慰和疏导,以减轻心理冲突。

俗话说"人非草木,孰能无情",面对来自外界的各种刺激,要摆脱不良的心境,做情绪管理的主人。

(五)忌心理压力大

高血压病在过去一向被视为"老年病"。可如今,随着社会经济的发展和人们生活方式的改变,高血压正逐步年轻化。据中国高血压联盟的调查显示,10 年前高血压在各年龄段发病率 20 岁以下为 5.6%,20～40 岁为 14.36%,40～60 岁为 43.92%,60 岁以上为 36.12%;2016 年 7 月统计高血压在各年龄段发病率 20 岁以下为 7.9%,20～40 岁为 17.66%,40～60 岁为 39.68%,60 岁以上为 34.76%。所以,年轻人也要关注自己的血压健康,学会释放压力,"高血压"现在的确"老年病"。

中国的传统观念,男主外女主内,很明显男人的压力比女性要大。一项新的研究显示,与工作有关的烦恼和其他心理压力都有可能引起高血压,但对于男性而言,工作压力的影响尤其重要。在这项新的研究中,加州大学伯克利分校的研究人员发现,在调查的 20 年间,除了传统的高血压危险因素,比如吸烟、不运动和体质量超重外,被调查的加州 2 400 人中有 27% 是因为严重的心理压力而引起高血压。50% 的男性会因工作的不安全感和感觉工作表现不充分而发生高血压。对于女性来说,一个地位低的工作只是可能引起高血压的一个工作相关因素而已。一般女性更容易受到人际关系的影响,比如孤独,就有可能更大地影响到健康。

该分校人类实验室的莱文思基博士说:这项新的研究提示人们,心理因素对男女影响结果不一样。研究人员说,性别的不同可能是导致男女心血管系统对压力反应不同的原因。不过,这也仅仅是个猜想而已,但事实表明,失业威胁或现实对男性的影响尤其大,不论是心理上的还是实际生活中。研究人员还指出,已有研究认为,男人压力大容易染上高血压,男性对工作相关压力尤其敏感,而女性则受到家庭及朋友的压力影响比较大。

高血压的形成主要与血管张力的增加和血液容量的增加有关。对于中青年人,高血压的发生主要与神经系统过度兴奋(紧张)和内分泌系统功能改变,导致血管过度收缩(血管张力增加)有关;对老年人而言,主要与血管壁的硬化,特别是动脉粥样硬化有关,使得大血管弹性降低,导致收缩压显著升高、舒张压降低、脉压增加。一般来讲,高血压与遗传、体质量、饮食、精神和心理等因素有关。现代社会生活节奏快、工作压力大、精神紧张以及不健康的生活方式和肥胖是导致中青年高血压患者越来越多的重要原因。

研究还发现,容易激动、好竞争、常觉时间不够而又有压力感的人,过于耿直的人,胆小怕事的人患高血压的机会都比较多。总之,心理状态的好坏与血压有着直接的关系。

(六)忌悲痛时忍哭

人在情感起伏波动时,眼眶里或是噙着泪花,或是泪水夺眶而出。在生物界,只有人类才会因释放情感而流泪,流泪是人类特有的行为。最善于用流泪来表达情感的人就是影视演员,他们越进入角色,流泪越自然就越感动人,也越能抓住观众的神经,观众便自然而然地跟着演员的喜怒哀乐而流泪。我们每一个人都曾经在悲欢离合、胜利失败、痛苦欢乐的时刻流过泪。不管是哭还是笑,都会以流泪来表达这些情感变化。

在第 28 届夏季奥运会的女排决赛中,中国女排在先失 2 局的情况下,奋力反击连扳 3 局。在第五局决胜局的比赛中,随着张越红在 4 号位的一记重扣得分,中国队拿下了决胜局,战胜了俄罗斯队,获得了本届奥运会女排比赛的冠军。此时,全体女排姑娘为这次来之不易的冠军相互拥抱,热泪盈眶。然而,唯独女排的男教练陈忠和笑眯眯地没有流泪。

　　科学家认为,流出眼泪之后,人们释放了感情,减轻了压力,使不平衡的心理状态又重新恢复平衡。无怪乎,女人的寿命比男人更长,其中一个因素就是女人比男人更常流眼泪,更容易达到心理平衡,免疫力也就更强,存活的时间也更长。男儿有泪不轻弹,即使受到天大的委屈也不流泪。如果你不愿意哭或不会哭,那么在精神上或身体上就会出毛病。笔者有一位同学,是位学者,受到不应有的排斥打击后,他据理力争,就是不屈服,一股气窝在心里,最后患胃溃疡出血躺在医院,有人笑他宁愿出血也不愿流泪。据专家统计,女人哭的频率是男人的 5 倍,而且男人的泪水只在眼睛里噙着,很少流泪或哭出声来,当然心理也就不容易获得平衡。需要指出的是,流泪也要像演员那样有技巧,适可而止,如果像林黛玉那种哭法,不但谁都受不了,还会因悲伤过度而折寿。

　　我国自古以来就有"男儿有泪不轻弹"的说法,意思是说,男子汉应该坚强,不能动辄哭泣,即使十分伤心、悲痛,也应严加控制。这对男子汉的性格修养来讲,是有其积极意义的。但是,从生理保健的角度来看,却是不利于健康的。

　　有一位心理学家曾做过一次调查。他把一些成年人按照血压的状况分为 2 组,即血压正常者为 1 组,高血压者为 1 组。然后,一一调查他们是否哭泣过。

　　调查结果是:血压正常者中,87%的人悲伤时都哭泣过;高血压患者中,绝大多数是从不流泪的人。虽然不能因此就断定血压变化与哭泣有关,但人在悲伤时哭一哭,对身体健康还是有好处的。当在痛苦的时候,人会自然感到悲伤,这种情感对人精神上不但会产生很大的压力,而且对人生理上也会产生一系列不良影响,会使人神经处于紧张状态,食欲减退、内分泌功能失调等。这种情感如果得不到发泄、而强行压抑,就会使人体健康受到损害。如果悲痛欲绝时大哭一场,使悲伤之情得以宣泄,精神上可顿时觉得轻松很多,这对健康无疑是很有益处的。

　　因此,遇到悲伤时,尽可能顺其自然地宣泄一下,不必强行抑制哭泣。

(七)忌妒火中烧

　　《黄帝内经·素问》指出"余知百病生于气也"。妒火中烧,可令人神不守舍、神气涣散、精力耗损、瘀滞凝结、精血不足、外邪入侵、肾衰阳失,疾病滋生。

　　据现代医学研究,大部分具有妒忌心的人会出现消化能力差、恶心、头痛、胃痛、痛经、神经性呕吐、过敏性结肠炎、心悸、早衰等现象。

　　妒忌是一种痛苦、难堪的情绪反应,它包含有醋意、怨恨、愤怒、沮丧、羡慕等感情因素。它能使大脑皮质下丘脑-垂体促发肾上腺皮质激素分泌增加,引起人体免疫功能紊乱,大脑功能失调,抗御疾病的能力减弱,从而使高血压、冠心病等心血管疾病,周期性偏头痛等疾病加重。因此,高血压病患者不宜妒火中烧。为了自身的健康,应该培养开阔的胸怀,树立豁达的精神,去掉妒忌之心。

(八)高血压患者忌抑制叹息

　　叹息,从生活意义上说,是消极、悲观的表现。因此,不少人总是抑制叹息,但是从生理学和心理学角度来看,在碰到难题、无可奈何时,叹息一下,对健康却是有益的。

　　当人们在受到挫折、忧愁、思虑时,叹息后便会有胸宽郁解之感;当人们惊恐、惆怅时,叹息有定心安神的作用;当人们工作紧张或疲劳时,叹息有使神经松弛的作用。

　　叹息时,吐音不同,会收到不同的效果。例如,吐"呼"字养肝,吐"呵"字强心,吐"呼"字健脾,吐"泗"字清肺,吐"吹"字固肾。但要注意吸气顺其自然,口形、吐音、动作要协调配合。曾有医生给临场前的运动员和心理紧张的考生进行体检时发现,让他们叹息几声,可使收缩期血压下降 10～20 mmHg,舒张期血压下降 5～10 mmHg,呼吸和心跳减慢,心理紧张状况得到改善。因此,在生活中尽可不必抑制叹息。

(九)忌抑郁

美国得克萨斯大学的一项研究发现,每天快步走 30 min,能有效帮助抑郁症患者摆脱低落的情绪,迅速提起精神。

研究人员对 44 名年龄在 18～55 岁的抑郁症患者进行了测试。这些患者被确诊为抑郁症之后,没有服用过任何药物。在研究过程中,被测试者每天快步走 30 min。随后,对这些被测试者进行问卷测试发现,几乎每个人都表示"心情很好,觉得浑身充满活力"。

研究人员认为,运动不光对抑郁症患者有效,对没有任何心理疾病的人而言,同样是提升心情的好方法。

现代社会,特别是女性,随着年龄增长,产生抑郁和焦虑的同时会产生高血压。比起无忧无虑的人来,焦虑和沮丧的男性患高血压的危险性是前者的 2.5 倍,一名白人女性危险性为前者的 2.7 倍,而一名黑人女性危险性为前者的 4 倍。这一结果来自一项对 3 310 名 25～64 岁的人的调查。调查从 20 世纪 70 年代开始,跟踪调查分 4 个阶段进行,共延续了 22 年。到 1992 年,研究人员发现,16% 的被调查对象出现高水平的抑郁,39% 的调查对象出现中等水平的抑郁。25% 的黑人女性经历了高水平的抑郁。

(十)忌拒绝倾诉

"人有悲欢离合,月有阴晴圆缺"。在生活中,需要与各种各样的人打交道,需要处理各种各样的事情,这就难免会遇到挫折和坎坷,产生悲伤、愤懑、难免心情郁闷。碰到这种情况时应泰然处之,找个知心朋友,畅所欲言,理智地倾诉一番。若拒绝倾诉,把忧思悲伤深藏在心底,这是有损健康的。

长期忧郁是健康的大敌。"思伤脾""怒伤肝""忧伤肺""恐伤肾",这是中医学经过长期实践的结论。精神刺激引起的抑郁不舒,可导致"肝气郁结",轻者使人神经衰弱、内分泌紊乱;重者会导致精神失常、患高血压病及心血管病,并会降低人体免疫功能,折损人的寿命。因此,不宜拒绝倾诉。通过倾诉,可使心理和生理的压力大大缓解。因此,当心烦不快、悲伤恼怒时,大胆地向你值得信赖的、头脑冷静的朋友去倾诉,尽可能痛快淋漓地把心中的郁闷全盘倾诉出来。如一时找不到倾诉对象,在不影响他人的环境下,亦可自言自语地自我倾诉。

五、看书读报、练书画有利健康

书画疗法,是指通过练习、欣赏书法、绘画来达到治病目的的一种自然疗法。书画疗法的养生治病作用是多方面的,舒心养性、畅情逸志、宁心安神、健脑益智、延年益寿等方面的功效十分显著,其对高血压病防治十分有益。以血压为指标,将经常练习书画者与初学书画者进行对照观察,结果两组血压均有不同程度的下降,但经常练习书画者的降压程度明显优于初学书画者。至于书画疗法的降压机制,主要与书画疗法可以调节情绪、疏肝理气、平肝潜阳密切相关。当人们挥毫之时或潜心欣赏书画时,尘念会逐渐减少、杂念会逐渐排除,可达到"精神内守""恬淡虚无",故而可以"形劳而不倦""心安而不惧",从而使郁结的肝气得以疏解、上亢的肝阳得以下降,上升的血压得以降低。

书画疗法的运用方式,可分为书画练习及书画欣赏两类,其具体内容又可分书法、绘画两类。其中,书法是指用笔来书写楷书、草书、行书、篆书、隶书等文字的一种艺术:用毛笔书写的称其为传统的软笔书法。以钢笔、圆珠笔等工具来创作的,称为硬笔书法。绘画主要是指中国传统的绘画艺术"中国画",其中包括人物画、山水画、花卉画、禽兽画、虫鱼画等。以上两类形式和内容,均适合于 1、2 级高血压患者根据个人爱好和条件选用。书画疗法中的注意事项如下。

(1)每次书画写作时间不宜过长,一般每天 1～2 次,每次时间以 30～60 min 为宜,不宜操之过急。

(2)在书写和绘画运笔过程中,宜"意守笔端""凝神点画",尽量做到心神安定。

(3)为了治疗高血压病,书画疗法需长年坚持,锲而不舍,方能见效。

六、倾听音乐妙处多

音乐是我们都比较喜欢的,在闲暇的时候都喜欢听音乐,它可以排解我们心中的不快乐情绪。那你知道吗? 它还有一项好处就是:高血压患者听音乐有助于降低血压。听了有些惊讶吧! 那就来一起看看吧! 音乐能让奶牛产更多的奶,音乐也能有助于患者好得更快。在外科手术过程中播放音乐,麻醉药的剂量能够减少 50%;具有很好的镇痛效果,特别是在术后的恢复过程中,音乐能够完全取代镇痛药物。

在国外的临床实践中,有很多医生将音乐治疗用于产妇分娩上,结果都十分明显地减轻了产妇的疼痛。同样,听音乐也能够降血压,高血压患者在接受音乐治疗后,大部分人群都会发生血压明显下降、临床病症减少的现象。研究认为,是音乐触发了血流中一氧化氮的释放。音乐对血液的影响只有数秒,但是,由最喜欢的音乐积累起来的好处却能持续下去,而且对所有年龄段的人都有裨益。我们都在寻找更省钱的治疗方法,帮我们改善患者的心脏健康。我们认为,音乐就是个很好的处方。

这项发现是分析音乐对人体影响的大规模研究的一部分。科学家发现,"红辣椒"乐队和麦当娜的歌曲可以提高人的忍耐力,而 18 世纪的交响乐则可以提高人的注意力。至于对体内血液的影响,关键不是音乐类型,而是听者更喜欢什么音乐。

许多有关重金属音乐和说唱乐的实验显示,听给人带来压力的音乐能使血管收缩 6%。以前的研究显示,这和吃一个大汉堡包所产生的影响一样。米勒劝告,如果青少年子女的音乐令父母心烦,就不要听,因为这种听觉伤害和被动吸烟所造成的伤害相当。

据路透社报道,美国高血压学会本周在新奥尔良举行会议时公布的研究报告说,天天听30 min 的音乐可能对降血压大有帮助。研究职员发现,如果高血压患者天天听 30 min 的古典音乐、凯尔特音乐或印度音乐,坚持 1 个月的话,血压就会大大降低。意大利佛罗伦萨大学的研究员彼得罗·莫代斯蒂在会上说:"听音乐能够起到安慰镇静的作用,使血压降低。这个研究结果第一次明确说明,天天听音乐会对动态血压产生影响。"动态血压指的是全天 24 h,每隔一段时间测定的血压数值。48 名需要通过药物来控制高血压的成年人参与了这次研究活动,他们的年龄在 45～70 岁。在这些人当中,28 人天天听 30 min"节奏均匀"的古典音乐、凯尔特音乐或印度音乐,伴随缓慢地调整呼吸。其余 20 人继续保持以往的生活习惯。1 周及 4 周后监测的血压数表明,听音乐的那组患者,收缩压(高压)大幅下降。

形成鲜明对比的是,另外一组患者的血压只是略有下降。研究人员说,听音乐能帮助患者控制自己的病痛和紧张情绪。这是首次有研究证实,每天听音乐对血压会产生明显的影响。

第十二节　高血压患者日常起居

一、遵守良好的作息制度

我国高血压病在各种心血管疾病中是患病率最高的一种常见疾病。据有关资料显示,高血压是脑卒中的首要危险因素。脑卒中的发生和预后与高血压的程度及持续时间的长短有密切的关系,为了防止脑卒中的发生,高血压患者除了应在医生的指导下用药物控制血压外,还必须形成合理的生活制度,养成良好的生活习惯。这是治疗和预防高血压病的重要措施。高血压患者应注意培养自己良好的生活习惯,包括生活秩序规律化、饮食习惯科学化、戒烟忌酒经常化以及培养多方面的业余爱好等。

(一)养成良好的生活规律制度、做到生活秩序规律化

(1)高血压患者应该做到定时就寝、按时起床、按时进食、活动、学习和工作,按照自己的"生物钟"节律来作息和活动,这样才有利于健康及预防高血压病并发症(如脑出血、脑梗死)的发生。

(2)要保证每天充足的睡眠。一般每天 7～8 h,老年人可适当减少至每天 6～7 h;中午最好略睡片刻,这样可以减少脑出血发生的机会。

(3)要合理安排自己的学习、工作和休息,加强工作的计划性,做到休作有时、忙而不乱、减少紧张;时间安排要得当、留有余地,做到从容不迫,防止紧张匆忙。

(4)注意科学用脑,劳逸结合。在紧张的工作和学习过程中,如果感到头晕、头痛、眼花、注意力不集中时,要稍作休息,或到室外散散步,或在室内做做操活动一下,或用不同性质的工作交替一下,使大脑得到休息,这样有助于大脑疲劳的恢复,减少因工作紧张劳累而引起的烦闷不安、情绪急躁等不良情绪的发生。

(二)养成良好的饮食习惯,做到饮食习惯科学化

高血压患者在饮食方面应遵循低盐、低脂、低热量的原则,并且要注意饮食结构的合理搭配,避免过度的营养,保证蛋白质的质和量,使动物性蛋白质(如鱼、瘦肉、鸡、虾、鸡蛋、牛奶等)与植物性蛋白质(如大豆、花生等)合理搭配;饮食中要有丰富的维生素和纤维素,多吃新鲜蔬菜和水果,以帮助消化,改善体内代谢;此外,吃饭要定时,饮食不能过饱,尤其是晚餐不要太饱,以免影响睡眠,切忌暴饮暴食,以免突发脑血管意外;饭前、睡前不要喝浓茶和咖啡,以免影响消化和睡眠。

(三)高血压患者应坚持戒烟、忌酒并做到经常化

吸烟饮酒对心血管有不良的后果:①香烟中的尼古丁可以直接刺激心脏而使心率加快、血管收缩,造成血压上升;尼古丁还会影响降压药物的代谢,影响降压药的疗效。②任何品种的酒中都含有一定浓度的酒精,人体摄入酒精后,人体对酒精的代谢会消耗体内的维生素 C 和叶酸;而维生素 C 和叶酸的缺乏与高血压和动脉硬化的发生密切相关。③嗜酒或长期饮酒可使血压,尤其是收缩压升高;如果饮酒的同时吸烟或有某种精神因素(如忧愁、烦闷)的参与,血压上升的程度就更高;嗜酒和长期饮酒也会降低降压药的治疗效果,导致顽固性高血压的出现。戒烟忌酒是高血压患者非药物疗法中的一项有效措施,所以高血压病患者必须要戒烟忌酒。

(四)高血压病患者还应培养多方面的业余爱好

(1)栽花种草、养鸟喂猫。

(2)听音乐、听相声、看幽默小故事。

(3)琴棋书画、吟诗作赋。

(4)做点自己感兴趣的手工操作。

(5)烹饪。

(6)参加各种有益的文娱活动及体育锻炼活动等。这些爱好既可以陶冶情操,升华修养,又可以帮助患者在精神状态紧张、情绪激动时转移自己的注意力,控制不良的情绪,尽量使高度紧张神经系统松弛下来,以达到防止高血压病情加重的目的。

二、日常起居 4 个"慢"

高血压是一种老年人中非常常见的疾病。得了高血压,不要着急,千万要"慢"下来,这样才能对患者高血压的症状和治疗有所帮助!这不仅仅是医院专家的肺腑之言,也是很多痊愈的高血压患者的切身体会!希望每个人都身体健康。

下面,我们来看看都应该在哪些方面做到"慢"呢?

1.进餐要慢

老年人在视觉、嗅觉和味觉普遍减退的情况下,注意饮食安全特别重要。进餐时要细嚼慢咽,这样不但有助于消化,还可避免把碎骨、鱼刺等小块异物卡在食管或呛入气管,招来严重后果。

2.排便要慢

老年人容易便秘,如果排便时操之过急,直肠黏膜以及肛门边缘容易被撑破。特别是患动脉硬化、高血压、冠心病的老人,排便时突然屏气用力,容易导致血压骤然升高,诱发脑出血,最好使用坐便器,让其自然解出。

3.走路要慢

人每天都得走路,但老年人走路宜慢不宜快。慢步缓行,可以防止跌跤而造成股骨、胫骨骨折或其他问题。慢速散步,一般每分钟 60~70 步,时间 30 min 左右。体质较差的老年人,应使用合适的手杖,以求增加腿的支撑力,这有助于人体的平衡和步履的稳健。

4.改变体位要慢

不少老年人因心脏功能的衰退和脑动脉退化,血管弹性降低,血容量和血含氧量减少,体位改变时往往发生头晕、眼花等状况。因此,老年人变换体位时,一定要注意动作不要太快,幅度不要过大,时间不要过长,避免发生眩晕、晕倒或引发其他问题。

综上所述,这 4 个方面的"慢"是对身体健康大有好处的!高血压患者的心情容易急躁,容易烦怒,正好从这 4 个方面慢慢做起,可以调节自己的不安情绪和坏脾气。只有自己的情绪稳定了,脾气好转了,那么自然而然血压也就降下来了,身体也就自然而然地恢复了健康。何乐而不为呢?

三、科学搭配三餐饮食(吃好早餐、合理用午餐、晚餐要注意)

对于高血压患者而言,饮食能够起到很大的作用,因为许多不良的饮食习惯会诱发高血压的产生。所以患者除了服药外,饮食也是有效达到降压效果的另一个途径,因此,正确地调整饮食结构就显得非常有必要。

随着降压常识的普及,大家经常会看到一些关于防治高血压饮食的食谱,但很少有教大家一日三餐吃些什么,要注意什么,现在给大家介绍几点。

(一)早餐时吃些甜瓜和酸奶

"早餐要吃得像贵族",这句话应用在高血压患者身上一点都没错,这并不是说一定要求患者吃多么好,而是要吃得有讲究。在早餐时吃甜瓜和酸奶可以补充矿物质钾的含量,有助于控制血压。有研究表明,每天吃含 1 g 钾的食物,如一个土豆、一只大香蕉或 226 g 牛奶,5 周后血压可下降 4 mmHg。

(二)午饭最好吃用杏仁和芋头做的点心

高血压患者在进食午餐的时候可以在正餐之外适当增加一些点心来补充身体内的镁元素。事实证明,杏仁和芋头均含有丰富的镁元素,而患者每天食 480 mg 镁,血压会平均下降 4 mmHg。镁能够起松弛血管内壁的作用。约 70 g 干芋头种子可提供每天人体所需的 420 mg 的镁元素。另外,鱼、麦芽、菠菜以及某些谷物也都是摄取镁元素的很好来源。

(三)不要把面包作为晚餐的主食

随着生活质量的提高,人们的生活方式越来越西方化,不但过西方的节日,连主食也换成了面包,这对高血压患者是没有好处的。面包中的小麦面粉将增加体内的胰岛素分泌,而后者在数小时之内就可使血压升高。一项研究发现,血液中含胰岛素高的人患高血压症的可能性是普通人的 3 倍。所以,高血压患者主食要"粗细结合",适当进食粗粮。

因此,高血压病患者一日三餐应该要有合理的饮食搭配,只有在平时从点滴做起,才能拒绝疾病的侵扰。

四、要养成规律排便的好习惯

大小便是人体新陈代谢、排出废物的主要方式,二便是否正常,直接关系到人体的健康。

现代医学研究发现,食物残渣久滞肠道,并由肠道细菌发酵腐败,产生有害气体和毒物,这些毒物从肠道吸收,进入血液,可造成人体自身中毒症状,因此,通便对健康是十分重要的。便秘会导致血压的波动,心肌梗死、脑卒中的发病就是在血压不稳定时易发作。大便干结,屏气会使血压急剧上升,之后急速下降。

一般而言,女性患便秘者较多。随着年龄的增长,腹肌力变弱,肠的运动下降,肠内的有益菌数量男女同时减少。排便时屏气会有负压使血压上升,一旦停止屏气,血压会急速下降。平时为了防止血压急速下降,会通过毛细血管的收缩来维持血压,但是上了年纪的人血管反应已经迟钝,不能维持血压,使血压急降,引起血压剧烈波动。因此便秘时屏气对血压没有好处。

便秘对血脂、血糖都有不好的影响。引起便秘的饮食和生活习惯同样也是产生血液黏稠的原因。偏食、食物的纤维和水分摄取量很少,肠内的有益菌数很少,运动量不足等都会导致便秘,血脂、血糖值很难下降,所以不要轻视便秘。

(一)保持大便通畅

首先要从饮食入手,充分补给水分和食物纤维。便秘大多是习惯性的,可分为弛缓性便秘和直肠性便秘,老年人多为直肠性便秘(即由于直肠黏膜感觉不到便意而引起的便秘),这种习惯性便秘的改善,需要增加大便的容积,以刺激直肠。为此要多食用食物纤维和水分,食物纤维在肠中由于吸收了水分,容积就会增大,更容易产生便意。食物纤维能够增加肠内的有益菌,水分可抑制血液的黏稠,对消除直肠性便秘很有效果。

(二)腹肌运动可防便秘

老年人腹肌肌力下降,排便的力气小,所以要锻炼腹肌;通过腹部的按摩,帮助大肠的工作。腹部按摩具体操作方法如下。

在晚上睡前或早上起床做按摩,先将两手掌摩擦生热,把左手掌放在右手背上,右手掌放在上腹部心窝处,先由左向右旋转按摩 15 次,然后再由右向左旋转 15 次,依上法在脐部左右旋转按摩 15 次。然后在下腹部依上法左右旋转按摩 15 次,做完上、中、下腹部的按摩后,再从心窝部向下推,直至耻骨联合处,可反复 20 次左右。在按摩时,将肛门收缩数十次。此外,还可辅以药物治疗,收效更好。

在血压高的时候,或是腰痛的人,请不要做腹肌运动,可通过步行以使大肠上下震动为好。运动按摩之前请充分饮水,这样有助于引起便意。

(三)生活要有规律(包括定时上厕所)

要引起便意必须有规律地饮食,通过饮食得到的食物残渣定期移到直肠,便会产生便意,但是吃饭时间不定,肠的反应也会变得迟钝,不容易引起便意。

因此,要使排便有规律,饮食时间必须有规律。还有早饭后要养成即使没有便意也要去厕所的习惯,对形成排便规律很有好处。

五、衣着、居室环境、洗漱等注意事项

生活起居与高血压病的发生、发展及预后有着十分密切的关系。正确的生活方式对轻型高血压病患者具有肯定的降压作用,即使是严重的高血压患者,也会提高药物的疗效。高血压病患者要科学地安排每天的 24 h,注意日常起居的保健,提高药物降压的效果。

(一)衣着

高血压病患者,多发于中老年人,因此,要在这个年龄组的人中强调"三松"。

(1)裤带宜松,最好不用收缩拉紧的皮带,宜采用吊带式。

(2)穿鞋宜松,以宽松舒适为度,多穿布鞋。

(3)衣领宜松,尽量不系领带,如遇必须系领带时,应尽可能宽松。

对于高血压病患者来说,任何不起眼的人为因素都可能促使血压升高。研究表明,高血压病与动脉粥样硬化症常常伴随发生,而且动脉粥样硬化几乎涉及全身,其病理变化反应也是全身性的。以颈动脉为例,其动脉粥样硬化时血管腔狭窄。若此时衣领过紧,则会进一步增加颈部血液流动的阻力,血压就随之升高。同时,由于颈部的活动,常常会进一步压迫颈部血管,造成脑部的供血不足,出现头晕、眼前发黑等症状,有时甚至会产生更为严重的后果。对于裤带、鞋带及表带等,都是同样的道理,均须注意宜松不宜紧,以自然、舒适为度。

(二)居室环境

高血压病患者的居室宜清静。噪声过大,会给患者带来烦恼、精神紧张,损害神经系统和心脑血管的功能,导致血压升高。居室宜保持适宜的温度、湿度。

湿度过高时可加强通风,以降低湿度;湿度过低可喷洒水分,冬季由于使用暖气,室内多比较干燥,可应用加湿器,或在室内烧开水让热气蒸发,以提高室内湿度。室内要保持良好的通风,新鲜的空气可使患者心情舒畅,解除精神紧张。

床铺要舒适,高低应合适,枕头应柔软,被褥要避免太重太厚,以保暖性能好的羽绒、丝绵被为佳。室内光线应充足、柔和,要有合理的照明,过于昏暗、缺乏阳光的居室容易使人感到疲惫,加重孤独感觉。居室的陈设装饰以简洁、实用、整齐为原则,避免拥挤、杂乱,留有一定的空间,以减少压抑、烦闷的感觉。居室墙壁及窗帘、床罩以淡绿、淡蓝、洁白等柔和而偏于冷色的色调为佳,适当点缀一些花卉盆景,可令人心旷神怡,有利于降压。此外,经常在孤独、寂寞的环境中生活,会使人失去生活乐趣,丧失生活信心,不利于血压下降和身体健康,因而可以多结交一些朋友,培养一些兴趣爱好,或养一些宠物,均可以起到放松精神、怡情养性的作用。

(三)洗漱洗澡

水温要适中,最好为 34 ℃～40 ℃,过热、过凉的水都会刺激皮肤感受器,引起周围血管的舒缩,进而影响血压。故每日早晚洗漱时,宜用温水洗脸、漱口最为适宜;每周至少洗澡 1 次,不要浸泡时间过长,一般不超过 15 min;如果进行盆浴时,切勿让水漫过胸部,洗澡时要把卫生间的排气扇打开。要特别注意安全,少到大浴池中洗澡,以防止跌倒。洗头时可用自己的10 个手指头从头顶前额四周到后颈,来回轻轻地旋转按摩,每次 20～30 转(也可以用梳子梳头),这样做可以刺激头皮神经末梢,通过大脑皮质促进头部血液循环,改善头皮营养和皮脂分泌,有利于新陈代谢和调节神经功能,可松弛紧张状态,使头脑清醒,全身舒适,从而降低高血压。

六、挤车、旅游、坐飞机、避免过久直立等注意事项

(一)挤车

由于公共汽车乘车人多,上下班时需要精神紧张地抢车、挤车,加上车厢内人多拥挤,长期挤车的人就会或多或少地表现出头昏、头痛、消化不良、肩周酸痛不适、疲倦、暴躁,这对高血压病患者极为不利。高血压患者无论上班、下班或外出,都要尽量避免挤公共汽车,最好步行或骑自行车,把途中的时间留得宽裕从容些,以免因为时间卡得紧,造成情绪紧张、心理压力过大而促使血压升高。

高血压患者确实需要乘坐公共汽车时,应尽量避开高峰时间,以减少拥挤。

上车后一定要抓住坐椅扶手。当然,有条件时还是自己有辆车更方便。但也要防止堵车时"急火攻心",可以听一些轻音乐或收音机来排解不良情绪。

(二)旅游

旅游者比平日生活要面临或承受更多的环境变换和时空的交错,加上旅途的劳顿,生活作息时间的调整,都会对血压产生影响,对高血压患者应引起重视。所以,高血压患者在参加旅游前,要经过医生对其身体、年龄等情况做出综合性的评估,以决定能否参加旅游。旅游地点太冷或太热、太潮湿或太干燥,气候不稳定,都不适合高血压患者前往。除了注意旅游地点、方式、内容及行程,还要注意简单、便利。衣食住行都要未雨绸缪,尽量接近平常生活。参加旅游团比个人外出更为适宜,外出时应将本人患病(包括高血压)情况,如病程、治疗控制状况、过敏药物等记在卡片上随身携带,以备急用,使自己得到及时救治。此外,要带足药品,注意按时服用降压药。另外,如能随身携带轻便血压计,随时观察血压变化则更好。

(三)坐飞机

据观察,血压控制不理想,在乘机时心脑血管意外的发生率明显增加。这是因为飞机起降时重力变化、舱内气压(一般机舱内气压在巡航时维持在海拔 2 600 m 水平)、气流、体位变化、狭小的空间等对人体产生了一系列影响。大多数心血管、神经内科医师和航医都主张患者将

血压控制在理想水平后再乘机。即青年人、中年人或糖尿病患者降到理想或正常血压＜130/85 mmHg，老年人至少降至正常高值(140/90 mmHg)最妥。从航空医学的角度来说，应对降压药物进行选择。部分药物服后可产生一些不良反应，于乘机不利，应予注意。如肾上腺神经阻滞药(如胍乙啶)，中枢性阻滞药(如可乐定)，α、β受体阻滞药(如拉贝洛尔)可产生直立性低血压；α受体阻滞药(如哌唑嗪)能作用于中枢神经系统引起眩晕。平时服用这些药物的患者，在乘机前最好在医师指导下改用其他药物。钙离子拮抗药(如硝苯地平)、β受体阻滞药(如美托洛尔)、利尿药(如氢氯噻嗪)、血管紧张素转化酶抑制药(如卡托普利)、血管紧张素Ⅱ受体拮抗药(如氯沙坦)，由于较少发生对航空旅行不利的不良反应，适合于高血压患者乘机时使用。对于恶性高血压(病情急剧发展，舒张压常持续在 130 mmHg 以上，并有眼底出血、渗出或视盘水肿)患者、妊娠高血压患者、脑血管意外病后 2 周内、心肌梗死病后 1 个月内的患者，都是严禁乘机的。此外，3 级高血压(血压≥180/110 mmHg)控制不理想者、心血管及开颅术后恢复期者、心功能Ⅱ级以上患者、高龄(80 岁以上)患者、合并糖尿病患者及有肾损害或蛋白尿(24 h 尿蛋白＞1 g)的患者，乘机应谨慎，最好征得医师的同意。旅行时，建议患者备足降压药物和必备的急救药物。登机前，可酌情服用一点镇静药。

飞行中，应尽量保持轻松、愉快的心情，避免怒、悲等情绪波动。航程中，如觉不适，当症状同平常血压波动一样时，可酌情加服 1 次降压药。如发生剧烈头痛、剧烈眩晕及呕吐、恶心、心前区疼痛不适、呼吸困难、大汗淋漓等时，则可一方面服用应急药物(千万记住将药品放在随手可取出的位置)，一方面向机组人员报告，请求帮助。

(四)避免过久直立

在自然条件下，四足类动物一般不得高血压病，而人和猿猴却例外。科学家发现，当人由平躺的姿势转向站立时，由于地心引力的作用，由心脏排出的血量，每分钟要减少 30%～40%，个别情况下减少得更多。为了适应这一急剧变化，动脉血管反射性地发生收缩、变窄，使其容量与心排出量接近。待心脏排出量恢复，动脉血管的容量也会相应增大。如果站立时动脉血管不收缩的话，就会出现低血压，大脑首先缺血，有休克的危险。动脉血管这种功能反应又称为血管应力反应。血管的应力反应是有一定限度的，如果一昼夜超过 16 h 的直立，动脉血管的应力反应就会加大心脏负荷。人的一生中，这种应力反应的机制是逐渐形成的，所以与年龄成正比关系。当这种应力反应机制调节功能长期紧张而发生失控时，就有可能发生高血压病。因此，既要主张每天有一定量的运动，也要提倡保证一定时间的静坐和平卧休息。人们躺下休息，不仅仅是为恢复体力和脑力，也是为了让血管张力得到休息。高血压病患者直立时间每天不要超过 16 h，休息时可采用卧位，哪怕是 5～10 min 也是有益的。坐位时可把双腿抬高，增加回心血量，每次 15～20 min，这对长期从事站立或行走工作的高血压病患者，很有好处。站立时心理紧张对心血管的影响更大，故宜散散步，或坐在沙发上，把腿抬高15～20 min。睡眠时体位不要僵直固定，最好取躯干蜷曲位，腿略抬高，有利于心血管系统休息得更好些。尤其要避免站着吃东西，或边走边吃，会增加心血管系统调节的紧张性，对高血压病患者尤其不利。

七、天气变化时注意事项

我们知道，天气变化与人们的健康有一定的联系，天气变化时许多高血压患者就产生了不适，天气骤变对他们的病情有一定的不利影响。那么，如何应对这种突然变化的天气呢？现为大家介绍一下相关的情况。

（一）适当减低运动强度

由于夏季人体的消耗比其他季节大，高血压患者的行为方式也应进行相应的调整，以静养为主。但是，这并不意味着夏季可以躺下休息，用不着锻炼了。

在这个季节里，确实应该调整锻炼的时间，减少锻炼的强度。早晨活动锻炼的时间应该比平时适当地提前一点，傍晚的锻炼时间可选择在太阳落山后，千万不要在烈日下进行体力活动。老年患者应该使自己的锻炼达到有舒畅的感觉，中年患者则可以让自己体会到出小汗、有小劳的效果。活动的持续时间应该控制在 30～60 min，活动的强度应该比平时降低。适合高血压患者在夏季里进行的体力活动项目有打拳、练功、行走、慢跑、游泳。这些活动有利于放松精神、调节神经、扩张血管、增进血流。

（二）避免忽凉忽热的"刺激"

高血压患者要特别注意自己的生活环境，居室内的室温最好能保持在 22 ℃～26 ℃，并保持室内的空气流通。有不少高血压患者平时一直把血压控制得很好，可是一到夏天，血压就不稳定，这与使用空调不当有关。尤其是刚从炎热的外部环境回家的时候，空调温度过低，一热一冷，血管会从本来的舒张状态一下子变成收缩状态，这就为血压升高埋下了伏笔。

此外，由于室内外空气交换不够充分，长时间"闷"在空调房间里还会引发"空调综合征"，出现头晕、口干、心跳过快等症状。因此，定时通风换气显得十分重要。该出汗时就应出汗，否则毛孔闭塞，冷热调节不匀，容易生病。高血压患者也是这样，出汗是一个新陈代谢的过程，能促进周围小血管的扩张，有利于血压的下降。最好的方式是晚上的下半夜将空调关闭，打开窗户，上午 10:00 以前尽量不要开空调，这样每天可以使居室内有 1/3 的时间能接触到自然的空气。天气经常会是变化无常的，所以有高血压病的朋友们一定要根据天气情况合理地安排和调整自己的生活习惯。高血压的治疗和调理是一个系统的过程，生活的大大小小的各种规律和安排都会影响到高血压患者的康复。

八、按时服用降压药物、定时测量血压

人体的血压在 24 h 内呈"二高一低"（即上午 9:00～10:00，下午 4:00～6:00 最高，凌晨 2:00～3:00 最低）的状态波动。血压高峰时易发生脑出血；当血压降到最低时易形成脑血栓或冠脉血栓。由此可见，"二高一低"时段存在潜在危险。一般降压药的作用时间是在服药后 30 min 开始，2～3 h 达到高峰。

根据以上原理，高血压患者服用降压药的时间应从传统的每日 3 次，改为上午 7:00 和下午 2:00 2 次为宜。这样服用降压药恰好与血压波动的高峰期同步，能使药物产生更好的降压效果。需要特别注意的是，轻度高血压患者切忌在晚上就寝前服降压药，因为这时服降压药，当降压药发生降压效果时，正好与生理性血压低谷期相重叠，有形成脑血栓的危险。

更重要的是要严格遵循医嘱，不要随意加减药物或擅自停药。高血压患者不得不长期依靠药物来降低和控制血压，也许会担心高血压药物的不良反应。所以，一看到哪个广告说几个疗程能彻底治愈高血压，有些人就禁不住"诱惑"。

这是万万不行的，因为医生在给高血压患者开降压药的时候，总会选择理想的降压药给患者，所以高血压患者服用降压药最好是在医生的指导下进行。什么是理想的降压药呢？第一是必须能有效降低血压；第二是降压药的不良反应要小，患者使用以后不良反应很小或者没有。有的人服药后心脏吃不消（可能是心跳加速）、脸红，就必须换降压药了。

外界环境会导致人体发生一系列神经体液方面的适应性调节。季节会影响血压的变动，老年人更是如此。目前昼夜温差开始拉大，血压也悄悄地在升高。这主要是受气温的影响，夏季皮肤血管扩张，秋冬季皮肤血管收缩所致。

有证据表明，气温每降低 1 ℃，收缩压升高 1.3 mmHg，舒张压升高 0.6 mmHg。

秋天温度下降，人体内的肾上腺素水平上升，体表血管收缩以减少热量的散发，同时肾上腺素又可使心率加快，这样就会导致血压的升高。这对正常人来说没有什么，但对于高血压患者来说就不得不警惕了，一定要注意巧监测和巧用药。

高血压患者可以通过定时自测血压来确定降压效果，24 h 昼夜血压波动是很大的，由于体力和脑力活动的影响，24 h 血压波动可达到 50/20 mmHg，而夜间血压最低。除了血压的自发性变异外，患者到医院检查时，血压也会升高，所以自测血压比在医院测压能更客观地反映血压状况。一般白天血压有两个高峰期，即上午 6:00～10:00 及下午 4:00～8:00 时，在这两个时段测血压，可以了解一天中血压的最高点。测压前至少应休息 5 min 以上。测压时，患者的身体要放松，血压计袖带须正确放置，且与心脏位置保持在同一水平线上。充气时要快，放气时要缓慢，使用听诊器者，听诊器位置放在动脉上，听动脉音，读出血压值并记录下来。

最好同时记录脉搏的次数。1 次测压后，应隔 2～5 min 再测压 1 次，以 2 次测压的平均值为血压值。

为了监测药物的降压效果，有必要分几个时段自测血压。一是每日清晨睡醒时即测血压，此时血压水平反映了药物降压作用的持续效果和夜间睡眠时的血压状况。如果夜间睡眠时血压和白天水平相同，则应适当在睡前加服降压药。二是服降压药后 2～6 h 测血压。因为短效制剂一般在服药后 2 h 达到最大程度的降压，中效及长效制剂降压作用高峰分别在服药后 2～4 h，3～6 h 出现，此时段测压基本反映了药物的最大降压效果。三是在刚开始服用降压药或换用其他药物时，除了以上这些时段外，应该每隔数小时测量 1 次，或进行 24 h 血压监测，以确认降压效果及血压是否有波动。

正确掌握自测血压的时间，能较客观地反映用药后的效果，帮助医生及时调整药物剂量及服药时间，决定是否需要联合用药以达到更好控制血压的目的。

第十三节　培养高血压患者的健康生活方式

一、高血压病患者日常生活中的注意事项

高血压是一种生活方式病，除遗传因素外，其他因素均为可以控制和改变的后天因素，因此高血压病是可以预防的，即便是已经患了高血压病，只要能引起高度重视，采取积极的态度，正确防治，也可以减少高血压引起的并发症，将其危害降到最低限度。

1. 思想重视、坚持服药

轻度高血压早期主要从改善生活方式入手，消除高危因素。如果 3 个月血压仍控制不好，

要根据患者个体情况,在医生指导下选择药物治疗。高血压患者需要终身用药,切忌"三天打鱼两天晒网",血压高了就用药,血压正常了就停药,这样极容易引起血压反弹。研究证实,血压经常波动对人体危害甚至比轻、中度高血压的危害还要大。

2.控制情绪、心态平和

现代医学研究证明,一切忧虑、悲伤、烦恼、焦急等不良刺激及精神紧张和疲劳,可使交感神经兴奋,血液中儿茶酚胺等血管活性物质增加,而引起全身血管收缩,心跳加快,血压升高,甚至引起脑出血。因此,高血压患者应注意控制情绪,做到性情开朗,情绪稳定,心态平和,避免大喜与盛怒,尽量减少或消除引起血压波动的因素,如焦虑、生气等。

3.生活规律、劳逸结合

长期无规律的生活和过度疲劳,可诱发或加重高血压、冠心病等疾病,尤其是年轻白领人群,决不可自恃年轻体壮而过度透支健康。要科学安排工作和生活,做到劳逸结合,保证睡眠,避免长时间待在写字楼、电脑前和车里,尽可能多参加一些社会活动和体育运动,这样不但有利于高血压治疗,而且可以使精神生活更充实。

4.合理膳食、限制摄盐

中国人的饮食以谷类为主,比西方饮食习惯好,对减少高血压、冠心病发病有一定好处。高血压患者饮食应限制脂肪,少吃肥肉、动物内脏、油炸食品、糕点、甜食,多食蔬菜、水果、鱼、蘑菇、低脂奶制品等。

要限制盐的摄入,高血压患者每天摄入盐量应少于 5 g(约小汤匙半匙/天)。还要戒烟限酒,切忌贪杯暴饮。过量饮酒尤其是饮烈性酒,会使血压升高。特别是老年人,肝解毒能力较差,饮酒过量极易引起肝硬化及心肌疾患、胃黏膜萎缩和出血等。

5.防寒保暖、大便通畅

尤其是冬春季节,防止寒冷刺激,外出时要注意保暖。平时注意保持大便通畅,夜间不宜到室外上厕所和久蹲用力大便。

6.平稳降压、谨防意外

在药物治疗方面,宜服用作用缓和的降压药,药物作用过强的降压药,可使血压急骤下降,容易导致重要脏器缺血和直立性低血压,全身各组织器官的供血量不足,尤其是脑、心、肝、肾等重要器官,可因缺血缺氧而发生功能障碍,甚至发生脑血栓形成和心肌梗死等意外。高血压患者应经常检查血压,及时调整用药剂量,使血压维持在最适宜的水平。

7.了解健康知识、早防早治

特别强调,应在全国大力加强防治高血压科学知识的宣传,向全民普及健康知识,倡导科学养生,引导广大群众追求健康的生活方式,从而远离高血压疾病。高血压的发病很隐秘,没有什么特别症状,所以很多患者在早期根本不知道自己得了高血压,甚至有些人常年患高血压也没有什么症状。建议 35 岁以上的人应每年进行 1 次体检,有高血压家族史或有高血压的患者,家中应自备一个血压计,经常能自测一下血压,高血压越早发现越有利于治疗。如果出现莫名地感觉头痛、头晕,注意力不集中或不踏实,应及时去医院检查,尽早明确诊断,给以适当的生活调养和治疗。

二、健康的生活方式

我国高血压防治指南指出,要深入浅出地耐心向患者解释改变生活方式及其治疗意义,自觉付诸实践,长期坚持。健康教育多从以下几方面对高血压患者作生活方式的调整。

1. 均衡膳食

要求膳食中各种素荤品种齐全,比例恰当。而高血压患者则强调限制脂肪,食用低脂奶制品、低胆固醇、高维生素、中等量蛋白的鱼类,蛋白有一定促进肾小管排钠和降压的作用,亦可减少钠的摄入。我国 10 组人群的协作研究表明,钠与血压呈正相关。适当限制钠盐摄入,增加钾盐摄入等,可降低血压,减少降压药的用量,减轻高血压患者的危险因素,并在人群中用以开展高血压的一级预防。膳食限盐对高血压患者的饮食相对较为乏味,可能会影响患者的胃口,因此,烹调时可用以糖醋汁、番茄汁或麻酱来调味,并注意菜肴的色、香、味、形等,以引起患者食欲。北方每人每天盐的摄入量平均降至 8 g,以后再降至 6 g,南方可控制在 6 g 以下。减少脂肪,每日摄入脂肪的热量应低于总热量的 30%。饱和脂肪酸占 10% 以下(高血压患者饱和脂肪酸<7%)。给患者增加新鲜蔬菜和水果,以增加纤维素和维生素 C 的摄入量,在食物选择上应选豆类或豆制品、冬瓜、萝卜、山楂等。糖类占全天总热量的 50%~60%。高血压患者的饮食原则应为:①控制热量摄入,避免肥胖,保持理想体质量:理想体质量(kg)=身高(cm)-105;②少吃食盐,每日摄入量最好少于 6 g;③增加含钾和钙丰富的食物摄入量,如燕麦片、青豆、油菜、橘子等;④适当增加海产品的摄入,如海带、虾皮、紫菜等;⑤不饮酒、不抽烟,不用刺激性调味品,不喝浓茶和浓咖啡;⑥定时定量,少量多餐,晚餐要少而精,清淡易消化。

2. 减轻体质量

中国医学科学院阜外心血管病医院教授吴锡桂报道,一项 10 组人群研究表明,10 年来这10 组人群血压多呈增高趋势。其中收缩压一般增高 2~8 mmHg;舒张压一般增高 1~6 mmHg;10 组人群体质量指数增长了 0.5~2 kg/m²。这个数字可能显示出全国人民都在变胖,也显示出高血压与饮食体质量增加的因素密不可分。经过 10~20 年随访发现,超重者至少有 60% 发生高血压,肥胖人群高血压患病率是同年龄组体质量正常者的 3 倍。体质量每年减轻4.5 kg,既可降低肥胖者的血压,也能增加降压疗效。体质量超过理想体质量 10% 时,应自行减重,使体质量指数保持在 20~24。

体质量指数=体质量(kg)/身高(m)²。

目前减重主要有饮食、运动和药物 3 种方法。多采用的方法是控制饮食和体育锻炼。包括有规律的体力活动,限制摄入热量,增加运动量,要指导患者根据病情和身体情况做到适量运动,不做过激运动,如举重等。可与患者一起制订简而易行且行之有效的运动方法,如每天散步 20 min,有实验证明,此方法 1 年可减轻体质量 4.5 kg。

3. 戒烟限酒

烟草危害既是当今世界一个严重的公共卫生问题,又是一个社会问题,给人类健康带来了巨大的危害。国外重要心血管杂志有关高血压研究论文摘要显示,吸烟者的病死率与每天烟草的消耗量密切相关。吸烟既可加速动脉硬化(特别是冠状动脉)又可增加血小板的黏滞度,易使血栓形成,造成心肌梗死。吸烟也会影响降压治疗的效果,使药物防止器官损害的作用减弱,戒烟 1 年可以看到对心血管的益处。饮酒与高血压发病呈正相关。流行病学调查表明,大量饮酒会导致高血压;男性饮酒量越大者血压越高;若限制饮酒量,则可以降低血压。以适量饮酒(每日<30 mL)组发病率最低。以日本东北地区男性为研究对象的一项调查结果显示,每日饮酒量≥42 mL 者,脑血管发生意外的危险增加。从对血压的影响和预防心、脑血管并发症的角度来指导患者控制每日饮酒量应少于或相当于白酒即酒精 30 g 的量或啤酒 720 mL。

4.适量运动

运动不足被认为是成年人高血压、糖尿病、高脂血症等的重要原因。流行病学调查结果表明,高血压患者身体活动量对其疾病的预后有重要影响。国外重要心血管杂志有关高血压研究论文摘要还显示,体育活动多的人比不活动的人总病死率及心血管病病死率下降,从来不吸烟、体育活动多的人死亡数最少,吸烟加上不活动的人死亡相对危险比最高。吸烟的人如果体育活动较多,心血管病病死率下降 40%。防治中心与美国体育医学院的规定还指出,每个成年人最好每天都有 30 min 以上中等量的体育活动,每周长跑＞80 km 的人比每周长跑16 km 的人高血压减少 50%,降压降脂药用量减少 50%,10 年内冠心病危险减少 30%。增加运动量,超过目前建议的最低要求,大大有益于健康。为取得运动训练的良好效果,要确定运动的方式,强调时间和频度,增加有氧运动不要短时间大量运动。获得降压效果的累计运动时间。据报道,活动 1 000 min 以上、每次 60 min、每周 3 次以上、持续 10 周,即可达到目标。应嘱患者持之以恒,倘若运动终止,约 4 周后已降低的血压又恢复至原来的水平。运动疗法不仅有降压功能,还能降低患心血管疾病的危险并改善血液脂类代谢。

5.心理平衡

现代科学认为,许多疾病的根源始于有害的社会心理因素,一切不良的精神因素,都可成为"应激"源,而破坏神经系统的平衡,导致精神神经-内分泌-免疫系统的异常,引起疾病的发生、发展与转归。原发性高血压病早就被列为典型的心身疾病。有研究观察,高血压患者比健康人更内向,情绪不稳定,人际关系敏感,焦虑、抑郁、偏执等。心理生理学研究也提示,精神紧张、自主神经活动及条件作用均可引起高血压。心理不平衡可促成心血管疾病,而心血管疾病本身又可进一步造成心理紧张失衡。健康教育应从高血压患者的社会环境、躯体状态、心理因素同时着手。通过心理疏导、放松疗法、倾听音乐、培养兴趣、暗示催眠等心理治疗降压效果明显。应注意指导患者加强自我修养保持乐观情绪,学会对自己健康有效的保健方法,消除社会心理紧张刺激,保持心理平衡与机体内环境的稳定,达到治疗和预防高血压的目的。

三、避免过度疲劳、应张弛有度

年轻人患高血压有两种可能性:原发性与继发性。20 多岁时出现高血压,大部分是由于紧张及压力,比如一些学生在高考时血压也会升高。但此类高血压往往是一过性的,引起紧张的因素消失之后血压就会恢复正常。一般原发性高血压的患者年龄都在 30 岁以上,有先天因素以及家族史的人患病可能比常人要高 2～3 倍,后天因素如肥胖、缺乏运动、长期精神高度紧张等,也会促使高血压发生。

建议工作紧张的上班族,特别是从事高强度工作者,一定要在工作之余多注意休养,防止"体质磨损",在过度劳累或健康欠佳时,不要勉强支撑,以免发生意外。而继发性高血压往往是由其他疾病引起的,比如肾动脉狭窄、肾上腺瘤等,如果能及早就医,针对病因手术,是能够得到根治的。

四、避免暴饮暴食

高血压的饮食要以利于降压为最高原则,所以高血压患者在生活中一定要积极调整饮食结构。建立合理健康的饮食对促进病情的缓解具有重要的作用,所以,高血压患者一定要重视发挥健康饮食的降压功效。目前高血压不断高发的趋势给我们的健康生活带来了很大的威胁。高血压患者的康复不是一件轻而易举的事情,需要患者发挥自身的积极作用。尤其是要通过日常饮食的调整来辅助治疗才能促进高血压的治疗进程,避免暴饮暴食。

(1)首先高血压的病情要得到有效的控制需要患者的日常饮食不能过饱,一定要避免暴饮暴食。高血压患者应节制饮食,避免进餐过饱,减少甜食,控制体质量在正常范围。俗话说"饮食常留三分饥",尤其是老年高血压患者,应根据本人工作和生活情况按标准算出应摄入的热能,再减少15%~20%。

(2)高血压患者的饮食要有一定的选择性,最高的饮食原则是要利于降压治疗。高血压患者应避免进食高热能、高脂肪、高胆固醇的"三高"食物;适量限制饮食中蛋白质的摄入量,每天每千克体质量蛋白质的摄入量应在1g以内。可常吃豆腐及豆制品、瘦肉、鱼、鸡等,高血压患者不伴发高脂血症的,则每日可食1个鸡蛋。

(3)植物油对高血压患者的健康是非常有益的,所以在平时的餐饮中,高血压患者的食用油宜选择植物油,如豆油、菜籽油、玉米油等。这些植物油对预防高血压及脑血管的硬化及破裂有一定好处,同时高血压患者要忌食荤油及油脂类食品。

除了以上的注意事项外,高血压患者的饮食还要注意一些细节问题,比如高血压患者应多吃维生素含量丰富及纤维素多的新鲜蔬菜和水果,平时饮茶宜清淡,忌饮浓茶、浓咖啡,少吃辛辣的调味品。

五、不要沉迷在麻将桌、牌堆里

麻将是民间喜闻乐见的娱乐活动之一,目前,在我国大江南北,城市乡村非常普及,节假日的家庭麻将,平日里的邻里麻将,棋牌室的朋友麻将,度假村的工作麻将,真是五花八门,名目繁多。作为一种娱乐活动本该是一种愉快有趣的活动,是工作之余的一种享受。然而,在有些地方却成了某种赌博的方法,挑灯夜战的有之,废寝忘食的有之,通宵达旦的还大有人在。有些人并非是在消遣,实在是着迷,更有甚者,一些高血压患者也积极地加入了这个行列,沉醉在麻将桌上。这样的活动并非轻松、快乐,说是消遣,其实是在用脑费神,弄不好还要恼怒斗殴。

有人做过统计,坐在麻将桌上的人,能在2h之内收盘的还不到10%。

超过一半的人都要在4h以上。连续的单一活动,会使大脑经历一个从兴奋到抑制、再到兴奋的过程。人多的场合,空气不易流通,再加上有些人有吸烟的习惯,更加容易使人疲劳。在这种环境中,也容易产生情绪激动,超过2h的麻将活动对高血压患者是很不适宜的,尤其是老年人。曾有一份全国发行量很大的报纸报道,有一位70岁的老太太爱搓麻将,因年事已高,有40年不玩了,但近3年来,每天中午从12:00要搓到下午6:00,有时出现头晕、头痛,仍然照搓不误,当天连续5个小时,感到头痛,回家上厕所即倒地不省人事,送医院不治身亡。无独有偶,在某个棋牌室一50岁李某男子,连续空腹搓麻将近6个小时,感到头晕乏力,突然倒地、四肢抽搐、口鼻流血,幸亏抢救及时,保住了性命。因此,搓麻将要适度,过度迷恋,有害无益。

高血压患者要合理选择娱乐项目,麻将、牌九也是可以进行的活动,关键是时间要适中,心态要良好,情绪要安闲。玩乐为消遣,千万不要紧张、激动,更不必当真、动肝火,不要沉醉于牌堆里。否则会得不偿失,后悔莫及。

六、一支烟有危害、被动吸烟更有害

吸烟有害身体健康,这点人人都知道,但是,吸烟对高血压患者的危害究竟有多大呢?

吸烟对高血压患者之危害一:研究证明,吸一支烟后心率每分钟增加5~20次,收缩压增加 10～25 mmHg。这是为什么呢？因为烟叶内含有"双面杀手尼古丁（烟碱）"会兴奋中枢神经和交感神经,使心率加快,同时促使肾上腺释放大量儿茶酚胺,使小动脉收缩,导致血压升高。尼古丁还会刺激血管内的化学感受器,反射性地引起血压升高。

吸烟对高血压患者之危害二:烟草中的主要成分是尼古丁,它是一种剧毒物质,可刺激心脏,使心率加快,血管收缩,血压升高,促进儿茶酚胺的释放。长期大量吸烟,如每天吸 30～40 支,可引起小动脉长期收缩,久而久之,小动脉壁的平滑肌变性,内壁增厚,发生动脉硬化。同时由于吸烟者血液中一氧化碳血红蛋白含量增多,从而降低了血液的含氧量,使动脉内膜缺氧,动脉壁内脂质沉积增加,加速了动脉粥样硬化的形成。

吸烟对高血压患者之危害三:调查证明,吸烟者中高血压的发病率比不吸烟者高 2.5 倍。研究证明,有吸烟习惯的高血压病患者,由于对降压药物的敏感性降低,抗高血压治疗不易获得满意效果,以致不得不加大用药剂量。长期吸烟的高血压患者,治疗效果较差。

把吸烟称作为"慢性自杀"是因为吸烟者完全知道尼古丁的危害,连香烟的外壳上都标明"吸烟有害于健康"的字样,由此引起的损害也只能自食其果。但是,吸烟并不仅仅是害己,还会害人。当您吸烟时,弥散的烟雾还会钻入同室人的肺,使周围不吸烟的人也成了被动吸烟者,陪着一起遭受危害,就这一点而言,吸烟者有"他杀"的责任。

吸烟的人在吸烟时,经口吸入的烟雾仅占 1 支烟的 15%,还有 85% 的烟雾是在燃烧中产生,被动吸烟的人所吸入的烟雾却是包括两方面:一方面是吸烟者所吞吐出来的烟雾;另一方面是香烟在燃烧中所产生的烟雾。在一间屋子里,只要有人吸烟,超过吸烟者 6 倍的烟雾就会在空间中飘荡,供不吸烟的人"享受"。实验证明,无论是吸烟的人,还是不吸烟的人,血液中都会含有尼古丁样物质,这充分说明吸烟对人类是一种公害,因此,为了他人的健康,在公共场所禁止吸烟是非常必要的。

以上详细介绍了吸烟对高血压患者的危害,因此,没有患高血压的人要戒烟,来预防高血压。而有高血压的人更要戒烟,并且有高血压的患者也要戒酒。烟酒对于高血压患者来说都是隐形杀手。

第十四节　冠心病患者的自我护理

一、日常生活中的自我护理

冠心病患者在日常生活中,应当在各个方面多加注意,进行有效的自我护理。具体来说,自我护理主要包括以下内容。

1. 衣——宽松舒适,适时增减

冠心病患者应当选择质地柔软、式样宽松的衣物,尤其是贴身衣物,最好选择透气性好的棉质制品,最好不要戴领带、皮带,也不要将领扣、裤扣扣得过紧,以免挤压身体,引发胸闷、憋气等不良症状。鞋子则最好选用比较轻便、合脚、底部柔软的运动鞋、休闲鞋及布鞋。此外,患者还应当注意根据季节和天气的变化增减衣物,防止因感冒、受凉而引起疾病。尤其是在每年的冬季以及寒冷、潮湿、阴雨、大风的天气,容易引发冠心病,患者此时应当注意保暖,并相应地减少户外活动。

2.食——合理搭配,营养均衡

冠心病患者应当注意饮食的均衡,并多吃新鲜蔬菜、水果、豆制品等富含营养的食物,少吃或不吃肥腻、辛辣、油炸、高盐、容易刺激肠胃、难以消化的食物,并戒烟戒酒,不喝咖啡和浓茶。此外,患者在饮食上应少食多餐,忌暴饮暴食或过度饥饿,以免引发冠心病。

3.住——环境适宜,作息规律

患者要注意保持居住环境的安静、整洁、明亮,并经常通风,使室内的空气保持清新。还应注意使室内的温度和湿度保持适宜。一般来说,室温最好介于 18 ℃～25 ℃,湿度最好维持在40％～60％。此外,患者应养成规律的作息,一般来说,春季和秋季应早睡早起,夏季应晚睡早起,冬季应早睡晚起,每天的睡眠时间不应少于 8 h。

4.行——适度工作,劳逸结合

患者在生活中,可以进行适当的工作、学习、娱乐以及运动锻炼。但应注意工作、学习的时间不要持续过长,也不要过度沉溺于娱乐。运动则应适量,不要使身体过度劳累。

5.其他方面的自我护理

主要包括以下几个方面的护理。

(1)应坚持遵照医嘱长期服药,不可自行用药。需要注意的是,冠心病患者在起床后的1～2 h 内以及上午 10～12 点容易发病。为了有效抑制这种危险,患者在服药时,应注意选择服药时间:每日服 3 次的,应分别在早晨 6 点、中午 12 点和下午 5 点服用;每日服 2 次的,应在早晨 6 点和下午 3 点服用;每日服 1 次的,应在早晨 6 点服用。

(2)注意个人卫生,经常洗澡,保持皮肤的清洁干燥,经常换洗内衣、内裤和床单被罩,尤其是要注意保持口腔卫生。

(3)患者可过正常的性生活,但应注意不要在饱餐后进行。此外,在性生活的过程中,如果患者出现胸痛,应立即服用硝酸甘油,病情较重的患者,还应当迅速就医治疗。

(4)患者在生活中还应注意保持大小便的通畅,以免引发冠心病。具体来说,患者应多吃蔬菜、水果等富含膳食纤维的食物,或在每日晨起后喝一杯白开水(可以放些蜂蜜)以防止便秘,对于经常便秘的患者,则可在医生的指导下,服用特定的药物通便。

二、冠心病患者的心理护理

冠心病患者在进行自我护理的同时,也要重视心理护理。

具体来说,患者应注意在以下几个方面做好心理护理。

1.了解自身病情、做到心中有数

冠心病患者应全面、详细、具体地了解自己的病情,做到心中有数,并积极配合、实施医生的治疗方案,从而信心十足、胸有成竹地战胜冠心病病魔。

2.克服不良情绪、保持心态平和

冠心病并不是不治之症,完全可以通过有效的治疗得以痊愈。因此,患者应克服恐惧、焦虑、紧张、悲观、绝望等负面情绪,卸下精神负担。但是,患者还应注意,不要由于过度乐观而疏忽了日常的自我护理,从而引发不测。因此,总的来说,患者应当保持平和的心态和稳定的情绪,不要大喜大悲。

3. 缓解精神压力、正确应对逆境

患者在生活中,常常会遭遇到一些工作上、学习上或是家庭上的困难或逆境,此时,患者应当采取正确的态度来应对,适当调整自己的心情,缓解精神压力,不要过度消沉或一蹶不振,以防给冠心病病魔创造可乘之机。

4. 纠正不良性格、培养兴趣爱好

研究发现,具有好胜心强、富有竞争性、喜欢与人争辩、情绪不稳、急躁易怒、缺乏耐心、时间感非常紧迫等性格特点(即医学上所说的 A 型性格或过度竞争型性格)的人,往往容易引发冠心病。因此,具有这类性格的人,在生活中应当注意进行纠正,使自己的精神放松,情绪稳定,从而促进身体及早康复。同时,患者还可培养一些良好的兴趣爱好,如阅读、书法、绘画、集邮、养花、养鸟、钓鱼、听音乐等,这些都有利于患者的心理健康,并能有效促进身体的康复。

第十五节　冠心病患者的饮食疗法

一、饮食疗法

冠心病饮食疗法,是指通过合理的饮食来治疗冠心病的一种方法。饮食疗法是冠心病综合治疗中的一个重要内容。

具体来说,患者在使用饮食疗法时,应当注意严格遵循以下原则。

1. 优化饮食结构,注重营养均衡

患者应当合理地调整饮食结构,并注意均衡摄取蛋白质、脂肪、糖类、维生素、纤维素、矿物质等营养成分,不可偏食或嗜吃某一种或某几种食物。具体来说,应当多吃蔬菜、水果等富含纤维素、维生素及多种矿物质的食物,以及含有较多蛋白质的豆类食物和豆制品;少吃肉类、油脂类以及动物内脏等脂肪、胆固醇含量较高的食物,以及含有较高糖分的食物;适量进食蛋类、鱼类、牛奶及奶制品。在主食上,应减少精制米面的摄入量,适当选择一些粗粮;在肉类食物上,应尽量选择鸡肉、鱼肉、兔肉等脂肪含量较低的食物。

2. 定时定量进餐,选择清淡饮食

患者应当养成规律的饮食习惯,每日应当定时定量进餐。

在平日的生活和工作中,不要因为过忙就不吃饭或随便进食快餐、方便面等营养价值不高的食物。在进食方式上,应当注意少食多餐。每日最好进食 4~5 餐,但每餐都不要吃得过饱,尤其是不要暴饮暴食,以免损伤肠胃并引发心、脑血管疾病。一般来说,应当在感到七八分饱时,就停止进餐。此外,在食物的选择上,应当尽量吃一些清淡、少盐、低脂、少油的食物,不要吃高盐、高糖、高胆固醇、肥腻、油炸、辛辣、难以消化、易刺激肠胃的食物。

3. 控制总体热量,戒除不良习惯

患者应注意控制每天摄取的总热量。一般来说,成人每天摄取的总热量不应超过 9 614 kJ(2 300 kcal)。但是,由于不同的患者,其身体情况存在差异,因此每日摄取的总热量应当因人而异。

具体来说,可依照身体是否出现超重或肥胖,来衡量总热量。

当身体出现超重或肥胖时,患者每日摄取的总热量应适当减少。此外,患者还应当戒除酗酒、嗜喝咖啡和浓茶等不良的饮食习惯,以免对神经、血管、肠胃造成刺激并引发不良反应。

二、饮食疗法的主要内容

冠心病患者的饮食疗法,其主要内容是"四多四忌、一适量一避免"。

1. 多吃富含维生素和纤维素的食物

维生素能增强血管弹性,减少心肌耗氧量,降低血脂和血压,防止动脉发生粥样硬化。膳食纤维能吸收人体内多余的脂肪并降低血压,因此它们都非常适合冠心病患者。

富含维生素和膳食纤维的食物主要是各种蔬菜和水果。

2. 多吃黄酮类食物

研究发现,黄酮能有效抑制心肌梗死的发生,并降低心肌梗死及其他心脏病的病死率。具体来说,含有黄酮的食物主要有荞麦、洋葱、西红柿、绿叶蔬菜、荷叶、苹果、山楂、红葡萄和红茶等。

3. 多摄取能促进心血管功能的微量元素

食物中的一些微量元素,如镁、锌、铬、碘以及硒、铜、锰等,能增强心脏及心血管的功能,防止动脉发生粥样硬化,因此,患者在饮食中应当注意摄取这类元素。具体来说,含有较多镁的食物主要有豆类和豆制品、小米、玉米、桂圆、枸杞等,含有较多锌的食物主要有肉类、蛋类、牛奶和牡蛎等,含有较多铬的食物主要有全谷类、牛肉、红糖、干酪、酵母以及动物的肝等,含有较多碘的食物主要有海带、海藻、紫菜等海藻类食物,含有较多锰的食物主要有糙米、小麦、黄豆、白菜、茄子、扁豆、白萝卜、胡萝卜等。

4. 多吃其他能防治冠心病的食物

能防治冠心病的食物主要有大蒜、生姜、辣椒、萝卜、香菇、黑木耳、大豆、绿豆、豆腐、花生、核桃、杏仁、榛子、松子等。

5. 忌吃高脂肪、高糖、高胆固醇食物及刺激性食物

冠心病患者最好不要食用肥肉以及猪油、羊油、牛油、黄油等高脂肪食物,也不宜吃含有较高胆固醇的动物内脏、腊肠、蟹黄、鱼子等食物,以及糖果、甜点、冰淇淋等高糖食物。此外,过冷、过热、过于辛辣、黏腻、油炸的食物以及其他刺激肠胃、难以消化的食物,都不适合冠心病患者。

6. 适量摄取蛋白质

蛋白质能充分补充人体所需要的营养,但由于蛋白质不易消化,食用过多时也会增加心脏的负担,从而容易引发冠心病,因此冠心病患者应适量摄取蛋白质。在种类上,应当优先选择富含植物蛋白的豆类及豆制品,或是海洋鱼类、牛奶等。

7. 避免对钠、铅、钡、镉等会加重冠心病的无机元素的摄取

具体来说,当钠的摄取量过高时,容易引发高血压,从而增大冠心病的危险性,因此,冠心病患者应控制饮食中钠的摄入量,少吃食盐、酱油、豆瓣酱以及腌制食品等高盐食物。此外,铅、钡、镉等无机元素会损害心血管功能,使患者的血压和胆固醇含量升高,从而加速动脉发生粥样硬化,因此,冠心病患者要避免食入这些元素。

三、如何合理安排饮食

冠心病患者可以按照以下方法来合理安排饮食。

1. 主食类

主食类可选小米、玉米、燕麦、荞麦、黄豆、绿豆、花生、芝麻、甘薯等食物。我国大众日常多以经过精细加工的大米和白面粉为主食，但这类食物食用过多时，容易引发心血管类疾病，所以，冠心病患者最好将它们和其他主食搭配着吃，并适当地多吃一些粗粮、杂粮。具体来说，每人每天平均应吃主食 300～400 g。

2. 肉类

可选瘦猪肉、鸡肉、兔肉、泥鳅、海蜇、海参、鱼肉、虾肉、蟹肉等脂肪含量较低的肉类。尤其是兔肉，它富含蛋白质和维生素且容易消化，非常适合冠心病患者。对鱼肉，可选鲤鱼、带鱼、鲫鱼、甲鱼、鲈鱼、鲟鱼、金枪鱼、沙丁鱼、大马哈鱼等。具体来说，每人每天平均应吃肉类 50～150 g。

3. 豆制品

豆制品可选豆腐、豆芽、豆浆、豆奶等。这类食物中含有丰富的蛋白质、氨基酸、维生素、矿物质，营养全面而均衡。

同时，豆制品还能防止血管收缩，降低血脂和胆固醇含量，抑制动脉血管发生粥样硬化，因此非常适合冠心病患者。具体来说，每人每天平均应食用豆制品 100 g 左右，或是饮用 250 g 左右的豆浆或豆奶。

4. 蔬菜、瓜果和副食

蔬菜、瓜果和副食可选白菜、圆白菜、芹菜、韭菜、油菜、菠菜、空心菜、黄花菜、南瓜、冬瓜、黄瓜、苦瓜、西红柿、绿豆芽、扁豆、白萝卜、胡萝卜、洋葱、茄子、辣椒、大蒜、藕、香菇、蘑菇、银耳、黑木耳、海带、海藻、紫菜等。具体来说，每人每天应食用 5 种以上的此类食物，食用量一般应为 300～500 g。

5. 鸡蛋、牛奶

鸡蛋和牛奶中含有蛋白质、氨基酸、脂肪、维生素、矿物质等多种营养成分，能为人们提供较为全面、均衡的营养。

具体来说，平均每人每天可吃 1 个或 2 个鸡蛋，喝 250 g 左右的牛奶或酸奶。但应注意不要吃生鸡蛋或喝生牛奶，也不要在空腹时喝牛奶。

6. 水果

水果可选苹果、梨、柑橘、橙子、草莓、西瓜、桃、杏、葡萄、香蕉、猕猴桃、刺梨、鲜枣、橄榄、无花果等。具体来说，每人每天应吃 100～200 g 的水果。

7. 干果

干果可选葵花子、核桃、板栗、松仁、杏仁、榛子等。干果中含有较多的不饱和脂肪酸、抗氧化剂和维生素 E，能降低人体血液中的胆固醇含量，并活化血管，有效抑制动脉发生粥样硬化，因此非常适合冠心病患者。具体来说，每人每天可以吃 50 g 左右的干果。

8. 油类

应当优先选择植物油，尽量少吃动物油。由于油类食物中含有较多的脂肪和胆固醇，因此冠心病患者应当少吃，一般每人每天平均食用 10～20 g 即可。

第十六节　心力衰竭患者的护理和院外管理

一、慢性心力衰竭患者的护理

1.护理诊断

(1)气体交换受损与左心功能不全致肺循环淤血有关。

(2)焦虑/恐惧:慢性心力衰竭反复发作,疾病带来不适感,与病情较重及不适应监护室气氛有关。

(3)体液过多与右心力衰竭导致体循环淤血、水钠潴溜、低蛋白血症有关。

(4)活动无耐力与心力衰竭导致心排出量减少有关。

(5)潜在并发症有药物中毒危险及皮肤完整性受损的危险。

2.护理措施

(1)一般护理措施。①保证患者充分休息。应根据心功能情况决定活动和休息原则:NYHA Ⅰ级患者,可不限制活动,但应增加午休时间;轻度心力衰竭 NYHA Ⅱ级患者,可起床稍事轻微活动,但需增加活动的间歇时间和睡眠时间;中度心力衰竭 NYHA Ⅲ级患者,以卧床休息,限制活动量为宜;重度心力衰竭 NYHA Ⅳ级患者,必须严格卧床休息,给予半卧位或坐位。对卧床患者应照顾其起居,方便患者的生活。病情好转后可逐渐增加活动量,以避免因长期卧床,而导致肌肉萎缩、静脉血栓形成、皮肤损伤、消化功能减退等不良后果。长期卧床者休息与活动:卧床期间鼓励患者经常变换体位,在床上常做深呼吸运动和下肢被动性活动,以避免压疮、肺部感染、下肢深静脉血栓形成及肌肉萎缩等并发症的发生。卧床期间保持患者舒适体位,大多数患者愿意采取坐位或半坐位以缓解呼吸困难。心力衰竭症状好转后:护士应根据病情和患者活动时的反应确定活动的持续时间和频度。应逐渐增加活动量,可遵循从卧床到坐起或床边静坐、病室内活动、病室外活动的顺序锻炼活动耐力。活动中出现不适的处理:告诉患者在活动中出现心悸、心前区不适、呼吸困难、头晕眼花、大汗、极度疲乏等现象时,应立即停止活动,安静休息,并将这一情况报告医护人员以调整活动计划。②吸氧。合理给氧对疾病的恢复有重要的作用。对冠心病、心肌梗死、高血压合并心力衰竭患者可给予高流量吸氧;一般心力衰竭患者需要给予持续低流量氧气吸入,氧流量限制在 $2\sim4$ L/min,肺心病并心力衰竭患者或长期慢性缺氧的患者应忌高流量吸氧,可给间断低流量吸氧;但对严重缺氧而无明显二氧化碳潴留者可给予高流量间断吸氧。监测患者肺部体征变化,适时调整需氧量,观察导管通畅程度,以免引起左心室搏血量减少或者血压下降,必要时面罩加压给氧,病情控制后改间断吸氧。应观察吸氧后患者的呼吸频率、节律、深度的改变,随时评估呼吸困难改善的程度。③饮食。心力衰竭患者要选择易消化、清淡的半流质或软质饮食,不可暴饮暴食,可少食多餐。对严重心力衰竭患者,需采取无盐饮食,即摄入米、面、粥、豆浆、新鲜肉类以及淡水鲜鱼等含盐量低的食物。心力衰竭得到改善后,可予以低盐饮食,摄取量控制在 $2\sim3$ g/d,长此以往可有效预防心力衰竭复发,在低盐饮食中可加入多种青菜(除芹菜、卷心菜、菠菜以外)、水果、谷类、豆类、猪油或植物油、无盐调味品、咖啡或糖、牛奶(应<250 mL)、食糖、淡水鲜鱼等。此外,像苏打粉、食盐、巧克力果仁、皮蛋、各类含钠调味品和饮品、海鲜或咸货等食品应限量食用,或尽量少用。钠潴留会引起水潴留,要严格控制钠的摄取量,而水分则无须特别控制。患者的液

体摄取量应控制在:夏季 2~3 L/d,冬季 1.2~2 L/d;针对难治性心力衰竭患者,本身可能患有稀释性低钠血症,或者伴有原发性水潴留,血清清蛋白减少,需严格控制钠、水的摄取量。④保持大便通畅。心力衰竭患者保持大便通畅是护理措施的一个重要事项。所以,患者需要进行排便的练习,排便时勿用力,便秘者予缓泻剂,也可以在饮食中加入膳食纤维来帮助患者进行排便。⑤加强皮肤口腔护理。长期卧床患者应勤翻身,以防局部受压而发生皮肤破损,保持床铺整洁、平整,防止压疮发生。加强口腔护理,每天可用生理盐水或多贝尔氏液体对患者的口腔进行清理,以防发生由于药物治疗引起菌群失调导致的口腔黏膜感染。病情稳定后适当下床活动。室内温度较高时患者出汗比较多,要及时将患者浸湿的衣服换掉。注意某些传染疾病的交叉感染,为患者营造安静的病房环境,减少陪护。⑥控制静脉补液速度。一般为1~1.5 mL/min,滴速过快,加重心脏负担,输液过多、过快不利于病情的缓解,可能会使患者的血压升高,心脏停搏,造成不可挽回的局面。所以,心力衰竭患者如果能避免就尽量避免输血输液。如果确实有必要,要严格地对输血输液的量进行控制,也要对输液输血的速度进行严格的限制。成人每天的补液量为 750~1 000 mL,最高≤1.5 L,输血量<300 mL,注意输血输液的速度不可过快。在输血输液的过程中护士要严密观察患者的情况,如有异常情况发生要及时通知医生处理。⑦每日测体质量。心力衰竭患者每天早晨测量一次体质量,如 1~2 d 内体质量快速增加,应考虑是否有水钠潴留,可在医生的指导下增加利尿剂的用量。记录 24 h 出入量,有腹腔积液者每天测量腹围。双下肢水肿严重者,适当抬高下肢。⑧病室安静舒适,空气新鲜,定时通风,冬天注意保暖。⑨遵医嘱给予利尿剂、强心剂和扩血管药,并注意药物不良反应。在使用利尿剂之前需称体质量,使用利尿剂通常选在早晨或上午,发挥效果在白天,以免妨碍患者的夜间休息。使用利尿剂后,需精确记录出入量,每天都要称体质量,依此来推断利尿效用。如果尿量<500 mL/d,则表明利尿无效,在这种情况下,应严密观察并辅助医生查找无效的缘由。如患者连续几天少尿、无尿,则表示病情严重或因心力衰竭加剧,肾血流量降低、心排出量明显减少所导致。如患者尿量>2 L/d,且体质量变轻,表明利尿效果佳。运用排钾或强效利尿剂极易造成酸碱平衡失调和电解质紊乱,故需检查电解质,做到早发现早治疗。患者的心理护理:对于心力衰竭患者进行心理护理是非常有必要的。这样可以减轻患者的心理负担,增加患者的安全感。患者在精神应激的状态下,会诱发心力衰竭,出现肺水肿的问题。出现急性心力衰竭时发生的呼吸困难,容易让患者感到恐惧与不安,此时护理人员需要主动地关心患者,感受患者的痛苦,为患者提供足够的心理安慰,如有必要可以为患者少量使用镇静剂等药物,以降低因为交感神经兴奋而对患者心脏功能的影响。可为患者提供地西泮 0.5 mg,或硝基安定 10 mg 睡前服用等。患者如果有极度烦躁情绪或者急性肺水肿问题,可使用 5~10 mg 盐酸吗啡进行皮下注射,或者使用 10~20 mL 的生理盐水将 1~3 mg 的盐酸吗啡进行稀释缓慢注入静脉,注射过程中要对患者有无出现呼吸抑制的问题密切观察。

(2)病情观察和对症护理。①注意早期心力衰竭的临床表现。一旦出现劳力性呼吸困难或夜间阵发性呼吸困难,心率增加、乏力、头昏、失眠、烦躁、尿量减少等,应及时与医师联系,并加强观察。如迅速发生极度烦躁不安、大汗淋漓、口唇青紫等表现,同时胸闷、咳嗽、呼吸困难、发绀、咯大量白色或粉红色泡沫痰,应警惕急性肺水肿发生,立即准备配合抢救。②定期观测水电解质变化及酸碱平衡情况。低钾血症可出现乏力、腹胀、心悸、心电图出现 U 波增高及心律失常,并可诱发洋地黄中毒。少数因肾功能减退,补钾过多而致高血钾,严重者可引起心脏停搏,低钠血症表现为乏力、食欲减退、恶心、呕吐、嗜睡等。

（3）并发症预防和护理。①呼吸道感染。室内空气流通，每日开窗通风两次，避免阵风，寒冷天气注意保暖，长期卧床者鼓励翻身，协助拍背，以防发生呼吸道感染和坠积性肺炎。②血栓形成。由于长期卧床，使用利尿剂引起的血流动力学改变，下肢静脉易形成血栓。

应鼓励患者在床上活动下肢和做下肢肌肉收缩，协助患者做下肢肌肉按摩。用温水浸泡下肢以加速血液循环，减少静脉血栓形成。当患者肢体远端出现局部肿胀时，提示已发生静脉血栓，应及早与医师联系。

（4）观察治疗药物反应。①洋地黄类药物。洋地黄治疗有效的指标是心率减慢、肺部啰音减少或消失，呼吸困难缓解、水肿消退、体质量减轻、尿量增加、情绪稳定等。给洋地黄类药物前应询问患者有无恶心、呕吐，并听心率，如心率低于每分钟 60 次或节律发生变化（如由原来规则变为不规则，或由不规则突然变为规则），室性期间收缩，房室传导阻滞。神经系统表现为视物模糊，黄绿视等，应考虑洋地黄中毒可能，立即停药，同时与医师联系，采取相应处理措施。洋地黄类药物监测：严密观察患者使用洋地黄前后的反应，必要时监测血清地高辛浓度。洋地黄类药物中毒处理：如心率低于每分钟 60 次或节律发生变化（如由原来规则变为不规则、或由不规则突然变为规则），通知医师，做心电图，必要时补钾，纠正心律失常，禁电复律。使用洋地黄类药物注意事项：严格按医嘱给药，教会患者服用地高辛时自测脉搏，不能自行加量或减量，并要定期监测洋地黄浓度。用毛苷丙或毒毛花苷时务必要稀释后缓慢静脉注射，并同时监测心律、心率及心电图变化，防止洋地黄中毒。②扩血管药物。静脉滴注速度过快可引起血压骤降甚至休克，用药过程中，尤其是刚开始使用扩血管药物时，须监测血压变化，注意根据血压调节滴速。如血压下降超过原有血压的 20％或心率增加 20 次/分钟应停药，嘱咐患者起床和改变体位时，动作宜缓慢，以防发生低血压反应。③利尿剂。持续大量应用利尿剂可致血流动力学改变和电解质紊乱，注意水电解质变化和酸碱平衡情况。过度利尿可致循环血容量减少、血液黏滞度升高，使易于发生静脉血栓；排钾利尿剂可致低钾、低钠、低氯，应与保钾利尿剂同时使用，或在利尿时补充氯化钾，防止低钾血症诱发洋地黄中毒和心律失常，低钾时患者出现乏力、腹胀、心悸、心电图出现 U 波增高及心律失常；保钾利尿剂可引起高血钾，诱发心律失常甚至心跳骤停，故肾功能不全的患者应慎用。低钠时患者出现疲倦乏力、食欲减退、尿量减少、表情淡漠等。故利尿剂应间断使用，并定期测量体质量、记录每日出入量。④见尿补钾。心力衰竭患者在服用洋地黄药物时，要严格遵守医嘱，不能自行加量或减量，并要定期监测洋地黄浓度，防止洋地黄中毒。长时间使用利尿剂时，应在医生的指导下服用补钾、补氯药物，还要多吃橙子、香蕉、土豆等含钾食物，以保持电解质平衡。

二、急性心力衰竭患者的护理

1.抢救配合与护理

急性左心衰竭是心脏急症，应分秒必争抢救治疗。治疗基本原则：患者取坐位，双腿下垂，以减少静脉回流；吸氧；吗啡；快速利尿；血管扩张剂；强心苷，最适用于有心房颤动伴有快心率并已知有心室扩大伴左心室收缩功能不全者；氨茶碱；其他。

2.护理诊断

（1）心排血量不足由急性心功能不全所致。

（2）气体交换受损与急性肺水肿有关。

（3）恐惧与窒息、呼吸困难有关。

(4)活动无耐力与心排血量减少、呼吸困难有关。

(5)清理呼吸道无效与大量泡沫样痰有关。

(6)体液过多、下肢水肿与体循环淤血有关。

(7)潜在并发症心源性休克、猝死、洋地黄中毒。

3.一般护理

(1)心理护理:急性心力衰竭患者很容易产生焦虑、恐惧等负面情绪。护士应耐心向患者解释治疗的目的,鼓励患者配合治疗,增加患者的信心和安全感,消除患者的焦虑和紧张情绪。护理人员应多与患者沟通,根据患者存在的心理问题有针对性地做好康复指导,必要时与医师联系。

(2)立即让患者取坐位或半坐位:两腿下垂或放低(双下肢下垂、双手置于床边缘、上身前倾低头耸肩),以利于呼吸和减少静脉回心血量,减轻呼吸困难,减轻肺水肿。

(3)保持呼吸道通畅:及时吸除呼吸道分泌物。观察咳嗽情况,痰液性质和量,咯血的性质、程度、情绪的变化。

(4)迅速有效地纠正低氧血症:急性心力衰竭由于心排出量急剧减少,组织灌注不足,组织严重缺氧,护士立即给予高流量氧气吸入,采用鼻导管式给氧或加压面罩给氧 8~10 L/min,提高气体交换的面积,改善通气,提高吸氧疗效。对于缺氧与二氧化碳潴留同时并存者,应用低流量低浓度持续给氧,用氧期间护士要观察患者呼吸情况,评估呼吸困难改善程度。对于病情严重者,给予无创呼吸机正压通气(NIPPV)加压面罩给氧,上述措施无效时采取气管插管。

(5)迅速建立静脉通道:保证静脉给药和采集电解质、肾功能等血标本。尽快送检血气标本。

(6)心电图、血压等监测,以随时处理可能存在的各种严重的心律失常。

(7)记录 24 h 出入量,密切观察病情变化,发绀及肺内体征变化;洋地黄类药物的毒性反应。给予心电监护,监测心电、呼吸、血压、尿量等变化,并做详细记录。

(8)加强皮肤及口腔的护理:预防压疮及口腔溃疡。

(9)保持大便通畅:腹内压增加使心脏负担加重,心肌缺氧加重;又由于迷走神经张力过高,反射性引起心律失常危及生命。

(10)控制静脉补液速度:患者治疗过程中为保持其液体输入量平衡,输液量及输液速度都应控制在一定的范围内,20~30 滴/分钟,避免快速输入,加重心脏负担。

(11)饮食:一般患者饮水量以 600~800 mL/d 为宜。此外,引导患者食用富含维生素清淡以及易于消化的低热量半流质食物,对含钠过高的食物应适当控制,并且不能暴饮暴食,做到少量多餐。在食欲较好的情况下,为避免加重患者心脏负担,进食不能过快或过饱。

(12)活动护理:经治疗后,随患者病情逐渐好转,为避免形成静脉血栓,护理人员每天应鼓励患者适当的运动,最好让患者每 3~4 h 进行 1 次肢体活动,活动过程中以不出现气促、心慌为度,以此减少自立性低血压。针对心功能较差的患者,锻炼过程中要有间歇时间,以此改善患者心肺功能,使其自身免疫力得到提高。

(一)药物治疗

1.吗啡

立即皮下或肌内注射吗啡 5~10 mg(直接或生理盐水稀释后缓慢静脉注射),必要时也可静脉注射 5 mg;或哌替啶(度冷丁)50~100 mg 肌内注射。吗啡不仅具有镇静、解除患者焦虑状态和减慢呼吸的作用,且能扩张静脉和动脉,从而减轻心脏前、后负荷,改善肺水肿。

对于高龄、哮喘、昏迷、严重肺部病变、呼吸抑制和心动过缓、房室传导阻滞者,则应慎用或禁用。

2.洋地黄制剂

洋地黄制剂常首选毛花苷 C(西地兰),0.4~0.6 mg 稀释后缓慢静脉注射。洋地黄对压力负荷过重的心源性肺水肿治疗效果好,如主动脉瓣狭窄、高血压等;对伴有快速心房颤动的二尖瓣狭窄急性肺水肿更具救命效益;并快速型房颤或室上性心动过速所致左房衰竭应首选毛花苷 C,也可酌用 β 受体阻滞药。

3.利尿药

应立即选用快作用强利尿药,常用髓襻利尿药,如静脉注射呋塞米(速尿)20~40 mg 或布美他尼(丁尿胺)1~2 mg,以减少血容量和降低心脏前负荷。

4.血管扩张药

简便急救治疗可先舌下含服硝酸甘油 0.5 mg,5~10 分钟/次,最多可用 8 次。若疗效不明显可改为静脉滴注血管扩张药,常用制剂有硝酸甘油、硝普钠、酚妥拉明等。若应用血管扩张药过程中血压<90/40 mmHg,可加用多巴胺以维持血压,并酌减血管扩张药用量或滴速。

5.氨茶碱

氨茶碱 250 mg 加入 5%葡萄糖液 20 mL 内缓慢静脉注射,或 500 mg 加入 5%葡萄糖液250 mL 内静脉滴注,尤适用于有明显哮鸣音者,可减轻支气管痉挛和加强利尿作用。

6.肾上腺皮质激素

肾上腺皮质激素具有抗过敏、抗休克、抗渗出,降低机体应激性等作用。一般选用地塞米松 10~20 mg 静脉注射或静脉滴注。对于有活动性出血者应慎用或禁用。如为急性心肌梗死,除非合并心脏阻滞或休克,一般不常规应用。

7.多巴胺和多巴酚丁胺

多巴胺和多巴酚丁胺适用于急性左心力衰竭伴低血压者,可单独使用或两者合用,一般应中、小剂量开始,根据需要逐渐加大用量,血压显著降低者可短时联合加用间羟胺(阿拉明),以迅速提高血压保证心、脑血液灌注。

(二)其他治疗

对于心源性休克、尤其是急性心肌梗死合并肺水肿,可采取主动脉球囊反搏术增加心排出量改善肺水肿。急性心力衰竭起病急,大多数患者有恐惧感和频死感。护理要点首先是解除患者的恐慌心理及频死感,减轻心脏负荷,要求护士具备熟练的护理技术操作。抢救时增加患者战胜疾病的信心,积极配合治疗。采取科学有效的急救措施,能有效提升患者的救治率,同时配合精心的护理,重视患者的心理护理,能有效提升患者的治疗效果与生存质量。

三、心力衰竭患者的院外管理

目前,急性心力衰竭的治疗目标主要是稳定血流动力学,改善临床症状。而慢性心力衰竭的治疗目标主要是降低总病死率和再住院率,改善长期预后。不同于其他的很多心血管内科疾病,慢性心力衰竭患者的一个显著特点是确诊后反复发病、反复住院。据统计,有 55%的患者出院后 3~6 个月内再次入院。而经过一段时间的住院用药、患者教育之后往往又能很快地改善症状而再次出院,如此循环往复。

目前可以改善心力衰竭患者长期预后的药物为血管紧张素转换酶抑制剂(ACEI)、血管紧张素Ⅱ受体阻滞剂(ARB)、β受体阻滞剂、醛固酮受体阻滞剂等,大规模临床试验也证实这些药物可以使心力衰竭年病残率下降30%~50%,可以显著提高心力衰竭患者生存率。然而,国内外流行病学的资料却显示,在实际临床诊疗过程中,药物治疗并没有像临床试验做出的结果那样明显改善现实中心力衰竭患者的预后。究其根源,造成此类差异的主要原因可能在于对心力衰竭患者管理强度的差别。

欧洲的一项荟萃分析表明,良好的疾病管理可使心力衰竭患者因心力衰竭加重或其他心血管疾病造成的再住院率下降30%,使住院及死亡联合终点事件下降18%。2012年《欧洲心脏病学会急慢性心力衰竭诊断和治疗指南》、2013年《美国心脏病学会心力衰竭管理指南》以及2014年《中国心力衰竭诊断和治疗指南》也都强调了对于心力衰竭患者整体治疗,突出了疾病管理的重要性。近年来欧美亦陆续出台了心力衰竭疾病管理计划,试图通过随访提醒、教育、监督等手段促进患者自我管理,提高依从性,从而达到改善心力衰竭患者预后的目的。由此可见,该类患者作为慢性病患者,除了规范的临床用药之外,加强其住院期间尤其是出院后(包括门诊随诊及居家环境中)的连续、有效、规范的管理显得至关重要。

1.慢性心力衰竭的院外管理与康复现状

目前对于慢性心力衰竭的院外管理与康复普遍存在以下问题:①患者方面,对自己的症状、体征及饮食等不重视;②医务人员方面,由于工作繁重等原因疏于对门诊和住院的慢性心力衰竭患者进行健康教育。因此,进一步规范并实施慢性心力衰竭的院外管理与康复程序显得尤为重要。

2.慢性心力衰竭院外管理体系

疾病管理是一种综合性的干预模式,具体包括加强医生、患者及保险公司之间的沟通;通过运用标准化的医疗指南加强对患者本身的教育来预防病情恶化;强调对临床结果和经济效益进行及时和持续的评估,最终通过健康教育和临床治疗减少总医疗经费,减少并发症和病死率,提高患者的生存质量。借鉴此概念,我们可知慢性心力衰竭的院外管理体系涉及综合医院、社区医院、患者及其家属、同病患者及志愿者等各个方面。在协作有效的干预下,做到早诊断、早治疗、双向转诊持续追踪观察和包括急诊在内的心力衰竭管理体系。

综合医院应该做到:教育首次住院慢性心力衰竭患者及其家属本病的管理知识;患者的出院指导:用药情况、注意事项、检测指标、定期门诊随访等;教育出院患者识别心力衰竭的症状及急性加重表现;建立慢性心力衰竭患者电子档案,并与社区医院联网,对出院后患者网络化管理;设立慢性心力衰竭专病门诊,医生负责指导和培训社区医生,并接诊社区的转诊患者,护士负责患者的健康教育和电话随访。

社区医院应该做到以下几点:建立社区慢性心力衰竭患者的电子档案;根据患者情况主动家访或电话随访,并随时与综合医院专科医生取得联系;采用专题讲座、个体指导和病例介绍等形式,多途径引导和教育患者;让患者调整饮食及生活习惯、坚持每天记尿量称体质量;引入心脏康复理念,在社区建立小型心脏康复中心,请专业的康复训练师指导病情稳定的慢性心力衰竭患者适当进行康复活动;组织同病患者群体活动,增进其交流。

慢性心力衰竭患者及其家属的任务:主动参与疾病的治疗和护理,调整生活方式,掌握基本药物的调整原则,自觉地与医生沟通;合理饮食,监测体质量,及时发现体液潴留,体质量持续增长或明显下降,要及时就诊;戒烟、酒,保证足够热量及维生素,低盐低脂,少食多餐,保持居室环境舒适、通风,防止受凉;在医生指导下进行适当体能运动;家属参与对患者疾病的管理,特别是对于自我管理能力差或无法进行自我管理者,家庭支持很重要。

此外,有经验的慢性心力衰竭患者可开展简单的健康讲座,增加同患者间的动力支持,以促进志愿者心理健康;社区身体健康且志愿服务的退休居民或大学生志愿者经培训可参与心理咨询或心理疏导等患者管理工作。

3.慢性心力衰竭院外管理措施

慢性心力衰竭的康复治疗人员组成包括理疗师、心理咨询师、临床医师、护理人员等。慢性心力衰竭的康复治疗分为三期:院内康复期、院外早期康复期、院外长期康复期。慢性心力衰竭的康复治疗内容包括教育咨询、运动处方(基石和核心)、生活方式干预、病情与危险因素评估及干预、社会支持(心理干预)等方面。在心力衰竭康复的不同时期,对不同患者有相应个体化的康复治疗方案。

(1)教育咨询:教育内容通过电话随访,护士可以获得准确的、连贯的数据,确认患者生活方式、尽早发现存在问题,并有利于协助医师制订有效的临床建议和决定,提醒患者及时就医复诊,从而提高遵医行为,降低因发现病情恶化征兆而延误治疗、再次住院的危险。另外,电话随访除了及时监测病情、发现疾病症状对生活质量的影响外,护士进行电话交流而产生渐进的、持续的和坚固的互动作用,维护了良好的护患关系。这种关系提供了情感支持的基础。情感支持对于调整生活方式、应对挫折是必要的,并可能减轻焦虑和绝望感。慢性心力衰竭患者的教育非常重要。

患者教育包括:①心力衰竭的基本症状和体征,了解心力衰竭加重时常见的临床表现,如疲乏加重、活动耐受性降低、气急加重、水肿(尤其是下肢)加重、体质量增加等。②自行调整基本治疗药物的方法:$3 \sim 5$ d内体质量增加 $2 \sim 3$ kg(无饮食变更),增加利尿剂剂量。静息心率维持 $55 \sim 60$ 次/分钟;若 $\geqslant 70$ 次/分钟,适当增加 β 受体阻滞剂剂量。血压下降趋势或 $\leqslant 120/70$ mmHg,则常用药物 ACEI、β 受体阻滞剂、利尿剂等不宜加量。③知晓应避免的情况:如体力活动过度、情绪激动或精神紧张、各种感染、摄食和饮水过多、不遵从医嘱擅自停药、减量或加用其他药物(NSAIDs、激素、抗心律失常药等)。④知晓应立即去就诊的情况:持续心力衰竭加重、体质量增加、血压增高或降低、心率加快或过缓、心脏节律显著改变如从规律转为不规则,或从不规则转为规则、出现频发的期间收缩等。通过教育能让慢性心力衰竭患者了解自己病情的发展变化,及早采取相应措施。

(2)运动处方核心和基石:希腊医学之父 Hippocrates($460 \sim 377$,BC)曾经提出"保持身体健康的最好方法就是进行运动锻炼"的观点。对于慢性心力衰竭患者而言运动处方仍然适用,且是慢性心力衰竭治疗体系的核心和基石。长期规律适量运动能降低心血管疾病的发病率、病死率、改善生活质量等。而国内一项研究显示:运动康复可改善老年慢性心力衰竭患者心功能,提高运动耐量和生活质量,缩短住院时间,降低再住院率和病死率;且长期运动康复能改善心肌重构。运动处方包括体力活动和体育锻炼两方面。体力活动:通过长期随访了解患者运动情况,给予患者支持和指导;鼓励患者每天进行 $30 \sim 60$ min 的中低等体力活动,每周 $\geqslant 5$ 次。避免肌肉关节损伤。其目标为患者日常体力水平提高;心理状态改善,生活能够自理。体育锻炼处方包括:频率 frequency(F),强度 intensity(I),持续时间 duration(D),调整 modalities(M)和进展 progression(P)等方面内容。心力衰竭患者,应鼓励做适量的运动。运动的量因心力衰竭程度不同而不同。重度心力衰竭患者,可在床边小坐,其他不同程度的心力衰竭患者,可每日多次步行,每次 3～5 min;心力衰竭稳定,心功能较好者,可在专业人员监护下进行症状限制性有氧运动,如步行,每周 3～5 次,每次 20～30 min,活动强度循序渐进,以不劳累和微出汗为止。

(3)慢性心力衰竭病情评估及干预:通过病情评估了解患者现病史、既往史等情况,包括患者目前及之前心血管疾病状态、有无外科手术、左室功能、并发症(如外周血管疾病、脑血管疾病、肺动脉疾病、肾衰竭、糖尿病、肌肉关节病、抑郁症等)、患者心力衰竭症状、用药情况(包括药物名称、剂量、用药频率、用药时间等)、心血管危险因素、是否有教育障碍等。同时应进行体格检查,评估心肺系统(包括脉率、节律、血压、心肺听诊、有无下肢水肿、短绌脉等)、若外科手术后检查手术区域情况、关节肌肉检查、认知能力检查。并进行 12 导静息 ECG、超声心动图及血化验等检查。

干预措施包括:将患者目前状况制订成册,手册中还应包括针对患者的优势治疗计划,降低风险的策略,反映疾病变化和长期院外康复的随访计划;与患者及其家属或陪护者进行沟通以了解患者治疗反应及治疗实施情况;心脏科医师指导,确保患者服用适量的阿司匹林、氯吡格雷、β 受体阻滞剂、降脂药、ACEI/ARB、利尿剂等药物。

(4)慢性心力衰竭危险因素评估及干预:慢性心力衰竭的危险因素包括高血压、高血脂、糖尿病、吸烟等各个方面。血压测量方法:至少两次以上静息血压测量,排除药物等干扰因素。干预措施:血压控制在(120～139)/(80～89) mmHg,积极改善生活方式(适当锻炼、控制体质量、饮食调整如低盐低脂、戒烟限酒等),若生活方式改善后血压仍≥130/80 mmHg,则加用药物;若血压≥140/90 mmHg 则应在积极改善生活方式的同时加用药物治疗。血压管理的短期目标为血压<130/80mmHg,长期目标为血压平稳。

血脂管理需要空腹静脉血测量 TC、TG、HDL-C、LDL-C,排除药物、其他疾病等干扰因素;且住院患者出院后第 4～6 周测一次,后每 2 月 1 次;用药后注意肝损伤、肌溶解等药物不良反应。

干预方式包括:治疗性生活方式改变(TLC)和药物治疗。TLC 涉及减少饱和脂肪酸和胆固醇的摄入、选择能够降低 LDL-C 的食物(植物甾醇、可溶性纤维)、减重、有规律的体力活动、戒烟、限盐以降低血压等。药物包括他汀、贝特类、烟酸、胆酸螯合剂、胆固醇吸收抑制剂、其他如普罗布考等。《中国成人血脂异常防治指南》指出,我国成人血清 TG 的理想水平是 1.70 mmol/L(150 mg/dL),HDL-C≥1.04 mmol/L(40 mg/dL)。对于特殊血脂异常类型,如:轻、中度 TG 升高(2.26～5.63 mmol/L,即 200～500 mg/dL),LDL-C 达标仍为主要目标,非 HDL-C 达标为次要目标,即非 HDL-C＝TC－HDL-C,其目标值为 LDL-C 目标值＋0.78 mmol/L(30 mg/dL);重度高 TG 血症≥5.65 mmol/L(500 mg/dL),为防止急性胰腺炎的发生,首先应积极降低 TG。

血糖管理:首先对慢性心力衰竭患者进行评估,可参考以往就诊记录判断患者是否有 DM 等并发症,首次就诊者检测血糖和 HbAlc。对糖尿病和血糖调节受损患者进行健康教育、TLC、教会患者监测血糖及指导用药。血糖管理的短期目标为:患者能自我识别血糖相关症状/体征,自我监测血糖水平,掌握自我管理技能。长期目标为静脉血浆空腹血糖(FPG)5.0～7.2 mmol/L(90～130 mg/dL),HbAlc<7%,并降低低血糖/高血糖发病事件。

戒烟的评估:包括患者目前是否吸烟、吸烟史、有无戒烟有无长期二手烟暴露史、是否成瘾等。应告知患者吸烟危害。对于吸烟患者最简便的干预方式是通过自学材料进行教育,医生、家属/陪护共同努力给予社会支持,预防再次吸烟;最佳强化管理方式为长期个人咨询或团体戒烟,药物帮助、成瘾者心理治疗等。短期目标为患者认识到吸烟的危害并自愿戒烟,能够坚持戒烟;长期目标是使患者彻底戒烟,即 12 个月以上不吸烟,并且不再暴露于二手烟环境。

(5)社会支持(心理干预):通过了解心力衰竭患者心理状态(是否有临床意义的抑郁、焦虑、恐惧、自闭、药物成瘾等)制订一系列干预措施。①给予个体或同病患者健康教育,包括心力衰竭、压力处理方法、TLC 等;必要时患者家属或陪护者参与。②健全康复支持环境,增加社会资源,提高患者及其家属社会支持的水平。③必要的精神心理科医师参与。社会干预的目标为使患者摆脱心理疾病、药物依赖等;学会减压、保持积极健康的心态。

(6)营养干预:首先了解患者每天膳食总热量、饱和脂肪酸、反式脂肪酸、胆固醇、钠盐及营养素摄入量;了解患者饮食习惯;根据患者体质量、血压、血糖、心功能、肾功能等情况评估饮食是否合理。尽量降低饱和脂肪酸和胆固醇的摄入;根据患者体质量、血压、血糖、心功能、肾功能等情况制订饮食策略;注意营养应尽量符合当地特点,方便实行。目标为患者能够按照医生及营养专家给予的营养处方进行膳食调整;患者掌握每日膳食基本摄入量。

①限制盐和水的摄入,严重时食盐量可控制在 2 g/d(小号牙膏盖平装含盐量为 1 g),如果服用利尿剂,不需要严格限盐。饮水量要加以控制,一般≤2 L/d,根据尿量和体质量情况调整,尽量保持稳定和平衡。②选择易消化吸收、富含维生素和钾的食物,如鸡蛋、淡水鱼、水果、干蘑菇、紫菜、香菇、红枣、香蕉、谷类等。不宜吃过热或过冷、刺激性大、产气多、含嘌呤高的食物,如辣椒、蒜、甜点等。③避免过饱,少量多餐。

(7)体质量管理:通过测量体质量、腰围,计算 BMI,评估患者体质量情况。若患者 BMI>25 kg/m² 和(或)腰围男性>102 cm、女性>88 cm:制订短期及长期体质量计划,使患者 6 个月体质量以每周降低 0.5~1 kg 的速度降低 5%~10%;并改善日常饮食摄入量及膳食结构。在医院积极治疗后,如果病情比较平稳,无明显呼吸困难、水肿,作为患者的一个基础状态。记录患者基础状态下的尿量、体质量。

以后每天晨起后要测体质量,如果发现一天的体质量突然增加 0.5~1.0 kg,提示有体液潴留,需要增加利尿剂或减少进水量。同时,患者要养成记录自己液体摄入量(主要是喝水量和饮食中液体成分)和出量(主要是尿量)习惯,如果发现入量明显多于出量时,应在次日减少入量或加强利尿治疗。实际上,监测体质量比监测出入量要容易得多,因此要每天坚持测量体质量并列表记录。同时测量体质量注意采用相同的条件:同一磅秤、穿同样衣服、每天早晨排完大小便后进行,以减少测量的误差,保持结果的一致性。

(8)去除不良生活习惯:①戒烟、限酒,白酒量不超过 0.05 kg/d,肥胖患者应减轻体质量;吸毒者必须戒除。②生活规律,保证充分的睡眠。③保持心情舒畅,忌大喜大悲,忌斤斤计较。

(9)预防呼吸道感染:心力衰竭患者冬季注意保暖、适当开窗通风,不要到人多而通风不良的公共场合,防止呼吸道感染或者肺部感染。

(10)吸氧:心力衰竭伴夜间阵发性呼吸困难或严重睡眠低氧血症患者,应自备氧气,在夜间睡眠时小流量吸氧。

(11)病情加重时自我判断:患者要学会自我判断心力衰竭症状,如气短或呼吸困难、下肢水肿。如果出现下列情况,尽早到门诊或找原诊治医师就诊:①心力衰竭症状明显加重;②出现新的症状(如昏厥)或疾病;③怀疑出现明显药物不良反应;④需要调整药物或治疗方案。

(12)门诊随访:门诊随访时间在刚出院后需要调整药物时要频繁一些,每1~2周就诊一次。病情稳定后,每1~3个月就诊1次。

门诊随访的内容如下①了解心力衰竭的症状有无变化,如呼吸困难、水肿。可在门诊进行6 min步行试验。②辅助检查:心电图、血电解质、肾功能。每3~6个月复查一次心脏超声。如合并其他异常情况还应检查血脂、血糖、肝功能、甲状腺功能。③了解药物的不良反应,以决定是否调整药物剂量或治疗方案。a. ACEI:ACEI剂量每1~2周调整1次,每次剂量倍增或增加正在服用药量的50%,视患者耐受情况、血压情况而定。直到患者最大耐受剂量,或者患者症状改善比较明显、血流动力学稳定。在调整剂量过程中,需要评估患者的血电解质、肾功能、心力衰竭表现和药物不良反应。达到稳定剂量后长期服用。b. β受体拮抗药:每1~2周调整1次,每次剂量倍增或增加正在服用药量的50%。在调整过程中,注意患者血压、心率、水肿和疲乏、呼吸困难等情况。如果出现体质量增加、疲乏,应控制药物剂量,严密观察。同时增加利尿剂或血管扩张剂的剂量,观察症状缓解情况。在缓解后可继续增加β受体拮抗药的剂量。如果达到目标剂量、心率≤50次/分钟、血压≤90 mmHg,患者症状改善明显,则考虑停止加量。如果心力衰竭症状持续加重,或心率<50次/分钟,应考虑减量或停用β受体拮抗药。达到稳定剂量后长期服用。c. 利尿剂:排钾利尿剂容易引起低血容量、低血压和电解质紊乱(如低血钾、低血钠)。保钾利尿剂容易引起低血容量、低血压、高钾血症、肾功能不全加重等。d. 地高辛:可考虑长期应用,尤其是心率偏快或合并快速房颤的收缩性心力衰竭患者。与多种药物都有相互作用,安全范围小,容易中毒。应注意监测患者心电图、地高辛浓度。④患者的顺应性如何,能否坚持药物治疗。⑤患者的不良生活方式是否纠正。⑥对患者进行心力衰竭相关知识的宣教,要通过宣教使患者及其家属了解心力衰竭的原因、预后、治疗要点、饮食限制、运动、依从治疗的重要性,以及心力衰竭复发时有哪些表现。教育患者按照上述方案管理并监测自己。

(13)通过移动通讯设备、可穿戴医疗设备为心力衰竭患者远程高效管理。它分为两大类:一类是非侵入性远程监护,包括体质量、血压、心电图、症状等的监测系统,另外以指南为依据、不依靠护理人员的信息通信技术(ICT)指导下的远程监护模式;另一类是侵入性远程监护,包括CRT和(或)ICD植入后的胸内阻抗、血流动力学等监测。

(14)家庭访视模式:通过医务人员对于患者的家庭访视而及时获取患者的病情变化,指导患者的用药调整,疏导患者的情绪,同时对于患者及其家属进行有关心力衰竭病因、用药、症状及体征的自我监测等方面的教育。

总之,慢性心力衰竭的院外管理需要不同部门、不同人员的共同参与、相互配合。其内容广泛,包括教育咨询、运动处方、病情及危险因素评估及干预、营养及体质量管理等方面。实施过程中应注意个体化,并根据患者病情变化等情况随时调整院外管理与康复策略。护士如能为慢性心力衰竭患者提供充分的院外护理,对于推进国内社区心力衰竭患者的健康状况、避免医疗资源的浪费、减轻患者和社会负担具有重要意义。对于心力衰竭患者而言,持续、高效、整体化的疾病管理显得至关重要。相信心力衰竭管理模式会日益成熟,给心力衰竭患者带来显著的临床获益,降低慢性心力衰竭医疗资源消耗及社会、经济负担。

第十七节　心力衰竭患者运动锻炼和心理咨询

一、心力衰竭运动康复

传统的治疗方法包括强制性的卧床休息以避免体力活动带来的不适,减轻心脏负荷以及代谢需求以减少潜在的不利影响。但是限制体力活动带来许多风险,包括远期运动耐量的降低、压疮、静脉血栓、肺栓塞和肌肉萎缩。而先前由卧床疗法获得许多益处,如降低周围血管阻力、利尿、减少肾上腺素能神经的活动等,已经可以通过药物来达到这一目的。同时人们发现了限制活动的害处要比益处大。因此,自1990年以来,针对心力衰竭患者卧床疗法进行了大胆的挑战,提出了运动疗法可以作为慢性心力衰竭特别是症状发生早期常规治疗的一部分。现代慢性心力衰竭治疗模式的转变,治疗模式已从以往的"改善血流动力学"模式转变为"阻断神经内分泌的过度激活和心肌重塑,提高生活质量和延长其寿命的治疗"模式。因此除针对基础病的治疗外,应该是多途径、多位点综合治疗。

国际上慢性心力衰竭运动康复始于19世纪70年代末,拥有一定量的循证医学证据,证明其安全性与有效性,肯定的有效性是:运动康复可降低慢性心力衰竭患者病死率,减少反复住院次数,改善患者运动耐力,改善患者生活质量,合理控制医疗成本。至今,慢性心力衰竭运动康复已经得到国际上专业协会的推荐。2005年欧洲心脏病协会心脏康复和运动生理工作组及美国心脏协会下属运动心脏康复和预防分会建议,运动康复是慢性心力衰竭患者有效的二级预防措施,运动锻炼应作为心脏康复的一部分应用于稳定心力衰竭患者。2009年ACC/AHA成人慢性心力衰竭诊断和治疗指南把慢性稳定性心力衰竭患者运动康复的推荐证据列为Ⅰ$_B$。2012年指南更新,再次强调运动训练对心力衰竭患者的益处,强烈推荐稳定的慢性心力衰竭患者进行规律的运动训练。目前我国慢性心力衰竭患者运动康复处于发展阶段,仅在少数地区开展,未得到大多数地区及医院的重视,因而慢性心力衰竭患者得不到规范的运动康复指导,从而反复发病、反复住院,增加医疗负担,甚至不恰当运动引发猝死等不良事件。

1.心脏运动康复对慢性心力衰竭患者的影响

广东省心血管病研究所选择2011～2012年对40例扩张型心肌病和冠心病心力衰竭患者进行了对照性研究。入选患者的平均LVEF为45%,NYHAⅡ～Ⅲ级,随机分为对照组和运动组,运动组在病因、药物治疗后心力衰竭症状稳定至少4周后进行规律的运动治疗,对照组只给予药物治疗和健康教育,结果显示运动治疗提高运动耐量,改善心功能,一定程度改善心室重构。

2.慢性充血性心力衰竭患者的功能障碍

(1)运动耐量下降:机体进行有氧动力活动的能力取决于心血管系统给运动的肌肉提供足够的血流的能力,以及这些肌肉摄取和利用氧的能力。运动不耐受是慢性充血性心力衰竭患者最初出现的症状之一。患者运动时由于呼吸困难或疲乏,大肌肉群进行动力活动的能力下降。慢性充血性心力衰竭的患者由于心输出量的下降,运动时不能相应地增加对运动肌肉的供血,肌肉不能获得足够的氧来满足运动时肌肉的能量需求,患者的运动耐量下降,呼吸系统结构和功能的改变也可能对心力衰竭患者的运动耐受力产生不良影响。心力衰竭患者生理性死腔和无效通气量比例增加,通气/灌注失调,中枢二氧化碳化学受体敏感度增加等诸种因素均可导致过度换气。慢性肺动脉高压、呼吸肌力减弱和疲劳、呼吸肌组织化学的改变以及肺的顺应性下降，均可导致呼吸变浅，从而进一步增加生理死腔。由于这些因素的存在，患者在进行运动时呼吸困难和疲乏感加剧，运动耐受力下降。

(2)营养代谢异常：心力衰竭患者可因厌食和胃肠道瘀血，热量和蛋白质摄入降低，从而导致营养不良甚至恶液质。同时也可能出现胰岛素分泌异常、胰岛素抵抗和糖耐量异常。

(3)肌肉骨骼功能异常：心力衰竭患者可因骨骼肌的灌注减少及体力活动限制，肌肉失适应变化出现肌肉萎缩。心力衰竭患者还可因多种原因出现骨质疏松，从而进一步使得患者的运动功能降低。

(4)情绪心理障碍：抑郁、焦虑和社会孤立感等情绪心理障碍在慢性心力衰竭患者中普遍存在，但通常被医护人员忽略。这些心理情绪障碍不仅影响患者的生存质量，同时也与较高的心血管死亡风险有关。

3. 运动训练对慢性心力衰竭患者的益处

有规律的运动训练对于心力衰竭患者有许多益处，与健康人群相似，运动可降低高血压，增加高密度脂蛋白、降低甘油三酯以改善脂代谢，增加胰岛素敏感性及减少冠脉疾病病死率。规律的运动还可以降低体质量，减少患其他并发症的危险性。对于心力衰竭的患者，规律运动可减轻心力衰竭症状，减少住院，提高患者的生活质量。多项研究认为有规律运动改善外周血液循环的内皮功能；增加最大运动能力，降低运动时的过度通气，最终减轻患者的疲劳和呼吸困难等症状。运动锻炼还可加速冠状动脉的侧支循环，提高患者的泵血功能，使心脏功能发生改变，有指导的规律运动可以降低交感神经及肾素-血管紧张素-醛固酮系统的活性；还可以刺激血管内皮舒张因子，从而改善血管功能，降低外周血管阻力，减轻心脏负荷，改善心功能。

(1)中枢血流动力学和左室功能：尽管心力衰竭患者被认为在心力衰竭和循环功能之间有一定差异，但是评估运动改善心脏功能的效果时，必须考虑循环功能。研究表明，耐力和局部力量训练没有或很少改变慢性心力衰竭患者的左室功能。患者在安静时每搏输出量没有变化，但是在运动中有增加的趋势。而 Belardinell 等通过 8 周的耐力训练使患者的心脏舒张功能得到了改善，运动持续时间增加。Coats 等报道采用耐力运动训练能有效促进心输出量的提高。

(2)交感神经系统：心力衰竭患者常伴随自主神经系统的亢奋现象，交感神经自律性加强暗示心肌功能受损。

Coats 等采用耐力训练研究对心脏的自律性的作用，训练后交感神经活动减少，而迷走神经活动增加。这一效果有助于心力衰竭的预后，减少突发性死亡的发生。

(3)运动耐力：运动持续时间、最大负荷和最大摄氧量是反映耐力的变量，通常在训练后得到提高。Sullivan 等研究表明，亚极量运动可以使乳酸无氧阈显著提高。由于局部力量训练的强度、方式和时的间不同，不能简单地将一些研究进行比较。但是，无论采取何种方式，患者的耐力和力量均得到提高，亚极量运动时的运动持续时间，最大负荷，最大摄氧量和无氧阈的延迟均增加。

(4)呼吸系统：对心力衰竭患者而言，其劳力性气促的症状与以下几个因素有关：低运动水平时过度的乳酸堆积；运动高峰期的摄氧量下降；次极量与极量运动负荷时不成比例的通气增加等。运动时对通气的需求及心力衰竭患者较高的肺死腔，导致患者在运动时的浅促呼吸。骨骼肌出现的失适应情况也会在呼吸肌出现。运动训练能改变这种状况，有研究发现耐力训练后慢性心力衰竭患者的通气量显著下降。

（5）骨骼肌：骨骼肌的结构和功能改变，表现为肌力下降、耐力受限、早期疲劳的出现。骨骼肌代谢改变的特征是氧化能力下降，早期无氧代谢途径不足，合成代谢下降，分解代谢加强，出现严重的肌肉耗竭。耐力和力量训练后慢性心力衰竭患者骨骼肌出现了相应的变化。通常，耐力训练和局部阻力训练可以提高患者的骨骼肌的氧化代谢能力；部分逆转患者骨骼肌的代谢异常，提高骨骼肌的功能和耐受性；Neithersullivan 等和 Coats 等，没有观察到耐力训练后患者静息大腿血流量、动静脉氧压差、氧运输和血管阻力的改变。但是在大强度运动后，血管阻力下降导致这些指标出现上升现象。总之，不同的体育运动可以引起运动中骨骼肌血流量的增加和运动能力的增加。

（6）症状和生活质量：慢性心力衰竭患者的严重性通常按等级分类，根据活动能力进行主观性评估。同时，还应采用测验的方法通过血流动力学变化和运动能力来评价生活质量。Ullivan 等研究表明，4～6 个月的训练使患者从 2.4 级减轻到了 1.3，经过 8 周室内训练计划，Coats 等采用改良的问卷，通过调查患者的气喘、疲劳、胸痛、日常活动程度来评价患者的生活质量，结果生活质量得到提高。HFACTION 研究共纳入 2 331 例 LVEF＜35％的慢性心力衰竭患者，随访时间中位数为 30 个月，结果显示运动康复降低全因死亡和住院风险的联合终点达 7％（P＝0.13），经校正基线的相关因素后（该因素可能影响死亡和住院风险），运动康复降低全因死亡和住院风险的联合终点达 11％（P＝0.03），降低心血管原因死亡和心力衰竭原因住院风险的联合终点达 15％（P＝0.03）。一项纳入 11 项随机临床研究 729 例慢性心力衰竭患者的荟萃分析显示运动康复可降低死亡风险达 39％。

4.慢性充血性心力衰竭患者的康复评估

慢性充血性心力衰竭患者的康复评估应包括心血管危险因素的识别、疾病及其所导致的功能障碍的评估以及患者进行运动的危险性的评估等。目前慢性心力衰竭的有氧运动缺乏标准方案，可以说仍然处于多元化阶段，多提倡分为三期锻炼。

一期为间断运动锻炼：因为运动锻炼早期，间断运动锻炼是最安全有效的，在此阶段建议起始水平为低至中度 25％～60％峰值摄氧量（peakVO$_2$ 或 VO$_2$max）的运动量，为期 3 周，每周 5 次，每次 15 min。其中运动持续 30 s，运动量为 50％VO$_2$max 和休息 60 s 交替进行，这一方案，能改善肌肉功能和 VO$_2$max。

二期运动：心力衰竭患者完成一期运动后，重新测定 VO$_2$max，采用中等强度的运动计划，起始量为新的 VO$_2$max 的 60％，且随着患者的耐受增强可从每周 3 次，每次 20 min 延长到 40 min，这一阶段可持续 4～8 周，这一阶段的运动锻炼仍在监测环境中进行。

三期家庭运动计划：如果成功地完成了前两期运动锻炼，而不出现任何不良事件，这时安全性已经建立，则可继续三期家庭运动计划，医师给予电话随访。

具体的评估方法如下。

（1）详细的病史：询问慢性心力衰竭诊断和手术治疗病史（需注意左心室功能评估）；并发症（外周动脉疾病，脑血管疾病，肺部疾病，肾脏疾病，糖尿病，肌肉骨骼疾病，神经肌肉疾病，抑郁及其他持续存在的疾病）；心力衰竭的症状；用药情况（剂量、次数和依从性）；心血管危险因素；生活方式；进行教育的障碍和偏好等。

（2）细致和全面的体格检查：心肺系统（心率、心律、血压、心肺听诊、下肢触诊：水肿及动脉搏动）；心血管手术和操作后的伤口；体质量变化情况；骨科和神经肌肉状态；认知能力。

（3）了解必要的实验室检查和辅助检查结果：空腹和餐后血糖、糖化血红蛋白、低密度脂蛋白、高密度脂蛋白、甘油三酯、肌钙蛋白、心肌酶、脑钠肽等；心电图；超声心动图；运动试验；冠脉造影结果等。

（4）运动试验：慢性心力衰竭患者的主要症状为疲乏、无力、运动不耐受、水肿、咳嗽和气促等，其中重要的两个症状（疲乏和运动不耐受）均与心力衰竭患者运动耐量下降有关，因此评估患者的运动耐量是心力衰竭患者临床评估的重要组成部分。在心肺运动试验基础上制订有氧运动心脏康复处方及评价运动效果。心肺运动试验（CPET）是一种评价心脏储备功能和运动耐力的无创性检测方法，是检测心力衰竭患者心脏功能的金标准，也是制订运动处方的基础根据及评价有氧运动成效的手段。CPET 主要是运用氧耗量（VO_2）和最大氧耗量无氧阈值（AT）等指标来制订 CHF 患者运动处方及评价运动效果。近期有研究证实了 CPET 不仅对心力衰竭患者来说是安全的，而且对管理心力衰竭提供了重要的临床信息。而有氧运动能力是评价慢性心力衰竭患者预后的一个有效指标。另外，也可进行运动心电图试验以评估运动耐量、运动血流动力学反应，运动诱发的症状，运动诱发的心肌缺血和心律失常。运动心电图试验是进行运动危险性分层的必要检查，同时对指导个体化运动处方的制订具有重要的作用。

由于 VO_2max 的测定所需设备和操作比较复杂，而且测定时需要患者运动到极限，但心力衰竭患者常常无法达到极量运动试验的运动峰值耗氧量的稳定平台，同时极量运动对心力衰竭患者而言风险较大，并且所得到的最大运动耐量不能反应日常生活活动能力。因此，也可采用六分钟步行试验进行评估。该试验风险低，心力衰竭患者乐于接受。同时重要的是，多项临床研究表明，6 min 步行距离与采用运动心肺功能测试仪测得的 VO_2max 或 VO_2peak 具有良好的相关关系，可作为替代指标评估心力衰竭患者运动耐量。Bittnetr 等首次报道了 6 min 步行运动试验（6MWT），认为它是一种安全、简单、最常用的固定时间运动试验，能够独立提示左心功能不全患者的发病率和病死率。试验时要求患者尽其所能在平地步行 6 min，根据步行距离将患者分为 4 个等级，即 1 级：距离＜300 m；2 级：300～374.9 m；3 级：375～450 m；4 级：距离＞450 m。不同等级代表相应心脏功能并提示不同预后。研究证明 6 min 步行运动试验是 CHF 患者最适合的运动方式，它接近患者的日常生活，能够反映患者的运动能力和心功能状况，可作为评价药物治疗能否提高患者运动能力和生活质量的指标。有研究将受试者每周接受 2 次 6 MWT 训练，结果发现，接受训练的 A 组患者 6 min 步行距离（480±36）m 较训练前（380±26）m 有显著增加（P＜0.001），说明 6 MWT 训练对心肌梗死后患者的康复有重要的作用，能增加心力衰竭患者的运动能力，改善患者心脏功能。另外，慢性心力衰竭患者的运动方式还包括踏车腹式呼吸、太极拳、气功、放松疗法、医疗体操等，但是训练过程应注意强调根据患者的病情和心功能情况制订科学运动处方。

（5）使用问卷和量表评估营养和饮食问卷；体力活动量表；尼古丁依赖量表；标准化的心理评测；普适性和疾病特异性生存质量量表等。

5. 慢性充血性心力衰竭患者的运动训练

（1）患者的选择：运动训练通常推荐给稳定的 NYHA Ⅰ～Ⅱ级的慢性心力衰竭的患者。虽然进展期和急性期心力衰竭患者被排除在运动训练之外，但是一旦病情好转，给予个体化运动方案的早期的活动将有利于预防残疾进一步加重，并为之后的运动训练计划奠定良好基础。早期活动对于达到功能自主及确保患者能完成症状限制性运动试验和启动常规运动训练都是非常重要的。在过度阶段，可考虑单独或联合实施逐渐增加的活动，呼吸训练和小肌肉的力量训练。每一种运动方式实施时均要在患者个体进行评估,确定临床和血流动力学的稳定,患者的安全要得到保障。

临床稳定性确定以后,有必要对患者进行是否适合运动的筛查。慢性心力衰竭患者开启运动训练的指标包括以下:能够舒服地说话,呼吸频率<30 次/分钟;患者只感觉轻度疲乏;啰音范围<1/2 肺野;静息心率<120 次/分钟;心脏指数≥2 L/(min・m²);中心静脉压<12 mmHg(1.6 kPa,16.32 cmH₂O)。最后,选择运动方式尚需考虑患者的年龄、合并的疾病、休闲和工作的习惯、爱好和能力、后勤限制、以及运动训练设施和场地的供给。如严重心力衰竭患者取坐位,较临床上常规半卧位,对心脏负荷小,既可减轻心力衰竭症状,又可减轻精神负担,因此对严重心力衰竭患者,心功能Ⅳ级患者,只要病情稳定,就应取坐位。开始每次 10～15 min,每天 2 次,逐步增加时间或次数。步行运动能使下肢大肌群交替收缩和松弛,有助于血液回流,从而改善心力衰竭症状。心功能差时,宜先在病房走廊,在医护人员监护下步行运动,然后根据心功能情况,逐渐增加运动量。

(2)禁忌证:①急性冠脉综合征早期(2 d 内);②未处理的威胁生命的心律失常;③急性心力衰竭(早期血流动力学不稳定阶段);④未控制的高血压;⑤高度房室传导阻滞;⑥急性心肌炎和心包炎;⑦有症状的主动脉狭窄;⑧严重的肥厚性阻塞性心肌病;⑨急性系统性疾病;⑩心脏内血栓形成。

(3)运动训练禁忌证:①前 3～5 d 进行性运动不耐受及休息时出现呼吸困难;②低强度运动<2METs(代谢参量),出现显著的心肌缺血;③未控制的糖尿病;④新近生成的血栓;⑤血栓性静脉炎;⑥初发房颤/房扑。

(4)运动训练危险性增高:①过去 1～3 d 体质量增加>1.8 kg;②正在进行持续性或间歇性的多巴胺治疗;③运动时收缩压下降;④NYHA 心功能Ⅳ级;⑤休息以及在用力时出现复杂性室性心律失常;⑥卧位休息心率>100 次/分钟;⑦已有的限制运动耐量的并发症。

6.慢性心力衰竭耐力运动训练

(1)持续性耐力运动训练。运动强度的设定最好能通过症状限制性的心肺运动试验获得的最大摄氧量来确定,这是运动强度评估的金标准。运动强度设定可参照最大摄氧量 VO₂max,摄氧储备量 VO₂R 和无氧阈标准。推荐的运动强度为:起始阶段 40%～50% VO₂max,逐步进展到 70%～80%VO₂max 或 VO₂R。由于在日常的临床工作中,并不是随时方便可进行运动心肺试验。因此可根据较便利的 6MWT、最大心率和储备心率(HRR),以及自觉疲劳评分(RPE)来设定运动强度。训练的靶心率为 40%～70% HRR,或(10～14)/20 Borg 量表评分。在临床上根据 RPE 来调整运动。通常采用 Borg 量表来进行 RPE 评分。评分从 6 分开始,6 分时患者自我感觉非常轻松,意味着此时的运动的强度非常低。如评分为 20 分,患者的自我疲劳程度已达到耐受的极限,意味着运动的强度非常大。一般达到 BorgRPE 13～15 分时,无氧代谢开始,此时的运动强度为中等强度以上。通常指导患者运动时达到 13～15 分是非常合适的,尤其是患者在没有医疗设施或医护人员监护的情况下,RPE 评分不宜超过此标准。采用心率指导运动强度时,患者也应在训练前进行运动试验以获得实测的最大心率。此时即可采用储备心率 HRR 来制订运动训练的强度,即训练的心率需达到静息时心率基础上增加 50%～75%HRR。HRR 定义为最大心率与静息心率之差。需要注意心力衰竭患者可能服用 β 受体阻滞剂、地高辛、胺碘酮等控制心率的药物,使得实测的心率值低于预期,用 RPE 或心率来指导训练强度时,允许患者根据习惯或自我感觉适当进行调整。调整或终止运动的指标包括:明显的呼吸困难或乏力;运动时呼吸>40 次/分钟;出现第三心音或肺部啰音;肺部啰音增加;第二心音的第二组成部分强度明显增加;脉压低,<10 mmHg;持续训练或增荷训练时心率下降>10 次/分钟或血压下降>10 mmHg;室上性或室性期间收缩增加;平均肺动脉压增加>10 mmHg;中心静脉压升高或降低>6 mmHg;出汗过多、皮肤苍白或意识不清。

(2)间歇耐力:训练对于心力衰竭的患者,间歇运动训练比持续运动训练在增加运动耐量方面效果更佳。与持续性运动训练不同,进行间歇性运动训练时,运动期和间歇期交替进行数回合。运动期较短,10~30 s,中等高强度(50%~$100\%VO_2max$),间歇期可不运动或低强度运动 60~80 s。通常需根据患者的能力选择间歇运动的强度。高强度间歇运动训练可在运动平板上完成,运动强度可达到 90%~$95\%VO_2max$。运动前后常规热身和放松 5~10 min。低强度间歇运动可在功率自行车或平板上进行。如在功率自行车上进行,可先完成斜坡式递增负荷(RAMP)测试,根据测试结果得到 50% 的功率输出为运动强度。运动时间为 30 s,间歇60 s,总时间应达到 15 min。如患者不能耐受,可改为运动时间 20 s,间歇 70 s,或 10 s/80 s。另外,通常前 3 回合运动强度还可以降低以让患者更好地适应。患者适应之后增加运动强度,总共可进行10~12 回合,总时间可达到 15~30 min。慢性心力衰竭患者运动训练理想的目标为每次30~40 min,每周进行 3~5 次。低强度或短时间的运动则需增加频率和时间。运动前的热身是必需的。热身活动包括牵伸肌肉肌腱,缓慢走路等,可减少受伤危险,尤其对于使用血管扩张药和利尿剂的患者热身可以避免严重的及症状性低血压发生。只要患者可耐受则坚持进行常规运动,最好终身坚持。

(3)抗阻力量训练:抗阻力量训练指的是肌肉抵抗阻力进行收缩的训练。由于肌肉骨骼需要承受逐渐增加的阻力,长期训练后肌肉力量和骨质密度均增加,因此被认为是一种促蛋白合成的干预措施,有助于预防废用综合征。骨骼肌的功能变化被认为是慢性心力衰竭患者运动耐受力的重要决定因素。另外,增龄也与骨骼肌体积持续丢失有关,因此老年心力衰竭患者肌肉废用更显著。这些患者尤其需要考虑予以抗阻/力量训练。进行抗阻力量训练时心血管的负荷决定于训练时的阻力大小(阻力大小以%1-RM 表示),参与收缩的肌肉的体积大小,以及肌肉收缩时间与休息时间的比值。如果阻力降低,收缩时间缩短,两次收缩之间的休息时间延长,压力负荷就会降低。对于进展期心力衰竭的患者以及运动耐量极低的患者,抗阻力量训练可以安全地实施,只要是小的肌肉群进行训练,训练回合减少,每次训练的肌肉收缩次数限定,且收缩/休息比值至少达到 1:2。对于这些心力衰竭患者,可以采用弹力带进行抗阻力量训练。

(4)呼吸训练研究表明,慢性心力衰竭的患者进行呼吸肌训练可提高运动耐量和生活质量,尤其对已有呼吸肌力量减弱的患者。因此,对于需要在通常的耐力训练增加呼吸肌训练的患者,应常规进行呼吸肌肌力的测试。开始进行呼吸肌训练的起始强度为 30%最大口腔内压(Plmax),每 7~10 min 调整 1 次,最大为 60%Plmax。每次训练 20~30 min,每周 3~5 次,最少训练 8 周。为获得最佳效果,需考虑任何训练刺激,无论是特异性针对呼吸肌,或非特异性的如有氧训练等,均可以增加已有呼吸肌力量减弱的患者的呼吸肌力量和功能。对于呼吸肌力量正常的患者,呼吸肌训练也有助于改善运动耐量。

7.运动处方制订及效果判断

根据慢性心力衰竭患者实际情况制订个体化的运动处方。运动处方的要素:运动种类、运动强度、运动时间和频率,其中运动强度是制订运动处方的重要内容,直接关系到运动的安全性和效果。慢性心力衰竭患者运动具有一定危险性,掌握合适运动强度更是制订及执行慢性心力衰竭患者运动处方的关键。

有氧运动是慢性心力衰竭患者运动康复的主要形式。有氧运动种类:走路、踏车、游泳、骑自行车、爬楼梯等。运动时间:30~60 min,包括热身运动、整理运动时间,针对体力衰弱的慢性心力衰竭患者,建议延长热身运动时间,通常为10~15 min,真正运动时间为20~30 min。运动频率:每周3~5次为最佳。而运动强度可参照心率、VO_2、VO_2AT、Borgscale自感劳累分级评分等确定。传统运动强度以心率来确定,传统运动目标心率是(65%~75%)最大预测心率(HRmax)HRmax=220－年龄(岁),但是有研究报道94例急性心肌梗死(AMI)患者,AT心率仅占HRmax的(52.3±6.9)%,明显低于传统运动试验所提示的目标心率(65%~75%)HRmax低限,提示以(65%~75%)HRmax作为运动处方强度存在较大的安全隐患,因在参加亚极量心肺运动试验(CPET)的AMI患者中有34.8%的患者AT以后的心排出量(Cardiac Output,CO)下降。况且,目前β受体阻滞剂已经作为心肌梗死和心力衰竭患者二级预防用药,应成为以心率判断运动强度的不利条件,因此,建议慢性心力衰竭运动目标心率从(50%~60%)HRmax开始,循序渐进。

另一种以心率判断运动强度的方法是按储备心率(HRR,HRR=最大运动时心率－静息时心率)的百分数,范围以40%~70%HRR,多以60%~70%HRR。以60%HRR为例,运动时目标心率=静息心率＋(最大运动时心率－静息心率)×0.6,针对中国的慢性心力衰竭患者,建议从40%HRR开始,逐步递增。以VO_2peak为标准的运动强度,50%~80%VO_2peak不等,其中70%~80%VO_2peak最为常用,而对一些体力衰弱者或起初不适应有氧运动者可选择60%~65%VO_2peak。

根据peakVO_2或VO_2AT制订运动强度的方法,按照1MET=3.5 mL/kg·min换算得到代谢当量(metabolic equivalents,METS)。METS是心脏康复中极为重要的指标,是把运动试验结果与实际生活中的各种活动定量联系起来的唯一方法,从而为患者开出合适的运动处方。譬如,如果以2 mph(每小时2英里)速度行走,则达到2.5 METS的运动强度。有氧运动模式有连续有氧运动和间歇有氧运动。连续有氧运动步骤:热身运动—运动—整理运动,运动阶段平稳;间歇有氧运动步骤:热身运动—运动—整理运动,运动阶段呈运动—间歇—运动—间歇交替。连续有氧运动和间歇有氧运动均可增加VO_2peak,但是间歇运动可以提高最大无氧能力。因间歇有氧运动更安全,可在运动训练早期采纳。间歇有氧运动运动强度分高强度与低强度,根据患者的运动能力选择。高强度间歇有氧运动可在踏车上进行,步骤:5~10 min热身运动后－4 min有氧运动(90%~95% peak VO_2)－3 min间歇(低强度)－5~10 min整理运动。低强度间歇有氧运动可在功率自行车上进行,步骤:强度采用50%峰值运动负荷(峰值运动负荷由运动试验测得),运动时间/间歇时间比(不等,可有30 s/60 s,20 s/90 s,10 s/80 s),可把运动初期的3组运动强度降低,以作热身运动。

二、心理康复

心脏康复的目的在于不仅改善器官功能,更重要的是改变不良的心理行为习惯,解除心理压力和多种心理障碍,帮助心脏病患者安全渡过康复期,预防心血管事件的发生率和病死率,提高生活质量,高质量地回归社会。心理应激和心血管疾病之间的联系已被明确定为一个重要的公共健康问题,大量的经验性研究显示,心理—社会危险因素,包括社会经济地位低下、社交孤立、应激、A型行为以及抑郁和焦虑情绪,会增加心脏病的发病风险,降低患者的生活质量,对心脏病患者预后造成不良影响。近年来越来越多的资料提示心理应激与急性冠脉综合征(ACS)的发生、发展密切相关。根据中国康复医学会心血管病专业委员会的资料,对一组264例不稳定心绞痛和AMI患者的调查发现焦虑状态占35.2%,抑郁状态占36.5%,消极被动占23.19%。

1.心理应激促发心血管事件

对人体造成伤害的心理因素称为心理应激。心理应激共分成7个等级。

1级:表现为不愉快。

2级:出现焦躁和忙乱。

3级:发生轻度争吵。

4级:中度争吵,音量提高。

5级:大声争吵,紧握拳头。

6级:极度愤怒,拍桌子,几乎失控。

7级:狂怒,完全失控,乱扔东西伤害他人或自残。

≥3级的心理应激就是有害的,≥5级的激怒可能促发心血管事件,甚至引起心源性猝死(SCD)。近年来有越来越多的资料提示心理应激与心血管事件发生密切相关。

焦虑恐惧、激动愤怒悲痛、社会遗弃以及其他心理—社会危险因素对于冠心病的发生起了重要的作用。

Dejonge等报道对494例AMI患者随访了2~5年,发现AMI后伴有抑郁症时常引起胸痛、心悸和气促等症状加剧并对患者的预后不利。如果只应用常规治疗方法对于症状的缓解不理想,在矫正抑郁症状和缓解心理应激以后,才能对于心血管症状的控制有较满意的结果,减少心血管事件的发生。

2.心脏病相关的心理—社会危险因素

造成心脏病患者预后不良的心理—社会危险因素一般分为三类:社会环境、人格特征和负性情绪。其中应当注意:①负性情绪体验,如抑郁和焦虑,有时不仅表现为心理的痛苦,也可能表现为某些躯体不适和社会退缩;②在心脏康复过程中,若患者谈到"应激",他们可能会提到苛刻的生活环境、不愉快的感觉或者躯体症状,这应当引起医生的重视。

3.如何识别心脏康复中的心理—社会危险因素

最近欧洲心血管疾病临床防治指南指出,临床工作者应当对患者的心理—社会危险因素进行评估,并对此进行相应处理,以改善健康相关的生活质量以及心血管疾病的预后。而个体心理治疗应当针对患者的社会心理需求和存在的心理—社会危险因素进行。

心脏康复中心理—社会危险因素的评估可分为以下两个步骤。

(1)针对具体心理—社会危险因素对患者逐一问询,发现患者可能存在的问题。可参考如下提问方法。你的受教育程度如何?(曾经)是做什么工作的?你和谁一起生活?生病的时候有没有人可以帮到你?你觉得自己的能力足以达到工作要求吗?你经常因为小事生气吗?如果有人让你不开心,通常你会指出吗?在过去的一个月里,大部分时间你都会觉得开心不起来、绝望或做事没兴趣吗?或者你会突然感到害怕或惊恐吗?

(2)使用标准化量表做进一步评估:①社会支持评定量表;②医院焦虑抑郁量表(HADS)。

4.如何处理心脏康复中的心理—社会危险因素

适量运动是健康生活方式和心脏康复的基础,而开朗乐观和心理平衡则是心脏和心理康复的灵魂,早期干预是心理康复的关键,心理面貌是由认知、情感、意志和行为四方面组成。心理干预首先要从转变患者的认知能力上下功夫,做到晓之以理,动之以情,炼之以意,导之以行,才能有效地转变患者的认知偏差。此外,要使患者培养一种既有兴趣又能放松的活动(如绘画、书法、听音乐等)转移患者的注意力,并有一个放松的好心情,这是心理康复的基础。

(1)矫正 A 型行为的冲动和匆忙做出反应:当您要发脾气时为避免冲动,可以让舌头在嘴里转 30 个圈以后再发言。这样就能冷静下来处理问题。此外,要学会对帮助过自己的人说感激的话。学会对认识的人微笑,直到能表达自然的微笑。当发生分歧并可能是自己有错时,应有认错的勇气,说一声"对不起,是我错了。"这在 A 型行为有 AIAI 反应的人来说不易做到。

(2)开展心理咨询:心理咨询具有改善或消除慢性心力衰竭患者焦虑、抑郁和绝望心理的作用。一般采用心理安慰、支持和疏导的治疗方法。心理咨询是慢性心力衰竭康复治疗的重要内容。要安慰患者、疏导心理,鼓励患者正确认识疾病,树立战胜疾病的信心,积极配合治疗,使慢性心力衰竭患者从支持系统中得到帮助、消除心理障碍。心理治疗达到的效果都是患者亲自调整的结果,这对于患者的收获要远比药物来的更重要。

(3)心理治疗和松弛训练:物理治疗师可通过肌肉放松、中医气功等技术来完成放松训练。选择一些放松精神和心灵的音乐让患者舒缓焦虑的情绪。

(4)健康教育:慢性心力衰竭患者大多有原发性高血压、冠心病、糖尿病、高脂血症等,因此,在治疗的同时让患者了解有关疾病的知识,积极配合治疗尤为重要。饮食起居、监测体质量、饮食调节,当由于恶心、呼吸困难或水肿等感觉导致进食减少时则建议少量多餐。戒烟:吸烟可引起血管内皮功能异常和冠状动脉痉挛加重心力衰竭,所以心力衰竭患者均应戒烟,应积极鼓励使用戒烟辅助品。

(5)药物干预治疗:它们是通过调节脑内的 5-HT,NE 等影响情绪和睡眠的化学物质发挥作用的,抗抑郁药同时具有抗焦虑的作用,有些药物还同时具有抗强迫、抗惊恐的作用,这些是可以通过药物治愈的。要快速识别,正确对待,及时处理。对于诊断患有抑郁、焦虑障碍的心力衰竭患者,应该按照防治指南规范使用抗抑郁剂治疗。由于患者常常感到头痛等躯体症状,其实大多是由焦虑引起的,因此选择双通道药物尤为适合,能够有效改善抑郁、焦虑患者的情绪及躯体症状。以运动训练为基础的心脏康复对慢性充血性心力衰竭患者是安全和有效的。心脏康复不仅改善心力衰竭患者的长期预后,还通过增加患者的运动耐量和肌肉力量,增加患者日常生活的独立性,提高其生存质量。心脏康复应成为慢性心力衰竭患者疾病管理的重要措施得以推广实施。

第三章 神经内科护理

第一节 特发性面神经麻痹

一、概述

特发性面神经麻痹(idiopathic facial palsy)是茎乳孔(面神经管)内面神经的非特异性炎症引起的周围性面肌瘫痪,又称为面神经炎或 Bell 麻痹。

二、病因

病因尚不完全清楚,多数认为是病毒感染、风寒、自主神经功能障碍,导致面神经内的营养血管痉挛、缺血、水肿,压迫面神经而发病。

三、病理

病理变化主要是神经水肿,伴有不同程度的脱髓鞘,也可有不同程度的轴突变性。

四、主要护理问题

1. 焦虑/恐惧

焦虑/恐惧与突然起病、担心预后有关。

2. 自我形象紊乱

自我形象紊乱与面部表情肌瘫痪有关。

3. 营养失调

低于机体需要量与颊肌瘫痪、咀嚼困难有关。

4. 舒适的改变

舒适的改变与口角歪斜、眼睑闭合不全等有关。

5. 潜在并发症

潜在并发症有角膜、结膜炎等。

五、护理目标

(1)患者焦虑/恐惧程度减轻,情绪稳定,治疗信心提高。

(2)患者及其家属能接受其形象改变。

(3)患者主诉不适感减轻或消失。

(4)未发生相关并发症,或并发症发生后得到及时治疗与处理。

六、护理措施

1. 一般护理措施

(1)心理护理:①向患者介绍与本病有关的知识,使其了解其病程及预后;②安排患者到有相似病种并恢复较好的患者房间,通过患者之间的交流获得良好的信息;③指导家属对患者照顾,使患者能感到来自家庭的支持;④鼓励患者表达自身感受;⑤针对个体情况进行针对性心理护理。

(2)饮食:给予营养丰富的半流质或普食,以增强机体抵抗力。

(3)休息:保证充足睡眠,以增强机体抵抗力,利于疾病恢复。

(4)基础护理:协助患者做好口腔护理、保持口腔清洁。

(5)健康宣教:向患者及其家属讲解相关疾病知识,并进行用药指导。

2.特别指导

(1)注意保暖,防受风寒;温水洗脸、刷牙。

(2)进食时食物放在患侧颊部,细嚼慢咽,促进患侧肌群被动训练。

(3)注意保护角膜、结膜,预防感染。必要时使用眼药水和眼罩。

3.康复指导

面瘫后自我锻炼、按摩、理疗非常重要,主要为防止麻痹肌的萎缩及促进康复。具体做法是指导患者注意面部保暖,耳后部及病侧面部行温热敷。因面肌瘫痪后常松弛无力,而且面肌非常薄,故病后即应进行局部按摩,按摩用力应柔软适度,持续稳重。方法:对镜用手紧贴于瘫痪侧面肌上做环形按摩,每天 3 次,每次 10～15 min,以促进血液循环,并可减轻瘫痪肌受健侧的过度牵引。当神经功能开始恢复后,鼓励患者练习瘫痪侧面肌的随意运动。

面瘫主要累及额肌、眼轮匝肌、提上唇肌、颧肌、提口角肌、下唇方肌和口轮匝肌。每天应针对这些肌肉进行功能训练,每个动作 20 次,每天 1～2 次。

(1)抬眉训练:让患者尽力上抬双侧眉目。

(2)皱眉训练:让患者双侧同时皱眉。

(3)闭眼训练:让患者双眼同时闭合。

(4)耸鼻训练:让患者往鼻梁方向用力耸鼻。

(5)努嘴训练:让患者用力收缩口唇并向前方努嘴。

(6)示齿训练:让患者的口角向两侧同时用力示齿。

(7)张嘴训练:让患者用力张大口。

(8)鼓腮训练:让患者鼓腮,漏气时让其用手上下扶住口轮匝肌进行训练。

康复训练有利于改善面部表情肌的运动功能,使患者面部表情肌对称协调。增强患者自信心,早日恢复健康。

第二节　三叉神经痛

一、概述

三叉神经痛系指三叉神经分布区的一种反复发作的、短暂的、难以忍受的阵发性剧痛。三叉神经痛归属于神经病理性疼痛。

二、病因

三叉神经痛分原发性和继发性两种类型。原发性三叉神经痛尚无确切病因;继发性三叉神经痛有明确病因,如邻近三叉神经部位发生的肿瘤、炎症、血管病等,累及三叉神经而引发疼痛。

三、诊断要点

1.临床表现

(1)年龄性别:70%～80%发生于40岁以上中老年,女性略多于男性,约为3:2。

(2)疼痛部位:严格限于三叉神经分布区内,以第二、三支受累最为常见,95%以上为单侧发病。

(3)疼痛性质:常为电灼样、刀割样、撕裂样或针刺样,严重者可伴同侧面肌反射性抽搐,称为痛性抽搐。发作时可伴有面部潮红、皮温增高、球结膜充血、流泪等。患者表情痛苦,常用手掌或毛巾紧按或揉搓疼痛部位。

(4)疼痛发作:常无先兆,为突然发生的短暂性剧痛,常持续数秒至2 min后突然停止。间歇期几乎完全正常。发作期可数天一次至每天数百次。大多有随病程延长而发作频度增加的趋势,很少自愈。

(5)扳机点:在疼痛发作的范围内常有一些特别敏感的区域,稍受触动即引起发作,成为"扳机点",多分布于口角、鼻翼、颊部或舌面,致使患者不敢进食、说话、洗脸、刷牙,故面部和口腔卫生差,情绪低落,面色憔悴,言谈举止小心翼翼。

2.辅助检查

(1)头颅CT或头颅MRI。

(2)必要时行脑脊液检查,寻找病因。

四、主要护理问题

1.疼痛

疼痛与三叉神经病变有关。

2.营养失调

摄入量低于机体需要量。

3.焦虑

焦虑与疼痛困扰、担心疾病预后有关。

4.知识缺乏

缺乏疾病、药物及护理等相关知识。

5.家庭运作异常

家庭运作异常与调整的需要、角色紊乱,以及不确定的愈合有关。

五、护理目标

(1)疼痛缓解或消失。

(2)营养平衡。

(3)情绪稳定,配合治疗。

（4）患者及其家属了解疾病相关知识。

（5）人际关系良好，家庭和谐。

六、护理措施

1. 标准化的床旁评估

标准化的床旁评估应包括以下组成部分：对触、压、针刺、冷、热、振动刺激的反应及时间总和效应，并以正常、降低、增高记录。

2. 心理护理

①向患者介绍与本病有关的知识，帮助患者认清疾病的本质。尤其对那些久治不愈的患者，应使其认识到目前对他所患疾病还没有一种特定的最好方法，只能试用各种疗法。使患者心中既充满希望，又不至于对某种治疗期望过高。②安排患者到有相似病种并恢复较好的患者病室，通过患者之间的交流使其得到良好的影响。③指导家属如何照顾、关心患者，使患者感到家庭的支持。④主动接近由于害怕疼痛而不愿讲话的患者，理解、承认患者的痛苦，鼓励患者表达自身感受。⑤转移患者的注意力，引导患者将注意力放在工作上，培养兴趣爱好，让其忘记病痛，在工作成绩和兴趣爱好上找到安慰和满足。⑥针对个体情况进行针对性心理护理。

3. 饮食

①在间歇期鼓励患者进食，给予营养丰富的流质或半流质等，防止营养不良。饮食勿辛辣、油腻，避免用力咀嚼诱发疼痛。②对食欲不佳的患者，尽量调整食物的色、香、味，以增进患者食欲。③对担心进食会引起疼痛的患者，要耐心讲解饮食的重要性，鼓励进食。

4. 休息

保证患者的休息和睡眠对疼痛患者来说至关重要。应合理安排镇痛药和镇静剂的服用时间，为患者提供安静、舒适的睡眠环境，必要时提供单间。

5. 基础护理

不能洗脸和刷牙的患者应给予口腔护理，1～2 次/天，保持口腔清洁，预防感染。

6. 健康宣教

向患者及其家属讲解疾病相关知识，介绍一些缓解疼痛的方法。

7. 药物指导

①合理使用缓解疼痛的药物，注意用药时间、剂量，以及药物的毒副作用，防止药物依赖或毒麻药成瘾；②做好患者的疼痛评估，了解患者疼痛程度；③在饮水、吃饭、剃须、洗脸、漱口等动作时不要触及患者的"触发区"而加重疼痛。

8. 疼痛发作时的护理

①指导患者用盐水漱口或湿毛巾轻轻擦拭面部，切记避开"疼痛触发区"；②当疼痛发作或加剧时，可暂停各种活动，置患者于舒适位置；③提供各种起居方面的方便；④疼痛缓解时可使用吸管饮水，减少唾液分泌，帮助吞咽；⑤疼痛无法缓解的病员必要时到疼痛科由专科医生给予外周神经阻滞治疗缓解疼痛。效果不佳的极个别患者，可在 CT 引导下做三叉神经单支毁损术。

第三节　中枢神经系统感染

一、主要护理问题

1. 发热

发热与感染有关。

2. 有窒息的危险

窒息与意识障碍、呕吐有关。

3. 有脑疝的危险

脑疝与颅内高压有关。

4. 营养失调

低于机体需要量与意识障碍、发热有关。

5. 舒适的改变

舒适的改变与头痛、呕吐有关。

6. 有坠床的危险

坠床与行为异常、癫痫发作有关。

7. 有皮肤完整性受损的危险

皮肤完整性受损与意识障碍、生活不能自理有关。

8. 潜在并发症

潜在并发症有感染的可能。

二、护理目标

(1)护士随时观察患者的体温、热型,协助医生控制患者的体温。

(2)患者达到舒适的状态或舒适感增加。

(3)患者能得到足够的营养。

(4)护士严密观察患者的意识状态,了解头痛情况,并维持其最佳水平;患者未发生脑疝、窒息、坠床、压疮等。

(5)患者无感染的发生如肺部感染、泌尿道感染等。

(6)患者的基本生活需要得到满足。

三、护理措施

1. 一般护理

(1)病情观察。①严密观察患者的神志、瞳孔、呼吸、血压等生命体征及意识状态,维持患者的最佳意识水平;②体温:观察发热的热型及相伴的全身中毒症状的程度,根据体温高低定时监测其变化,并给予相应的护理;③迅速判断意识水平:结合其伴随症状正确判断,及时、准确地反馈有利于患者得到恰当的救治;④区分以下情况:颅内压高所致脑疝引起的嗜睡、昏睡、昏迷;高热引起的精神萎靡;失语造成的不能应答;智能障碍引起的表情呆滞、反应迟钝。

(2)营养支持,防止电解质紊乱护理。①监测各种与营养有关的指标,如血钾、钠、清蛋白、脂蛋白、血糖、蛋白比值,并准确记录出入量;②饮食:患者的饮食应以清淡为宜,给细软、易消化、高热量、高维生素、高蛋白、低脂肪饮食；③鼓励患者多饮水、多吃水果和蔬菜；④鼻饲的患者应计算患者每千克体质量所需的热量，配制合适的鼻饲饮食；⑤遵医嘱给予液体及电解质静脉补充。

（3）预防传染的护理：①疑似患者应转至单人房间，同病室的患者也应就地隔离。②在适宜情况下转入传染病医院。③医护人员注意采取相应的隔离措施。

（4）对症治疗护理。①注意脑保护：给予降低颅内压药物，减轻脑水肿引起的头痛、恶心、呕吐等脑膜刺激征，防止脑疝的发生；②补充体液：防止低血容量性休克而加重脑缺氧；随时清理口鼻呼吸道分泌物，定时叩背、吸痰，保持呼吸道通畅，防止肺部感染；③给予鼻导管或面罩吸氧，保证脑氧供应。

（5）心理支持：①指导家属消毒隔离知识，指导患者培养良好的卫生习惯；②指导患者思维训练；③指导患者吞咽、肢体运动功能恢复。

（5）用药护理。①脱水剂：保证药物给入准确、按时快速静脉滴注，注意观察其皮肤弹性、皮肤颜色变化，准确记录出入量。②糖皮质激素：用药期间监测患者的血常规、血糖变化；注意倾听患者主诉心悸、出汗等不适；观察有无精神异常；用药同时预防感冒、交叉感染。③应用抗病毒药阿昔洛韦：注意应用时观察有无谵妄、震颤、皮疹、血尿、血清转氨酶暂时性增高等不良反应。④指导患者服药，正确使用糖皮质激素、抗精神病药、抗结核用药。⑤使用抗结核药：注意规范用药，停药应在专科医师指导下，勿随意停减药物。定期复查肝功能，注意观察有无听力改变等不良反应。

2．减轻脑代谢及脑损伤

低温降低脑组织耗氧量，减轻脑水肿，促进脑细胞结构和功能的修复。

（1）病室环境。①室温：维持在 20 ℃～23.9 ℃，并保持空气流通；②湿度：维持在20％～70％。

（2）寒颤期护理：①增加衣被保暖，以防老年人、婴儿末梢循环不良；②当高热时给予减少衣被，增加其散热。

（3）物理降温：①大血管走行处放置冰袋、冰帽，如在头、颈、腋窝、腹股沟等处；②手握冷水球；③擦浴：用加入少量酒精（5％～10％）的冰水或冷水擦拭全身皮肤，至皮肤发红；④冰水浸浴、冰毯：患者取半卧位，浸于含有碎冰块、水温在 15 ℃～16 ℃的冷水中，水面不超过患者的乳头平面，并随时控制水温，随时保持恒定，即每 10～15 min 应将患者抬离水面，测肛温一次。

（4）化学药物降温：①用于物理降温无效、患者持续高热者；②特别注意对有昏迷的患者观察神志、瞳孔、呼吸、血压的变化。

（5）亚低温治疗护理。①用肌松冬眠剂：冬眠Ⅰ号或冬眠Ⅱ号；②给药速度：依患者的体温降低情况、血压、脉搏、肌肉松弛程度决定；③患者进入镇静冬眠时可以行物理降温，用降温毯、冰水冰块浸浴法、冰袋冰帽外敷法等降低体温；④体温观察：一般以 2～4 h 降低 1 ℃，通常将患者的肛温控制在 32 ℃～35 ℃；⑤其他情况的观察：需密切观察患者的呼吸、血压、脉搏、肌肉松弛程度、血氧饱和度、颅内压等；⑥必要时行呼吸机辅助通气，或复温处理，加强基础护理，防止压疮及冻伤的发生。

3．提高舒适感，预防其他系统感染

（1）环境舒适：尽可能地保持病房安静，避免噪声与知觉刺激，以免加重患者因发热引起的躁动不安、头痛及精神方面的不适感。应降低室内光线亮度或给患者戴眼罩，减轻因光线刺激引起的燥热感。床单位清洁、干燥、无特殊气味。

(2)衣着舒适:患者的内衣以棉制品为宜,且不宜过紧,应勤洗勤换。

(3)做好基础护理,使患者身体舒适:做好皮肤护理,防止降温后大量出汗带来的不适;给予患者口腔护理,以减轻高热口腔分泌物减少引起的口唇干裂、口干、舌燥及呕吐、口腔残留食物引起的口臭带来的不适感及舌炎、牙龈炎等感染。给予会阴部护理,保持其清洁,防止卧床所致的泌尿系感染。

4.异常行为的护理

(1)密切观察患者的行为,每天定时与患者交谈,关心其情绪及有无自杀和暴力倾向。

(2)减少环境刺激源,维持环境安全性,避免感知刺激引起患者的恐惧。

(3)减少语言和护理行为的刺激,增加与患者交流及接触的技巧,避免患者自伤和他伤的发生。

1)注意和患者交流时语速要慢、语音要低,增加患者对护士的信任感,而不是增加对患者的伤害或恐惧心理。

2)运用顺应性语言劝解患者接受治疗护理,当遭到患者拒绝或者患者产生焦虑、恐惧时,如不是紧急情况,可等待其情绪稳定后再处理。

3)每天的治疗护理尽量集中做,避免反复操作激惹患者的情绪,给患者带来威胁感。

4)接触患者时应站在其侧面,以防正面接触受到有暴力行为患者的伤害。

5)当遇到患者有暴力行为的倾向时,要保持镇静、沉着的态度,切勿大叫、施令,以免患者受到惊吓后产生恐惧,引发其攻击性行为而伤害他人。

(4)当患者烦躁、暴力行为不可控制时,适时给药及适当约束,以协助患者缓和情绪,减轻或避免自伤和他伤。约束患者时应注意以下方面。

1)约束患者时告知其必要性及注意事项,在患者情绪稳定的情况下也向其讲明约束原因。

2)约束用具需在可观察到的视线范围内,勿遮挡约束带,以便观察其松紧度。

3)约束时注意患者四肢的姿势,维持肢体功能性位置,注意观察约束带的松紧、肢体运动度和皮温并交接使用情况。

4)长时间约束时,至少每 2 h 解除约束 5 min。必要时,改变患者姿势及协助做肢体被动运动。若患者情况不允许,则每隔一段时间轮流松绑四肢。

第四章 呼吸内科护理

第一节 重症哮喘

支气管哮喘(简称哮喘)是常见的慢性呼吸道疾病之一。近年来,其患病率在全球范围内有逐年增加的趋势,参照全球哮喘防治创议(GINA)和我国 2008 年版支气管哮喘防治指南,将定义重新修订为哮喘是由多种细胞包括气道的炎性细胞和结构细胞(如嗜酸性粒细胞、肥大细胞、T 淋巴细胞、中性粒细胞、平滑肌细胞、气道上皮细胞等)和细胞组分参与的气道慢性炎症性疾病。

这种慢性炎症导致气道高反应性,通常出现广泛多变的可逆性气流受限,并引起反复发作性的喘息、气急、胸闷或咳嗽等症状,常在夜间和(或)清晨发作、加剧,多数患者可自行缓解或经治疗缓解。如果哮喘急性发作,虽经积极吸入糖皮质激素($\leqslant 1\ 000\ \mu g/d$)和应用长效 β_2-受体激动药或茶碱类药物治疗数小时,病情不缓解或继续恶化;或哮喘呈暴发性发作,哮喘发作后短时间内即进入危重状态,则称为重症哮喘。如病情不能得到有效控制,可迅速发展为呼吸衰竭而危及生命,故需住院治疗。

一、病因和发病机制

(一)病因

哮喘的病因还不十分清楚,目前认为同时受遗传因素和环境因素的双重影响。

(二)发病机制

哮喘的发病机制不完全清楚,可能是免疫—炎症反应、神经机制和气道高反应性及其之间的相互作用。重症哮喘目前已经基本明确的发病因素主要有以下几种。

1. 诱发因素的持续存在

诱发因素的持续存在使机体持续地产生抗原抗体反应,发生气道炎症、气道高反应性和支气管痉挛,在此基础上,支气管黏膜充血水肿、大量黏液分泌并形成黏液栓,阻塞气道。

2. 呼吸道感染

细菌、病毒及支原体等的感染可引起支气管黏膜充血肿胀及分泌物增加,加重气道阻塞;某些微生物及其代谢产物还可以作为抗原引起免疫—炎症反应,使气道高反应性加重。

3. 糖皮质激素使用不当

长期使用糖皮质激素常常伴有下丘脑—垂体—肾上腺皮质轴功能抑制,突然减量或停用,可造成体内糖皮质激素水平的突然降低,造成哮喘的恶化。

4. 脱水、痰液黏稠、电解质紊乱

哮喘急性发作时,呼吸道丢失水分增加、多汗造成机体脱水,痰液黏稠不易咳出而阻塞大小气道,加重呼吸困难,同时由于低氧血症可使无氧酵解增加,酸性代谢产物增加,合并代谢性酸中毒,使病情进一步加重。

5.精神心理因素

许多学者提出心理—社会因素通过对中枢神经、内分泌和免疫系统的作用而导致哮喘发作,是使支气管哮喘发病率和病死率升高的一个重要因素。

二、实验室检查和其他检查

1.痰液检查

哮喘患者痰涂片显微镜下可见到较多嗜酸性粒细胞、脱落的上皮细胞。

2.呼吸功能检查

哮喘发作时,呼气流速指标均显著下降,第 1 秒钟用力呼气容积(FEV_1)、第 1 秒钟用力呼气容积占用力肺活量比值($FEV_1/FVC\%$,即 1 秒率)以及呼气峰值流速(PEF)均减少。肺容量指标可见用力肺活量减少、残气量增加、功能残气量和肺总量增加,残气占肺总量百分比增高。大多数成人哮喘患者呼气峰值流速<50%预计值则提示重症发作,呼气峰值流速<33%预计值提示危重或致命性发作,需做血气分析检查以监测病情。

3.血气分析

由于气道阻塞且通气分布不均,通气/血流比例失衡,大多数重症哮喘患者有低氧血症,$PaO_2<8.0$ kPa(60 mmHg),少数患者 $PaO_2<6.0$ kPa(45 mmHg),过度通气可使 $PaCO_2$ 降低、pH 上升,表现为呼吸性碱中毒;若病情进一步发展,气道阻塞严重,可有缺氧及 CO_2 潴留,$PaCO_2$ 上升,血 pH 下降,出现呼吸性酸中毒;若缺氧明显,可合并代谢性酸中毒。$PaCO_2$ 正常往往是哮喘恶化的指标,高碳酸血症是哮喘危重的表现,需给予足够的重视。

4.胸部 X 线检查

早期哮喘发作时可见两肺透亮度增强,呈过度充气状态,并发呼吸道感染时可见肺纹理增加及炎性浸润阴影。重症哮喘要注意气胸、纵隔气肿及肺不张等并发症的存在。

5.心电图检查

重症哮喘患者心电图常表现为窦性心动过速、电轴右偏、偶见肺性 P 波。

三、诊断

1.哮喘的诊断标准

(1)反复发作喘息、气急、胸闷或咳嗽,多与接触变应原、冷空气、物理、化学性刺激以及病毒性上呼吸道感染、运动等有关。

(2)发作时双肺可闻及散在或弥散性、以呼气相为主的哮鸣音,呼气相延长。

(3)上述症状和体征可经治疗缓解或自行缓解。

(4)除去其他疾病所引起的喘息、气急、胸闷和咳嗽。

(5)临床表现不典型者(如无明显喘息或体征),应至少具备以下 1 项试验阳性:①支气管激发试验或运动激发试验阳性;②支气管舒张试验阳性,第 1 秒用力呼气容积增加≥12%,且第 1 秒用力呼气容积增加绝对值≥200 mL;③呼气峰值流速日内(或 2 周)变异率≥20%。

符合(1)~(4)条或(4)~(5)条者,可以诊断为哮喘。

2.哮喘的分期及分级

根据临床表现,哮喘可分为急性发作期、慢性持续期和临床缓解期。急性发作是指喘息、气促、咳嗽、胸闷等症状突然发生,或原有症状急剧加重,常有呼吸困难,以呼气流量降低为其特征,常因接触变应原、刺激物或呼吸道感染诱发。哮喘急性发作时病情严重程度可分为轻度、中度、重度、危重四级。

四、护理

(一)护理目标

(1)及早发现哮喘先兆,保障最佳治疗时机,终止发作。

(2)尽快解除呼吸道阻塞,纠正缺氧,挽救患者生命。

(3)减轻患者身体、心理的不适及痛苦。

(4)提高患者的活动能力,提高生活质量。

(5)健康指导,提高自护能力,减少复发,维护肺功能。

(二)护理措施

1.病情评估

迅速收集病史、以往药物服用情况,评估哮喘程度。如果哮喘发作经数小时积极治疗后病情仍不能控制,或急剧进展,即为重症哮喘,此时病情不稳定,可危及生命,需要加强监护、治疗。

2.确保气道通畅

维护有效排痰、保持呼吸道通畅是急重症哮喘的护理重点。

(1)哮喘发作时,支气管黏膜充血水肿,腺体分泌亢进,合并感染更重,产生大量痰液。而此时患者因呼吸急促、喘息,呼吸道水分丢失,致使痰液黏稠不易咳出,大量黏痰形成痰栓阻塞气管、支气管,导致严重气道阻塞,加上气道痉挛,气道内压力明显增加,加重喘息及感染。因此必须注意补充水分、湿化气道,积极排痰,保持呼吸道通畅。

(2)按时协助患者翻身、叩背,加强体位引流;雾化吸入,湿化气道,稀释痰液,防止痰栓形成。采用小雾量、短时间、间歇雾化方式,湿化时密切观察患者呼吸状态,发现喘息加重、血氧饱和度下降等异常立即停止雾化。床边备吸痰器,防止痰液松解后大量涌出导致窒息。吸痰时动作轻柔、准确,吸力和深度适当,尽量减少刺激并达到有效吸引。每次吸痰时间不超过15 s,该过程中注意观察患者的面色、呼吸、血氧饱和度、血压及心率的变化。严格无菌操作,避免交叉感染。

3.吸氧治疗的护理

(1)给氧方式、浓度和流量,根据病情及血气分析结果予以调节。一般给予鼻导管吸氧,氧流量4~6 L/min;有二氧化碳潴留,氧流量2~4 L/min;出现低氧血症时改用面罩吸氧,氧流量6~10 L/min。经过吸氧和药物治疗病情不缓解,低氧血症和二氧化碳潴留加剧时进行气管插管呼吸机辅助通气。此时应做好呼吸机和气道管理,防止医源性感染,及时有效地吸痰和湿化气道。气管插管患者吸痰前后均应吸入纯氧3~5 min。

(2)吸氧治疗时,观察呼吸窘迫有无缓解、意识状况、末梢皮肤黏膜颜色、湿度等,定时监测血气分析。高浓度吸氧(>60%)持续6 h以上时应注意有无烦躁、情绪激动、呼吸困难加重等中毒症状。

4.药物治疗的护理

终止哮喘持续发作的药物根据其作用机制可分为具有抗感染作用和缓解症状作用两大类。给药途径包括吸入、静脉和口服。

(1)吸入给药的护理:吸入的药物局部抗感染作用强,直接作用于呼吸道,所需剂量较小,全身性不良反应较少。剂型有气雾剂、干粉和溶液。护士指导患者正确吸入药物。先嘱患者将气呼尽,然后开始深吸气,同时喷出药液,吸气后屏气数秒,再慢慢呼出。吸入给药有口咽部局部的不良反应,包括声音嘶哑、咽部不适和念珠菌感染,吸药后让患者及时用清水含漱口咽部。密切观察用药效果和不良反应,严格掌握吸入剂量。

(2)静脉给药的护理:经静脉用药有糖皮质激素、茶碱类及 β 受体激动剂。护士要熟练掌握常用静脉注射平喘药物的药理学、药代动力学、药物的不良反应、使用方法及注意事项,严格执行医嘱的用药剂量、浓度和给药速度,合理安排输液顺序。保持静脉通路通畅,药液无外渗,确保药液在规定时间内输入。观察治疗反应,监测呼吸频率、节律、血氧饱和度、心率、心律和哮喘症状的变化等。应用拟肾上腺素和茶碱类药物时应注意观察有无心律失常、心动过速、血压升高、肌肉震颤、抽搐、恶心、呕吐等不良反应,严格控制输入速度,及时反馈病情变化,供医生及时调整医嘱,保持药物剂量适当;应用大剂量糖皮质激素类药物应观察是否有消化道出血或水钠潴留、低钾性碱中毒等表现,发现后及时通知医师处理。

(3)口服给药:重度哮喘吸入大剂量激素治疗无效的患者应早期口服糖皮质激素,一般使用半衰期较短的糖皮质激素,如泼尼松、泼尼松龙或甲基泼尼松龙等。每次服药护士应协助,看患者服下,防止漏服或服用时间不恰当。正确的服用方法是每日或隔日清晨顿服,以减少外源性激素对脑垂体—肾上腺轴的抑制作用。

5.并发症的观察和护理

重危哮喘患者主要并发症是气胸、皮下气肿、纵隔气肿、心律失常、心功能不全等,发生时间主要在发病 48 h 内,尤其是前 24 h。在入院早期要特别注意观察,尤应注意应用呼吸机治疗者及入院前有肺气肿和(或)肺心病的重症哮喘患者。

(1)气胸是发生率最高的并发症。气胸发生的征象是清醒患者突感呼吸困难加重、胸痛、烦躁不安,血氧饱和度降低。由于胸内压增加,使用呼吸机时机器报警。护士此时要注意观察有无气管移位,血流动力学是否稳定等,并立即报告医生处理。

(2)皮下气肿一般发生在颈胸部,重者可累及到腹部。表现为颈胸部肿胀,触诊有握雪感或捻发感。单纯皮下气肿一般对患者影响较轻,但是皮下气肿多来自气胸或纵隔气肿,如处理不及时可危及生命。

(3)纵隔气肿是最严重的并发症,可直接影响到循环系统,导致血压下降、心律失常,甚至心搏骤停,短时间内导致患者死亡。发现皮下气肿,同时有血压、心律的明显改变,应考虑到纵隔气肿的可能,立即报告医生急救处理。

(4)心律失常者存在的低氧及高碳酸血症、氨茶碱过量、电解质紊乱、胸部并发症等,均可导致各种期间收缩、快速心房纤颤、室上速等心律失常。发现新出现的心律失常或原有心律失常加重,要针对性地观察是否存在上述原因,做出相应的护理并报告医生处理。

6.出入量管理

急重症哮喘发作时因张口呼吸、大量出汗等原因容易导致脱水、痰液黏稠不易咳出,必须严格出入量管理,为治疗提供准确依据。监测尿量,必要时留置导尿,准确记录 24 h 出入量及每小时尿量,观察出汗情况、皮肤弹性,若尿量少于 30 mL/h,应通知医生处理。神志清醒者,鼓励饮水。

对口服不足及神志不清者,经静脉补充水分,一般每日补液 2 500~3 000 mL,根据患者的心功能状态调整滴速,避免诱发心力衰竭、急性肺水肿。在补充水分的同时应严密监测血清电解质,及时补充纠正,保持酸碱平衡。

7.基础护理

哮喘发作时,患者生活不能自理,护士要做好各项基础护理。尽量维护患者的舒适感。

(1)保持病室空气新鲜流通,温度(18 ℃～22 ℃)、湿度(50%～60%)适宜,避免寒冷、潮湿、异味。注意保暖,避免受凉感冒。室内不摆放花草,整理床铺时防止尘埃飞扬。护理操作尽量集中进行,保障患者休息。

(2)帮助患者取舒适的半卧位和坐位,适当用靠垫等维持,减轻患者体力。每日3次进行常规口腔、鼻腔清洁护理,有利于呼吸道通畅,预防感染并发症。口唇干燥时涂石蜡油。

(3)保持床铺清洁、干燥、平整。对意识障碍者加强皮肤护理,保持皮肤清洁、干燥、及时擦干汗液,更换衣服,每2h翻身1次,避免局部皮肤长期受压。协助床上排泄,提供安全空间,尊重患者,及时清理污物并清洗会阴。

8.安全护理

为意识不清、烦躁的患者提供保护性措施,使用床档,防止坠床摔伤。哮喘发作时,患者常采取强迫坐位,给予舒适的支撑物,如移动餐桌、升降架等。哮喘缓解后,协助患者侧卧位休息。

9.饮食护理

给予高热量、高维生素、易消化的流质食物,病情好转后改半流质、普通饮食。避免产气、辛辣、刺激性食物及容易引起过敏的食物,如鱼、虾等。

10.心理护理

严重缺氧时患者异常痛苦,有窒息和濒死感,患者均存在不同程度的焦虑、烦躁或恐惧,后者诱发或加重哮喘,形成恶性循环。护士应主动与患者沟通,提供细致护理,给患者精神安慰及心理支持,说明良好的情绪能促进缓解哮喘,帮助患者控制情绪。

11.健康教育

为了有效控制哮喘发作、防止病情恶化,必需提高患者的自我护理能力,并且鼓励亲属参与教育计划,使其准确了解患者的需求,能提供更合适的帮助。患者经历自我处理成功的体验后会增加控制哮喘的信心,改善生活质量,提高治疗依从性。具体内容主要有:哮喘相关知识,包括支气管哮喘的诱因、前驱症状、发作时的简单处理、用药等;自我护理技能的培养,包括气雾剂的使用、正确使用峰流速仪监测、合理安排日常生活和定期复查等。

(1)指导环境控制:识别致敏源和刺激物,如宠物、花粉、油漆、皮毛、灰尘、吸烟、刺激性气体等,尽量减少与之接触。居室或工作学习的场所要保持清洁,常通风。

(2)呼吸训练指导:指导患者正确的腹式呼吸法、轻咳排痰法及缩唇式呼吸等,保证哮喘发作时能有效地呼吸。

(3)病情监护指导:指导患者自我检测病情,每天用袖珍式峰流速仪监测最大呼出气流速,并进行评定和记录。急性发作前的征兆有:使用短效β受体激动剂次数增加、早晨呼气峰流速下降、夜间苏醒次数增加或不能入睡,夜间症状严重等。一旦有上述征象,及时复诊。嘱患者随身携带止喘气雾剂,一出现哮喘先兆时立即吸入,同时保持平静。通过指导患者及照护者掌握哮喘急性发作的先兆和处理常识,把握好急性加重前的治疗时间窗,一旦发生时能采取正确的方式进行自救和就医,避免病情恶化或争取抢救时间。

(4)指导患者严格遵医嘱服药:指导患者应在医生指导下坚持长期、规则、按时服药,向患者及照护者讲明各种药物的不良反应及服用时注意事项,指导其加强病情观察。如疗效不佳或出现严重不良反应时立即与医生联系,不能随意更改药物种类、增减剂量或擅自停药。

(5)指导患者适当锻炼,保持情绪稳定:在缓解期可做医疗体操、呼吸训练、太极拳等,戒烟,减少对气道的刺激。避免情绪激动、精神紧张和过度疲劳,保持情绪愉快。

(6)指导个人卫生和营养:细菌和病毒感染是哮喘发作的常见诱因。哮喘患者应注意与流感者隔离,定期注射流感疫苗,预防呼吸道感染。保持良好的营养状态,增强抗感染的能力。胃肠道反流可诱发哮喘发作,睡前 3 h 禁饮食、抬高枕头可预防。

第二节　重症肺炎

肺炎是指终末气道、肺泡和肺间质的炎症,可由病原微生物、理化因素、免疫损伤、过敏及药物所致。细菌性肺炎是最常见的肺炎,也是最常见的感染性疾病之一。

目前肺炎按患病环境分成社区获得性肺炎(CAP)和医院获得性肺炎(HAP),CAP 是指在医院外罹患的感染性肺实质炎症,包括具有明确潜伏期的病原体感染而在入院后平均潜伏期内发病的肺炎。HAP 亦称医院内肺炎(NP),是指患者入院时不存在,也不处于潜伏期,而于入院 48 h 后在医院(包括老年护理院、康复院等)内发生的肺炎。HAP 还包括呼吸机相关性肺炎(VAP)和卫生保健相关性肺炎(HCAP)。CAP 和 HAP 年发病率分别约为 12/1 000 人口和(5~10)/1 000 住院患者,近年发病率有增加的趋势。肺炎病死率门诊肺炎患者为 1%~5%,住院患者平均为 12%,入住重症监护病房(ICU)者约 40%。发病率和病死率高的原因与社会人口老龄化、吸烟、伴有基础疾病和免疫功能低下有关,如慢性阻塞性肺病、心力衰竭、肿瘤、糖尿病、尿毒症、神经疾病、药瘾、嗜酒、艾滋病、久病体衰、大型手术、应用免疫抑制剂和器官移植等。此外,亦与病原体变迁、耐药菌增加、HAP 发病率增加、病原学诊断困难、不合理使用抗生素和部分人群贫困化加剧等有关。

重症肺炎至今仍无普遍认同的定义,需入住 ICU 者可认为是重症肺炎。目前一般认为,如果肺炎患者的病情严重到需要通气支持(急性呼吸衰竭、严重气体交换障碍伴高碳酸血症或持续低氧血症)、循环支持(血流动力学障碍、外周低灌注)及加强监护治疗(肺炎引起的脓毒症或基础疾病所致的其他器官功能障碍)时可称为重症肺炎。

一、病因和发病机制

正常的呼吸道免疫防御机制(支气管内黏液纤毛运载系统、肺泡巨噬细胞等细胞防御的完整性等)使气管隆凸以下的呼吸道保持无菌。是否发生肺炎决定于两个因素:病原体和宿主因素。如果病原体数量多,毒力强和(或)宿主呼吸道局部和全身免疫防御系统损害,即可发生肺炎。病原体可通过下列途径引起社区获得性肺炎:①空气吸入;②血行播散;③邻近感染部位蔓延;④上呼吸道定植菌的误吸。医院获得性肺炎还可通过误吸胃肠道的定植菌(胃食管反流)和通过人工气道吸入环境中的致病菌引起。病原体直接抵达下呼吸道后,孳生繁殖,引起肺泡毛细血管充血、水肿,肺泡内纤维蛋白渗出及细胞浸润。

二、护理

(一)护理目标

(1)维持生命体征稳定,降低病死率。

(2)维持呼吸道通畅,促进有效咳嗽、排痰。

(3)维持正常体温,减轻高热伴随症状,增加患者舒适感。

(4)供给足够营养和液体。

(5)预防传染和继发感染。

(二)护理措施

1.病情监护

重症肺炎患者病情危重、变化快,特别是高龄及合并严重基础疾病患者,需要严密监护病情变化,包括持续监护心电、血压、呼吸、血氧饱和度,监测意识、尿量、血气分析结果、肾功能、电解质、血糖变化。任何异常变化均应及时报告医师,早期处理。同时床边备好吸引装置、吸氧装置、气管插管和气管切开等抢救用品及抢救药物等。

2.维持呼吸功能的护理

(1)密切观察患者的呼吸情况,监护呼吸频率、节律、呼吸音、血氧饱和度。出现呼吸急促、呼吸困难,口唇、指(趾)末梢发绀,低氧血症(血氧饱和度<80%),双肺呼吸音减弱,必须及时给予鼻导管或面罩有效吸氧,根据病情变化调节氧浓度和流量。面罩呼吸机加压吸氧时,注意保持密闭,对于面颊部极度消瘦的患者,在颊部与面罩之间用脱脂棉垫衬托,避免漏气影响氧疗效果和皮肤压迫。意识清楚的患者嘱其用鼻呼吸,脱面罩间歇时间不易过长。鼓励患者多饮水,减少张口呼吸和说话。

(2)常规及无创呼吸机加压吸氧不能改善缺氧时,采取气管插管呼吸机辅助通气。机械通气需要患者较好的配合,事先向患者简明讲解呼吸机原理,保持自主呼吸与呼吸机同步的配合方法、注意事项等。指导患者使用简单的身体语言表达需要,如用动腿、眨眼、动手指表示口渴、翻身、不适等或写字表达。机械通气期间严格做好护理,每天更换呼吸管道,浸泡消毒后再用环氧乙烷灭菌;严格按无菌技术操作规程吸痰。护理操作特别是给患者翻身时,注意呼吸机管道水平面保持一定倾斜度,使其低于患者呼吸道,集水瓶应在呼吸环路的最低位,并及时检查倾倒管道内、集水瓶内冷凝水,避免其反流入气道。根据症状、血气分析、血氧饱和度调整吸入氧浓度,力求在最低氧浓度下达到最佳的氧疗效果,争取尽快撤除呼吸机。

(3)保持呼吸道通畅,及时清除呼吸道分泌物。

1)遵医嘱给予雾化吸入每日 2 次,有效湿化呼吸道。正确使用雾化吸入,雾化液用生理盐水配制,温度在 35 ℃左右。使喷雾器保持竖直向上,并根据患者的姿势调整角度和位置,吸入过程护士必须在场严密观察病情,如出现呼吸困难、口周发绀,应停止吸入,立即吸痰、吸氧,不能缓解时通知医生。症状缓解后继续吸入。每次雾化后,协助患者翻身、拍背。拍背时五指并拢成空心掌,由上而下,由外向内,有节律地轻拍背部。通过振动,使小气道分泌物松动易于进入较大气道,有利于排痰及改善肺通、换气功能。每次治疗结束后,雾化器内余液应全部倾倒,重新更换灭菌蒸馏水;雾化器连接管及面罩用 0.5%三氯异氰尿酸(健之素)消毒液浸泡 30 min,用清水冲净后晾干备用。

2)指导患者定时有效咳嗽,病情允许时使患者取坐位,先深呼吸,轻咳数次将痰液集中后,用力咳出,也可促使肺膨胀。协助患者勤翻身,改变体位,每2 h拍背体疗1次。对呼吸无力、衰竭的患者,用手指压在胸骨切迹上方刺激气管,促使患者咳嗽排痰。

3)老年人、衰弱的患者,咳嗽反射受抑制者,呼吸防御机制受损,不能有效地将呼吸道分泌物排出时,应按需要吸痰。用一次性吸痰管,检查导管通畅后,在无负压情况下将吸痰管轻轻插入10~15 cm,退出1~2 cm,以便游离导管尖端,然后打开负压,边旋转边退出。有黏液或分泌物处稍停。每次吸痰时间应少于15 s。吸痰时,同一根吸痰管应先吸气道内分泌物,再吸鼻腔内分泌物,不能重复进入气道。

(4)研究表明,患者俯卧位发生吸入性肺炎的概率比左侧卧位和仰卧位患者低,定时帮助患者取该体位。进食时抬高床头30°~45°,减少胃液反流误吸机会。

3. 合并感染性休克的护理

发生休克时,患者取去枕平卧位,下肢抬高20°~30°,增加回心血量和脑部血流量。保持静脉通道通畅,积极补充血容量,根据心功能、皮肤弹性、血压、脉搏、尿量及中心静脉压情况调节输液速度,防止肺水肿。加强抗感染,使用血管活性药物时,用药浓度、单位时间用量,严格遵医嘱,动态观察病情及时反馈,为治疗方案的调整提供依据。体温不升者给予棉被保暖,避免使用热水袋、电热毯等加温措施。

4. 合并急性肾衰竭的护理

少尿期准确记录出入量,留置导尿,记录每小时尿量,严密观察肾功能及电解质变化,根据医嘱严格控制补液量及补液速度,高血钾是急性肾衰竭患者常见死亡原因之一,此期避免摄入含钾高的食物。多尿期应注意补充水分,保持水、电解质平衡。尿量小于20 mL/h或小于80 mL/24 h的急性肾衰竭者需要血液透析治疗。

5. 发热的护理

高热时帮助降低体温,减轻高热伴随症状,增加患者舒适感。每2 h监测体温1次。密切观察发热规律、特点及伴随症状,及时报告医生对症处理;寒战时注意保暖,高热给予物理降温,冷毛巾敷前额,冰袋置于腋下、腹股沟等处,或温水、酒精擦浴。物理降温效果差时,遵医嘱给予退热剂。降温期间要注意随时更换汗湿的衣被,防止受凉,鼓励患者多饮水,保证机体需要,防止肾血流灌注不足,诱发急性肾功能不全。加强口腔护理。

6. 预防传染及继发感染

(1)采取呼吸道隔离措施,切断传播途经。单人单室,避免交叉感染。严格遵守各种消毒、隔离制度及无菌技术操作规程,医护人员操作前后应洗手,特别是接触呼吸道分泌物和护理气管切开、插管患者前后要彻底流水洗手,并采取戴口罩、手套等隔离手段。开窗通风保持病房空气流通,每日定时紫外线空气消毒30~60 min,加强病房内物品的消毒,所有医疗器械和物品特别是呼吸治疗器械定时严格消毒、灭菌。

控制陪护及探视人员流动,实行无陪人管理。对特殊感染、耐药菌株感染及易感人群应严格隔离,及时通报。

(2)加强呼吸道管理。气管切开患者更换内套管前,必须充分吸引气囊周围分泌物,以免含菌的渗出液漏入呼吸道诱发肺炎。患者取半坐位以减少误吸危险。尽可能缩短人工气道留置和机械通气时间。

(3)患者分泌物、痰液存放于黄色医疗垃圾袋中焚烧处理,定期将呼吸机集水瓶内液体倒入装有0.5%健之素消毒液的容器中集中消毒处理。

7.营养支持治疗的护理

营养支持是重要的辅助治疗。重症肺炎患者防御功能减退,体温升高使代谢率增加,机体需要增加免疫球蛋白、补体、内脏蛋白的合成,支持巨噬细胞、淋巴细胞活力及酶活性。提供重症肺炎患者高蛋白、高热量、富含维生素、易消化的流质或半流质饮食,尽量符合患者口味,少食多餐。有时需要鼻饲营养液,必要时胃肠外应用免疫调节剂,如免疫球蛋白、血浆、清蛋白和氨基酸等营养物质以提高抵抗力,增强抗感染效果。

8.舒适护理

为保证患者舒适,重视做好基础护理。重症肺炎急性期患者要卧床休息,安排好治疗、护理时间,尽量减少打扰,保证休息。帮助患者维持舒服的治疗体位。保持病室清洁、安静,空气新鲜。室温保持在 22 ℃～24 ℃,使用空气湿化器保持空气相对湿度为 60%～70%。保持床铺干燥、平整。保持口腔清洁。

9.采集痰标本的护理干预

痰标本是最常用的下呼吸道病原学标本,其检验结果是选择抗生素治疗的确切依据,正确采集痰标本非常重要。准确的采样是经气管采集法,但患者有一定痛苦,不易被接受。临床一般采用自然咳痰法。采集痰标本应注意必须在抗生素治疗前采集新鲜、深咳后的痰,迅速送检,避免标本受到口咽处正常细菌群的污染,以保证细菌培养结果的准确性。具体方法是:嘱患者先将唾液吐出、漱口,并指导或辅助患者深吸气后咳嗽,咳出肺部深处痰液,留取标本。收集痰液后应在 30 min 内送检。经气管插管收集痰标本时,可使用一次性痰液收集器。用无菌镊夹持吸痰管插入气管深部,注意勿污染吸痰管。留痰过程注意无菌操作。

10.心理护理

评估患者的心理状态,采取有针对性的护理。患者病情重,呼吸困难、发热、咳嗽等明显不适,导致患者烦躁和恐惧,加压通气、气管插管、机械通气患者尤其明显,上述情绪加重呼吸困难。护士要鼓励患者倾诉,多与其交流,语言交流困难时,用文字或体态语言主动沟通,尽量消除其紧张恐惧心理。了解患者的经济状况及家庭成员情况,帮助患者寻求更多支持和帮助。及时向患者及其家属解释,介绍病情和治疗方案,使其信任和理解治疗、护理的作用,增加安全感,保持情绪稳定。

11.健康教育

出院前指导患者坚持呼吸功能锻炼,做深呼吸运动,增强体质。减少去公共场所的次数,预防感冒。

上呼吸道感染急性期外出戴口罩。居室保持良好的通风,保持空气清新。均衡膳食,增加机体抵抗力,戒烟,避免劳累。

第三节　急性呼吸窘迫综合征

急性呼吸窘迫综合征(acute respiratory distress syndrome,ARDS)是指严重感染、创伤、休克等非心源性疾病过程中,肺毛细血管内皮细胞和肺泡上皮细胞损伤造成弥散性肺间质及肺泡水肿,导致的急性低氧性呼吸功能不全或衰竭,属于急性肺损伤(acute lung injury,ALI)的严重阶段。以肺容积减少、肺顺应性降低、严重的通气/血流比例失调为病理生理特征。临床上表现为进行性低氧血症和呼吸窘迫,肺部影像学表现为非均一性的渗出性病变。本病起病急、进展快、病死率高。

ALI 和 ARDS 是同一疾病过程中的两个不同阶段,ALI 代表早期和病情相对较轻的阶段,而 ARDS 代表后期病情较为严重的阶段。发生 ARDS 时患者必然经历过 ALI,但并非所有的 ALI 都要发展为 ARDS。引起 ALI 和 ARDS 的原因和危险因素很多,根据肺部直接和间接损伤对危险因素进行分类,可分为肺内因素和肺外因素。肺内因素是指致病因素对肺的直接损伤,包括:①化学性因素,如吸入毒气、烟尘、胃内容物及氧中毒等;②物理性因素,如肺挫伤、放射性损伤等;③生物性因素,如重症肺炎。肺外因素是指致病因素通过神经体液因素间接引起肺损伤,包括严重休克、感染中毒症、严重非胸部创伤、大面积烧伤、大量输血、急性胰腺炎、药物或麻醉品中毒等。ALI 和 ARDS 的发生机制非常复杂,目前尚不完全清楚。多数学者认为,ALI 和 ARDS 是由多种炎性细胞、细胞因子和炎性介质共同参与引起的广泛肺毛细血管急性炎症性损伤过程。

一、临床特点

ARDS 的临床表现可以有很大差别,取决于潜在疾病和受累器官的数目和类型。

(一)症状体征

(1)发病迅速:ARDS 多发病迅速,通常在发病因素攻击(如严重创伤、休克,败血症、误吸)后 12～48 h 发病,偶尔有长达 5 d 者。

(2)呼吸窘迫:是 ARDS 最常见的症状,主要表现为气急和呼吸频率增快,呼吸频率大多在 25～50 次/分钟。其严重程度与基础呼吸频率和肺损伤的严重程度有关。

(3)咳嗽、咳痰、烦躁和神志变化:ARDS 可有不同程度的咳嗽、咳痰,可咳出典型的血水样痰,可出现烦躁、神志恍惚。

(4)发绀:是未经治疗 ARDS 的常见体征。

(5)ARDS 患者也常出现呼吸类型的改变,主要为呼吸浅快或潮气量的变化。病变越严重,这一改变越明显,甚至伴有吸气时鼻翼煽动及三凹征。在早期自主呼吸能力强时,常表现为深快呼吸,当呼吸肌疲劳后,则表现为浅快呼吸。

(6)早期可无异常体征,或仅有少许湿啰音;后期多有水泡音,亦可出现管状呼吸音。

(二)影像学表现

1.胸部 X 线片

早期病变以间质性为主,胸部 X 线片常无明显异常或仅见血管纹理增多,边缘模糊、双肺散在分布的小斑片状阴影。随着病情进展,上述的斑片状阴影进一步扩展,融合成大片状,或两肺均匀一致增加的毛玻璃样改变,伴有支气管充气征,心脏边缘不清或消失,称为"白肺"。

2.胸部 CT

与胸部 X 线片相比,胸部 CT 尤其是高分辨 CT(HRCT)可更为清晰地显示出肺部病变分布、范围和形态,为早期诊断提供帮助。由于肺毛细血管膜通透性一致性增高,引起血管内液体渗出,两肺斑片状阴影呈现重力依赖性现象,还可出现变换体位后的重力依赖性变化。在CT 上表现为病变分布不均匀:①非重力依赖区(仰卧时主要在前胸部)正常或接近正常;②前部和中间区域呈毛玻璃样阴影;③重力依赖区呈现实变影。这些提示肺实质的实变出现在受重力影响最明显的区域。无肺泡毛细血管膜损伤时,两肺斑片状阴影均匀分布,既不出现重力依赖现象,也无变换体位后的重力依赖性变化。这一特点有助于与感染性疾病鉴别。

二、诊断及鉴别诊断

(1)有 ALI 和(或)ARDS 的高危因素。

(2)急性起病、呼吸频数和(或)呼吸窘迫。

(3)低氧血症:ALI 时氧合指数≤300 mmHg;ARDS 时氧合指数≤200 mmHg。

(4)胸部 X 线检查显示两肺浸润阴影。

(5)肺动脉楔压≤2.4 kPa(18 mmHg)或临床上能除外心源性肺水肿。

符合以上 5 项条件者,可以诊断 ALI 或 ARDS。必须指出,ARDS 的诊断标准并不具有特异性,诊断时必须排除大片肺不张、自发性气胸、重症肺炎、急性肺栓塞和心源性肺水肿。

三、护理

在救治 ARDS 过程中,精心护理是抢救成功的重要环节。护士应做到及早发现病情,迅速协助医生采取有力的抢救措施。密切观察患者生命体征,做好各项记录,准确完成各种治疗,备齐抢救器械和药品,防止机械通气和气管切开的并发症。

(一)护理目标

(1)及早发现 ARDS 的迹象,及早有效地协助抢救。维持生命体征稳定,挽救患者生命。

(2)做好人工气道的管理,维持患者最佳气体交换,改善低氧血症,减少机械通气并发症。

(3)采取俯卧位通气护理,缓解肺部压迫,改善心脏的灌注。

(4)积极预防感染等各种并发症,提高救治成功率。

(5)加强基础护理,增加患者舒适感。

(6)减轻患者心理不适,使其合作、平静。

(二)护理措施

(1)及早发现病情变化,ARDS 通常在疾病或严重损伤的最初 24~48 h 后发生。首先出现呼吸困难,通常呼吸浅快。吸气时可存在肋间隙和胸骨上窝凹陷。皮肤可出现发绀和斑纹,吸氧不能使之改善。护士发现上述情况要高度警惕,及时报告医生,进行动脉血气和胸部 X 线等相关检查。一旦诊断考虑 ARDS,立即积极治疗。若没有机械通气的相应措施,应尽早转至有条件的医院。患者转运过程中应有专职医生和护士陪同,并准备必要的抢救设备,氧气必不可少。若有指征行机械通气治疗,可以先行气管插管后转运。

(2)迅速连接监测仪,密切监护心率、心律、血压等生命体征,尤其是呼吸的频率、节律、深度及血氧饱和度等。观察患者意识、发绀情况、末梢温度等。注意有无呕血、黑便等消化道出血的表现。

(3)氧疗和机械通气的护理治疗:ARDS 最紧迫问题在于纠正顽固性低氧,改善呼吸困难,为治疗基础疾病赢得时间。需要对患者实施氧疗甚至机械通气。严密监测患者呼吸情况及缺氧症状。若单纯面罩吸氧不能维持满意的血氧饱和度,应予辅助通气。首先可尝试采用经面罩持续气道正压吸氧等无创通气,但大多需要机械通气吸入氧气。遵医嘱给予高浓度氧气吸入或使用呼气末正压呼吸(PEEP)并根据动脉血气分析值的变化调节氧浓度。使用 PEEP 时应严密观察,防止患者出现气压伤。PEEP是在呼气终末时给予气道以一恒定正压使之不能回复到大气压的水平。可以增加肺泡内压和功能残气量改善氧合,防止呼气使肺泡萎陷,增加气体分布和交换,减少肺内分流,从而提高 PaO_2。由于PEEP使胸腔内压升高、静脉回流受阻、致心搏减少、血压下降,严重时可引起循环衰竭,另外正压过高,肺泡过度膨胀、破裂有导致气胸的危险。所以在监护过程中,注意PEEP观察有无心率增快、突然胸痛、呼吸困难加重等相关症状,发现异常立即调节PEEP压力并报告医生处理。帮助患者采取有利于呼吸的体位,如端坐位或高枕卧位。人工气道的管理有以下几方面。

1)妥善固定气管插管,观察气道是否通畅,定时对比听诊双肺呼吸音。经口插管者要固定好牙垫,防止阻塞气道。每班检查并记录导管刻度,观察有无脱出或误入一侧主支气管。套管固定松紧适宜,以能放入一指为准。

2)气囊充气适量。充气过少易产生漏气,充气过多可压迫气管黏膜导致气管食管瘘,可以采用最小漏气技术,用来减少并发症发生。方法:用10 mL注射器将气体缓慢注入,直至在喉及气管部位听不到漏气声,向外抽出气体 $0.25\sim0.5$ mL/次至吸气压力到达峰值时出现少量漏气为止,再注入 $0.25\sim0.5$ mL气体,此时气囊容积为最小封闭容积。气囊压力为最小封闭压力,记录注气量。观察呼吸机上气道峰压是否下降及患者能否发音说话,长期机械通气患者要观察气囊有无破损、漏气现象。

3)保持气道通畅。严格无菌操作,按需适时吸痰。过多反复抽吸会刺激黏膜,使分泌物增加。先吸气道再吸口、鼻腔,吸痰前给予充分气道湿化、翻身叩背、吸纯氧3 min,吸痰管最大外径不超过气管导管内径的1/2,迅速插吸痰管至气管插管,感到阻力后撤回吸痰管 $1\sim2$ cm,打开负压边后退边旋转吸痰管,吸痰时间不应超过15 s。吸痰后密切观察痰液的颜色、性状、量及患者心率、心律、血压和血氧饱和度的变化,一旦出现心律失常和呼吸窘迫,立即停止吸痰,给予吸氧。

4)用加温湿化器对吸入气体进行湿化,根据病情需要加入盐酸氨溴索、异丙阿托品等,每日3次雾化吸入。湿化满意标准为痰液稀薄、无泡沫、不附壁能顺利吸出。

5)呼吸机使用过程中注意电源插头要牢固,不要与其他仪器共用一个插座;机器外部要保持清洁,上端不可放置液体;开机使用期间定时倒掉管道及集水瓶内的积水,集水瓶安装要牢固;定时检查管道是否漏气、有无打折、压缩机工作是否正常。

(4)维持有效循环,维持出入液量轻度负平衡。循环支持治疗的目的是恢复和提供充分的全身灌注,保证组织的灌流和氧供,促进受损组织的恢复。在能保持酸碱平衡和肾功能前提下达到最低水平的血管内容量。①护士应迅速帮助完成该治疗目标。选择大血管,建立2个以上的静脉通道,改善循环血容量不足。②严格记录出入量、每小时尿量。出入量管理的目标是在保证血容量、血压稳定前提下,24 h出量大于入量约 $500\sim1~000$ mL,利于肺内水肿液的消退。充分补充血容量后,护士遵医嘱给予利尿剂,消除肺水肿。观察患者对治疗的反应。

(5)俯卧位通气护理:由仰卧位改变为俯卧位,可使75%ARDS患者的氧合改善。可能与血流重新分布,改善背侧肺泡的通气,使部分萎陷肺泡再膨胀达到"开放肺"的效果有关。随着通气/血流比例的改善进而改善了氧合。但存在血流动力学不稳定、颅内压增高、脊柱外伤、急性出血、骨科手术、近期腹部手术、妊娠等禁忌实施俯卧位。①患者发病 $24\sim36$ h后取俯卧位,翻身前给予纯氧吸入3 min。预留足够的管路长度,注意防止气管插管过度牵拉致脱出;②为减少特殊体位给患者带来的不适,用软枕垫高头部 $15°\sim30°$,嘱患者双手放在枕上,并在髋、膝、踝部放软枕,每1～2 h更换1次软枕的位置,每4 h更换1次体位,同时考虑患者的耐受程度;③注意血压变化,因俯卧位时支撑物放置不当,可使腹压增加,下腔静脉回流受阻而引起低血压,必要时在翻身前提高吸氧浓度;④注意安全、防坠床。

(6)预防感染的护理:①注意严格无菌操作,每日更换气管插管切口敷料,保持局部清洁干燥,预防或消除继发感染;②加强口腔及皮肤护理,以防护理不当而加重呼吸道感染及发生压疮;③密切观察体温变化,注意呼吸道分泌物的情况。

(7)心理护理:减轻恐惧,增加心理舒适度:①评估患者的焦虑程度,指导患者学会自我调整心理状态,调控不良情绪。主动向患者介绍环境,解释治疗原则,解释机械通气、监测及呼吸机的报警系统,尽量消除患者的紧张感。②耐心向患者解释病情,对患者提出的问题要给予明确、有效和积极的信息,消除心理紧张和顾虑。③护理患者时保持冷静和耐心,表现出自信和镇静。④如果患者由于呼吸困难或人工通气不能讲话,可提供纸笔或以手势与患者交流。⑤加强巡视,了解患者的需要,帮助患者解决问题。⑥帮助并指导患者及其家属应用松弛疗法、按摩等。

(8)营养护理:ARDS患者处于高代谢状态,应及时补充热量和高蛋白、高脂肪营养物质。能量的摄取既应满足代谢的需要,又应避免糖类的摄取过多,蛋白摄取量一般为每天1.2～1.5 g/kg。尽早采用肠内营养,协助患者取半卧位,充盈气囊,证实胃管在胃内后,用加温器和输液泵匀速泵入营养液。若有肠鸣音消失或胃潴留,暂停鼻饲,给予胃肠减压。一般留置5～7 d后拔除,更换到对侧鼻孔,以减少鼻窦炎的发生。

(三)健康指导

在疾病的不同阶段,根据患者的文化程度做好有关知识的宣传和教育,让患者了解病情的变化过程。

(1)提供舒适安静的环境以利于患者休息,指导患者正确卧位休息,讲解由仰卧位改变为俯卧位的意义,尽可能减少特殊体位给患者带来的不适。

(2)向患者解释咳嗽、咳痰的重要性,指导患者掌握有效咳痰的方法,鼓励并协助患者咳嗽、排痰。

(3)指导患者自己观察病情变化,如有不适及时通知医护人员。

(4)嘱患者严格按医嘱用药,按时服药,不要随意增减药物剂量及种类。服药过程中,需密切观察患者用药后反应,以指导用药剂量。

(5)出院指导:指导患者出院后仍以休息为主,活动量要循序渐进,注意劳逸结合。此外,患者病后生活方式的改变需要家人的积极配合和支持,应指导患者家属给患者创造一个良好的身心休养环境。出院后1个月内来院复查1～2次,出现情况随时来院复查。

第四节 呼吸衰竭

呼吸衰竭是由多种疾病引起的通气和(或)换气功能障碍导致缺氧和二氧化碳潴留,而产生一系列病理生理改变的综合征。一般认为,在海平面大气压休息状态下,呼吸室内空气时,

$PaO_2 < 8.0$ kPa(60 mmHg)和(或)$PaCO_2 > 6.67$ kPa(50 mmHg)时,作为呼吸衰竭的血气诊断标准。根据血气变化,将呼吸衰竭分为两型:Ⅰ型系指 PaO_2 下降而 $PaCO_2$ 正常或降低,多为急性呼吸衰竭的表现;Ⅱ型系指 $PaCO_2$ 升高,多为慢性呼吸衰竭或间有急性发作的表现,常见于阻塞性功能障碍的肺、支气管疾病。

一、病因

1.气道病变引起的阻塞性通气功能障碍

支气管炎症、痉挛、肿瘤、异物及慢性阻塞性肺气肿时,由于气道不同程度的阻塞,肺泡通气不足,导致缺氧及 CO_2 潴留。

2.肺组织损害引起的换气功能障碍

肺部炎症、水肿、血管病变、弥散性肺间质纤维化、肺气肿、矽肺、ARDS 等,引起 V/Q 灌注比例失调,弥散面积减少或解剖分流增加,导致缺氧。

3.胸廓活动减弱或呼吸肌衰竭引起的限制性通气功能障碍

胸廓严重畸形、严重脊柱后侧突、广泛胸膜增厚、大量胸腔积液、气胸等引起胸廓活动受限制;脊髓灰质炎、多发性神经根炎、重症肌无力、呼吸肌负荷加重等引起呼吸肌活动减弱,均可使肺扩张受到影响,导致肺通气量减少。

4.脑部病变引起的呼吸中枢功能障碍

脑部炎症、血管病变、肿瘤、外伤、代谢性或药物中毒等,直接或间接损害呼吸中枢,导致呼吸功能抑制,通气功能减弱。

二、临床表现

呼吸衰竭可使机体各器官和组织均受到不同程度的影响,但缺氧和二氧化碳潴留是其主要的病理生理和临床表现的基础。

(一)缺氧

中枢神经系统对缺氧最为敏感,其次为心血管系统和血液系统等。

1.中枢神经系统

脑组织重量仅占全身重量的 2%,而需氧量却占总量的 25%,大脑耗氧量 3 mL/(100 g·min)。早期缺氧即可引起脑血管扩张,血流量增加,起到代偿作用。严重缺氧时扩张的血管血流缓慢,血管通透性增加及"离子泵"的作用减弱,致使脑水肿发生和颅内压增高,同时亦可直接损伤脑细胞。临床表现主要有呼吸困难、呼吸频率和节律的异常、发绀、烦躁不安、谵妄、惊厥、昏迷,最终死亡。

2.心血管系统

心肌的耗氧量为 10 mL/(100 g·min),2/3 用于心肌收缩。缺氧时首先是代偿性心率增快,心排出量增加,血压升高。严重缺氧时,心肌受到抑制,心率变慢,心排出量减少、血压下降,心律失常。缺氧使皮肤血管收缩,而脑和冠状动脉血管扩张,但使肺小动脉收缩。导致肺动脉高压,加重右心室负荷,是引起肺心病的主要原因。

3.血液系统

慢性缺氧,刺激骨髓红细胞系统反应性增生及肾小球旁细胞促使细胞生成素分泌亢进,促使红细胞生成增加。临床表现为代偿性的继发性红细胞增多症。由于血液黏稠度增加,循环阻力加大,使右心负荷增重。

(二)二氧化碳潴留

二氧化碳潴留形成高碳酸血症,对各系统均产生有害影响,其中最严重的是中枢神经系统。

1. 中枢神经系统

二氧化碳潴留使血管扩张,脑血流量增加,早期起到代偿作用,但二氧化碳潴留持续存在和不断加重致使脑间质水肿发生,颅内压增高。pH 值下降引起细胞内酸中毒,初期抑制大脑皮层,表现嗜睡,随后皮层下刺激增强,间接引起皮层兴奋,表现为兴奋、躁动不安、肌肉抽搐及其他神经精神症状的出现。晚期皮层和皮层下均受到抑制,即所谓"二氧化碳麻醉"而昏迷、死亡。

2. 心血管系统

早期使血管运动中枢和交感神经兴奋,儿茶酚胺释放,皮肤血管收缩,回心血量增加,使心率增快,血压升高,因亦可引起肺小动脉收缩,从而成为导致肺心病的原因之一。心肌内二氧化碳潴留,pH 下降,使心肌收缩无力和严重的心律失常。

3. 呼吸系统

二氧化碳潴留可兴奋呼吸中枢,使呼吸加深加快,但随着二氧化碳浓度的增加,呼吸中枢反而受到抑制。

(三)酸碱平衡失调

呼吸性酸中毒在 Ⅱ 型呼吸衰竭中最为常见,占 80%,主要因通气功能障碍导致的二氧化碳潴留,H^+ 浓度的增加($CO_2 + H_2O \rightarrow H_2CO_3 \rightarrow H^+ + HCO_3^-$)。代谢性酸中毒亦可合并存在,因缺氧状态下,无氧代谢引起乳酸增加和无机盐的积聚,实则为乳酸血症性酸中毒。此外由于利尿剂的使用(肺心病并发心力衰竭)、大量葡萄糖的输入、肾上腺皮质激素的应用等,导致低钾和(或)低氯血症引起的代谢性碱中毒。甚至出现复合性酸碱失衡,如呼酸合并代酸/呼酸合并代碱等。

(四)电解质紊乱

呼吸衰竭经常并发电解质紊乱,如高血钾症,多因缺氧或二氧化碳潴留,K^+ 自细胞内移至细胞外,而细胞外 H^+ 和 Na^+ 进入细胞内所致;低钾血症和低氯血症其原因已如上述;低钠血症,多与患者多汗、入量不足、利尿等因素有关。临床表现为疲乏无力、表情淡漠、肌肉痛性痉挛、血压低、脉搏细数、体位性昏厥等,严重者甚至昏迷、死亡。

(五)肺性脑病(简称肺脑)

支气管、肺、胸疾病引起的缺氧和二氧化碳潴留所致的精神—神经症状的综合征,排除其他原因所引起的类似表现者称为肺性脑病。

其发生的机制主要是呼吸性酸中毒使脑细胞内 H^+ 浓度增加,pH 下降导致脑组织酸中毒所致。低氧血症对于肺性脑病的发生居次要地位。

(六)肺心病及心力衰竭

在支气管、肺、胸疾病的基础上,主要由于缺氧和二氧化碳潴留,引起肺小动脉收缩,加上其他因素,最终导致肺动脉高压,右心室增大,故称为慢性肺源性心脏病(肺心病)。当失去代偿能力即出现右心衰竭。

(七)其他组织器官的损害

其他组织器官的损害包括胃肠道出血、肾功能不全、DIC 的出现等。

三、诊断

呼吸衰竭的诊断主要根据血气分析。在海平面大气压下静息状态,呼吸室内空气 $PaO_2<$ $8.0\ kPa(60\ mmHg)$ 和(或) $PaCO_2>6.67\ kPa(50\ mmHg)$ 时,是作为呼吸衰竭的诊断标准。

四、鉴别诊断

呼吸衰竭需与呼吸功能不全相鉴别。后者系指在静息状态, $PaO_2>8.0\ kPa(60\ mmHg)$ 和(或) $PaCO_2<6.67\ kPa(50\ mmHg)$ 。当运动后, $PaO_2<8.0\ kPa(60\ mmHg)$ 和(或) $PaCO_2$ $>6.67\ kPa(50\ mmHg)$ 。

五、护理

(一)观察病情演变

包括:①呼吸频率、节律、深浅,有无病理性呼吸;②体温、脉搏、血压;③神志;④皮肤黏膜颜色,有无发绀、水肿。

(二)建立通畅气道,改善通气功能

(1)湿化痰液、适当补液、清除气道分泌物。对咳嗽无力者定时翻身拍背,对痰液黏稠者给予雾化吸入,对无力咳嗽或昏迷者用导管吸痰。

(2)应用支气管扩张药物,常用的有茶碱类、β受体兴奋剂类和肾上腺皮质激素类,减小呼吸道阻力。

(3)应用呼吸兴奋剂,可供选择的有尼可刹米(可拉明)、洛贝林、二甲弗林(回苏灵)、吗乙苯吡酮、阿米脱林、肺达宁等,使用时注意患者变化。

(4)必要时建立人工气道,可以选择插入口咽导管、建立口咽气道、气管插管或气管切开。

(三)氧疗

氧疗要根据低氧原因及缺氧程度,严格掌握适应证,发挥其积极作用,防止不良反应。

(1) Ⅰ 型呼吸衰竭,原则是按需要给氧,氧浓度低于 50%。

(2) Ⅱ 型呼吸衰竭,应采用控制性氧疗,持续性低流量吸氧,一般为 $1\sim3\ L/min$,浓度为25%~33%。

(3)给氧方法根据需要选择鼻导管、面罩、氧帐或呼吸器给氧。

(四)控制感染、纠正酸碱和电解质失衡

根据血、痰、分泌物培养,血气、生化检查选择药物、进行治疗。注意科学合理使用抗生素,严格各项操作,减少院内感染的发生。

(五)呼吸机使用护理

呼吸机的主要功能是维持有效的通气量,在使用中护士应严密监视机器的工作状况、各部件衔接情况,监听运转声音,并根据患者的病情变化及时判断和排除故障。要密切注意患者的自主呼吸频率、节律与通气机是否同步;机械通气后通气量是否恰当;潮气量应视患者的病情、年龄、体质量而定,还要观察实际吸入气量,有效潮气量=潮气量-无效腔量(面罩 250 mL,鼻罩 130 mL);同时观察漏气量、吸气压力水平、压力上升时间等指标。如患者安静,表明自主呼

吸与机械同步;若出现烦躁,则自主呼吸与机器不同步,或是由于通气不足或痰堵,应及时清除痰液或调整通气量。总之,护士除了必须具备扎实的基础护理技术和丰富的临床经验,还需要熟练掌握各型通气机的治疗参数及调节,变被动护理为主动全程护理。

(六)药物治疗过程中的监测护理

1.输液管理

(1)准确记录出入液体量。ARDS时肺间质与肺泡水肿,液体潴留增加。液体入量应适当控制,前3 d入量宜少于出量,每日保持500~1 000 mL的体液负平衡。在血流动力学状态稳定的情况下,可适当使用利尿剂。

(2)准确记录每小时的出入液体量,以防止液体的大进大出,加重肺水肿。

(3)早期输液应以晶体为主,在毛细血管内皮损伤逐渐恢复后,可适当使用胶体液,以提高血浆胶体渗透压,促进间质及肺泡内液体回吸收。

2.糖皮质激素应用的观察

早期大量应用地塞米松可保护肺毛细血管内皮组织,减少毛细血管渗出,减轻炎症反应,缓解支气管痉挛,但严重创伤后患者易并发消化道大出血,而使用糖皮质激素后更易导致上消化道大出血,除常规使用H_2受体阻滞剂或质子泵抑制剂等预防上消化道大出血外,应严密观察胃液、大便的颜色、性状、量,并做常规检查。

3.应用血管活性药物的观察

ARDS时适当使用血管扩张剂,可减轻心脏前后负荷,同时也可扩张肺血管,解除肺小血管痉挛,改善肺循环。在应用血管扩张剂时应做到:①严密监测血流动力学状态的变化,为及时调整其用量提供准确的依据;②最好由输液泵经中心静脉通道输注血管扩张剂,以防止药物对小血管的刺激。

第五节　慢性肺源性心脏病

一、概述

慢性肺源性心脏病简称慢性肺心病,是由于肺、胸廓或肺动脉的慢性病变引起的肺循环阻力增加、肺动脉高压,右心室肥大,晚期发生右心衰竭的心脏疾病。慢性肺源性心脏病进展缓慢,病程长,临床表现轻重不一、复杂多变,常在原有胸、肺疾病临床表现的基础上,逐渐出现肺、心功能衰竭和其他器官损害的表现。慢性肺心病可引起酸碱平衡失调,水、电解质紊乱及肺性脑病、心律失常、肝肾功能损害、上消化道出血、弥散性血管内凝血等并发症,其中肺性脑病是导致患者死亡的主要原因。

二、辅助检查

1.血液检查

红细胞大多正常,部分患者发生继发性红细胞增多症,老年患者常出现程度不等的贫血。

并发呼吸道感染时白细胞总数增加或出现核左移,而老年患者增高不明显,甚至降低。急性发作期,血液生化检查可出现肝、肾功能异常及酸碱平衡失调、电解质紊乱等结果。动脉血气分析多显示Ⅱ型呼吸衰竭,即 $PaO_2 < 60$ mmHg,$PaCO_2 > 50$ mmHg。

2.痰细菌学检查

合并感染时可查到革兰阴性杆菌、甲型链球菌、流感杆菌、肺炎球菌、葡萄球菌等病原体。

3.心电图检查

出现右心室和右心房肥大的表现,如心电轴右偏,肺型 P 波,不完全性右束支阻滞,重度顺时针方向转位。

4.X 线检查

除原有胸肺疾病的 X 线征象外,还表现出肺动脉高压和右心室肥大的征象,如:右下肺动脉干扩张,右下肺动脉横径与气管横径比值不小于 0.17;中心肺动脉扩张,其高度不小于 3 mm;右心室扩大。

5.超声心动图检查

超声心动图检查可判断肺动脉高压,评估心功能,是目前对慢性肺心病进行早期诊断的一种无创性检查。

6.肺功能检查

肺功能检查适用于心肺功能代偿期(缓解期)患者,对早期发现肺心病、评估病情发展有一定帮助。

三、护理评估

(一)健康史

评估发病情况,了解发病时间及诱因,询问发病前有无受凉、上呼吸道感染、过度劳累等情况,有无慢性支气管炎、阻塞性肺气肿、支气管哮喘、支气管扩张等肺胸疾病病史,有无家族史及吸烟、酗酒等嗜好。

目前食欲、睡眠如何,有无下肢水肿,大小便是否正常。

(二)身体状况

1.症状

在心肺功能代偿期,以慢性咳嗽、咳痰、活动后憋气、呼吸困难、心悸为主。而在心肺功能失代偿期,以呼吸衰竭、右心衰竭表现为主。常在上呼吸道感染后出现呼吸困难加重、胸闷、乏力、思维活动和判断能力降低,或嗜睡、烦躁、神志恍惚、昏迷、抽搐,以及上腹饱胀感、心率加快、食欲下降、尿少等。

2.体征

(1)心肺功能代偿期出现不同程度的肺气肿体征和发绀,感染时可闻及肺部干、湿啰音或哮鸣音。心浊音界缩小或消失,剑突下心脏搏动增强,心音遥远,肺动脉瓣听诊区第二心音亢进,三尖瓣听诊区出现收缩期杂音。

(2)心肺功能失代偿期常出现呼吸衰竭征象,口唇、甲床发绀明显,球结膜充血、水肿,甚至出现颅内压增高的征象;颈静脉怒张,心界向左扩大,剑突下搏动明显,三尖瓣区收缩期吹风样杂音,可有奔马律,肝界增大、有压痛,肝颈静脉回流征阳性,下肢水肿,严重者出现腹腔积液征。

(三)心理—社会状况

由于疾病反复发作、迁延不愈,往往使患者出现烦躁、恐惧、疑虑、依赖增强等心理,应评估患者及亲属对疾病的认识程度、患者对治疗的需求,及家庭社会支持系统的状况。

三、护理诊断

1. 气体交换受损

气体交换受损与呼吸道阻塞、弥散面积减少引起通气与血流比例失调有关。

2. 清理呼吸道无效

清理呼吸道无效与呼吸道分泌物增多、黏稠有关。

3. 低效性呼吸形态

低效性呼吸形态与疾病致肺通气和换气功能障碍有关。

4. 体液过多

体液过多与右心功能不全有关。

5. 活动无耐力

活动无耐力与慢性缺氧、心功能不全有关。

四、护理措施

(一)一般护理

保持病室安静,室温和湿度适宜,定时通风换气,避免烟雾、粉尘和刺激性气体的刺激,指导患者卧床休息,嘱患者经常翻身或变换体位,给予高蛋白、高热量、富含维生素、易消化饮食,避免过饱及食物过咸,鼓励适当饮水,昏迷者经胃管鼻饲流质饮食。

(二)病情观察

监测患者的生命体征、意识状态,观察呼吸的频率、节律、深度,注意咳嗽、咳痰情况,观察痰的性状及量,检查心律、心音、肝脾情况及有无下肢水肿和腹腔积液,记录 24 h 出入液量。有条件者进行床旁血气分析、血氧饱和度监测及心电监护。

(三)心理护理

由于疾病迁延反复,需长期治疗,而且难以治愈,经济负担大,患者可能会出现抑郁、焦虑或悲观失望情绪,部分患者会不配合治疗,甚至拒绝治疗。应关心患者,多与其交流,开导、安慰患者,鼓励患者树立战胜疾病的信心,鼓励患者家属提供精神支持,使患者情绪稳定,积极配合治疗与护理。

(四)治疗护理

1. 治疗原则

控制感染,纠正呼吸衰竭,控制心力衰竭,预防并发症。

2. 用药护理

(1)及早、足量使用广谱抗生素,根据病原菌培养和药敏试验来及时调整用药,注意观察药物的不良反应。

(2)遵医嘱应用支气管扩张剂、呼吸兴奋剂。注意观察有无恶心、呕吐或肢体抽搐等药量过大的反应。

(3)使用利尿剂注意遵循缓慢利尿的原则,避免出现水、电解质紊乱和因水分不足使痰液黏稠,病情加重。如发现患者出现神经精神症状,或尿量增多、血压下降、脉搏细速、乏力、口渴等现象,应及时报告。

(4)应用强心剂时,掌握好用药指征,注意观察药物的不良反应,如出现恶心、呕吐、心律不齐、黄视等应及时停药。

(5)病情严重者可酌情应用糖皮质激素,注意此药不可长期使用,有糖尿病、消化性溃疡者不宜使用。

3. 氧疗的护理

Ⅰ型呼吸衰竭可短时吸入高浓度(>50%)或高流量(4~6 L/min)的氧气,等缺氧征象改善后再调整氧浓度和流量。Ⅱ型呼吸衰竭宜持续低浓度(25%~29%)、低流量(1~2 L/min)吸氧。吸入的氧必须湿化,注意观察氧疗的效果,必要时应用人工通气。

4. 并发症的护理

肺性脑病者不宜使用镇静或麻醉剂,注意准备好抢救用物;出现心力衰竭者指导其半卧位或高枕位休息,注意输液量及速度;消化道出血患者应注意观察呕吐物或排泄物的性状及量。观察有无全身出血倾向,及时发现 DIC 并及时抢救患者。

五、健康教育

1. 避免诱发因素

戒烟,预防上呼吸道感染,改善环境卫生,居室定期通风,避免烟雾、尘埃和刺激性气体的不良影响。

2. 合理安排饮食,增加营养

注意饮食调理,以高蛋白、高热量、高纤维素、富含维生素 C 和维生素 E、易消化的饮食为主。注意少量多餐,每餐以七八成饱为宜,尤其晚餐不宜多食。适当减少食盐的摄入,不饮酒,慎吃辛辣等刺激性食物,少吃海鲜类、油炸类食品。

3. 锻炼身体,增强机体抵抗力

注意进行耐寒锻炼;根据体能制订运动计划,选择适宜的锻炼方式,如散步、太极拳、登楼梯、骑车、保健操等,运动量由小至大、由慢至快逐渐增加,达到每日 3~4 次、每次 20~30 min 为宜。

4. 指导家庭氧疗

家庭氧疗可降低 COPD 的复发、减慢病情发展,提高患者的生活质量和生存率。适宜家庭氧疗的指征是:$PaO_2 \leqslant 55$ mmHg,或动脉血氧饱和度 $SaO_2 \leqslant 88\%$,有或没有高碳酸血症;PaO_2 55~60 mmHg,或 $SaO_2 < 89\%$,合并肺动脉高压、心力衰竭或红细胞增多症。指导患者持续低浓度(25%~29%)、低流量(1~2 L/min)吸氧,每日吸氧时间超过 15 h。

5. 呼吸运动训练

坚持腹式呼吸和缩唇呼吸训练,可增强呼吸肌活动能力,提高通气量,改善缺氧。

6. 其他

(1)坚持遵医嘱用药,预防疾病复发。

(2)向患者及其家属介绍病情,鼓励家属多关心、理解患者,提供家庭支持。介绍病情发展的征兆,如果患者出现嗜睡、精神恍惚、认知功能障碍应及时去医院就诊。

第五章 消化内科护理

第一节 溃疡性结肠炎

一、概念

溃疡性结肠炎又称慢性非特异性溃疡性结肠炎,是一种原因不明的直肠、结肠的慢性炎症性疾病。

二、病因及发病机制

原因不明,但其发病可能与下列因素有关。

1. 遗传因素

单卵双胎可同患本病,发病率为6%～16%,而双卵双胎为0～5%。

白人的发病率为黑人的3倍,犹太人为非犹太人3～5倍。Farmer等调查316例溃疡性结肠炎者,29.4%有家族史,50例为一级家属。

2. 感染因素

溃疡性结肠炎的病理变化与临床表现和结肠感染性疾病如细菌性痢疾等相似。一般认为如有感染存在,可能是本病的继发病变。

3. 免疫因素

目前认为免疫因素可能是该病的主要发病原因,有如下证据:①有研究证明,细胞成分如中性粒细胞、巨噬细胞、肥大细胞、T和B淋巴细胞等参与了肠黏膜的免疫炎症反应,它们释放出的抗体、细胞因子、炎症递质引起组织破坏及炎症性病变;②本病患者血清中能检出抗结肠上皮抗体,患者大肠组织中也曾分离出作用于肠黏膜上皮的抗体,病变肠黏膜大量浆细胞浸润及免疫复合物沉积;③利用免疫荧光技术可以在患者结肠黏膜的固有膜中发现IgG、补体及免疫复合物的存在;④患者常伴有关节炎、结节性红斑、虹膜睫状体炎、顽固性口腔溃疡、自身免疫性溶血性贫血、系统性红斑狼疮等肠外自身免疫性疾病。

一般认为,患者由于遗传等方面存在的某些缺陷,改变了肠黏膜的正常防御屏障功能,使得一些不易通过正常肠黏膜、对正常人无害的肠道共生菌群及食物等抗原,可以进入肠黏膜,从而引起一系列的特异性免疫反应。

4. 环境因素

本病在社会经济较发达的国家发病率较高。随着经济的发展,我国也呈现上升趋势,而且暴发性病例屡有报道。在社会经济地位较高、室内工作及平时活动较少的人群中发病率高,而贫困地区、体力劳动者中发病率低。随着环境条件的改善,人们接触致病菌的机会减少,婴儿期肠黏膜缺乏足够微生物刺激,削弱黏膜屏障防御作用,黏膜中IgA减少,以致针对病原菌不能产生有效的免疫应答。流行病学调查行阑尾切除术后溃疡性结肠炎发病率下降,目前机制尚不清楚。

三、临床特点

多为慢性起病,偶有急性起病者。病程呈慢性经过,常表现为发作期与缓解期交替出现,可因饮食失调、精神刺激、过度劳累而诱发或使病情加重。

1. 消化系统表现

(1)腹泻:是溃疡性结肠炎的常见症状。炎症使肠黏膜分泌增加,肠道蠕动加快,肠内水、钠吸收障碍,表现为糊状或稀水样便,由于黏膜糜烂及溃疡形成,可伴有黏液便或脓血便,病变累及直肠者可仅有血便,并伴里急后重或排便不尽感,少数患者可腹泻与便秘交替出现。大便次数轻者每日 3~4 次,重者 10 余次甚至更多,一般每次排便量不多。

(2)腹痛:下腹部或左下腹部轻、中度腹痛,表现为隐痛、钝痛、胀痛、偶有绞痛,有腹痛—便意—便后缓解的规律。轻度或缓解期患者可无腹痛或仅有腹部不适。

(3)里急后重:因直肠炎症刺激所致。常有骶部不适。

(4)其他:有上腹饱胀不适、嗳气、恶心、呕吐等。

2. 全身症状

一般体温正常,可有轻度贫血。急性期可有发热。重症时出现全身毒血症,水、电解质、维生素、蛋白质等从肠道丢失致体质量减轻、体力下降。偶尔出现恶心、呕吐、食欲缺乏等。

四、护理问题

1. 舒适的改变

腹痛与结肠病变有关。

2. 营养失调

低于机体需要量,与长期腹泻有关。

3. 有体液不足的危险

体液不足与长期腹泻有关。

4. 焦虑

焦虑与病程长、易反复有关。

5. 知识缺乏

知识缺乏与病程长、缺乏自我保健知识有关。

五、护理目标

缓解疼痛、营养状态得到改善,提高其自身保健能力。

六、护理措施

(一)缓解疼痛

(1)遵医嘱给药。

(2)舒适的体位。

(3)指导患者使用放松术,并与营养师协调,调整合理的饮食。

(二)合理的饮食

(1)给予高热量、高蛋白、低渣饮食,以促进热量吸收。

(2)急性期禁食,给予足够的静脉营养。

(3)保持室内空气新鲜,提供良好的进餐环境。

(4)遵医嘱补充维生素,保证足够热量。

(5)准备所喜欢的食物,遵医嘱给予止泻药。

(三)心理指导

(1)向患者解释情绪波动是本病起因或加重的诱因。应保持乐观积极情绪配合治疗。

(2)在患者情况许可时,可参加适当的活动分散注意力,使其自己能控制情绪,调节心理状态。

(四)健康指导

(1)饮食合理、高蛋白、多种维生素、柔软、低渣纤维的饮食,少量多餐,避免食用冷的、刺激性的、易产生过敏反应的食物。

(2)病重者、体质衰弱者应卧床休息,保证睡眠;轻者应鼓励患者参加一般的轻工作,生活应有规律,注意劳逸结合。

(3)如有腹痛、腹泻、食欲缺乏、消瘦等症状应随时复查。

(4)避免精神过度紧张焦虑,避免因压力过大使高级神经功能紊乱,进而加重病情。

第二节 克罗恩病

一、概念

克罗恩病(Crohn disease)是一种原因不明的,以年轻成人受累为主的肉芽肿性炎症,可侵犯胃肠道任何部位而以末段回肠及邻近结肠为多见,多呈节段性分布。近年对本病发病机制的研究表明尽管某些肠菌及遗传因素可能起作用,但肠道病变似乎是以细胞中介免疫反应为主的免疫应答异常,激发了局部免疫反应性炎症所致。

二、护理问题

1.腹泻

腹泻与肠内炎性病变、肠道功能紊乱和肠吸收不良有关。

2.体温过高

体温过高与肠道炎性病变及组织破坏后毒素吸收有关。

3.营养失调

低于机体需要量与肠吸收不良有关。

4.潜在并发症

(1)消化道出血:与溃疡浸润血管有关。

(2)激素的不良反应:与长期应用肾上腺皮质激素有关。

5.活动无耐力

活动无耐力与腹泻、腹痛及营养不良有关。

6.焦虑

焦虑与病情反复迁延不愈有关。

三、护理目标

缓解疼痛、营养状态得到改善,提高其自身保健能力。帮助患者解除精神上的压力,同时在一般对症治疗的基础上再辅以药物治疗。

四、护理措施

(1)急性期应卧床休息,保持环境安静,避免体力消耗。缓解期可适当增加活动量。

(2)饮食以高营养、高维生素和易消化为原则,可根据患者情况给予美味可口的饮食,只要体质量不再下降,排便次数不再增加即可。若有消化道出血或肠穿孔则应禁食。

(3)有计划地使用患者外周血管,遵医嘱给予静脉高营养及必要的抗感染治疗。患者情况允许时可给予要素饮食。输注血液或血液制品时要严格核对,并密切注意有无变态反应发生。一旦发生及时处理。

(4)监测患者生命体征及体质量,观察腹泻次数、性状及腹痛等症状变化。及时发现问题,及时处理。持续高热按高热护理常规处理。

(5)做好患者的生活护理,尤其腹泻次数多时要做好肛周护理,以防频繁腹泻刺激局部皮肤,并注意观察有无肛瘘发生。除便后清洗外,还可每晚用高锰酸钾液坐浴。

(6)要遵医嘱服药,尤其服用肾上腺皮质激素的阶段,不能自行停药或更改剂量。注意观察激素的不良反应。

(7)服用水杨酸偶氮磺胺吡啶(SASP)的患者也不能自行停药或增减剂量。SASP 在肠内可分解为 5-ASA,即 5-氨基水杨酸和磺胺吡啶。5-ASA 是 SASP 的有效成分,具有抑制前列腺素的作用,可减少腹泻。磺胺吡啶主要的不良反应,如胃肠道症状、血白细胞减少、皮疹等,使用时应注意观察。饭后服用,以减少胃肠道刺激。

(8)对有些患者可以做保留灌肠治疗,如用灌肠 2 号、中药苦参加锡类散、激素等药物。灌肠前一定让患者排净粪便,灌肠后嘱患者做膝胸位或俯卧以枕头垫高臀部 15～20 min,以保证药液充分灌入肠内。灌后嘱患者尽量保留药液。灌肠每日早晚各 1 次或每晚 1 次。

(9)对于急性期患者,护士要有随时做好抢救工作的心理准备,一旦有消化道大出血应及时处理。若出现肠穿孔,及时与外科联系,尽早手术治疗。

(10)注意观察患者的情绪变化,疾病迁延不愈,反复发作,易使患者灰心,甚至不配合治疗。护士要做好患者的心理护理,结合患者情况给予卫生宣教,帮助其树立战胜疾病的信心。

(11)健康教育。炎症性肠病虽然是慢性病,但却迁延不愈且反复发作,患者不仅常年被腹痛、腹泻所缠绕,而且克罗恩病呈进行性加重。不仅给患者身体上带来痛苦,而且也在精神上给患者造成很大的压力。因此,要对患者进行教育,使他们了解炎症性肠病的性质、类型、病因以及发生和发展的规律;更要使他们相信,只要进行精心的治疗和切实的预防保健,炎症性肠病是完全可以缓解甚至可以长期缓解的。让患者了解炎症性肠病的预后一般是比较好的,轻症患者的缓解率可达 80%～90%。这样可以树立起患者战胜疾病的信心,鼓励他们积极配合医生的治疗。

第三节 胃食管反流病

一、定义

胃食管反流病(GERD)是指胃、十二指肠内容物反流入食管而产生胃灼热、反酸等症状的疾病,该病亦可引起反流性食管炎及咽喉、气管炎症等食管以外的症状。反流物以胃酸、胃蛋白酶多见,也可为十二指肠液、胆酸、胰液等,反流可见于胃大部切除术后、胃肠吻合术后、胃食管吻合术后、食管肠吻合术后。患者可无食管炎症的内镜表现而仅有临床症状。有食管炎者,临床表现与炎症程度不一致。胃食管反流病的发病主要是抗反流防御机制减弱和反流物对食管黏膜攻击作用的结果。本病欧美国家较常见,人群中有 10%~20% 的人有胃食管反流症状,国内报道 GERD 占胃镜检查的 5.8%,男、女均可患病,常以中年人居多。

二、病因与发病机制

胃食管反流病是由多种因素造成的消化道动力障碍性疾病,存在酸或其他有害物质如胆酸、胰酶等食管反流,正常情况下食管有防御胃酸及十二指肠内容物侵袭的功能,包括抗反流屏障、食管廓清功能及食管黏膜组织的抵抗力。胃食管反流病的发病是抗反流防御机制下降和反流物对食管黏膜攻击作用的结果。

三、临床表现

临床表现包括食管内症状和食管外症状。

(1)食管内症状:①胃灼热和反酸:胃灼热和反酸是 GERD 常见的症状,50% 以上的患者有此症状,多为上腹部或胸骨后的一种温热感或烧灼感。卧位、季节变换、某些特殊食物可诱发或加重症状,立位、饮水或服抗酸药可缓解。②胸痛:反流物刺激食管痉挛导致胸痛,疼痛位于胸骨后、剑突下或上腹部,可向左臂、胸、背、肩、颈、下颌和耳部放射,有时类似心绞痛。③吞咽困难:也是 GERD 患者的常见症状。早期为炎症刺激致食管痉挛引起而呈间歇性发作。晚期因炎症、溃疡致食管瘢痕形成、管腔狭窄而呈进行性加重。

(2)食管外症状包括:①咽喉部症状:部分患者可出现咽部异物感、发音困难、咳嗽、癔球感、喉痛、经常清喉和声音嘶哑等;②肺部表现:GERD 患者可出现肺部表现,症状各异,可有呛咳、支气管炎、哮喘样发作、吸入性肺炎、肺间质纤维化、哮喘等。

四、实验室及其他检查

1.实验室检查

(1)血常规:若患者合并有黑便和(或)呕血,则血红蛋白下降。

(2)粪常规:若患者合并黑便和(或)呕血,则大便潜血试验阳性。

2.特殊检查

(1)X 线检查:平卧或头低脚高位吞钡 X 线透视是了解有无胃食管反流的简易方法,但诊断的敏感性不高。有食管下段黏膜皱襞粗乱、食管蠕动减弱、运动不协调或不规则收缩等表现者,可诊断 GERD,此项检查并可证实有无憩室、裂孔疝和肿瘤等病变。

(2)内镜检查是诊断 GERD 的重要手段。半数以上患者内镜下可见食管黏膜充血、糜烂、溃疡等病变,结合病理活检有利于明确病变性质。部分患者有 GERD 的症状,而内镜检查无 GERD 的征象,目前称为内镜阴性的 GERD。

(3)24 h 食管 pH 监测:便携式 pH 记录仪对患者进行 24 h 食管下段 pH 连续检测,被认为是诊断本病的金标准。目前常用的观察指标有:24 h 食管内 pH<4.0 的总时间(正常值<4%)、pH<4.0 的反流次数(正常<66)、反流持续≥5 min 的次数(正常≤3)、最长反流持续时间(正常值<18 min)。为避免假阳性和假阴性,检查前 3 min 应停用抑酸药和促胃肠动力药。

(4)食管测压:凡食管下段括约肌(LES)压力<10 mmHg(1.3 kPa),可提示本病。

(5)核素扫描:上述诊断有困难时,可行此检查。患者吞服 250 μCi 硫化 ^{99m}Tc 标记凝胶后经照相机扫描和微电子计算机处理,为一定量诊断,敏感性较高,检出率为 60%~90%。

(6)便携式 24 h 胆红素监测:常采用 Bilitec 2 000 检测,其测得的光吸收值与胆红素浓度一致,将<0.14 作为正常值的标准,此项检查是目前诊断胃食管反流中碱性反流的主要方法。

五、治疗

治疗原则为缓解症状、治愈食管炎、预防和治疗重要的并发症、防止复发。

六、观察要点

注意观察及详细了解患者疼痛的性质、部位及持续时间,进行疼痛评估,给予干预,日常生活中去除导致反流的因素,如弯腰、举重、过饱等。避免服用前述降低食管下括约肌松弛(LES)压力的药物和饮食因素等。

七、护理要点

1. 常规护理

①告诉患者引起 GERD 的病因,帮助患者寻找并及时去除致病因素,控制病情的发展。②进餐后不宜立即平卧,睡前 2 h 不进食。③控制体质量,避免便秘及紧束腰带等。④与患者一起制订饮食计划,指导患者合理、规律进食。鼓励患者进食低脂饮食,避免进食巧克力、咖啡、浓茶等高脂肪、高热量饮食及油腻辛辣刺激性食物,戒烟禁酒。⑤消除并缓解患者的紧张焦虑情绪。分散患者注意力,减少各种精神刺激,指导患者提高心理防御机制,使其积极主动地参与治疗和护理。⑥睡觉时将床头抬高 15~20 cm。⑦改变不良睡姿,例如,睡觉时将两臂上举或将其枕于头下。⑧遵医嘱用药,避免乱服药物。

2. 健康指导

(1)疾病知识指导:改变生活方式或生活习惯对多数患者能起到一定的疗效,应向患者及其家属介绍 GERD 的有关知识,指导其了解并避免导致 LES 压降低的各种因素,例如,避免摄入过多促进反流和胃酸过量分泌的高脂肪食物;鼓励患者咀嚼口香糖,增加唾液分泌中和反流物;适当控制体质量;平时避免重体力劳动和高强度体育锻炼等。

(2)用药指导与病情监测:指导患者严格按医嘱规定的剂量、用法服药,了解药物的主要不良反应。应用制酸药的患者,治愈后逐渐减少剂量直至停药或者改用缓和的其他制剂再逐渐停药。平时自备达喜(铝碳酸镁片)、硫糖铝等碱性药物,出现不适症状时可服用。出现胸骨后灼热感、胸痛、吞咽不适等症状加重时应及时就诊。

第四节 胃黏膜脱垂症

一、定义

胃黏膜脱垂症是由于异常松弛的胃黏膜逆行突入食管或向前通过幽门管脱入十二指肠球部所致,临床上以后者多见。本病多见于 30~60 岁男性,男女比例为(2.5~3):1。

二、病因与发病机制

当胃窦部有炎症时,黏膜下的结缔组织变为松弛,胃黏膜和黏膜下层水肿、增生、肥厚,形成增生、冗长的黏膜皱襞。同时胃蠕动增强,则黏膜皱襞很易被送入幽门而形成胃黏膜脱垂;此外,黏膜肌层功能不良,在胃窦收缩时不能把胃窦黏膜保持正常的纵形皱襞,相反卷起呈环形,结果被收缩的胃窦推送入幽门形成胃黏膜脱垂;当恶性病变浸润黏膜时,可造成黏膜增生、冗长,正常的胃黏膜的活动性丧失,肥大的黏膜作为异物,被增强的胃蠕动挤出幽门管,导致胃黏膜脱垂;当胃的解剖异常时,即胃窦存在一层黏膜隔,阻止了黏膜的逆行蠕动,易产生此病。此外,精神紧张、烟酒、咖啡刺激,化学因素和机械性刺激等因素,可引起胃的剧烈蠕动,也可导致胃黏膜脱垂。

三、临床表现

1. 症状

轻症患者可无症状,或仅有腹胀、嗳气等非特异性症状。部分胃黏膜脱入幽门而不能立即复位者,可有中上腹隐痛、烧灼痛甚至绞痛,并可向后背部放射,常伴恶心、呕吐。症状的出现常与患者体位有关,右侧卧位易发病或使疼痛加重,左侧卧位可使疼痛减轻、缓解,甚至不发病。症状还常与进食有明显关系,因为进食可促进胃蠕动,有利于黏膜脱垂的发生。如脱垂的黏膜引起暂时性幽门痉挛、梗阻时可有恶心、呕吐与腹痛加重。脱垂的黏膜发生嵌顿或绞窄时引起糜烂、溃疡、可发生持续上腹痛、呕血、黑便。

2. 体征

上腹部压痛可能是本病的唯一阳性体征。当脱垂的黏膜阻塞幽门管而发生嵌顿或绞窄时,上腹部可扪及柔软而有压痛的肿块,并出现幽门梗阻症状,伴或不伴消化道出血。

四、实验室及其他检查

1. X 线钡餐造影

X 线钡餐造影是诊断胃黏膜脱垂症的重要依据:十二指肠球部基底部有凹面的充盈缺损,呈蕈伞状;幽门管增宽;正常或增粗的胃黏膜皱襞通过幽门管而进入十二指肠球部。

2. 胃镜检查

胃蠕动时可见胃窦黏膜进入幽门,或将幽门口封堵,胃松弛时该部黏膜可回复至胃内,黏膜皱襞粗大、充血、水肿。

五、治疗

本病以内科治疗为主,但并无特效药物。有并发症时给予相应的对症处理,必要时需手术治疗。

(1)一般治疗:有症状时,宜软而易消化的食物,少量多餐,戒烟酒,注意饮食规律,忌刺激性食物,餐后避免右侧卧位。

(2)用药常规:①溴丙胺太林,每次 15 mg,每天 3 次;复方氢氧化铝片,每次 5～6 片,每天 3 次,餐前嚼碎服;胃酸多者,可给予奥美拉唑每次 20 mg,每天 1 次。本病有幽门梗阻者宜补液、维持营养与电解质平衡,可放置鼻胃管,抽出胃内容物(或清洗)。②腹痛时,可服用解痉止痛药(如口服阿托品或山莨菪碱片,以缓解幽门痉挛)、碱性药物等,但效果不显著;有幽门梗阻症状者,则应禁食、补液、胃肠减压、洗胃、纠正水和电解质紊乱等;伴有消化性溃疡和慢性胃炎者,应同时治疗。

(3)外科治疗:手术治疗适于幽门梗阻及反复发作的上消化道出血,经内科治疗无效者。在下列情况可考虑手术:①幽门梗阻;②反复大量出血;③怀疑有癌变;④症状较重用药物不能缓解。

六、护理要点

①首先我们应注意自己的饮食习惯,胃部出现问题,应该少食一些给胃部增添负担的食物,如少食油腻不好消化的食物;②如出现胃黏膜脱垂症,要注意改善自己的生活习惯,如果睡眠过晚的话,很容易造成胃部负担加重,早睡早起对胃部有好处;③如果出现胃黏膜脱垂症,要注意少饮酒,喝酒对胃部的刺激非常大的,在饮食方面要多喝一些养胃的粥,多食一些养胃的食物,要从日常生活做起。

第五节　老年人慢性胃炎

一、概述

慢性胃炎是由多种原因引起的慢性胃黏膜的炎性病变,是一种常见病、多发病,且年龄越大,发病率越高。据统计,老年人患有慢性胃炎的占 50%。其发病率位居胃病之首,是老年人最常见的消化系统疾病。慢性胃炎一般分为慢性浅表性胃炎和慢性萎缩性胃炎,老年人以慢性萎缩性胃炎为主。慢性萎缩性胃炎容易发生肠腺化生,形成不典型增生,被认为可能是癌前病变。

慢性胃炎的病因较多,可分为非特异性和特异性。非特异性胃炎最为常见,特异性胃炎指各种细菌(结核、梅毒)、病毒(巨细胞病毒、疱疹病毒、艾滋病病毒)、寄生虫(阿米巴、血吸虫)、真菌(念珠菌、组织胞浆菌、隐球菌、毛霉菌)等引起的胃黏膜炎症改变。

二、辅助检查

1.胃液分析

胃液分析可了解胃酸水平,老年慢性萎缩性胃炎常明显降低或检不出。

2.胃镜检查

胃镜检查可了解有无慢性炎症,识别单纯萎缩是否为老年退行性变,观察有无不典型肠化生病变并判别严重程度;检测有无幽门螺杆菌。

3.X 线检查

X 线检查经气钡造影可识别慢性浅表性胃炎及萎缩性胃炎。

三、护理评估

（一）健康史

目前认为慢性胃炎是由多种因素作用所致,其中幽门螺杆菌感染是慢性胃炎最主要的病因。其他相关因素包括如下几点。

1.遗传

有遗传易感性者发病率明显高于一般人群。

2.年龄

年龄愈大,胃黏膜功能愈差,容易受外界不利因素影响造成损伤。甚至有人认为慢性萎缩性胃炎是一种老年性改变。这可能与胃黏膜一定程度的退行性变、血供不足致营养不良、分泌功能低下,以及黏膜屏障功能减退等因素有关。

3.饮食

喜吃刺激性食物或长期饮浓茶、酒、咖啡、过度吸烟,以及进食时不充分咀嚼,粗糙食物反复损伤胃黏膜等,这些因素反复作用于胃黏膜,使其充血水肿,更易引起慢性胃炎。

4.服用药物

长期服用水杨酸盐类药物等可使胃黏膜反复损伤,最终演变成慢性胃炎。

5.既往疾病

慢性肝病、糖尿病、胆道疾病及扁桃体炎、龋齿、鼻炎等疾病可以引起胃黏膜防御功能下降,诱发慢性胃炎。

（二）身体状况

1.消化不良症状

消化不良症状表现为进食后上腹部隐痛、饱胀、嗳气、泛酸等以及不同程度的食欲减退,少数出现恶心感、流清口水。

2.类似溃疡症状

类似溃疡症状表现为上腹部疼痛,有时出现比较规律性的腹痛并伴泛酸、嗳气,疼痛时进食碱性食物或服碱性药物可使疼痛缓解。

3.胃癌样症状

胃癌样症状表现为上腹部无规律性痛,进食后加重,服碱性药物无效,伴食欲减退、体质量下降、消瘦、贫血、舌炎、腹泻等。

（三）心理—社会状况

患本病的老人由于长期的进食后腹痛等不适易引起焦虑。同时由于食欲下降、贫血等引起活动无耐力,从而减少正常的社交活动。

（四）老年人慢性胃炎的特点

慢性胃炎是中老年的常见病,症状表现多种多样,部分患者可无任何症状,经胃镜和活检才知道有胃炎。大部分中老年人的表现是消化不良,如上腹隐痛、饱胀、恶心、腹泻、呕吐,甚至明显食欲减退和体质量减轻。有的表现与溃疡病疼痛相似,即吃饭前上腹部饥饿痛,进食或服用胃舒平后疼痛缓解。少数呈剧烈腹痛。疼痛随气候、情绪波动而诱发,特别是在服用止痛片或感冒退烧药(内含水杨酸盐、阿司匹林)后更易发生。可见呕血、便血,甚至大出血引起失血性休克。有严重胃体萎缩性胃炎时,由于胃酸低下或缺乏,可以出现明显厌食、体质量减轻、贫血而误诊为胃癌,应注意鉴别。

检查腹部仅有上腹部轻压痛或无压痛,腹部一般无包块。分析测定胃酸的分泌量对诊断慢性胃炎仅可供参考。如果发现胃酸明显低下或缺乏有助于萎缩性胃炎的诊断。X线胃肠钡餐检查对慢性胃炎无价值,检查结果多属正常,不要误认为胃肠钡餐检查正常就表示胃无炎症。相反,X线钡餐检查有胃炎,也不一定可靠。诊断胃炎主要靠胃镜检查和黏膜活检,而黏膜活检结果较胃镜肉眼观察更准确可靠。

四、护理诊断

1.疼痛

腹痛与胃黏膜炎性病变有关。

2.营养失调(低于机体需要量)

营养失调与畏食、消化吸收不良等有关。

3.焦虑

焦虑与病情反复、病程迁延有关。

4.知识缺乏

缺乏对慢性胃炎有关防治知识的了解。

五、护理措施

(一)一般护理

指导老年患者注意休息,饮食要有规律,定时定量,少量多餐,每日可安排4～5餐。冷热适度,避免过饱过饥,食物宜软、易消化,低盐,主食可选用软米饭、面包、馒头、包子、馄饨等。忌食辛辣刺激之物,戒烟酒,少喝浓茶或咖啡,养成良好的饮食卫生习惯。含纤维多的食物不宜太多,可粗粮细做。烹调方法宜选用蒸、煮、炖、烩等,忌煎炸等。

(二)病情观察

观察老年患者中上腹不适、饱胀、食欲缺乏、嗳气、泛酸、恶心等消化不良症状,以及腹痛的性质和规律。同时注意有无上消化道出血、全身衰弱、疲软、精神淡漠和隐性黄疸等贫血症状及其他并发疾病。

(三)症状护理

通过改变不良生活方式,以及积极协助医生应用药物治疗患者上腹部疼痛、饱胀、食欲缺乏、乏力等症状。

(四)心理护理

指导老年人适当参加力所能及的活动,保持乐观豁达的心态,认识到急躁、抑郁等不良情绪对消化系统有负面影响。帮助老年患者确立积极健康的生活态度,安度晚年。把有关保健知识教给患者,帮助他们认识疾病,使之对自身病态有较完整的认识,对有恐癌心理的患者应使他们正确理解疾病的演变过程,建立治疗信心,同时指导其积极消除病因,定期复查,防止本病发生癌变。

（五）治疗护理

1. 治疗原则

本病以对症治疗为主,包括根除幽门螺杆菌(Hp)感染,根据病因给予相应处理及对症处理,同时定期复查,避免癌变。

2. 用药护理

遵医嘱针对不同的病情选用不同的药物进行治疗,如抗 Hp 感染、胃黏膜保护药和胃动力药,并注意观察药物的不良反应。枸橼酸铋钾(CBS)因其在酸性环境中方起作用,故宜在餐前半小时服用。服 CBS 过程中可使齿、舌变黑,可用吸管直接吸入。

部分患者服药后出现便秘和大便黑色,停药后自行消失。在服用抗菌药物(如阿莫西林)前应询问患者有无青霉素过敏史。服用甲硝唑过程中引起的恶心、呕吐等胃肠道反应可遵医嘱用甲氧氯普胺、维生素 B_{12} 等拮抗。在治疗其他疾病的过程中,尽量少用或不用对胃有刺激的药物,如阿司匹林、糖皮质激素、红霉素、磺胺类药物等,可选择其他药物替代或在饭后服用。

五、健康教育

1. 合理饮食

饮食中应避免食过硬、过辣、过咸、过热、过分粗糙和刺激性强的食物,不吃霉变、生冷和难以消化的食品,避免饮浓茶、浓咖啡。饮食有节制、有规律,定时定量,少食多餐,细嚼慢咽,使食物充分与唾液混合,避免暴饮暴食。食物要选富有营养、易消化的细软食物为主,多吃含植物蛋白、维生素多的食物。胃酸缺乏者,避免冲淡胃液,饮食中宜加入醋、柠檬汁、酸性调味品,少吃难消化、易胀气的食物;胃酸过多者应避免进食能刺激胃酸分泌的食物,如浓味香料、酒精、酸味剂等。

2. 指导患者正确用药

避免服用阿司匹林、对乙酰氨基酚、保泰松、吲哚美辛、四环素、红霉素、泼尼松等药物,尤其在慢性胃炎活动期。

3. 戒烟限酒

吸烟后烟碱能刺激胃黏膜引起胃酸分泌增加,对胃黏膜产生有害刺激作用,过量吸烟可导致幽门括约肌功能紊乱,引起胆汁反流,使胃黏膜受损,并影响胃黏膜血液供应及胃黏膜细胞修复与再生,所以要戒烟。酒精可直接破坏胃黏膜屏障,引起黏膜充血、水肿、糜烂。

4. 保持情绪稳定,性格开朗

精神紧张是慢性胃炎的促进因素,应予避免。心情上的不安和急躁,容易引起胃黏膜障碍和胃功能障碍。平时做到遇事不怒,事中不急,急中不愁,保持心情舒畅,对胃炎的康复极有好处。

5. 合理安排生活

避免生活无规律及过度劳累,注意适当的休息、锻炼,体育锻炼能促进胃肠蠕动和排空,使胃肠分泌功能增强,消化力提高,有助于胃炎的康复。

6. 要建立良好的卫生习惯

积极治愈上呼吸道和口腔等慢性疾病,勿将痰液、鼻涕等带菌分泌物吞咽入胃。

第六章 肿瘤内科护理

第一节 颅内肿瘤

颅内肿瘤又称脑瘤,包括原发性肿瘤,如来源于脑组织、脑膜、脑血管、脑神经等部位,以及继发性肿瘤如来源于颅外其他部位的恶性肿瘤转移至颅内。原发性肿瘤最常见的是神经上皮组织肿瘤(亦称为胶质瘤),其次是脑膜瘤。颅内肿瘤半数都是恶性肿瘤,以大脑半球发病最多。无论是良性肿瘤还是恶性肿瘤,随着肿瘤增长都会对脑组织产生压迫,出现相应的神经定位体征和颅内压增高,甚至脑疝死亡。

一、护理评估

(一)健康史

发病原因尚不完全明确,电离辐射是目前唯一明确的神经上皮组织肿瘤和脑膜瘤的诱发因素,少数是先天胚胎发育过程中残存组织转变而来。大部分患者病情进展缓慢,呈进行性加重,但是肿瘤出血可引起急性颅内压增高,甚至脑疝死亡。

(二)身体状况

因颅内肿瘤的病理类型和生长部位不同,可引起不同的临床表现,主要是颅内压增高和局灶症状表现。

1.颅内压增高

约90%以上的患者都会出现颅内压增高的症状和体征,主要表现是缓慢进行性加重的头痛;呕吐常呈喷射性;视神经盘水肿时颅内压增高的体征,如不及时治疗,可引起视力减退,甚至失明。

2.局灶症状和体征

随着肿瘤不断生长、生长部位不同以及肿瘤浸润破坏,会引起相应症状和体征:①额叶肿瘤可出现精神异常,如欣快、淡漠、记忆力减退及智力异常等;②颞叶肿瘤可出现听觉改变、视野改变及幻觉等;③枕叶肿瘤可出现视觉障碍;④小脑肿瘤可出现共济失调等;⑤鞍区肿瘤可出现视力改变和内分泌改变等;⑥中央沟附近肿瘤可出现对侧半身运动和感觉改变。

(三)心理—社会状况

颅内肿瘤患者在诊断及手术治疗期间,患者及其家属精神高度紧张,而且患者家属也在为未知的愈后和治疗费用而担忧,因此要向家属做好解释工作。对于留有后遗症的患者,如失明、偏瘫等都会给患者及其家属造成极大的心理负担和经济负担,往往会使患者出现自卑,丧失自信心,甚至轻生的不良后果。

(四)辅助检查

1.影像学检查

CT和MRI是目前诊断颅内肿瘤最常用的辅助检查,对于肿瘤的大小、部位、脑组织挤压及浸润情况等都有重要意义。此外,还有颅骨X线摄片、脑血管造影、正电子发射体层摄影术(PET)等都对颅内肿瘤的早期发现、初步判断其恶性程度及转移情况有一定价值。

2.腰椎穿刺检查

脑脊液可以测量颅内压,检查脑脊液生化指标,但颅内压急性升高者,禁忌腰穿,以免脑疝。

(五)治疗要点

1.手术治疗

手术切除肿瘤是颅内肿瘤的主要治疗方法,现在神经导航、显微外科技术在神经外科的应用,已经使颅内肿瘤的手术适应证和手术范围大大拓宽,同时也提高了颅内肿瘤的治愈率;恶性肿瘤亦可采用姑息性手术,以延长生命。

2.放射治疗

放射治疗适用于重要功能区或位置深不宜手术者,而且对放射线敏感的恶性肿瘤,但要注意放疗引起的不良反应,如放射性脑坏死等。现今应用最广泛的放疗技术是立体定向放射治疗,其中最常见的是伽马刀(γ-刀),其次是X-刀等。

3.化学药物治疗

化学药物治疗对于术后残余的肿瘤组织或放疗不敏感的肿瘤起到进一步杀灭残余肿瘤组织、防止复发的作用。

二、护理诊断/问题

1.焦虑、恐惧

焦虑、恐惧与担忧肿瘤有关。

2.潜在并发症

潜在并发症包括脑疝、肿瘤出血、癫痫等。

3.有内环境紊乱的危险

有内环境紊乱的危险与脱水、呕吐、尿崩等有关。

4.自理缺陷

自理缺陷与肿瘤压迫导致肢体瘫痪或开颅手术有关。

三、护理目标

使患者及其家属对病情有所了解并能接受当前现实,配合治疗,减少意外发生;观察患者手术前后生命体征平稳,避免并发症出现;向患者及其家属说明术后注意事项和康复的方法。

四、护理措施

(一)心理护理

向家属介绍疾病的相关知识,并告知治疗计划,帮助患者及其家属树立战胜疾病的信心,同时做好患者思想工作,使患者掌握疾病的治疗注意事项,使患者家属掌握该类疾病的护理方法。

(二)术前护理

1.颅内压增高的护理

卧床休息,床头抬高15°～30°卧位,有利于降低颅内压;保持二便通畅和避免剧烈咳嗽,防止颅内压骤然升高导致脑疝;应用脱水药物。

2.预防意外损伤

根据患者的情况如生活是否能够自理、是否存在癫痫等,采取相应的预防措施,防止外伤出现。

3.皮肤准备

术前一日检查患者头皮有无破损或毛囊炎,术前两小时备皮并将头皮消毒戴上手术帽。

(三)术后护理

1.体位

全麻未清醒的患者,取侧卧位,以便于管理呼吸道,清醒患者床头抬高15°～30°卧位。术后患者注意保护减压窗,避免受压。颅内巨大肿瘤切除术后患者,24 h内术区保持高位,避免翻动时脑和脑干移位。搬动或为患者翻身时,应保持头颈成一条直线,防止头颈部过度扭曲或震动。

2.严密观察病情

观察患者生命体征、意识状态、瞳孔、肢体功能等,注意切口敷料及引流情况,定期更换敷料。观察有无脑脊液漏,如有脑脊液漏,要及时通知医生,患者取半卧位,减少漏液。预防颅内感染,头部包扎用无菌绷带,枕无菌治疗巾并经常更换。术后72 h至一周是脑水肿高峰期,应遵照医嘱给予脱水剂治疗,并观察颅内压有无增高,并定期查电解质、24 h液体出入量。

3.保持呼吸道通畅

昏迷患者或颅后窝手术损伤舌咽、迷走神经者,患者咳嗽、吞咽功能差,易发生肺感染,应及时清理呼吸道并保持呼吸通畅,如翻身、叩背、雾化吸入、吸痰,必要时气管切开。

4.营养和补液

意识清醒,吞咽、咳嗽反射恢复的患者可以进流食,以后逐渐过渡到普食,昏迷或吞咽困难患者需要鼻饲进食解决营养问题,待意识清醒或吞咽功能恢复后,逐渐练习进食。术后长期昏迷的患者,主要经鼻饲营养,不足者可经肠外营养补充,鼻饲后患者不宜搬动以免呕吐误吸。

5.创腔引流护理

肿瘤切除后的创腔放置引流,目的是引流血性液体和气体,使残腔逐渐闭合。一般创腔引流3～4 d拔出引流管,手术后创腔引流袋或引流瓶放于枕上或枕边,与头部创腔高度一致,以保证颅内外压力一致,可避免脑组织移位,术后48 h后,可将引流袋或引流瓶略放低,以尽快引流,缩小残腔。

6.手术后并发症的观察和护理

(1)颅内出血:发生在术后24～48 h内。患者意识障碍进行性加重,表现为意识清楚后又逐渐嗜睡甚至昏迷,并有颅内压增高或脑疝症状,一旦发生上述情况,应及时报告医师,并积极做好再次手术止血的准备。

(2)癫痫:手术后患者因脑损伤、脑缺氧、脑水肿等因素而诱发癫痫,发作时需采取保护性措施,立即松解患者衣领,头偏向一侧,保持呼吸道通畅,预防舌咬伤,注射镇静药物如地西泮,应按时服用抗癫痫药,控制症状发作。

(3)尿崩症:垂体腺瘤手术累及下丘脑可引起尿崩症,患者出现多尿、多饮、口渴,每日尿量大于4 000 mL,尿量增多≥200 mL/h,尿比重低于1.005。应用垂体后叶素治疗时,应准确记录出入量,根据尿量和血清电解质含量调节药物剂量。

五、护理评价

患者手术前后生命体征是否平稳,是否出现并发症,是否向患者及其家属说明术后注意事项和康复的方法。

第二节　食管癌

食管癌是常见的消化道癌肿,食管中段多见,下段次之,上段最少,多系鳞癌。每年全世界约有 30 万人死于食管癌。我国是世界上食管癌高发地区之一,发病年龄一般在 40 岁以上,男性多见。

食管癌按病理形态可分为髓质型、蕈伞型、溃疡型、缩窄型四种。癌肿最先向黏膜下层扩散,继而向上、下累及全层,食管癌通过直接浸润、淋巴转移、血行转移 3 种途径侵入邻近器官。早期通过淋巴转移,血行转移发生较晚。

一、护理评估

(一)健康史

1.家族史

据统计,在食管癌高发地区,有家族易感史者可达 27%～61%。

2.生活环境

某地区饮食中含亚硝胺和真菌偏多,微量元素钼、铁、锌、氟、硒等相对缺少,维生素 A、维生素 B_2、维生素 C 及动物蛋白缺乏,新鲜蔬菜、水果摄入不足。

3.饮食习惯

长期进食过热、过硬、过快,长期饮烈性酒、嗜好吸烟。

4.长期刺激

如炎症、创伤、龋齿等对局部黏膜慢性刺激引起癌变。

(二)身体状况

早期症状常不明显,吞咽粗硬食物时偶有哽噎感、停滞感,胸骨后灼烧样、针刺样或牵拉摩擦样疼痛,食管内异物感,饮水后哽噎症状能缓解。症状时轻时重,进展较缓慢。

中、晚期食管癌典型症状即进行性吞咽困难。先是干硬食物、继而半流食最后流食甚至发展到水和唾液都不能咽下。患者逐渐出现消瘦、无力、贫血、明显脱水及营养不良表现。当癌肿侵犯邻近器官时,可出现相应的症状,如侵犯喉返神经,可出现声音嘶哑;侵犯主动脉可引起大量呕血;侵犯气管可形成食管气管瘘,引起饮水呛咳及肺部感染;晚期为恶病质状态。

应特别注意检查锁骨上有无肿大淋巴结,肝有无肿块及腹腔积液、胸腔积液等远处转移体征。

(三)心理—社会状况

当患者被诊断为食管癌时会出现恐惧心理,出现长期进食困难、疼痛等症状,患者心理压力大,对治疗预后失去信心,会出现绝望感。

(四)实验室及其他检查

1.食管气钡 X 线双重对比造影

早期:食管黏膜皱襞紊乱、粗糙有中断现象,有小的充盈缺损;中、晚期有不规则充盈缺损,管壁僵硬狭窄。

2.脱落细胞学检查

用带网气囊的食管细胞采集器,做食管拉网脱落细胞检查,早期阳性率可高达 90%～95%。

3.纤维食管镜检查

为能明确诊断,应早期做纤维食管镜检查,可直视病变部位并钳取活组织做病理学检查。

(五)治疗要点

以手术治疗为主,辅以化学药物和放射等治疗。

二、护理诊断/问题

1.体液不足

体液不足与进食困难、呕吐、液体补充不足等有关。

2.营养失调(低于机体需要量)

营养失调(低于机体需要量)与长期进食困难、呕吐及消耗增加等有关。

3.潜在并发症

潜在并发症包括术后吻合口瘘、乳糜胸等。

三、护理目标

改善患者营养状况,体质量增加;维持水、电解质平衡;患者呼吸平稳;并发症及时发现、有效控制。

四、护理措施

(一)手术前护理

1.营养支持

手术前指导患者合理进高热量、高蛋白、富含维生素饮食。如患者仅能进流质或长期不能进食,应补充液体、电解质或提供肠外营养。

2.保持口腔卫生

口腔清洁,进食后要漱口,积极治疗口腔疾病。

3.呼吸道准备

术前 2 周戒烟,训练患者有效咳痰、腹式呼吸。

4.消化道准备

(1)术前 1 周每餐后嘱患者饮少量温开水,遵医嘱口服抗生素液体。

(2)食管有明显梗阻者,术前 3 d 每晚用 0.9%氯化钠溶液加抗生素,经鼻胃管冲洗食管。

(3)拟结肠代食管手术患者,术前 3 d 进行结肠准备。

(4)术晨常规置胃管时,不能通过梗阻部位者,置于梗阻部位上端,术中在直视下置于胃内,如强行插管,可致癌细胞大量脱落有局部穿孔危险。

（二)手术后的护理

1.监测生命体征

术后每 15 min 监测生命体征一次;麻醉苏醒后,如脉搏、血压平稳可改为 0.5～1 h 测量1 次。

2.呼吸道护理

麻醉清醒后,要鼓励患者做深呼吸,协助患者有效咳嗽排痰,痰液黏稠咳不出时,可采用雾化吸入,以利于排痰。

3.饮食护理

(1)由于食管供血差,缺乏浆膜层,故吻合口愈合较慢,术后应严格禁食禁饮 3～4 d,行胃肠减压及静脉输液。

(2)待肛门排气、胃肠减压引流量减少后,方可拔除胃管,拔管 24 h 后,如无吻合口瘘表现,先试饮少量水,如无异常,术后 5～6 d 可给少量全清流食,术后 3 周进普食。

(3)应注意少量多餐,防止进食过多、过快,避免进生、冷、硬食物。

(4)留置十二指肠营养管者,应遵医嘱早期经营养管内注入 38℃～40 ℃的营养液。一般术后 7～10 d 拔管,拔除营养管后经口摄入流食或半流食。

（三)手术后并发症的护理

1.吻合口瘘

术后5～10 d 应严密观察,如患者出现呼吸困难、胸腔积液、全身中毒、甚至休克等症状,应立即通知医生并配合处理。

(1)立即禁食,行胸腔闭式引流,保持引流通畅。

(2)遵医嘱早期应用广谱抗生素,控制感染及全身中毒症状,加强肠外营养支持。

(3)如食管中段癌手术后并发胸内吻合口瘘应警惕主动脉穿孔发生猝死。

(4)颈部吻合口瘘切开引流,并保持局部清洁,多能自愈,无须做特殊处理。

2.乳糜胸

乳糜胸多发生在术后 2～10 d,患者出现胸闷、心悸、气急甚至血压下降。患者可因短时间内丢失大量乳糜液而引起全身消耗、衰竭而死亡。因此要及时配合处理。

(1)行胸腔闭式引流,及时引出胸腔内乳糜液,使肺快速膨胀。

(2)患者禁食,给予肠外营养支持。

(3)输全血、血浆及清蛋白,及时纠正营养失衡,水、电解质紊乱。

(4)如行胸导管结扎术,术前 1～2 h 口服或经营养管内注入牛奶 200 mL,有利于术中瘘口的暴露。

（四)心理护理

稳定患者情绪,向患者及其家属讲解更多的关于疾病的有利信息,让患者及其家属了解手术前后的注意事项,减轻患者焦虑不安的情绪,积极配合治疗。

（五)健康教育

(1)向患者介绍手术的必要性、围术期护理的重要性。

(2)进食要少量多餐,由稀到干,细嚼慢咽,逐渐增加食量。避免进食过量、过快及进食生、冷、硬刺激性食物,硬的药片可碾碎后服用,以防后期导致吻合口瘘的可能。

（3）食管胃吻合手术后患者，可能出现胸闷、进食后呼吸困难，告知患者是由于胃提拉入胸腔，肺受压暂不适应所致。一般经1～2个月症状多可缓解。

（4）告诉患者出院后要定期到医院复查。术后3周仍有吞咽困难时，有吻合口狭窄的可能，应及时复诊。

五、护理评价

（1）患者呼吸是否正常。

（2）患者体温是否维持正常。

（3）患者疼痛是否减轻。

（4）患者有无并发症、是否得到及时有效处理。

第三节 肺 癌

肺癌多数起源于支气管黏膜上皮，因此也称支气管肺癌。近数十年来，全世界肺癌发病率有明显增高趋势，根据统计发现在欧美一些国家和我国大城市中，男性肺癌的发病率已居各种肿瘤的首位。发病年龄大多在40岁以上，男性居多，男女比例为（3～5）：1，但近年来，女性肺癌的发病率有明显增加。

肺癌的分布情况，右肺多于左肺、上叶多于下叶。中心型肺癌起源于主支气管、肺叶支气管的肺癌，位置靠近肺门，较为多见；周围型肺癌起源于肺段支气管以远的肺癌，位于肺的周围部分。癌肿可向支气管腔内及邻近的肺组织生长，并可通过直接扩散、淋巴转移、血行转移三条途径进行转移扩散。淋巴转移是常见的转移途径，血行转移是肺癌的晚期表现。

一般按组织学类型将肺癌分为9种，但临床上最常见的只有4种类型：①鳞状细胞癌（鳞癌）：最为常见，约占50%。患者年龄大多在50岁以上，男性多见。多数起源于较大的支气管，常为中心型肺癌。②腺癌：发病年龄较小，女性多见。多数起源于较小的支气管上皮，多为周围型肺癌。③大细胞癌：此型肺癌最少见，约半数起源于大支气管。分化程度低，预后很差，常发生脑转移后才被发现。④小细胞（未分化小细胞）癌：男性多见，一般起源于较大支气管，多为中心型肺癌。恶性程度高，生长快，出现淋巴和血行转移较早。

一、护理评估

（一）健康史

1.生活习惯

根据统计，长期大量吸烟是肺癌发病的一个重要因素。多年每日吸烟达40支以上者，肺鳞癌、小细胞癌的发病率比不吸烟者高4～10倍。

2.职业史

某些工业部门和矿区职工可能长期接触石棉、铬、铜、镍、锡、砷、放射性等致癌物质，肺癌的发病率较高，城市居民比农村高，这可能与大气污染和烟尘中致癌物有关。家庭炊烟小环境污染也是致癌因素之一。

3.其他相关病史及家庭史

肺部慢性感染病史,遗传易感性及人体免疫状态、代谢活动等,可能对肺癌发病有影响。

(二)身体状况

肺癌患者的临床表现与癌肿的大小、部位、是否压迫或侵犯邻近器官及有无转移等有着密切关系。早期肺癌,尤其周围型肺癌往往没有任何症状,多在胸部 X 线检查时发现。随着癌肿的生长,较早出现的症状是刺激性咳嗽,常误认为感冒,早期另一症状是血痰,通常为痰中带血或间断性少量咯血,大量咯血很少见。有的肺癌患者,因肿瘤造成较大支气管有不同程度的阻塞,所以在临床上可出现胸闷、哮鸣、气促、发热及胸痛等症状。

晚期肺癌除食欲缺乏、体质量减轻、乏力等全身症状外,由于癌肿压迫、侵犯邻近器官组织或发生远处转移时,可出现相应的症状,如吞咽困难、声音嘶哑、胸痛、胸膜腔积液、上肢静脉怒张、上肢水肿、上肢运动障碍、颈交感神经综合征等。肺癌出现血行转移后,按侵入器官不同出现相应症状,如肝大、黄疸、抽搐、昏迷等。

(三)心理—社会状况

当患者得知患肺癌时,会出现复杂的心理变化,担心手术及预后。部分患者有无助和绝望感,甚至产生轻生的念头。

(四)实验室及其他检查

1.胸部 X 线检查

大多数肺癌可经胸部 X 线片及 CT 检查获得临床诊断。中心型肺癌早期胸部 X 线片可无异常,当癌肿发展到一定大小,可出现肺门阴影;周围型肺癌最常见 X 线表现,为肺野周围孤立性圆形或椭圆形肿块阴影,边缘不清或呈分叶状,周围有毛刺影。

CT 检查分辨率高,能发现早期的中心型及周围型肺癌,有助于了解肺门及纵隔淋巴结转移情况以及邻近器官受侵情况。

2.痰细胞学检查

痰检查的准确率为 80% 以上,若痰中找到癌细胞,可明确诊断。

3.支气管镜检查

支气管镜检查诊断中心型肺癌阳性率较高,可在支气管腔内直接看到肿瘤,并取小块组织做病理切片检查,也可吸取支气管内分泌物进行细胞学检查。

4.其他检查

纵隔镜、转移病灶活组织检查、胸腔积液检查、剖胸探查等。

(五)治疗要点

肺癌的治疗主要是以手术为主的综合治疗。尽管 80% 的肺癌患者在明确诊断时已失去了最佳手术时机,但手术仍然是治疗肺癌最有效的手段。

二、护理诊断/问题

1.气体交换受损

气体交换受损与肺组织病变、术后肺组织减少、肺不张等有关。

2.低效性呼吸形态

低效性呼吸形态与疼痛、呼吸道阻塞、肺膨胀不全等有关。

3.疼痛、恐惧

疼痛、恐惧与手术所致组织损伤和担心手术及预后等有关。

4.潜在并发症

潜在并发症包括肺不张、支气管胸膜瘘、胸腔内出血、肺感染等。

三、护理目标

患者呼吸平稳,疼痛缓解,恐惧减轻或消失,并发症及时发现有效控制。

四、护理措施

除肿瘤患者的常规护理外,重点注意以下围术期护理措施。

(一)手术前护理

1.防治呼吸道感染

(1)患者手术前2周应戒烟,减少呼吸道分泌物。

(2)口腔是细菌进入下呼吸道的门户,应保持口腔卫生。

(3)有上呼吸道感染、慢性支气管炎、肺内感染及肺气肿的患者,应遵医嘱合理应用抗生素。

2.保持呼吸道通畅

训练患者有效腹式呼吸代偿胸式呼吸、有效咳嗽、咳痰。如支气管有大量分泌物,首先体位引流。痰液黏稠咳不出者,行超声雾化,遵医嘱应用祛痰药物。呼吸功能失常的患者,应用机械通气治疗。大量咯血时,以防窒息给予镇静剂、止血剂。

(二)手术后护理

1.一般护理

(1)麻醉未清醒前应取平卧位,头偏向一侧,以免呕吐物、分泌物误吸而导致窒息或并发吸入性肺炎。

(2)麻醉清醒、血压平稳后改为半卧位(床头抬高30°～45°),以利肺部通气及胸部引流。

(3)肺叶切除术后可取完全侧卧位,一般情况可翻向任一侧;一侧全肺切除术的患者,适合健侧约1/4侧卧位,避免纵隔过度移位影响心血管功能。一般不允许健侧卧位,为避免纵隔移位而限制健肺活动。

(4)每1～2 h给患者变换1次体位,有利于保护皮肤及预防呼吸、循环系统并发症。

2.观察病情

监测生命体征:术后每15 min监测生命体征一次;麻醉苏醒后,如脉搏、血压平稳可改为0.5～1 h测量1次。检查切口敷料有无血性渗出液及皮下气肿。

3.呼吸道护理

肺切除术后24～48 h内,由于肺通气量和肺换气面积减少、麻醉、伤口疼痛、肺膨胀不全等,可导致不同程度的缺氧,术后需常规吸氧。对手术前心肺功能差、全麻较迟清醒或呼吸活动度过浅、动脉血氧饱和度过低者,术后可早期短时间使用呼吸机辅助呼吸。

4.减轻疼痛

肺手术切口大,引流管穿过肋间可压迫肋间神经,故术后切口疼痛剧烈。

术后应适当应用止痛药物,给药20～30 min后镇痛效果最好,患者做深呼吸、咳嗽及其他护理操作时,尽可能安排在这一时间段进行。

5.手术后活动与锻炼

肺叶切除术或一侧全肺切除术的患者,对呼吸、循环功能影响很大,开胸手术(后外侧切口)需切断斜方肌、菱形肌及背阔肌等肌群,如采取前外侧切口会切断胸大肌、胸小肌等,术后受伤的肌群粘连、萎缩,可导致躯干及肢体活动障碍、关节强直。为了有效预防,并尽可能恢复肢体运动功能,待麻醉清醒后,即可指导患者开始做躯干和四肢的适度活动与锻炼,逐渐适应肺切除后余肺的呼吸功能。

6.一侧全切除手术后护理的特殊要求

(1)一侧全肺切除患者,肺组织明显减少,术后要严格掌握输液的量和速度,否则会发生急性肺水肿。术后 24 h 补液量应控制在 2 000 mL 内,速度为 20～30 滴/分钟。

(2)一侧全肺切除患者,其支气管残端缝合处就在气管隆嵴下方,进行鼻导管深部吸痰时易被戳破,因此吸痰管进入气管的长度最好不超过气管的 1/2,以免人为造成支气管残端瘘。

(3)胸腔引流管一般呈钳闭状态,保持术后患侧胸腔内有一定量的积液积气,来维持胸腔内一定压力,纠正明显的纵隔移位。要时刻注意胸腔内压力的改变,经常检查颈部气管有无移位,如气管偏向健侧,通过放出适量的气体或积液,来维持气管、纵隔处于中间位置。每次放积液时,速度宜慢,过快过量放积液可引起纵隔突然移位,患者可出现呼吸困难、胸闷、心动过速,甚至心搏骤停。

(4)由于术后肺组织明显减少,气道分泌物增多以及疼痛刺激等,使呼吸功能明显下降,有效通气量明显减少。由于病侧主支气管阙如,一旦健侧主支气管被阻塞时,快速导致呼吸衰竭,因此术后尤其强调保持呼吸道通畅,指导协助患者有效地咳嗽、咳痰,以防止发生肺炎、肺不张。

(5)体位与活动:患者术后应早期卧床休息,禁止健侧卧位。麻醉清醒后,要指导患者适当活动肢体,进行功能锻炼,促进呼吸、循环功能恢复。

(三)手术后并发症的预防及护理

1.肺不张、肺部感染

肺不张的护理关键在预防。术前强力要求患者戒烟。术前、术后加强口腔卫生;加强深呼吸和有效咳嗽的训练,以增加其肺活量及呼吸肌的强度。做好呼吸道的护理,及时清除呼吸道分泌物,鼓励患者自行或协助其咳嗽排痰,必要时用鼻导管深部吸痰或支气管镜吸痰。遵医嘱合理应用抗生素。

2.支气管胸膜瘘

早期瘘及早再次手术修补瘘口。并发感染性脓胸者,应行胸腔闭式引流术排出脓液、控制感染,以利于肺复张,并遵医嘱给予抗生素。患者置于患侧卧位,以防胸膜腔积液、积脓经瘘口流向健侧。注意观察有无张力性气胸的发生。有的小瘘口经以上处理可自行愈合。如引流 4～6 周瘘口仍不闭合,需按慢性脓胸处理。

(四)健康教育

(1)让患者了解吸烟的危害性,力劝患者戒烟。

(2)一侧全肺切除手术后应保持排便通畅,必要时可应用缓泻剂,防止便秘时用力排便而增加心脏负担。

(3)化疗药物可抑制骨髓造血功能,并可能引起肝肾损害,治疗过程中应注意复查血常规和肝肾功能。

（4）出院后定期复查。如出现伤口疼痛、剧烈咳嗽、咯血等症状，或有进行性倦怠情形，应立即就医。

第四节 胃 癌

胃癌是消化道常见的恶性肿瘤，居我国恶性肿瘤之首，多见于胃窦部，高发年龄为 40～60 岁。

胃癌大体类型分为：早期胃癌和进展期胃癌。早期胃癌，是指癌组织浸润仅限于黏膜或黏膜下层，不论其有无淋巴结转移；进展期胃癌，是指癌组织已浸润肌层、浆膜层或浆膜层外组织。进展期胃癌按 Borrmann 分类分为 4 型：Ⅰ型即结节型；Ⅱ型指无浸润的溃疡型；Ⅲ型指有浸润的溃疡型；Ⅳ型即弥散型。

胃癌的组织类型，按世界卫生组织的分类法分为：①乳头状腺癌；②管状腺癌；③低分化腺癌；④黏液腺癌；⑤印戒细胞癌；⑥未分化癌；⑦特殊类型癌，包括类癌、腺鳞癌、鳞状细胞癌、小细胞癌。

胃癌的转移途径有直接浸润、淋巴转移、血行转移及腹腔种植转移。其中，淋巴转移是胃癌的主要转移途径。

一、护理评估

（一）健康史

1. 饮食生活因素

长期进食熏烤、腌制食品及被真菌污染的食物者，胃癌发病率比一般人要高，因上述食品中含亚硝酸盐、真菌毒素等致癌物质。此外，吸烟者胃癌的发生率也较高。

2. 胃幽门螺杆菌感染史

幽门螺杆菌感染与胃癌的发生有关，且随着幽门螺杆菌抗体滴度的升高，胃癌发生的危险性也增加。胃幽门螺杆菌感染率较高的国家和地区也是胃癌高发区。

3. 癌前病变

胃的某些良性疾病，如胃溃疡、慢性萎缩性胃炎、胃腺瘤性息肉、胃空肠吻合术后残胃慢性炎症及胃黏膜上皮细胞的异型性增生等，可能发展为胃癌，这种情况称为"癌前病变"。

4. 家族遗传史

胃癌有明显的家族易感倾向，其发病率高于普通人群的 2～3 倍。

（二）身体状况

1. 症状

早期身体无典型症状，胃溃疡恶变可出现疼痛节律改变，半数患者较早出现上腹隐痛，一般服药后可暂时缓解。胃窦部癌可致幽门部分完全梗阻，出现餐后饱胀、恶心呕吐；贲门部和高位胃小弯部胃癌，可有进食梗阻感；癌肿破溃或侵袭血管可导致上消化道大出血，少量出血时粪便隐血试验阳性;溃疡型胃癌可发生急性胃穿孔。部分患者可有食欲减退、嗳气、反酸等,类似消化性溃疡或慢性胃炎的症状。晚期患者呈恶病质状态。

2.体征

体检早期可仅有上腹部深压痛;晚期患者可扪及上腹部肿块。若出现肝脏等远处转移时,可有肝大、腹腔积液、锁骨上淋巴结肿大。发生直肠前凹种植性转移时,直肠指检可触及肿块。

(三)心理—社会状况

多数患者因"胃病"到医院就医,当高度怀疑或确诊为胃癌时,患者往往无心理准备,常表现为恐惧、绝望或悲哀、沮丧、忧郁等心理变化;有些患者对治疗缺乏信心,甚至放弃治疗;有些患者因缺乏手术治疗、化疗及康复的相关的知识,心理准备不充分,会表现忧虑的反应。

(四)辅助检查

1.内镜检查

纤维胃镜是诊断早期胃癌的最有效方法,可直接观察病变部位,并做活检确定诊断。超声胃镜能观察到胃黏膜以下各层次和胃周围邻近脏器的图像。

2.影像学检查

(1)X线钡餐检查:X线气钡双重对比检查可发现较小而表浅的病变。

(2)腹部超声:主要用于观察胃的邻近脏器受浸润及淋巴结转移的情况。

(3)螺旋CT:有助于胃癌的诊断和术前临床分期。

3.实验室检查

粪便隐血实验常呈持续阳性。

(五)治疗要点

早期发现、早期诊断、早期治疗是提高胃癌疗效的关键。手术是首选的方法,辅以化疗、放疗及免疫疗法等提高疗效。

二、护理诊断/问题

1.焦虑或恐惧

焦虑或恐惧与胃癌的确诊、手术的危险性、并发症的发生有关。

2.营养失调(低于机体需要量)

营养失调(低于机体需要量)与下列因素有关:①摄入食物不足,消化吸收不良;②肿瘤所致消耗性代谢;③消化道对化疗的反应;④禁食、呕吐等。

3.知识缺乏

缺乏疾病的防治知识或与手术有关的康复知识。

4.潜在并发症

潜在并发症包括胃癌穿孔、出血、幽门梗阻、化疗不良反应等。

三、护理目标

(1)患者焦虑、恐惧感降低。

(2)患者的体质和营养状况得到改善。

(3)患者掌握了手术治疗的相关知识。

(4)患者未发生并发症或并发症能得到及时发现和正确处理。

四、护理措施

(一)手术前护理

1.心理护理

消除紧张、焦虑情绪,解释手术的相关知识,增强患者对手术的了解和信心。

2.改善营养状况

给予高蛋白、高热量、高维生素、易消化、无刺激性的饮食,少量多餐,必要时输液。术前一日进半流质饮食。

3.急性穿孔患者的护理

取半卧位(有休克者取平卧位),禁食、持续胃肠减压,输液,应用抗生素,严密观察病情变化。

4.消化道大出血患者的护理

平卧位,暂时禁食,情绪紧张者给予镇静剂,输液、输血,应用止血药物。密切观察患者神志、血压、脉搏的变化,记录每小时尿量,观察记录呕血和便血的情况。若经 6~8 h 治疗,输血600~900 mL 休克仍不见好转,表明出血仍在继续应及时手术。

(二)手术后护理

(1)胃癌根治性或姑息性手术后,原则上参照胃大部切除术后患者的护理。

(2)患者体质虚弱,营养状况差,注意手术后营养支持的护理。

(3)手术后化疗的患者,应注意观察抗癌药的不良反应,如恶心、呕吐、腹泻、脱发、口腔溃疡等不良反应,应给予及时处理。

(三)心理护理

对胃癌的患者,在护理工作中要注意发现患者的情绪变化,护士要根据患者的需要程度和接受能力提供信息;要尽可能采用非技术性语言,使患者能听得懂,帮助分析治疗中的有利条件,使患者能看到希望,消除顾虑和消极心理,增强对治疗的信心,积极配合治疗和护理。

(四)健康教育

(1)向患者及其家属讲解胃癌相关的防治知识,以增强患者和家属治疗疾病的信心。

(2)对手术治疗的患者,讲解合理的饮食调理计划及注意事项,讲解手术后并发症的表现及预防。

(3)对化疗的患者,解释化疗的必要性,药物的不良反应及预防,以及治疗期的注意事项。

(4)嘱患者出院后定期检查,并接受医护人员的康复指导。注意休息和适当的体育活动。

五、护理评价

(1)患者焦虑、恐惧感是否降低。

(2)患者的体质和营养状况是否得到改善。

(3)患者是否掌握了手术治疗前后的相关知识。

(4)患者有无发生并发症或并发症能否能得到及时发现和正确处理。

第五节　大肠癌

大肠癌包括结肠癌和直肠癌,是胃肠道常见的恶性肿瘤,好发年龄为40～60岁。在我国以直肠癌最为多见,乙状结肠癌次之。

病理分型根据肿瘤的大体形态可分为:①肿块型:肿瘤呈菜花状向肠腔内生长,恶性程度较低,预后较好,好发于右侧结肠;②浸润型:肿瘤沿肠壁呈环状浸润生长,易引起肠腔狭窄或梗阻,恶性程度高,转移早,预后差,多发生于左侧结肠;③溃疡型:肿瘤向肠壁深层浸润生长,早期形成溃疡,恶性程度高,转移早,预后差,是结肠癌最常见类型。显微镜下组织学分类较常见的是:①腺癌:占大肠癌的大多数;②黏液癌:预后较腺癌差;③未分化癌:预后最差。

病理分期目前采用国际公认 Dukes 分期法,分为 A 期、B 期、C 期、D 期。

淋巴转移是主要的转移途径,其他转移途径为血行转移、直接浸润和种植转移。

一、护理评估

(一)健康史

大肠癌的病因尚不清楚,目前认为与下列因素有关。

1.饮食和运动

长期高脂、高动物蛋白食物使粪便中甲基胆蒽物质增多,甲基胆蒽可诱发大肠癌。低纤维食物和缺乏适度的体力运动致肠蠕动减慢,使致癌物质与肠黏膜接触时间延长,增加致癌作用。

2.癌前病变

大肠慢性炎症性疾病,如溃疡性结肠炎、结肠克罗恩病已被列为癌前病变,慢性炎症使肠黏膜处于反复破坏和修复状态而癌变。家族性肠息肉病发生癌变的几率是正常人的5倍,大肠腺瘤尤其是绒毛状腺瘤发生癌变的机会较高。

3.家族遗传史

流行病学调查发现,有为数不少的大肠癌家族。这说明大肠癌的发生与遗传因素关系密切,抑癌基因突变和遗传不稳定性使其成为大肠癌的易感人群。

(二)身体状况

大肠癌患者早期常无症状或症状轻微,随着病程的发展可出现明显的临床表现。

1.结肠癌

(1)排便习惯与粪便性状改变:是最早出现的症状。多表现为排便次数增多、腹泻、便秘、粪便带脓血或黏液。

(2)腹痛:也是早期症状之一。常为定位不确切的持续性隐痛,或仅为腹部不适或腹胀感,出现肠梗阻时则腹痛加重或为阵发性腹痛。

(3)肠梗阻:一般属结肠癌的中晚期症状。多表现为慢性低位不完全性肠梗阻,左侧结肠癌有时以急性完全性结肠梗阻为首先出现的症状。

(4)腹部肿块:腹部可扪及肿块,多为肿瘤本身,也可能为梗阻近侧肠腔内的积粪。肿块质地坚硬,呈结节状。如为横结肠癌和乙状结肠癌时,肿块可有一定活动度。如癌肿穿透并发感染时,肿块固定,且有明显压痛。

(5)全身表现:患者可出现贫血、消瘦、低热、乏力等。结肠癌晚期患者可出现肝大、腹腔积液、直肠前凹肿块、锁骨上淋巴结肿大及恶病质等。由于癌肿病理类型和部位的不同,临床表现也有差异。一般右侧结肠癌以全身症状、贫血、腹部肿块为主要表现;左侧结肠癌以肠梗阻、腹泻、便秘、便血等为主要症状。

2.直肠癌

(1)直肠刺激症状:患者便意频繁,排便习惯改变;便前有肛门坠胀、里急后重、排便不尽感;晚期有下腹痛。

(2)肠腔狭窄症状:癌肿侵犯肠管导致狭窄时,患者的大便变形、变细。当癌肿造成肠管发生部分梗阻后,可出现腹痛、腹胀、肠鸣音亢进等不全性肠梗阻的症状。

(3)癌肿破溃感染症状:患者的大便表面带血及黏液,甚至为脓血便。血便是直肠癌最常见的症状。

(4)其他症状:癌肿侵及前列腺、膀胱,可出现尿频、尿痛、血尿;侵及骶前神经,可出现骶尾部持续性剧烈疼痛。晚期出现肝转移时,可有肝大、腹腔积液、黄疸、恶病质等症状。

(三)心理—社会状况

患者除具有恶性肿瘤的心理反应外,还会由于大肠癌症状涉及排泄等个人隐私,故常表现出较严重的焦虑和烦恼;因病情需要做人工肛门时,患者会因自我形象受到损害而对生活、工作失去信心。

(四)辅助检查

1.大便潜血检查

辅助检查可作为大规模普查或一定年龄组高危人群大肠癌的初筛手段,阳性者再做进一步检查。

2.直肠指检

直肠指检是直肠癌首选检查方法。由于中国人的直肠癌近 75% 以上为低位直肠癌,故直肠指检时能触及。

3.内镜检查

可通过内镜在直视下取活组织做病理学检查,是诊断大肠癌最有效、可靠的方法。包括直肠镜、乙状结肠镜和纤维结肠镜检查。

4.影像学检查

(1)钡餐灌肠 X 线检查:是结肠癌的重要检查方法,能判断结肠癌的位置。

(2)B 超检查:大肠癌患者应常规进行普通 B 超检查,能显示腹部肿块、淋巴转移或肝转移等情况。

(3)CT 检查:可了解直肠癌盆腔内扩散情况,有无侵犯膀胱、子宫及盆壁,是术前常用的检查方法。

5.癌胚抗原(CEA)测定

CEA 测定主要用于大肠癌的预后判断和复发监测。

(五)治疗要点

大肠癌的治疗是以手术切除为主的综合治疗。

1.手术治疗

(1)结肠癌根治术:包括右半结肠切除术、横结肠切除术、左半结肠切除术及乙状结肠癌的根治切除术。

（2）直肠癌根治术：常用的术式有：①局部切除术，适用于早期瘤体小、局限于黏膜或黏膜下层、分化程度高的直肠癌；②腹会阴部联合直肠癌根治术（Miles 手术），主要适用于腹膜返折以下的直肠癌，不能保留肛门，需在患者的左下腹行永久性结肠造口（人工肛门）。③经腹直肠癌切除术（Dixon 手术），是目前应用最多的直肠癌根治术。适用于腹膜返折以上的直肠癌，可保留肛门。④经腹直肠癌切除、近端造口、远端封闭手术（Hartmann 手术），适用于全身情况差，不能耐受 Miles 手术或因急性肠梗阻不宜行 Dixon 手术的直肠癌患者。

（3）结肠造口术：适用于急性肠梗阻的结肠癌或晚期直肠癌。

2. 辅助治疗

采用放疗、化疗或中医药治疗。也可用电灼、液氮冷冻及激光烧灼等局部治疗。

二、护理诊断/问题

1. 焦虑或恐惧

焦虑或恐惧与畏惧癌症、手术及担忧预后和生活方式等有关。

2. 营养失调（低于机体需要量）

营养失调与肿瘤消耗、控制饮食有关。

3. 有皮肤完整性受损的危险

皮肤完整性受损与粪便刺激造口周围皮肤有关。

4. 自我形象紊乱

自我形象紊乱与结肠造口、排便方式改变有关。

5. 知识缺乏

缺乏术前肠道准备及术后结肠造口护理的有关知识。

6. 潜在并发症

潜在并发症包括术后尿潴留、出血、感染、吻合口瘘、造口坏死、狭窄、脱出或回缩等。

三、护理目标

（1）患者焦虑或恐惧感减轻或消除。

（2）患者营养状况改善。

（3）患者结肠造口周围皮肤完好无损。

（4）患者能正视和适应自我形象的变化及新的排便方式。

（5）患者能了解有关术前肠道准备的注意事项，积极配合做好肠道准备。

（6）患者术后未发生并发症或并发症能得到及时发现和正确处理。

四、护理措施

（一）手术前护理

1. 一般护理

鼓励患者进高蛋白、高热量、高维生素易消化的少渣饮食，纠正贫血和低蛋白血症。有明显脱水的患者，应及时纠正水、电解质及酸碱平衡紊乱。

2. 病情观察

观察患者的生命体征，注意有无缺水、出血等征象；观察患者腹痛、腹胀及排便情况，了解有无肠梗阻征象。

3.治疗配合

(1)肠道准备:目的是减少术中污染,防止术后切口感染,有利于吻合口愈合,此为术前护理的重点。具体措施为:①控制饮食:术前3 d进少渣半流质饮食,术前2 d进流质饮食。②清洁肠道:传统肠道准备法是在术前3 d每天用番泻叶6 g泡茶饮用,或术前2 d口服泻剂液状石蜡或蓖麻油20~30 mL,或硫酸镁15~20 g;术前2 d每晚用1%~2%肥皂水灌肠1次,术前1 d晚清洁灌肠,灌肠宜选用粗细合适的橡胶肛管,轻柔插入,禁用高压灌肠,以防刺激肿瘤导致癌细胞扩散。全肠道灌洗法可免除灌肠造成癌细胞扩散的可能,在术前12~14 h开始口服37 ℃左右等渗平衡电解质溶液(由氯化钠、氯化钾、碳酸氢钠配制),引起容量性腹泻,以清洁肠道;灌洗全过程3~4 h,灌洗总量约6 000 mL;年老体弱、心、肾功能障碍或肠梗阻者不宜使用。口服甘露醇肠道准备法,此方法较简便,患者于术前1 d午餐后0.5~2 h内口服5%~10%甘露醇1 500 mL导泻,清洁肠道效果好,但甘露醇在肠道内会被细菌酵解产生易爆气体,故术中使用电刀时应予注意,且年老体弱、心、肾功能不全或肠梗阻者禁用。③抑制肠道细菌:术前3 d口服肠道不吸收的抗生素,如新霉素、甲硝唑等,抑制肠道细菌;由于饮食控制及服用肠道抗菌药,使维生素K的合成及吸收减少,故应于术前3 d开始口服或肌内注射维生素K。

(2)其他准备:直肠癌患者术前2 d每晚用1∶5 000高锰酸钾溶液坐浴;女患者遵医嘱于术前3 d每晚冲洗阴道。术晨留置胃管和导尿管。

(二)手术后护理

1.一般护理

(1)卧位:病情平稳后取半卧位,以利呼吸和腹腔引流。

(2)饮食:禁饮食,持续胃肠减压,静脉补液。术后2~3 d肠蠕动恢复、肛门排气或结肠造口开放后可解除胃肠减压,进流质饮食。如无异常,进半流质饮食,1周后进少渣饮食,2周左右可进普食。宜选用高蛋白、高热量、富含维生素易消化的少渣饮食。

(3)引流管及局部伤口护理:大肠癌根治手术后常放置腹腔引流管,直肠癌根治手术后常规放置骶前引流管,并给予负压吸引。要保持引流管通畅,妥善固定;密切观察并记录引流液的色、性状、量等,一般骶前引流管放置5~7 d,当引流管引流量少、色清时,方可拔除。密切观察伤口情况,注意有无感染,保持敷料清洁、干燥,如敷料湿透时,应及时更换。

(4)导尿管护理:术后常规留置导尿管。一般放置1~2周,拔管前先试行夹管,每4~6 h开放1次,以训练膀胱的舒缩功能。

2.病情观察

密切观察生命体征、腹部症状和体征、切口渗血、渗液情况,观察造口血运情况,做好记录,如出现异常,及时通知医生并配合处理。

3.治疗配合

(1)结肠造口(人工肛门)护理:此为术后护理的重点。其护理要点为:①造口开放前应外敷凡士林或生理盐水纱布,及时更换外层渗湿敷料,防止感染;观察有无肠管回缩、出血、坏死等现象。②造口一般于术后2~3 d,肠蠕动恢复后开放,一般宜取造口侧的侧卧位,并用塑料薄膜将腹壁切口与造口隔开,以免粪便污染腹壁切口引起感染;及时清理流出的粪便,造口周围皮肤涂氧化锌软膏保护。③术后1周或造口处伤口愈合后,每日扩张造口1次,防止造口狭窄。④患者起床活动时,指导并协助佩戴肛门袋。应选择袋口合适的肛门袋,袋口对准造口并与皮肤贴紧,袋囊朝下,用弹力带于腰间固定;当肛门袋内充满 1/3 排泄物时,应及时更换,每次更换新袋前先用中性皂液或 0.5% 氯己定(洗必泰)溶液清洁造口周围皮肤,再涂氧化锌软膏;除使用一次性肛门袋外,患者可备 3~4 个肛门袋用于更换,使用过的肛门袋可用中性洗涤剂和清水洗净,用 0.1% 氯己定溶液浸泡 30 min,晾干备用;粪便成形及养成定时排便习惯后,可不戴肛门袋,患者每日排便后用清洁敷料覆盖造口即可。⑤恢复饮食后,患者应注意饮食卫生,避免进食产气性、刺激性、易引起便秘的食物,鼓励患者多吃新鲜蔬菜和水果。

适当增加活动量,指导患者定时用适量温水经导管灌入造口内,以训练规律排便习惯。若发生便秘,可用液状石蜡或肥皂水经结肠造口做低压灌肠,注意插入造口内的肛管不要超过 10 cm,以防肠管损伤、甚至穿孔。

(2)排便护理:Dixon 术后的患者常有排便次数增多或排便失禁,应指导患者调整饮食,进行肛门括约肌舒缩训练,便后清洁肛门,并涂抹氧化锌软膏等保护肛周皮肤。

4.术后并发症的护理

(1)切口感染及裂开:监测患者体温变化及局部切口情况,保持切口清洁、干燥,及时更换敷料。Miles 手术后患者,适当限制下肢外展,以免造成会阴部切口裂开;会阴部可于骶前引流管拔除后,用温热的 1:5 000 高锰酸钾溶液坐浴,每日 2 次;术后常规使用抗生素预防感染。

(2)吻合口瘘:多因术前肠道准备不充分、低蛋白血症及手术造成局部血供差等所致,常发生于术后 1 周左右。应注意观察患者有无腹膜炎的表现,有无腹腔内或盆腔内脓肿的表现,有无从切口渗出或引流出稀便样肠内容物等。对有大肠吻合口的手术后患者,术后 7~10 d 内严禁灌肠,以免影响吻合口的愈合。若发生吻合口瘘,应禁食、胃肠减压,行持续负压吸引,给予肠外营养支持。

(三)心理护理

手术前关心体贴患者,有针对性地疏导不同时期患者的心理问题,鼓励患者及其家属正视病情及治疗方式,增强患者战胜疾病的信心,提高生活的质量。手术后患者的心理问题主要是结肠造口,应鼓励患者正视并接受现实,指导患者正确进行结肠造口的自我护理,适应新的生活方式,增强患者生活的信心与勇气,积极配合治疗,促进患者身心健康。

(四)健康教育

(1)教育患者及其家属合理搭配膳食营养,避免高脂、高动物蛋白饮食,多食新鲜蔬菜与水果;积极预防和治疗大肠癌的癌前期疾病;对疑有结、直肠癌或有家族史及癌前病变者,应行筛选性及诊断性检查。

(2)做好造口护理的健康宣教,介绍造口护理方法和护理用品;为防止造口狭窄,嘱患者出院后每 1~2 周扩张造口一次,持续 2~3 个月;若出现造口狭窄,排便困难,及时就诊;指导患者养成习惯性的排便行为。

(3)患者出院后维持均衡的饮食,定时进餐,避免生、冷、硬及辛辣等刺激性食物;避免进食易产气、易引起便秘的食物。

(4)鼓励患者参加适当户外活动和社交,保持心情舒畅。

(5)出院后定期随访,一般在手术后每 3~6 个月复查 1 次,以便及时发现癌肿复发或转移情况。指导患者坚持术后化疗。

五、护理评价

（1）患者焦虑或恐惧感是否减轻或消除。

（2）患者营养状况是否改善。

（3）患者结肠造口周围皮肤是否完好无损。

（4）患者能否正视和适应自我形象的变化及新的排便方式。

（5）患者是否了解有关术前肠道准备的注意事项，能否积极配合做好肠道准备；是否学会自我护理人工肛门。

（6）患者术后有无发生并发症或并发症是否能得到及时发现和正确处理。

第六节　胰腺癌和壶腹部癌

胰腺癌是常见的消化系统恶性肿瘤之一。40 岁以上好发，男性多于女性。大部分胰腺癌患者在诊断后 1 年内死亡。胰腺癌好发于胰头部，约占胰腺癌的 70%～80%，以胰管上皮细胞的导管细胞癌多见。转移途径有血行转移、淋巴转移及直接浸润，癌细胞亦可沿胰周神经由内向外扩散。壶腹部癌、胆总管下端癌和十二指肠腺癌统称为壶腹周围癌。在临床上与胰头癌有很多共同之处，但其恶性程度明显低于胰头癌。淋巴转移比胰头癌晚，远处转移常至肝。对于壶腹周围癌三种类型鉴别较难，ERCP 在诊断和鉴别诊断上有重要价值。

一、护理评估

（一）健康史

胰腺癌发病的确切因素目前还不清楚，一般认为与以下因素有关，如吸烟、长期高脂和高蛋白饮食、糖尿病、慢性胰腺炎等。

（二）身体状况

1. 上腹部不适与腹痛

上腹部不适与腹痛是最常见的首发症状。早期可由于胰管与胆管的梗阻，引起管内压力增高，表现持续且进行性加重的上腹部钝痛、胀痛，可向腰背部放射。晚期疼痛难忍，尤以夜间为甚，用一般止痛药无法缓解。患者常取蜷曲坐位以减轻疼痛。

2. 消化道症状

早期患者有食欲缺乏、消化不良，上腹饱胀、腹泻和便秘等。晚期时可有上消化道梗阻、消化道出血等表现。

3. 黄疸

黄疸是胰头癌最主要的症状，呈进行性加重，伴皮肤瘙痒，大便可呈陶土色。壶腹周围癌患者早期即可出现黄疸，黄疸呈波动性，这是区别胰头癌重要的特征。

4. 其他症状

乏力和消瘦、反复发热、肝大及腹腔积液等。

(三)心理—社会状况

胰腺癌患者往往有难以忍受的疼痛,尤其在夜间,严重影响患者的休息和睡眠,患者易产生烦躁、焦虑的情绪。再加上胰腺癌一旦确诊后,预后较差,故患者极易出现消极的、悲观的厌世情绪。

(四)辅助检查

1. 细胞学检查

收集胰液查找癌细胞或通过腹腔镜在直视下对病灶行细针穿刺做细胞学检查。

2. 实验室检查

葡萄糖耐量试验、血淀粉酶、空腹血糖异常常提示胰腺病变;癌胚抗原对诊断胰腺癌有一定的特异性和敏感性。

3. 影像学检查

B超可见直径2 mm以上的胰腺及壶腹部肿瘤、胆管扩张、胆囊增大;CT可显示直径在1 mm以上的肿瘤;ERCP可了解十二指肠乳头部及胰管和胆管的阻塞受压部位和性质。

(五)治疗要点

1. Whipple手术

Whipple手术适用于无远处转移的壶腹周围癌。手术切除的范围包括:胰头、远端胃、十二指肠、下端胆总管、胆囊和上段空肠,同时清除相关淋巴结,再将胰、胆和胃与空肠吻合,重建消化道。

2. PPPD

幽门的胰头十二指肠切除术(PPPD)适应于无幽门上下淋巴结转移、十二指肠边缘无癌细胞残留的壶腹周围癌。

二、护理诊断/问题

1. 疼痛

疼痛与胰管、胆管梗阻和腹膜后神经受侵有关。

2. 焦虑

焦虑与疼痛、黄疸和担心预后有关。

3. 潜在并发症

潜在并发症包括术后出血、胰瘘、胆瘘、继发糖尿病、感染等。

三、护理目标

患者疼痛减轻或缓解;焦虑减轻,情绪稳定;未发生并发症或并发症能得到及时发现和正确的处理。

四、护理措施

(一)手术前护理

(1)严密监测血糖、尿糖,控制血糖在适当水平,避免发生低血糖。

(2)有黄疸者遵医嘱给予维生素K,改善凝血功能。

(3)术前应鼓励患者进高热量、高蛋白、低脂和富含维生素的饮食,必要时给予肠外营养。

有黄疸者,静脉补充维生素 K。

(4)皮肤瘙痒时,指导患者涂抹止痒药物,避免搔抓皮肤,以免皮肤受损。

(5)疼痛护理:对于疼痛剧烈的患者,遵医嘱予以有效的镇痛药物,评估镇痛效果。

(二)手术后护理

1.观察生命体征

由于胰头癌切除涉及的器官多、创伤重,术后要严密观察生命体征。

2.饮食护理

术后禁食、行胃肠减压,给予肠外营养支持;肠功能恢复并拔出胃管后可给予少量流质饮食,再逐渐过渡至正常饮食;对于胰腺切除患者,胰腺的外分泌功能严重减退,应根据患者胰腺功能予以消化酶抑制剂或止泻药物。

3.术后并发症的护理

(1)出血:患者在术后 24～48 h 和 1 周均可发生出血,多由于创面广泛渗血、止血不彻底或凝血机制障碍所致。此时表现为经引流管流出血色液体、呕血和便血等,患者亦可有脉快、血压下降等现象。出血少者予以止血药、输血等,出血量大的应手术止血。

(2)胰瘘:多发生于术后 5～7 d,表现为腹痛、腹胀、发热和腹腔引流液内淀粉酶增高。胰瘘发生后应加强营养支持,应用药物抑制胰液分泌和使用有效抗生素控制感染。

(3)胆瘘:多发生于术后 5～10 d,表现为发热、腹痛及腹膜炎症状,T 形管引流量突然减少,但腹壁伤口有胆汁样液体流出。应保持 T 形引流管通畅,每日做好观察和记录。

(4)控制血糖:遵照医嘱动态监测患者血糖,对高血糖者,应按医嘱调节胰岛素用量在适当水平,避免发生低血糖。若有低血糖表现,可适当补充葡萄糖。

(5)胆道感染:多由于胆道引流不畅逆行感染所致。表现为腹痛、发热、重者可出现休克。进食后宜取坐位 15～30 min,以利于胃肠内容物引流,使用抗生素和利胆药物,防止便秘。胰十二指肠切除术后,常放置 T 形管、腹腔引流管、烟卷引流、胰腺断面引流管、尿管等。在常规固定各种引流管、保持引流通畅外,应严格记录和观察引流液的量及性质。

(三)心理护理

应予以同情和理解,帮助患者及其家属进行心理调节,使患者树立战胜疾病的信心。

(四)健康教育

(1)定期检测血糖、尿糖,发生糖尿病时给予药物治疗。

(2)出院后对于胰腺功能不足,消化功能差的患者,除应用胰酶替代剂外,同时采用高蛋白、低糖、低脂肪饮食,给予脂溶性维生素。

(3)3～6 个月复查一次,如出现进行性消瘦、乏力、贫血、发热等症状,应回医院诊治。

五、护理评价

患者焦虑是否减轻,情绪是否稳定,疼痛是否减轻或缓解,营养状况是否得到改善,有无发生术后并发症或并发症是否能得到及时发现和正确的处理。

第七章　精神科护理

第一节　焦虑障碍

一、护理评估

1.躯体评估

(1)生命体征及营养状况:检测体温、脉搏、呼吸、血压;评估面色及皮肤弹性情况。

(2)自主神经症状:患者是否突然出现心悸、气短、胸闷、出汗、头晕等症状。

(3)睡眠障碍:有无入睡困难或早醒。

(4)患者的情绪:进食及二便情况。

(5)有无药物过敏史:是何种药物及过敏症状。

2.社会心理

(1)病前性格:评估患者平日性格特点,是否开朗还是孤僻,兴趣爱好如何,工作、学习、生活能力保持情况。

(2)寻求焦虑源:近期有无重大生活事件,评估生活事件的强度、内容,对患者的影响程度;焦虑、担忧或恐惧的内容;是否有回避的场景或内容。

(3)患者家属对疾病的认知程度及其对患者的态度。

3.精神症状

(1)患病前后情绪的改变,现在是否易烦躁、易激惹、坐卧不安、面容紧张、发抖等。

(2)过激行为评估,有无冲动毁物、自杀等行为,出现过激行为时的情境。

(3)沟通交流,与护士沟通有无困难,是否有注意力不集中、记忆力降低。

(4)焦虑发作的频率和持续时间。

二、护理问题

(1)焦虑与患者存在广泛的持久的不安全感、惊恐发作等有关。

(2)恐惧与担心惊恐的内容出现等有关。

(3)睡眠障碍与焦虑情绪所致,担心不好的事情要发生等有关。

(4)舒适改变与焦虑情绪所致的神经系统的症状有关。

(5)营养失调与焦虑情绪改变正常的饮食习惯和规律有关。

(6)生活自理能力降低与恐惧、紧张、躯体的不适等影响正常生活有关。

三、护理措施

1.建立信任的护患关系

接触患者时既要尊重、同情、关心,又要保持沉着、冷静、坚定的态度;语言亲切,但要简明扼要;注意倾听患者的诉说,不断给予回应,运用陪伴技巧或非语言沟通技巧来表达对患者的关怀和支持,让其感受到有人愿意与他共同面对困难,有能力帮助其解决,而不是孤军奋战。

2.修正环境对患者的不良影响

准备好接受治疗的住院环境,尽量排除其他患者的不良干扰,满足患者的合理需求,帮助其尽快适应新的环境,减少压力。他人切不可取笑患者的症状表现,以免使患者缺乏安全感,或有其他症状的出现。

3.教导放松技巧

(1)鼓励患者以语言表达的方式疏泄情绪,表达焦虑感受,护理人员可针对患者传达的焦虑情绪,指导其做好自我调适。

(2)督导患者进行放松调适,如在光线柔和的环境里,随着护士的指导语和音乐进行肢体放松、深呼吸或是慢跑等。

(3)鼓励其多参加工娱治疗活动,根据患者的兴趣、爱好安排、扩展其生活领域及兴趣范围。目的是转移其注意力,减轻焦虑情绪。

4.帮助患者认知症状

护士要认识患者焦虑时所呈现的行为模式,要接受患者的病态行为,不要对其加以限制和批评;在良好治疗关系的前提下,可用说明、解释、分析、推理等技巧使患者认识其病态症状,用明确的态度指出其焦虑行为,使其认知并努力减少焦虑行为。

5.做好基础护理、服药护理,保证其生理需求

关心患者的进食、睡眠、服药情况。对于焦虑症状严重的患者,可给予高营养易消化的食物,劝其多吃水果和蔬菜,并保证水的摄入量;关注其睡眠环境,根据患者的特点而定,尽量满足其合理要求,必要时使用药物帮助其渡过难关;教育患者按时服药,培养患者的依从性。观察用药情况,出现药物不良反应及时上报医生和给予相应的处理。

6.健康宣教,指导患者提高应对能力

要让患者和家属了解有关疾病的相关知识,如病因、临床表现、治疗及药物的不良反应等;重要的是与患者共同探讨其产生焦虑的压力源和诱因,随后共同制订和尝试适合于患者减轻焦虑的应对方式,并加以训练和强化,鼓励其要坚持不懈地按计划做,并给予支持。

四、护理评价

(1)患者的焦虑程度是否减轻。

(2)患者是否认知自己的焦虑表现,是否掌握针对压力的应对方式及有效地处理问题。

(3)患者生活是否能够自理,是否能有效地调节。

第二节 躯体形式障碍

一、护理评估

1.躯体方面

(1)评估生命体征、全身营养状况:体温、脉搏、血压、意识清晰度及皮肤弹性状况等。

(2)睡眠情况:有无入睡困难、早醒等睡眠规律改变。

(3)进食及排泄情况:有无特殊饮食习惯,饮食规律及进食情况有无改变;二便是否通畅,有无便秘、腹泻、尿潴留等现象。

(4)是否有器官、肢体功能障碍(如单瘫、截瘫、偏瘫以及失语、失声、失聪、视力障碍、感觉过敏、减弱或消失、顽固性的呕吐和过度换气等),程度如何,有无肌肉萎缩。

(5)评估既往健康状况,有无过敏史和其他躯体并发症。

2.社会心理方面

(1)病前性格特点如何,是否有自恋倾向、多疑、对自身关注过多等,是否容易接受暗示。

(2)有无明显的精神因素,是否有重大生活事件及对患者的影响程度如何。

(3)评估家庭环境气氛,各成员之间的关系是否融洽,家属对其疾病的态度及对患者的影响。

(4)评估患者的受教育程度,了解其对相关医学知识的知晓程度及正确与否。

3.症状评估

(1)有无卧床不动、呼之不应或似木僵状态。

(2)观察躯体功能障碍程度有无改变,改变的相关因素有哪些,暗示效果怎样。

二、护理问题

(1)废用综合征与症状所致躯体器官的功能障碍有关。

(2)部分自理能力缺陷与出现类似木僵状态、瘫痪、失明等表现以及剧烈疼痛等有关。

(3)预感悲哀与患者自感症状严重,将失去健康或生命有关。

(4)舒适度改变与躯体某个部位的剧烈疼痛等不适感有关。

三、护理措施

1.接纳患者并接受其症状,建立良好的关系

运用良好的沟通技巧,保持不批判的态度来接纳患者躯体症状,要给予恰当的关心和照顾,需耐心倾听患者的诉说和感受,不可轻视患者和轻易否定其症状的真实性。这样患者才会安心和信任护理人员。

2.防止医源性的不良影响

在患者疑病的相关问题上,要遵循科学依据,医生、护士一定要保持高度一致。患者对其自身疾病非常重视,因此会到各医疗机构求治和翻阅相关医学书籍,因此护士的意见一定要有科学依据,并且与医生保持高度一致,否则患者会丧失对护士的信任,或产生对治疗的疑虑,最终会加重病情。

3.加强心理护理,减轻焦虑情绪

熟练地应用支持性心理护理,以科学合理的解释,鼓励和帮助患者寻找与症状出现的相关心理因素和生活事件,分析这些事件对患者心理的影响;引导患者学会放松、调试心态的方法减轻压力造成的焦虑情绪;邀请患者参与制订护理计划,并运用暗示治疗效果,鼓励患者积极参与治疗,增强战胜疾病的信心。

4.加强基础护理,满足患者的生活需求

保证患者的营养摄入量;协助患者料理生活,但要以暗示法逐渐训练患者自身的生活能力;运用内、外科舒适法照顾患者,减轻其痛苦,但不要过于强化,以免造成附带作用。观察用

药情况,出现药物不良反应要及时上报医生并给予相应的处理。

5.鼓励其多参加工娱治疗活动

鼓励患者尽可能参加力所能及的文娱治疗活动,以发泄过多的精力,转移注意力,转移对躯体的注意力,并且在活动中使患者能够体现出自己的价值。

6.做好健康宣教

向患者及其家属介绍疾病的相关知识,端正家属对患者的态度,指导家属掌握暗示治疗的原则和技巧。注意营造一个温馨、和谐和民主的家庭气氛,不要给患者施加更大的压力;尊重、关心患者,但不能过于强化症状。

四、护理评价

(1)评价心理护理和暗示的效果。

(2)躯体障碍程度有无改变。

(3)患者焦虑等情绪有无改变。

(4)患者家属接受症状和对患者的态度是否正确,是否掌握暗示的心理护理方法。

(5)评估护理措施效果如何,根据需要进行调整。

第三节　谵　妄

一、护理评估

(一)生理状况评估

(1)生命体征:体温、呼吸、脉搏、血压、血氧饱和度。

(2)营养状况:进食、饮水及出入量、饮食习惯、吞咽功能。

(3)排泄情况:排尿困难、尿潴留、尿失禁;便秘、大便失禁。

(4)睡眠状况:睡眠缺失(白天夜间均不入睡)、睡眠—觉醒周期颠倒;白天困倦,夜间症状加重。

(5)自理情况:自理能力。

(6)皮肤情况:颜色、弹性、干燥、破溃、压疮。

(7)实验室检查及其他辅助检查结果:血、尿、大便常规及血液生化、MRI、EKG、EEG检查。

(8)与本疾病相关的神经系统症状和体征,如震颤、口齿不清、瘫痪、共济失调、抽搐发作、肌张力增高、步态不稳等。

(二)精神症状评估

1.意识状况

(1)意识清晰度下降:嗜睡、混浊、昏睡、昏迷。轻度下降:模糊或嗜睡;中度下降:混浊或昏睡状态;重度下降:昏迷状态。

（2）意识范围改变：意识范围缩小，呈朦胧状态。

（3）意识内容：改变幻觉、妄想。

（4）意识清晰度波动大、昼轻夜重。

2.认知功能

（1）片段的幻觉妄想及错觉：多数出现大量生动逼真、鲜明、形象的幻视。

（2）思维不连贯，喃喃自语或少语、推理、判断能力受损。

（3）定向力障碍：轻度时出现时间定向力障碍；严重时出现地点及人物定向力障碍。

（4）瞬时记忆受损、近记忆力损害。

（5）注意力不集中。

3.情感活动

（1）患者的情绪状况：焦虑、恐惧、易激惹、抑郁、欣快及淡漠。

（2）幻想性情感体验。

4.意志行为

（1）过度活动：精神运动性兴奋、行为躁动不安、激越、活动增多而无目的、突然的、强烈的冲动和攻击行为。

（2）低活动度活动：减少、迟滞、对刺激反应慢。

（三）心理—社会状况评估

（1）患者个人成长史、职业、性格特征、人际关系、社交能力、工作环境、生活方式、受教育情况、应对疾病的方式；了解发病的环境背景及与其有关的心理—社会因素。

（2）家庭环境、经济状况及社会支持系统。

（3）家属对疾病的认识、对患者症状的接纳及态度。

（4）家庭中存在的问题，是否有安全、舒适的空间供患者活动，照顾患者或亲属是否觉得负担过重、有无厌烦心理。

二、护理问题

（1）急性意识模糊的相关因素：①与体液和电解质紊乱有关；②与躯体疾病有关。

（2）有受伤危险的相关因素：①与对环境损害的警觉性下降有关；②与错觉、幻觉有关。

（3）感染危险的相关因素：①与初级防卫功能不完善（皮肤、组织损伤）有关；②与营养不良有关。

（4）自理能力缺陷的相关因素：①与过度的躁动不安有关；②与认知缺陷有关。

（5）营养失调、低于机体需要量的相关因素：①与体液摄入不足有关；②与发热有关。

三、护理目标

（1）维持患者水、电解质平衡及营养需求。

（2）患者住院期间不出现跌伤、坠床、骨折等意外。

（3）患者活动量维持在正常范围。

四、护理措施

（一）基础护理

（1）病房环境：外界听觉刺激过多，声音过大可引起惊跳反应。应保持环境清洁、整齐、安静,建立舒适安全的环境,以防产生突然的惊恐不安。

(2)生活护理:加强晨晚间护理,协助患者洗漱、洗澡、更衣、修剪指(趾)甲,保持其皮肤清洁,维持皮肤的完整性,防止皮肤感染。

(3)进食护理:维持正常的营养代谢,进食富于营养性的软食,防止噎食。颅内压高伴有呕吐的患者应暂缓进食,以避免加重呕吐,可通过静脉输液保证其营养的摄入量。

(4)排泄护理:观察其大小便排泄情况,减少和消除影响排便的不利因素;协助患者养成定时排便的习惯;尿潴留患者要尽量避免饮用刺激性饮品,减少对膀胱和尿道的刺激;便秘患者可给予缓泻药。

(5)睡眠护理:创造良好的睡眠条件,病室内空气要新鲜,温度要适宜;减少白天的睡眠,减少夜间饮水量,睡前避免过度兴奋;观察患者睡眠质量及其深浅度,对患者的睡眠状况密切观察并详细记录。

(二)安全护理

(1)房间安置:患者缺乏自卫能力,也可突然危及他人生命安全。床位可安置在单人房间,固定病室、固定医护人员、固定照顾者,这样可减轻患者焦虑不安的情绪,减轻激越症状,减少不安全的风险,帮助患者安全接受治疗。

(2)营造安全的治疗环境:病室物品简单有序,患者有一定的活动空间,环境光线适宜,不能过于黑暗,黑暗会加重意识清晰度下降,特别是年老体弱患者,因其有定向力障碍,很难正确感知周围环境,会出现多种危险,如跌伤、骨折等,故应加强护理,加强可能导致患者损伤的物品管理,以保证患者安全。

(3)防止坠床:患者谵妄程度严重时,出现的行为躁动常难以控制,要加床档,限制其活动范围,必要时给予保护性约束护理。

(4)密切观察病情变化:谵妄的症状变化快,要善于观察患者细微的病情改变,特别是行为紊乱有时不可预知,从活动过少突然转至活动过多,突发冲动,逃离行为、无目的兴奋走动等要及时给予干预。

(5)加强评估:评估患者暴力行为和自杀性行为及相关因素,及时采取有效的护理干预,24 h监测患者的安全及躯体状况的变化。必要时遵医嘱给予药物控制。

(三)症状护理

(1)观察生命体征、意识、瞳孔变化:各种有严重的颅内或躯体疾病的患者体温可升至39℃~40 ℃,如合并其他感染也可引起体温升高,颅内压急性升高可引起血压升高,脉搏缓慢有力,呼吸慢而深,其他疾病严重时也可引起谵妄。因此,谵妄患者应检测生命体征变化,每4h测生命体征1次,体温高时给予降温,注意观察用药后及物理降温后的反应;意识障碍的程度常预示着颅内疾患或躯体疾病的严重程度,要随时观察患者意识清晰度的变化,监测患者对时间和地点的定向能力、对周围环境刺激的反应能力;观察患者双侧瞳孔的大小及对光反应的变化,及时发现脑疝的前兆。观察意识障碍有无昼轻夜重的特点。

(2)观察患者皮肤弹性及尿相对密度:及时发现脱水、电解质紊乱等征兆;注意输液的速度和输液后的反应,防止输液速度过快或输液量过大引起循环负荷过重,导致心力衰竭和肺水肿。

(3)帮助患者增强认知能力:帮助其辨认环境,如抬高床头、墙上挂时钟和日历,设置良好的光照环境,以利患者辨认时间、方向,最大限度地了解周围发生的事情。稳定情绪,对于躁动、易激惹的患者应随时巡视。

（4）药物护理：口服药后要检查患者口腔，确认药物已服下，观察用药后的不良反应，有异常症状应及时与医生沟通并积极处理。

（四）心理护理

（1）入院阶段：尊重患者，建立良好的护患关系，加强护患间的沟通，缓解患者对疾病的恐惧心理，增强患者的安全感，指导患者充分表达自己的感受，从而促进其对住院的认可。

（2）治疗阶段：正确运用治疗性沟通技巧，促进患者接受治疗和主动配合，有针对性地进行支持性、干预性心理护理，减轻患者抑郁、焦虑、自杀等消极的心理因素，帮助有自杀倾向的患者正确认识和分析症状，学会自我调节和控制情绪。

（3）康复阶段：制订切实可行的活动计划及相应的健康目标，使患者尽快适应病后所需的生活方式，运用治疗性沟通技巧，鼓励患者与社会接触，增强患者的沟通能力，促进自我健康能力及社会功能的恢复。

（五）家庭康复指导

（1）指导家属了解病情，正确认识谵妄状态的临床表现，理解患者的症状，帮助患者保持稳定的情绪，积极配合治疗并坚持门诊复查。

（2）照顾者要有长期的心理准备，学会观察病情变化。如患者出现幻觉、妄想、抑郁、焦虑或异常行为等症状，应及时求助专科医院的帮助。特别要注意患者的安全，防止出现意外。

（3）对家属进行药物相关知识指导，包括药物的剂量、服药方法、不良反应、服药注意事项等相关知识。

（4）指导家属多与患者交流或陪伴患者，协助患者建立疾病康复后的生活方式。

五、护理评价

（1）患者安全地度过谵妄期，无外伤、感染及并发症。

（2）患者清醒后能辨别时间、地点、人物，并接受治疗。

（3）患者体温降至正常水平，维持体液平衡及营养需求。

（4）患者对诱发疾病的应激源、继续治疗的必要性及如何采取防范措施有充分的认识和理解，并能主动配合治疗，积极康复。

第四节 痴 呆

一、护理评估

（一）生理状况评估

（1）生命体征：体温、呼吸、脉搏、血压。

（2）营养状况：饮食习惯、进食状态、出入水量、吞咽功能。

（3）排泄情况：尿潴留、尿失禁、便秘、大便失禁、随时便溺。

(4)睡眠状况:睡眠—觉醒周期颠倒,白天困倦,夜间不能入睡、嗜睡。

(5)皮肤情况:颜色、弹性、干燥程度,有无破溃及压疮。

(6)自理与活动情况:自理能力受限,要依赖他人完成,走路步态不稳、完全卧床。

(二)精神症状评估

(1)意识状况:评估患者意识水平、意识范围、意识内容。观察患者意识障碍有无昼轻夜重的情况及谵妄状态。

(2)认知功能:记忆力障碍,表现为近记忆减退,逐渐发展到记忆丧失;语言障碍,初期患者话少,不能正确使用词汇,最后发展到不语、空间定向障碍、失认。智能障碍轻度:无临床症状,工作效率减退,性格稍有变化;中度:出现明显的病理征象,但能保持与人交流;重度:语言交流能力丧失,生活完全无法自理,大小便失禁。

(3)情感活动:情绪不稳,易激惹、焦虑、抑郁、躁动不安、兴奋、欣快、愤怒、淡漠等。

(4)精神行为症状:幻觉、妄想、攻击行为、人格改变,如挑剔、无理取闹、捡拾废品垃圾、随地大小便、刻板、无目的或怪异行为。

(三)心理—社会状况评估

(1)患者受教育情况、职业、性格特征、社交能力、工作环境、生活方式以及与发病有关的心理—社会因素,对疾病的应对方式。

(2)家庭经济状况及支持系统。

(3)家属对疾病的认识,对患者症状的认知态度。

(4)亲属、子女及照顾者是否觉得负担过重,有无厌烦情绪。

二、护理问题

(1)有暴力和攻击行为危险的相关因素:①与慢性意识模糊有关;②与幻觉、妄想有关。

(2)有受伤危险的相关因素:①与自我照顾能力受损有关;②与环境危险性识别能力下降有关。

(3)个人应对无效的相关因素:①与自我判断能力受损有关;②与执行功能受限有关。

(4)自理能力缺陷综合征的相关因素:①与认知障碍有关;②与日常活动能力下降有关。

(5)语言交流障碍的相关因素:①与语言表达能力下降有关;②与信息整合功能受限有关。

三、护理目标

(1)患者的营养需求维持在均衡状态。

(2)患者自尊得到保护,增进患者自我照顾能力。

(3)重新建立患者的定向感和现实感,减少或不发生外伤。

四、护理措施

(一)基础护理

(1)生活护理:评估患者的生活功能,指导或协助患者晨晚间及日常沐浴、更衣、修剪指(趾)甲等护理,保持清洁,防止感染。对自理能力不足者,按程度分别进行生活能力的训练,由简到繁,重复强化,帮助患者保持现存的自理能力。在患者进行日常生活料理时,护理人员给予足够的时间协助。对长期卧床患者,要定时翻身、按摩,进行肢体功能活动,预防压疮发生。

(2)维持正常的营养代谢:提供易消化、营养丰富的软食或半流质饮食,不提供煎炸、坚硬、团状食物及煮鸡蛋等。对不知饥饱、有抢食表现的患者要控制进食量,限制进食速度,防止发生噎食,或少量给予饼干和水果稳定患者情绪;对拒绝进食的患者,可转移患者注意力,然后刺激患者食欲,鼓励与他人一起进餐,也可在患者情绪稳定时进餐或少量多餐;躁动不安的患者,在不合作时不能急于喂食,以免发生呛食、噎食;对进食量少或入量不足患者可协助喂食,要注意喂食速度和进食姿势,以免发生呛咳;完全不能进食者遵医嘱鼻饲。

（3）排泄护理:患者受疾病影响,不能自行管理排泄,护士要观察患者的排泄情况,防止尿潴留和肠梗阻。对随时随地便溺患者,要定时带患者到指定地点如厕,训练其定时排泄习惯;对二便失禁患者要及时更换衣裤;嘱咐尿潴留患者平时要多饮水,有尿意排出困难时,采取诱导排尿或遵医嘱导尿;嘱咐便秘患者平时要多食粗纤维食物,多进食蔬菜水果,训练患者排便规律,对 3 d 无大便者给予缓泻药,必要时灌肠。

（4）睡眠护理:患者在疾病影响下,睡眠节律可发生颠倒,夜间常常吵闹不入睡,护士要做好睡眠护理。为患者创造睡眠环境,室温不宜过热或过冷;晚餐不宜过饱,不宜多饮水;不宜参加引起兴奋的娱乐活动;增加日间活动的时间,保证夜间睡眠,必要时给予药物辅助。

（二）安全护理

（1）环境安全:评估患者可能受伤的因素,减少危险因素的发生。建立舒适安全的病房环境,病房布置要体现对患者适当的感觉刺激,室内采光柔和,墙壁可以设置为浅色、温馨;病房地面应防滑,走廊安装扶手,减少障碍物及杂物,家具应简洁、布局方便,提供患者一定的活动空间,预防跌倒、骨折、外伤等;病房无危险物品,电源不能外露,电器不能让患者自行操作,以确保患者安全,使其获得安全感和归属感。

（2）床位安置:患者对环境改变适应力差,生活应规律,减少刺激。长期卧床的患者加床档,以避免坠床。

（3）专人陪护:患者外出时须有人陪伴,给患者佩戴身份识别卡（姓名、地址、联系人、电话等）,方便走失时寻找。

（三）症状护理

（1）增加患者现实定向感:帮助患者确认周围环境,为患者介绍病房环境、工作人员等;患者居住的病房、洗漱间、卫生间要配置大而明显的标记,病房装有显示日历的挂钟,提示患者确认日期和时间;尽可能固定环境,固定照顾者,病房不宜常更换,不随意变换病房物品及陈设,夜晚病房内开暗灯照明,减少患者夜间因定向障碍而引起的紧张情绪。

（2）积极行为模式的干预:帮助患者控制不可接受的、危险的行为,奖赏合适的或积极行为,忽略不合适行为（在安全范围内）,如患者出现人格改变,变得自私、不讲礼貌、违背社会规范、藏匿废品等异常行为,护理人员要耐心解释、正确引导,并转移患者注意力,帮助患者维持自尊,协助患者减少异常行为的发生。促进患者保持积极适当的行为方式。

（3）精神行为干预:患者在幻觉、妄想影响下出现异常行为,如多疑、突然大声喊叫、情绪紧张、焦虑、骂人、举手打人、抓人、用脚踢人、摔东西等,护理人员在评估问题的基础上,不要对患者的精神行为问题争论或抱怨,可在转移患者注意力后再进行耐心的解释和疏导,使患者心情平静。必要时限制患者活动范围,阻止患者的暴力行为,提供患者安全的活动空间及环境。

（4）康复训练:评估患者痴呆的程度,提供适宜的康复训练,如缅怀活动、记忆训练、感官刺激、语言交流、生活技能训练（如厕、洗漱、进食、更衣、修饰和维护仪表）等。有计划、有目标地训练患者做力所能及的事,达到促进患者保持自我生活的能力。

(5)增进与患者的交流:患者常因语言能力障碍不能正确理解和表达时,应保持与患者的接触,沟通时语速要慢,语言表达要清楚、简单易懂,可以重复,每次只说一件事,并耐心给患者足够的时间回答,促进患者从沟通中获得愉悦。

(四)心理护理

(1)入院阶段:尊重患者,协助患者维护尊严,建立良好的护患关系,加强护患间的沟通与交流,促进患者安全感,使患者能够接纳医护人员。

(2)治疗阶段:给予支持性和干预性心理护理,耐心帮助患者建立治疗信心,了解所患疾病的特征,稳定情绪,提高治疗依从性,鼓励患者表达内心感受。

(3)康复阶段:制订可行性康复目标,使患者尽快适应病后所需的生活方式,鼓励患者与社会接触,最大限度地保持社会功能。

(五)家庭康复指导

(1)指导家庭成员掌握疾病发展特征、日常生活护理及防止并发症的重要性。

(2)指导家庭成员认识患者的症状,帮助患者保持生活能力的训练方法。

(3)指导家庭成员了解患者所服药物的名称、剂量、服药方法及药物的常见不良反应,坚持治疗的重要意义。

五、护理评价

(1)患者无意外事件及躯体并发症发生。

(2)患者能参加力所能及的自我料理。

(3)患者能以有效的方式表达自己的需求,维持其最佳的功能状态。

(4)患者在可能范围内得到最大程度的恢复。

(5)家属获得科学的家庭护理知识。

第五节　躯体疾病所致精神障碍

一、护理评估

(一)生理状况评估

(1)一般状况:接触是否良好,有无精神萎靡、头晕、头痛、心悸、疲乏无力等表现。

(2)生命体征:是否平稳,有无出血、缺血症状,瞳孔是否等大、等圆,对光反射情况。

(3)营养状况:目前进食情况,有无吞咽困难、体质量变化,是否有营养缺乏及摄入不足。

(4)皮肤情况:颜色、弹性,有无损伤及破溃。

(5)排泄情况:有无尿潴留、便秘等问题。

(6)自理能力:仪表是否与身份相符。

(二)精神症状评估

(1)意识状况:意识清晰度、意识范围、意识内容。

(2)认知功能：幻觉、妄想、注意力、智能、自知力。

(3)情绪状况：稳定或低落、焦虑不安、悲观绝望、自杀观念。

(三)心理社会状况评估

(1)患者的主要生活经历,性格特点,职业,受教育程度,发病与社会心理因素的相关性。

(2)患者家庭支持系统及经济状况。

(3)实验室及其他辅助检查。

二、护理问题

(1)急性意识障碍的相关因素：①与高热有关；②与心脑供氧不足有关。

(2)有暴力行为危险的相关因素：①与谵妄状态有关；②与幻觉妄想有关。

(3)部分自理能力缺陷的相关因素：①与活动受限有关；②与意识清晰度下降有关。

(4)睡眠形态紊乱的相关因素：①与高热或躯体不适有关；②与环境改变有关。

(5)保持健康能力的改变的相关因素：①与认知障碍有关；②与自我照顾能力不足有关。

三、护理措施

(一)基础护理

(1)生活护理：做好晨晚间护理,定期沐浴、更衣,保持个人卫生,防止并发症的发生。

(2)皮肤早期干预：保持皮肤清洁,床单位整齐、干燥,避免发生皮肤组织损伤。

(3)满足患者营养需求：饮食要给予有利于消化吸收的高热量软食或流质饮食。对有吞咽困难的患者可通过静脉输液或鼻饲保证患者的摄入量。必要时可采取鼻饲、静脉点滴高营养液等方法保证营养的摄入。

(4)排泄护理：保持二便通畅,防止尿潴留及肠梗阻,患者可多饮水,多食粗纤维食品,必要时给予导尿和灌肠。

(5)创造良好的睡眠环境：减少不必要的护理操作及干扰患者的外界因素。建议患者入睡前不做剧烈活动,观察患者睡眠质量,记录睡眠时间。

(6)病室环境：安全,温度适宜,光线柔和,避免噪声、强光的刺激,保持室内空气清新,减少呼吸道感染机会。

(二)安全护理

(1)安置患者于相关病室,密切观察病情变化,监测精神症状的出现,必要时设专人护理。

(2)加强危险物品管理,保证患者的安全。

(三)症状护理

(1)密切观察患者生命体征的改变：监测患者体温变化,积极采取降温措施,保护脑细胞,防止脑水肿。除降温措施外,防止过度消耗体能或出现躯体衰竭。降温过程中要严密观察其病情变化、精神症状及意识状态。大多数意识障碍发生于高热期并与体温的升降相平行,高热期患者精神症状明显,有片段幻觉,引起患者情绪改变,如紧张、恐惧、焦虑等。发现病情变化时要及时与医生取得联系。

(2)监测患者呼吸节律及心率：保证患者呼吸道通畅,根据患者血氧饱和度指标及患者缺氧情况及时维持患者的氧供。如发现患者心动过速或过缓应与医生取得联系后配合处理。

(3)监测患者血压波动：每隔 4 h 测量患者血压 1 次,认真观察血压变化时引起的精神症状,如血压持续异常,应与医生取得联系。

(4)监测意识改变:急性期最多见的症状是意识的改变,意识障碍有昼轻夜重的特点,患者在谵妄状态下会出现危险性行为,可限制其活动范围,避免单独活动,给予积极的干预,防止摔伤及意外。

(5)幻觉、妄想:遵医嘱给予适量的抗精神病药,加强观察患者原发躯体病的变化,以免用药过程中加重患者原有病情;因冲动兴奋有伤害自己及他人行为的患者可给予适当的约束。

(6)焦虑情绪:加强患者情绪变化的监护,对焦虑症状明显的患者,护士要重视与患者的沟通,耐心倾听患者的主诉,满足患者的合理要求,及时解决问题,缓解焦虑情绪。

(7)抑郁状态:避免患者单独居住,加强巡视,密切观察患者情绪的改变,关注患者的睡眠质量,严防患者在抑郁情绪影响下出现自伤、自杀行为。

(8)兴奋状态:将患者安置于单间,设专人护理,房间内物品简化、安全、规范,减少不良刺激和环境中的危险因素。注意保护性医疗制度,不在患者床前窃窃私语,避免引起患者疑虑不安而导致的冲动行为。加强巡视,密切观察病情变化,必要时可采取保护性约束措施,防止患者自伤或伤害他人及周围环境。

(四)心理护理

(1)建立良好的护患关系,尊重理解患者。

(2)应用支持性心理护理技巧,帮助患者正确认识和接纳疾病带来的影响,鼓励患者积极配合治疗。

(3)运用言语或非言语护理技巧,表达对患者的关心和支持。鼓励患者表达自己的想法,调动患者积极情绪,阻断患者负向的思考。

第六节　睡眠障碍

一、护理评估

1.生理评估

(1)评估 4 周来每天的睡眠时数,一般青年、成人为 7.5 h;追述患者儿时及成年早期的失眠情况。

(2)请患者主观评估睡眠质量,主要包括睡醒后是否感到精力恢复、疲劳缓解、头脑清晰,有无睡眠后的轻松、舒适感,以及日间是否保持良好的工作、生活状态。

(3)评估当前接受何种药物治疗。

(4)有无某种躯体、脑部器质性疾病。

2.精神症状评估

(1)素质因素:如遗传、较高年龄、个性特点等。

(2)诱发因素:如患某种精神疾病。

(3)维持因素:包括焦虑、对卧室和床形成负性条件反射。

（4）不良的睡眠卫生习惯。

（5）使用镇静催眠药和酒类。

（6）继发性获益等使失眠慢性化的心理和行为变化。

（7）睡眠中断的异常行为。

3．心理—社会评估

（1）各种生活事件、生活或（和）工作环境改变。

（2）个人经历的负性生活事件。

（3）家庭中成员间的关系矛盾状况。

（4）性格特征。

（5）既往史和药物过敏史。

二、护理问题

（1）情绪焦虑与睡眠障碍导致的精神、躯体痛苦有关。

（2）有外伤的危险的相关因素：①与睡眠障碍所致的危险行为有关；②与镇静安眠药使用意外有关。

（3）缺乏特定疾病知识。

三、护理目标

①缓解焦虑；②保证安全；③健康教育。

四、护理措施

（一）缓解焦虑

（1）对急性失眠者积极采取措施，执行药物治疗，观察用药后反应，焦虑与恐惧情绪是否缓解。

（2）消除环境中的不良刺激。

（3）倾听痛苦：护士要耐心倾听，理解患者的遭遇。特别是对矛盾性失眠的患者不可以否认其痛苦的感觉，使患者得到尊重和理解。

（4）日间和夜间均要观察患者的睡眠觉醒情况，做好交接记录，把观察的结果与患者适当讨论。

（5）安排规律的生活，帮助患者建立睡眠规律，及时处理异常睡眠情况。

（二）安全护理

1．掌握睡行病症发作的规律

如患者在睡眠中出现起床、走动的复杂动作，并呈现出低水平的注意力、反应性和运动技能。患者有时会走出卧室甚至家门，这种情况下可能会面临意外受伤的危险。可以提前锁好家门，在大多数情况下，患者会自行或在他人轻柔引导下安静地回到床上。由于患者无论是在发作中还是第2天早晨醒来，通常都无法回忆发作的经过。因此可以在清醒时适当告知，目的是逐渐培养患者做好睡前准备。

2．睡惊症

以4～7岁儿童多见。应把疾病的表现告知孩子的父母或照顾者，如夜间突然出现的极度恐惧和惊恐的发作，表现为突然坐起、尖叫、呼喊或哭闹，可有心动过速、呼吸急促、出汗、皮肤潮红等自主神经系统兴奋的症状,以及下床、冲向门口等行为表现。一次发作一般持续1~10 min,醒后对发作通常不能回忆。日间减少经历过度兴奋或有精神压力的事件,以及劳累、睡眠充足,可避免其诱发。

3.过度嗜睡

向患者及其家属讲解疾病性质,减轻其心理压力。发作期间可给予中枢兴奋药如哌甲酯,对部分患者可减轻其嗜睡对社会功能的影响。嗜睡患者表现过度的白天或夜间的睡眠。清醒时达到完全觉醒状态的过渡时间延长,在不恰当的时间入睡,常与不愉快的经历联系在一起,与一定的心理因素有关。护理中要注意观察患者的睡眠情况,记录患者的入睡时间,追踪患者的心理反应。针对患者的心理反应做好心理护理,指导患者不要从事危险工作,避免发生意外。注意观察其意识状态、抑郁情绪的变化。

4..做好睡眠环境的安全防护

掌握在快速眼动(REM)睡眠期出现的可导致患者受伤和(或)睡眠中断的异常行为,以及与睡眠梦境相关的特征。对确诊睡眠行为障碍(RBD),尤其是已经发生暴力行为的患者,最基本的治疗是指导患者做好睡眠环境(卧室和床)的安全防范措施,包括移走卧室内材质比较坚硬的家具,选择软硬适度的床垫,降低床的高度,必要时还可在床周围铺软垫,加装比较柔软的护栏等。

5.健康宣教

对于梦魇的患者和家属做好疾病知识的宣教,病情发作时即给患者以安慰,缓解患者的焦虑不安和恐惧。梦魇通常不必进行治疗。

(三)健康教育

不宜单纯强调失眠的"严重后果",不宜单纯依赖药物,尤其是镇静催眠药的疗效。

(1)帮助患者建立良好的睡眠习惯,日间除必须卧床的患者外,均须起床活动,提供娱乐或活动的机会,促进患者的集体活动和体育锻炼。防止白天睡觉,夜间不睡。

(2)入睡前避免过度兴奋,如阅读亲人来信,看惊险刺激的文学作品,过度运动与游戏、聊天,或者讨论重要问题。

(3)夜间患者入睡后,尽量避免医疗操作,可能的情况下可以等患者醒后进行。

(4)及时解除患者的疼痛不适,室内温度、湿度要适宜,空气要流通,有条件时可建议睡前用温水泡脚。

(5)失眠患者的生活注意事项:睡前可饮用热牛奶有助于改善睡眠,避免睡前接触酒精、咖啡、茶叶、烟草、毒品等精神活性物质。

(6)对觉醒不全综合征患者的护理:安排其规律地生活,因为生活节律的改变,可引起白天觉醒不完全,可表现记忆力差、疏懒、不能很好地进行学习,对工作和生活都带来影响。

(7)对睡行症患者,要详细了解病情,并向家属交代此病可能发生的情况,嘱咐家属不要让患者独居一室。避免在患者面前讨论疾病的严重性,消除引起患者焦虑恐惧的精神因素,保护患者不受损害。随着年龄的增长,一旦大脑的抑制过程发展完善,睡行症自然会消失。一般情况不需处理,如果发作频繁可以遵医嘱给予睡眠药,以延长其生理睡眠时间。

(8)对睡惊症和梦魇患者,睡前要避免听紧张兴奋的故事、看惊险电影,不要用威胁的方式哄小孩睡觉。当孩子夜间突然惊醒、哭喊、惊叫、手脚乱动,以及从床上坐起、跳到地上时,要防止孩子发生意外。

（9）梦魇是梦中患者见到可怕的情景和遇到可怕的事件,醒后有短暂的情绪紧张,心跳、面色苍白或出冷汗。要注意不要惊扰患者,要耐心等待患者的平静。

五、护理评价

（1）患者及其家属的焦虑减轻,并学会部分应对技巧。

（2）患者未发生摔伤等意外,安全得到保证。

总之,睡眠障碍是常见的疾病,住院接受治疗的患者极少,患者基本上是在家中康复,因此,家庭健康教育很重要。

第七节　精神分裂症

一、护理评估

精神分裂症患者在症状严重时,一般不暴露自已的思维内容,护理人员要积极从医生、家属及其朋友等多方面了解患者的情况,并利用交流沟通、主动观察技巧,从生理、心理、社会、文化等方面收集患者目前的健康状况及精神状况,恰当地评价患者的主、客观资料。

（一）生理状况评估

（1）生命体征:评估患者的体温、脉搏、呼吸、血压等情况。

（2）营养状况:患者体质量是否在正常范围,饮食习惯、营养摄入量是否正常等。

（3）睡眠状况:评估患者每天睡眠总量,是否出现早醒、入睡困难、睡眠缺失、睡眠觉醒周期紊乱等情况。

（4）排泄状况:评估患者有无排尿困难、尿潴留、尿失禁、便秘、大便失禁等情况。

（5）自理状况:评估其自我照顾及个人卫生,如衣服、毛发指甲是否整洁;有无不洗澡、不刷牙,致使体味难闻;能否自行如厕等情况。

（6）意识状况:意识是否清晰;有无意识清晰度下降(嗜睡、意识混沌、昏睡、昏迷);意识范围改变(朦胧状态、漫游自动症)或意识内容改变(谵妄状态、梦样状态);有无人格解体、交替人格、双重人格现象。

（7）实验室及其他辅助检查:评估患者血、尿、大便常规及血液生化、心电图、脑电图检查等是否异常。

（二）精神症状评估

1. 阳性症状

主要症状为幻觉、妄想、思维紊乱等。

（1）评估患者是否言语零乱,思维内容离奇古怪让人难以理解。

（2）评估患者是否答不对题,语言内容无中心主题,语言支离破碎。

（3）评估患者是否出现自言自语、言语松散且不连贯,或持续言语。

（4）评估患者是否坚信有人利用各种手段要陷害自己,自己所想的事情已经被别人知晓,并且议论纷纷,患者为此感到气愤和苦恼。

(5)评估患者是否认为有人议论自己,用言行举止暗示自己周围人的动作行为对自己有特殊意义。

(6)评估患者是否经常感到有仪器跟踪监视自己,或在各个方面控制自己,如监视自己的行为,控制自己的呼吸等。

(7)评估患者是否认为妻子或丈夫有外遇,并跟踪监视,或者认为某个异性爱上自己,即使遭到对方拒绝也认为是对方在考验自己。

(8)评估患者是否认为自己的父母不是亲生的,或认为自己是名人之后,或者认为自己有突出的才能,拥有巨大的财富,能进行发明创造等。

(9)评估患者是否经常听到一些不愉快的声音,如议论、讽刺、打击、批评、威胁、命令等语言。

(10)评估患者是否受幻觉妄想的支配拒食或暴饮暴食、冲动伤人等。

2.阴性症状

主要症状为情感淡漠、思维贫乏、意志缺乏、社会退缩。

(1)评估患者是否逐渐出现不能坚持学习、工作,正常生活能力下降。

(2)评估患者是否行为孤僻、退缩、独处,不与人接触。

(3)评估患者是否生活懒散,经常不洗漱,不注意个人卫生。

(4)评估患者是否主动进食。

3.情感症状

主要症状为抑郁、焦虑、绝望或有自杀倾向。

(1)评估患者情感活动是否存在精神活动与思维内容不协调,与环境不协调(自笑)等。

(2)评估患者情感活动是否受幻觉、妄想的影响,表现出紧张、易激惹、恐惧不安、抑郁、愤怒。

(3)评估患者情感活动是否不协调,变得肤浅,好扮鬼脸,表情做作。

(4)评估患者是否喜怒无常,常傻笑或无故哭泣。

(5)评估患者是否表情呆板,缺乏相应的情感反应。

(6)评估患者在交谈中是否有眼神接触,是否有情感交流。

(7)评估患者是否存在抑郁、焦虑、恐怖情绪。

(8)评估患者是否存在自杀企图和有自杀行为。

4.行为症状

主要症状为兴奋、攻击、敌对、激越、不合作、紧张症。

(1)评估患者是否受幻觉、妄想的支配,对配偶进行跟踪监视,外出寻找自己的亲生父母,追逐异性等。

(2)评估患者是否行为杂乱无章,缺乏目的性,幼稚愚蠢,兴奋冲突,伤人毁物。

(3)评估患者是否出现本能意向增强,性欲增强,不知饥饱。

(4)评估患者是否捡拾脏物,并出现异食现象(如吃排泄物)。

(5)评估患者是否缄默不语,对周围环境刺激物无反应。

(6)评估患者是否精神运动紊乱且受到抑制,运动缓慢,少语少动。

(7)评估患者是否不语不动,唾液留在口中不咽不吐。

（8）评估患者是否突然出现不可理解的冲动、伤人、毁物的行为，然后卧床不动。

5.认知功能障碍

主要症状为注意障碍、记忆障碍、执行功能障碍。

（1）评估患者是否感到近期的学习、工作状态、生活环境与以前相比有所变化。

（2）评估患者是否记忆例下降，刚刚发生的事情也不能回忆。

（3）评估患者是否有注意力集中困难，注意力转移缓慢。

（三）心理—社会状况评估

（1）评估患者的个人成长史、成长环境性格特点、受教育情况及工作环境，患者能否坚持正常工作，与同事、家人的人际关系是否正常，患者遇到悲伤或压力的应对方式。

（2）评估患者的情绪状态，有无抑郁、焦虑、兴奋、易激惹、情感淡漠等。

（3）评估患者发病的环境状况及有关的心理—社会因素。

（4）评估患者自身的经济状况如何，是否能够胜任社会及婚姻角色功能。

（5）评估患者对疾病的认识有无自知力，是否存在不承认自已有病，拒绝就医服药的情况。

（6）评估患者家庭环境、家庭气氛、家庭经济状况，家庭各成员之间关系是否融洽，患者在家中的地位及社会支持系统。

（7）评估患者家属对疾病知识的掌握程度、对待患者患病的态度、对患者的监护水平等。

（四）其他方面的评估

（1）评估患者既往健康状况：家族精神病史、既往躯体患病史、药物过敏史及物质滥用史。

（2）评估治疗状况：院外的用药情况，包括药物剂量、用药方法及不良反应，以及服药依从性等。

二、常见的护理问题

（1）有暴力行为危险（对自已或他人）的相关因素：①与情绪不稳定、易激惹有关；②与幻觉或妄想有关；③与冲动控制能力下降有关。

（2）思维过程改变的相关因素：①与各种妄想有关；②与自知力缺乏有关。

（3）营养失调（低于或高于机体需要量）的相关因素：①与幻觉妄想有关；②与食欲亢进或木僵状态有关。

（4）部分生活自理缺陷（进食/沐浴/穿衣/如厕）的相关因素：①与精神状态异常，行为紊乱、兴奋、不合作有关；②与行为退缩，意志活动减退有关。

（5）不合作的相关因素：①与自知力缺乏，否认与病有关；②与环境改变有关。

三、护理目标

（1）患者在住院期间能学会控制情绪的方法，控制暴力行为，不发生冲动伤人、毁物的行为。

（2）患者能不受思维改变的影响，表现出符合自身的社会角色特点，最大限度地完成社会功能。

（3）患者在住院期间能定时、定量进餐，保证营养供给，不因抢食发生意外。

（4）患者住院期间在护理人员的帮助下能保持个人卫生整洁，并最大限度地形成良好的生活自理模式。

(5)患者能对疾病有正确的认识,自知力部分或全部恢复,能主动服药,正确理解疾病与治疗的关系。

四、护理措施

(一)基础护理

1. 做好入院评估

护理人员细致周到的评估可以很好地把握患者的病情,为治疗提供可靠的依据。

(1)广泛了解患者的人格特点、兴趣爱好、生活习惯、对待问题的处理方式等。通过对收集到的资料进行分析,确定目前患者存在的首要护理问题,有的放矢地开展护理工作。

(2)在入院体检中要认真检查患者的骨骼和皮肤情况,发现肢体活动受限或皮肤受损应及时与医生及家属沟通,以便患者能够得到及时的诊治,同时预防纠纷的发生。

2. 提供安全和安静的环境

对不同的患者要采取不同的处理方式,加强巡回是病房安全的重要保障。

(1)护理人员要密切观察新入院患者的病情,及早发现有自杀念头或行为的患者。对有严重自杀观念的患者应在护士视线的范围内活动,防止意外的发生。

(2)对有兴奋冲动的患者应根据其严重程度分室居住,限制患者的活动范围,病室物品以满足基本需要为宜,防止患者损坏或伤人。

(3)木僵患者应设专人护理,防止患者卧床期间在失去自我保护能力的情况下被其他患者伤害。如有条件最好住单人房间,预防护理人员为其他患者开展护理工作时木僵患者突然兴奋造成其他人员的损伤。

3. 维持正常的营养代谢

(1)保证患者每天的营养摄入量。

(2)因被害妄想拒食的患者可让其自行选择食物,对有自罪妄想拒食的患者要耐心劝说其进食,并可将饭菜混合后让患者食用;对食欲亢进而抢食的患者可给予一份食物让其单独进食,并专人看护,防止进食过快造成噎食的发生。

(3)有异食症的患者应在护士看护下进食,并尽量限制患者的活动范围,随时观察患者的异常行为。

(4)老年患者因药物不良反应引起吞咽困难的,应以流质饮食或半流质饮食为主,进食速度要慢,以防止噎食的发生。

(5)根据木僵患者在环境无刺激时可自行活动、进食、排便的特点,将饭菜放置于患者伸手可及之处,同时准备好便器,放置于患者视线范围之内,在不引起患者注意的情况下观察患者进食和排便情况。如果患者出现蜡样屈曲症状,护理人员要随时保证患者肢体处于功能位状态。

4. 帮助患者建立自理模式

(1)根据患者自理能力保持程度、症状严重程度及治疗不同阶段,有的放矢地为患者制订相应的生活护理计划。对有生活自理能力的患者(如阳性症状控制的康复期患者)重点是督促检查,对有部分生活自理能力的患者(阳性症状消失后出现阴性症状)要协助指导,对于生活完全不能自理的患者(如紧张性木僵)要帮助患者保持良好的个人卫生状况。

(2)对于兴奋不合作的患者,护理人员要帮助患者完成晨晚间护理。

（3）对于生活懒散、行为退缩的患者,护理人员要和患者一起制订生活计划,督促检查患者的完成情况,必要时进行协助。

（4）对于木僵患者,护理人员要定时为患者更衣、沐浴,做好口腔护理和皮肤护理。

5.创造良好的睡眠环境

（1）安排合理的作息制度:患者睡前不喝浓茶、咖啡等饮料,不做剧烈的运动,减少交谈,用热水泡脚,保证环境安静及安全。

（2）护理人员坚持巡视,随时通过呼吸节律观察患者睡眠状态,对蒙头睡觉的患者尤其要提高警惕,防止意外的发生。

6.做好排泄的护理

（1）每天观察,必要时记录患者大小便情况,对生活自理能力差的患者要制订计划,定时督促患者排便。

（2）对于 12 h 未排尿的患者可采取热敷或流水诱导等方法刺激排尿,必要时可请示医生行导尿术。

（3）对于便秘的患者,要鼓励患者多活动、多饮水、多吃水果和含粗纤维的蔬菜,如 3 d 无大便,可遵医嘱灌肠或给予缓泻药。

（4）对应用抗精神病药治疗的患者蹲位如厕时,要注意直立性低血压的发生。

（二）症状护理

1.阳性症状

患者多在幻觉、妄想的支配下出现暴力行为,可出现冲动伤人、自杀、自伤等行为。治疗护理不合作,不安心住院的患者可出现外走行为。在护理过程中,护理人员首先要运用沟通交流技巧取得患者的信任,与患者建立良好的治疗性护患关系,以不批判的态度了解患者存在的异常思维内容。在交谈中要耐心倾听,不主动引导患者重复病理体验,尤其要注意那些不暴露思维内容的患者,要主动观察患者的非语言行为所传递的信息。通过表情、动作姿势了解患者是否受幻听、妄想的支配,对于那些制造假象,伺机采取异常行为的患者,护理人员要通过观察患者的言语、表情、动作发现患者的异常,做好防范。

2.阴性症状

此类患者生活懒散,不注意个人卫生,多独自一处,对任何事情都无情感反应。护理人员可针对患者情况,为患者制订近期生活自理能力训练计划、远期社交技能训练计划、社会功能恢复计划及相应的护理目标。不断督促患者按计划完成训练,并给予一定的奖励,通过正性强化,使患者逐渐恢复生活自理能力,提高社会适应能力,延缓精神衰退进程。

3.情感症状

患者出现的抑郁情绪应引起护理人员的高度关注。由于患者对自己思维内容的不暴露,在计划实施自杀行为时一般都采取坚决、隐蔽的方法。特别是在缓解期的患者,会制造各种假象蒙蔽护理人员,从而达到自杀成功的目的。护理人员要从细节处发现患者的变化,如突然和护理人员接近、帮助其他患者活动、谈话渐多等,所以要密切观察,防止意外的发生。对于情感变化减少,对周围人和自己漠不关心,对刺激反应减轻的患者,护理人员可根据患者病前的个人爱好和兴趣,安排患者参加工娱治疗,促进患者的情感表达。

4.行为障碍

（1）冲动攻击行为:患者表现为无目的的冲动、伤人毁物,行为幼稚愚蠢。护理人员要掌握病情变化,提高防范意识,阻止患者冲动伤人和破坏性的行为发生。必要时给予患者保护性约束,帮助患者控制行为,同时做好患者约束期间的各项护理工作。

(2)紧张综合征:紧张性木僵和紧张性兴奋交替出现。以紧张性木僵为主要临床表现,患者精神运动性高度抑制,缄默、生活不能自理,可出现蜡样屈曲。护理人员要掌握患者意识清楚,对外界事物能正确感知的特点,在为患者做好基础护理,提供各种治疗护理工作的同时,态度和蔼,语言亲切,给予良性暗示。注意保护性医疗制度,不在患者面前谈论病情及无关的事情,保持患者肢体处于舒适功能位。注意患者周围物品的放置,防止患者出现短暂的紧张性兴奋造成对其他人员的损伤。要掌握患者夜深人静时自行活动的特点,并给予相应的护理。

5.认知功能障碍

此类患者主要表现为记忆力、学习能力下降,注意力不集中。在护理过程中,要耐心对待患者的询问,指导患者在病房中的日常活动,建立良好的生活自理模式。可采用认知功能训练、社会技能训练等方法,为患者提供系统的、强化的康复计划,提供社会支持,促进患者认知功能的康复。

(三)安全护理

(1)掌握病情:护理人员要做到重点患者心中有数,尤其要注意那些受幻觉、妄想支配,但思维内容不暴露的患者,要严密观察患者的情感反应,通过患者的外显行为,发现患者的异常表现,并及时阻止,防止意外的发生。

(2)加强巡视:根据病房的大小,每10~30 min巡视1次,定时清点患者人数,确保患者安全。对自伤、自杀、伤人、兴奋冲动的患者应安置在重点病室。对严重自杀的患者设专人护理,使其24 h在护理人员视线范围内活动。对极度兴奋,有可能造成意外的患者必要时要进行保护性约束。对不合作的患者要适当限制其活动范围,防止患者出现逃离医院的行为。

(3)安全管理:加强病房设施的检查,发现问题要及时处理解决。办公室、治疗室、饭厅、浴室、杂物间要随时锁门。患者入院、探视、返院后,要认真做好安全检查(包括患者带入的打开包装的液体物品),防止患者将危险物品带入病房。患者需要使用危险物品如刀剪、针时,要在护理人员的协助下完成,防止意外的发生。在每天扫床时做好床单位的检查,对有危险的物品要及时清除。

(四)药物护理

1.服药依从性管理

对口服用药的患者,要注意在服药后检查患者口腔,防止患者出现藏药的行为。对注射用药的患者,要按时准确执行,并对不合作的患者做好耐心解释劝说工作,尽量取得患者的配合,使治疗工作得以顺利进行。对严重不配合治疗的重症患者,必要时要采取强制性治疗方法,保证在劝说解释无效的情况下给予患者有效的治疗。

2.观察药物的不良反应

精神分裂症患者在治疗过程中,由于药物的作用,常常会出现各种不良反应,给患者带来痛苦,从而影响患者服药的依从性。护理人员要针对患者服药的不同反应进行针对性的观察,并采取相应的护理措施。

(1)体位性低血压:指导患者在起床时坚持做到3个3 min(醒来躺3 min;坐起3 min;站立3 min后再活动)。注意体位的变化,蹲位如厕站起时要缓慢,最好抓牢扶手,减少大运动,避免摔倒。

（2）锥体外系反应：对吞咽困难的患者要在进餐时给予协助，缓慢进半流质饮食。对于反应严重且出现角弓反张、喉部肌肉痉挛、呼吸困难的患者，护理人员要及时报告医生给予相应的处理。

（3）步态不稳：要多加注意，避免患者到人多的地方活动。

（4）粒细胞缺乏症：定期了解患者的白细胞变化，每天检测体温、脉搏、血压，必要时报告医生，实施保护性隔离，停药并对症处理。

（5）其他：对嗜睡的患者要尽量限制患者白天过多睡眠，对流涎的患者要每天为其更换枕套、内衣，保持个人卫生整洁。对便秘患者要鼓励其多饮水，多吃粗纤维，对于腹泻者则要进食易消化的食物。对坐立不安伴焦虑情绪的患者要耐心劝导，提高患者的适应能力。

（五）心理护理

1.新入院患者的心理护理

新入院的患者多数无自知力，因此要持不批判的接受态度，不与患者争辩病态表现是否是疾病，要以劝导患者安心住院为主要目的，使患者感到护理人员可亲、可信，从而使患者感到安全。在入院阶段，患者因对病房环境感到陌生，会产生焦虑、紧张、恐惧情绪。此时护理人员应对安静合作的患者主动热情地介绍病房环境、作息制度、探视制度和安全制度，安排床位、餐位，介绍患者与其他病友相识等，使患者感到温暖、关心和帮助。要善于利用开放式问题引导患者谈话，从中了解患者的病情特点，客观评估患者情况。对不合作的患者，要掌握其病情特点，找到适当的接触方法。对于不能进行有效交流的患者，可采用非言语性交流方法，如诚恳友善的点头，鼓励性地拍拍患者的肩等；对于可以交流但不愿暴露思维内容的患者，在接触时可以先从患者的生活、工作或兴趣爱好着手，与患者交谈，建立良好的治疗性护患关系后，再谈及病情。

2.住院期间患者的心理护理

经常深入接触患者，了解病情的动态变化和心理活动，采取不同的心理护理方法。如对关系妄想者给予同情和安慰，采取目光接触，简单发问的方法，既把护理人员所理解的内容反馈给患者，又了解患者对谈话进行的兴趣程度。对罪恶妄想、消极观念和嫉妒妄想者要加强心理疏导，进行安慰。逐步启发患者对疾病的认识能力，达到自我批判的目的。对夸大妄想者要静静聆听，不去争辩。

对钟情妄想者要举止稳重，护理过程中保持有效的交流距离，保持一定的严肃性。对幻觉丰富的患者应注意观察其突发行为，并给予对症处理。不可与缺乏自知力的患者争辩有病和无病。对严重兴奋躁动的患者，护士态度要镇定，语言要诚恳，动作要机敏，迅速组织人力将患者隔离保护，同时要向患者说明，隔离保护是为了他的安全。

3.出院前患者的心理护理

面对竞争激烈的社会环境，出院前患者的心理活动是复杂的，护理人员应使用针对性强的个性心理护理方法。可从患者熟悉的病友中寻找康复效果较好的案例，帮助患者树立战胜疾病的信心。与患者一起制订合理的休养计划，根据病房情况进行实施，使患者逐步缩小回归社会和家庭的距离。

此外，还要做好社区、工作单位有关人员及家属的健康教育，包括对症状的早期识别、服药的注意事项、巩固治疗等方面的知识，使他们接纳患者，协助患者进行维持治疗，使患者获得社会和家庭的支持，增强治病的信心，达到预防复发、保持身心健康的目的。

(六)康复护理

1.入院阶段

此期应根据患者具体情况合理制订康复计划。对于生活基本能够自理的患者,在完成新入院各项检查的同时,可酌情安排患者参加病房内一般性活动,如看电视、听音乐等,以达到患者安心住院的目的。对于生活部分或完全不能自理的患者,则要督促患者完成每天的生活料理,同时进行日常生活自理能力的康复训练。

2.治疗阶段

此期患者康复护理的目的主要是转移患者的病态思维,纠正其病态行为。可根据病情指导患者参加各种工娱治疗、行为矫正治疗、音乐治疗,如折纸、编织、养花、体疗等。在治疗过程中要鼓励患者多与其他病友进行交流,从而增强治疗信心。

3.康复阶段

此期患者主要以技能训练为主,为回归社会打下基础,可安排患者参加职业技能训练、社交技能训练、家居技能训练等。如进行角色扮演、厨艺比赛、手工制作、文艺表演等,从而延缓精神衰退的进程。

第八节　躁狂发作

一、护理评估

1.生理状况

评估食欲、营养状态,体质量改变情况,睡眠状况,排泄情况,活动情况,生活自理程度,以及一般外观和有无躯体疾病。要特别注意躁狂发作患者有无脱水、外伤。

2.精神症状

(1)情感方面:判断患者的情绪状态,评估患者自我评价、情绪变化情况。

(2)认知方面:着重判断患者的思维过程及内容改变情况,有无幻觉、妄想,幻觉、妄想的种类、内容以及对患者的影响和患者对疾病有无自知力,重点评估患者对住院的态度和对治疗的合作程度。

(3)意志行为方面:重点观察判断患者有无兴奋、冲动、伤人、毁物行为。

3.心理—社会状况

评估患者的人际关系、社交能力、家庭环境、经济状况、工作环境、受教育情况以及社会支持系统等。

二、护理问题

(1)营养低于机体需要量与精神运动性兴奋、体力过度消耗、自我护理能力受影响有关。

(2)睡眠形态紊乱与入睡困难、易醒、睡眠需求减少及精神运动性兴奋有关。

(3)暴力行为与情绪不稳、易激惹、失去正常控制能力有关。

(4)思维过程的改变与思维联想加快、夸大妄想等有关。

(5)社交障碍与自我评价过高、易激惹、爱管闲事有关。

三、护理目标

(1)患者能获得足够的营养、水分、休息和睡眠。

(2)患者能以适当的方式发泄过盛的体力与精力。

(3)患者不发生伤害自己和他人的行为。

(4)患者能接受持续的药物治疗和定期的血液检查。

四、护理措施

1. 一般护理

(1)保证足够的营养,休息和卫生。

(2)减少外界刺激因素,保护患者避免破坏性的行为伤害自己或他人。

(3)有效控制患者的冲动行为。

(4)维持患者的身心完整。

(5)提高患者的社会支持。

(6)指导患者学习有关药物知识。

2. 生理护理

(1)提供一个安静的病室环境,室内物品力求简单,注意室内物品颜色淡雅、整洁,可帮助患者安定情绪。

(2)保证足够营养和水分,患者精神活动增加,体力消耗大,容易造成水分和营养的不足,因此补充水和营养,加强个人卫生,保证充分休息是非常必要的。为患者提供高热量、高营养、易消化的食物,定时、定量督促患者饮水。集体环境无法安心用餐时应考虑安排患者单独进餐,以防止周围环境对患者的影响。

(3)保证休息与睡眠,患者活动过度,睡眠需要减少,对环境又很敏感,常常入睡困难。因此,护士须为患者提供安静的环境,适当陪伴患者,遵医嘱给予适当的药物。

(4)协助完成个人卫生,引导鼓励患者按时料理个人卫生及参与整理个人居室卫生。对患者异常的打扮和修饰给予婉转的指正,教会其更好地体现个人修养和身份。

3. 治疗护理

患者常不承认有病,拒绝服药。有的过度兴奋,不配合治疗,护士需督促和保证药物治疗顺利完成,并观察药物疗效及不良反应。对采用碳酸锂治疗的患者因药物的治疗剂量和中毒剂量接近,所以护士必须了解锂盐的作用及不良反应,并熟悉锂盐中毒的症状和处理方法。

4. 心理护理

(1)建立良好的护患关系:尊重、关心患者是建立良好关系的基础。护理人员面对这样的患者,应以平静、温和、诚恳、稳重以及坚定的态度来接纳他。

(2)分析患者的合理与不合理要求,适当满足合理要求。不采取强制性语言和措施,对其过激言行不辩论,但不轻易迁就,应因势利导,鼓励患者按可控制和可接受的方式表达与宣泄激动和愤怒。引导患者参与他喜爱的活动,如简单的手工操作、文体活动、整理居室等,并配合恰当的肯定和鼓励,既增强患者的自尊,又使患者过盛的精力得以自然疏泄。一旦发生冲动,应实施有效的医疗护理措施,尽快终止和预防再度发生冲动行为。当难以制止冲动时,可隔离

或保护约束患者,并及时报告医生采取进一步措施,尽快终止发生冲动行为

5.社会方面的护理

鼓励家属参与患者治疗的全过程,向患者家属说明疾病的病因、临床表现及药物治疗、不良反应等问题,增进躁狂症患者家属对疾病的认识和了解应对措施,加强对患者的支持。

第九节　抑郁发作

一、护理评估

护士利用观察和会谈技巧,从身体、心理、社会文化等多层面去评估患者。

1.生理状况

评估患者的营养状态、睡眠状况、排泄情况、卫生习惯、身体特征等。

评估方法有:观察患者有无拒食所致的营养不良及水、电解质、酸碱平衡紊乱,体质量有无改变;患者发病后睡眠状况与发病前有何异常;评估每天大小便的次数、时间;出汗情况,以及生活自理程度,患者衣着是否脏乱,身上有无异味等;有无躯体疾病和自杀、自伤所致躯体损伤。

2.精神症状

(1)认知方面:评估患者的思维过程及内容改变情况。患者说话的速度是否过于缓慢,能否有效沟通;注意力是否集中,以及患者对疾病有无自知力(包括患者对住院的态度和对治疗的合作程度)和应对压力的能力与所使用的防御机制。

(2)情感方面:评估患者的情绪状态,是否悲观厌世、愁眉不展、自我评价过低;情感表达是否合适,情绪波动有无规律。

(3)意志行为方面:重点评估患者有无强烈的自杀企图和自杀行为,特别要注意评估患者有无自杀先兆症状(焦虑不安、失眠、沉默少语、忧郁、烦躁、拒食、卧床不起或情绪、行为的一反常态等)。

3.心理—社会状况

评估患者的人际关系、社交能力、家庭环境、经济状况、工作环境、受教育情况以及社会支持系统等。

二、护理问题

(1)营养失调与精神压力所致厌食有关。

(2)暴力行为与情感低落、悲观绝望、自我评价过低、自罪妄想等有关。

(3)睡眠紊乱与严重抑郁造成入睡困难或早醒有关。

(4)穿着/修饰自理缺陷与对身体外表兴趣降低或无主见或自觉没价值等有关。

(5)社会交往障碍与沟通障碍、自我概念紊乱有关。

三、护理目标

(1)患者的自我价值感增强。

(2)患者能以正向积极的方式宣泄内心的愤怒和抑郁情绪。

(3)患者在出现自伤念头时能主动向医护人员或亲人表达。

(4)患者自我照顾能力增强。

(5)患者对未来有正性的期望。

四、护理措施

1.一般护理

①保护患者避免自我伤害行为的发生;②维持足够的营养、休息和卫生;③提供适宜的环境,以保证睡眠;④增加患者参与活动的积极性;⑤增进及充分利用支持系统;⑥指导患者正确认识心理—社会压力;⑦重建或学习适应性应对方法;⑧指导患者学习有关药物知识。

2.生理护理

为患者提供适宜的治疗环境,维持适当的营养、睡眠、排泄、生活自理。

3.心理护理

(1)建立良好的治疗性护患关系,沟通过程中要以真诚、支持、理解的态度听取患者的述说,使其体会到自己是被接受的。对病情严重、思维迟缓者应给予简单明确的信息及非语言方式表达对患者的关心,并注意尊重患者的隐私权。

(2)帮助患者增加治愈的信心,与患者讨论并接纳其抑郁体验,鼓励其诉说自己痛苦的感受和想法,帮助其分析、认识精神症状。适时运用沟通技巧帮助患者确认非正常的思维、情感和行为表现,减少患者因模糊观念而出现的焦虑、抑郁。反复向患者传达其症状是可以治愈或缓解的。

4.社会方面的护理

(1)了解患者的兴趣爱好,鼓励其参与易完成、有趣味的活动,引导患者关注周围及外界的事情,帮助患者与病友交往,酌情参与病室的活动,如工娱治疗、小组治疗等,关注患者的细微进步并给予鼓励和表扬。

(2)充分利用家庭资源,增进家属对疾病的认识,引导家属共同面对患者问题,调整家庭的适应能力。

5.对有自伤、自杀患者的护理

掌握患者病情以及既往自杀自伤行为的形式、程度等。患者在病情严重时没有动力去执行自杀行为,但在恢复期抑郁开始减轻时却最有可能出现自杀行动。护士要随时注意环境的安全检查,如经常与患者在一起交谈,敢于针对其自杀、自伤问题,鼓励和引导患者倾诉内心感受,表达其不良心境、自杀、自伤的冲动和想法。通过观察患者的情感变化、行为、语言和书写的内容等,早期辨认自杀的意图及可能采取的方式,及时采取有效的阻止措施,防止意外发生。对有强烈自杀企图的患者要有专人看护,同时要鼓励患者参加集体活动,而不是单纯限制其活动环境,让患者感受到被关心及被尊重。

6.治疗护理

精神科治疗包括药物治疗、心理治疗、团体治疗等,在患者病情严重时,药物或物理治疗(如电休克治疗)是唯一的选择。

第十节 进食障碍

一、护理评估

(一)生理评估

测量体质量、身高,计算 BMI。确认饥饿或呕吐现象。确认各个系统是否出现以下问题:①口腔龋齿、腮腺和下颌下腺肿胀;②手足凉、头痛、昏厥或眩晕、倦怠无力、血压过低、心动过缓、Q-T 间期延长、心律失常、心肌病;③胃痛、胃胀、食欲缺乏、进食后不适感、胃排空延迟、胃萎缩、肠蠕动减弱、便秘,查体腹部柔软肿胀;④低钾血症、低血糖症、体温过低、甲状腺功能低下、高皮质醇血症、闭经、青春期延迟(第二性征消失)、生长抑制、持续存在的骨质疏松(疼痛);⑤不孕症;⑥毛发和指甲变脆、指间关节处的皮肤硬化、皮肤和巩膜变黄、皮肤干燥、皮肤呈干鱼鳞样变、毛发变脆(毛发脱落)、长出胎毛样(细柔的)体毛;⑦神经系统的周围神经病变、脑体积变小、脑室扩大、脑沟变宽、皮质萎缩(假性脑萎缩);⑧血液系统的贫血、白细胞减少、血小板减少;⑨水肿、感染、压疮形成;⑩外伤、骨折。

(二)精神症状评估

①与对"肥胖"恐惧相关的症状,如焦虑、坐立不安、拒绝进食;关注体质量、体形的方式(反复照镜子、称体质量、检查或锻炼"肥胖"部位、与他人比较、关注他人评说、回避"瘦人"或"胖人"场所)。②体像障碍的具体表现:个人强迫性的、"低体质量阈值"和"理想体型";对进食持有特殊的态度和行为,目前限制的进食量或(和)种类,进食速度快慢,喜欢赠送他人食品,逼迫他人过量进食,暴食发作等。③常采用过度运动方法。④与抑郁情绪相应的注意力不集中、记忆减退、易激惹、失眠、社交退缩、性欲减退等均可出现。⑤反复暴食、诱吐。⑥自虐、自杀、冲动、吞食异物。

(三)心理—社会评估

①病程及对身材、肥胖、减肥的观念变化;②对减肥药品、方法观念;③关注成功人士、公众人物关于身材、体形、体质量的态度;④个人经历的负性生活事件;⑤家庭成员间的关系、矛盾状况,以及父母的教育方式;⑥性格特征;⑦既往史和药物过敏史。

二、护理问题

(1)自理能力缺陷(特定的,如沐浴、更衣、如厕)与进食障碍后躯体和(或)精神方面的并发症有关。

(2)外伤与进食障碍所致的昏厥或眩晕、倦怠无力、血压过低、心动过缓、骨质疏松、过度运动及情绪抑郁、自责、恐惧和冲动控制障碍有关。

(3)不合作的相关因素:①与对抗食物"增肥"效应的"清除行为"有关;②与进食障碍(节食、拒食、过度运动、拒绝治疗、诱吐、滥用泻药、阶段性节食及使用诸如食欲抑制药、甲状腺素、利尿药之类的药物、偷窃、说谎)的人格改变有关。

(4)有再喂养综合征危险的相关因素:与充血性心力衰竭和电解质紊乱有关。

(5)个人和家庭缺乏进食障碍的相关知识。

三、护理目标

护理人员要根据患者的护理问题拟定护理目标,护理目标可分长期和短期,制订原则应以患者为主,描述时以患者可达到且具体可行的行为来描述。

(1)满足患者的基本生理心理需要,协助其日常生活。

(2)保证患者的安全。

(3)通过行为矫治,帮助患者逐渐建立健康的饮食运动模式。

通常在住院的 2～3 周纠正患者的严重营养不良,如低钾血症、低磷血症、低蛋白血症、粒细胞缺乏症。

住院期间减少由于营养物质缺乏所致的各种并发症的发生。

(4)及时监测必要的生理生化指标,预防和治疗营养不良和再喂养综合征。

(5)共同参与治疗与康复:①维持体液平衡,恢复患者的正常生命指征,水肿逐渐消失,预防和控制压疮;②实施保护性隔离制度,预防和控制感染;③建立患者的正常饮食、行为模式,对不适当的行为进行矫治,完成饮食、运动计划;④学习社会家庭所能接受的情绪的表达方式、态度,获得沟通的效果;⑤学习处理焦虑、恐惧、怕胖的方法;⑥学习进食障碍的相关知识。

四、护理措施

本病的护理主要包括恢复进食和营养重建;打断暴食—清除的恶性循环是护理的直接目标。拟定护理目标后,再依据护理目标拟出护理措施,以下即针对进食障碍患者常见的护理问题列出的护理措施。

(一)一般护理

(1)规律一日三餐,保证营养的摄入量,缓慢增加每天的营养摄入量,每 3～5 d 增加 200～300 cal(837～1255 J),直至能够使体质量维持每周稳定增长 1～2 kg 为宜。

(2)每周空腹测量体质量 1 次,并记录;必要时记录出入量。

(3)观察二便情况,发现患者的尿量过多、便秘或腹泻时及时记录并交班,并根据医嘱处理。

(4)观察患者的睡眠质量,发现拒绝睡眠者,及时做安慰处理。

(5)对身体衰弱、不能自理者要加强照顾,必要时设立陪护。

(6)安排家人探视和(或)通过书信、电话方式联系。

(二)安全护理

(1)要求随时做好应急事件的处理准备。

(2)进食障碍患者常因身体严重虚弱无力出现摔伤。特别是体位改变时,例如如厕时晕倒,需要专人协助。

(3)要随时发现并制止进食障碍患者过度运动,避免因骨质疏松、剧烈运动造成跌伤、关节肌肉的拉伤。

(4)要关注进食障碍患者暴食中出现的急性胃扩张,抠喉诱吐时误吸与窒息,吞食异物时消化道的损伤与意外。

(5)做好安全检查工作,避免私藏减肥药、导泻与利尿药导致的意外事件。

(6)防范进食障碍患者为拒绝住院治疗采取的极端手段,如自伤、自虐、自残与情感暴发。

(三)饮食护理

(1)讲解进食障碍患者饮食运动计划的相关规定。

(2)按照医嘱执行饮食、运动计划,观察记录执行情况,帮助患者矫正不良行为。

(3)鼓励肯定患者的良性行为,对不良行为给以建议和适当的矫治。

(4)及时干预因执行饮食和运动计划所产生的冲突与压力,如患者发脾气,和护理人员发生争执,与其他病友发生矛盾,拒绝接受治疗计划等。

(5)坚持契约式、渐进性、个性化的治疗方案,做到人性化关怀。

(6)努力帮助患者保持对治疗的希望与信心,有时需要耐心地等待和不断地鼓励与关怀。

(7)勇于面对患者的质疑,对在执行过程中出现的与目标相悖的情况需及时调整。

(8)饮食运动计划的调整依据是以健康体质量为目标。

(四)治疗护理

(1)动态监测体温、脉搏、呼吸、血压、意识状态及血常规、尿常规、电解质、血糖和各种生化指标变化情况。规律监测是否出现心动过缓或水肿。

(2)预防和控制感染,保持出入水量的平衡,观察记录补液后的反应和水肿变化趋势,根据需要随时调整补液的速度。

(3)补充液体时会出现稀释性血细胞数量和离子浓度的进一步降低,要高度重视。

(4)补充营养的顺序建议先盐后糖,先晶体后胶体。补液速度不宜过快,补液中要观察患者的心肺功能变化,预防并监测急性左心衰竭,特别是在初期补液阶段。

(5)提供可供选择的饮食种类,包括普通饮食、高蛋白饮食,相对固定加餐的数量与品种。

(6)观察患者的胃肠功能情况,按照医嘱给予助胃肠蠕动和消化药物;渐进性增加主食量。

(五)心理护理

(1)协助接受治疗。

(2)处理焦虑、恐惧和怕胖。

(3)与患者建立信任关系。

(4)及时处理消化道不适。

(5)协助患者出院后的安置与康复。

(六)健康教育

促进患者与家属参与治疗与康复十分必要。

(1)做好患者的教育,定期组织学习讨论营养学、美学、生理学、营养与健康方面的知识。宣传健康美丽的价值观,帮助其理解运动与健康的关系,认识疾病的严重性及其并发症、预后和防止复发的知识。引导患者学习进食障碍的心理学知识,促进认知讨论,应对当前情绪、行为障碍的方法,不断挑战超价值观念。

(2)介绍健康的饮食方案、运动方案,讨论对食物的态度,让患者了解健康体质量的标准和营养状况的判断。

(3)组织开展每周 1 次的小组辅导,了解患者个人与小组成员、医生、护士,特别是与家庭成员、同学、同事间的关系特点,促进和谐的人际关系。学习社会、家庭所能接受的情绪的表达方式、态度,获得沟通的效果。

(4)了解患者个人的性格特点,分析其产生烦恼、挫折的成因,鼓励患者从当前的挫折中站起来,走出去。协助认识家庭存在的问题,与父母的沟通方式,协调人际关系,帮助患者学习放松技术,以及处理心理冲突和处理焦虑、恐惧、怕胖的方法。

(5)组织每周1次的家属讲座,讲解进食障碍疾病与治疗康复知识。教育其正确看待疾病与家庭的关系。教育家长如何培养孩子的自信与独立。认识到夫妻关系和家庭关系对孩子心理健康的影响。

五、护理评价

(1)患者的基本生理心理需要得到满足,日常生活得到照顾。

(2)未发生摔伤、烫伤、压疮,安全得到保证。

(3)逐渐建立了健康的饮食、运动模式。住院期间减少由于营养物质缺乏所致的各种并发症的发生。营养不良得到不同程度的纠正,体质量指数恢复到17.5~24,女性患者的月经得以恢复。

(4)必要的生理生化指标变化得到及时监测,营养不良得到纠正,再喂养综合征得到警报和及时处理。生命指标正常,生理生化指标逐步正常等。

(5)家属和患者共同参与到治疗与康复中。

第八章 康复科护理

第一节 脑卒中康复治疗与护理

一、概述

脑卒中康复指采取一切措施预防残疾的发生和减轻残疾的影响,以使脑卒中患者重返社会。脑卒中康复是一种全面康复,应尽早开始,急性期就可介入康复治疗。在发病早期,临床治疗以挽救患者生命为主要目的,康复治疗应以不影响患者的临床救治为前提。最佳康复时机是发病 3 个月内,康复介入越早越好。

二、康复治疗的目标

通过以物理疗法、作业疗法、言语治疗为主的综合康复措施,抑制患者异常的、原始的反射活动,重建正常运动模式,改善协调运动和精细运动;最大限度地促进患者功能障碍的改善,充分发挥残余功能;防治并发症,减少后遗症;帮助患者调整心理状态;帮助患者学习使用辅助器具,指导其正常的家居生活,争取达到生活自理,回归家庭,回归社会。

三、适应证与禁忌证

(一)适应证

①一般在患者生命体征稳定、神经功能缺损症状不再发展后 24 h 开始康复治疗。只要生命体征稳定,即使患者处于昏迷状态,定时翻身、正确体位摆放及关节的被动运动等被动性、预防性的康复护理也必须尽早开始。由于蛛网膜下腔出血(未行手术治疗)和脑栓塞患者近期再发的可能性较大,应注意密切观察,1 个月左右方可谨慎开始康复训练。对于脑栓塞患者,康复训练前如已查明栓子来源并给予了相应的处理,应向患者及其家属交代相关事项,包括可能发生的意外情况后,再开始康复训练比较稳妥。②有明显的持续性神经功能缺损,如运动功能障碍、言语交流障碍、大小便控制障碍、认知功能障碍、吞咽障碍等。③无严重的认知功能、言语功能障碍和严重的精神障碍,伴有精神科疾病的患者应处于精神疾病的稳定期,能够执行口头语言或肢体语言的指令,且可以记忆所学习的康复训练内容。④有一定体力,能够进行康复性活动,每天可完成不少于 3 h 的主动性康复训练。⑤既往没有进行过康复治疗的非急性期脑卒中患者,仍然可以接受进一步的康复处理,但是其康复效果远不如急性期早期康复的效果好。

(二)禁忌证

①病情过于严重或在进行性加重中,如深度昏迷、颅内压过高、严重的精神障碍、血压过高、神经病学症状仍在进行发展中等;②伴有严重的并发症,如严重的感染(吸入性肺炎等)、糖尿病酮症、急性心肌梗死等;③存在严重的系统性并发症,如失代偿性心功能不全、心绞痛、急性肾功能不全、风湿病活动期、严重的精神病等。

四、基本原则

正确地实施脑卒中康复治疗有 5 个基本原则：①把握适应证，及早开始康复治疗；②以评定为基础，康复治疗贯穿始终；③采取小组式的工作方式；④综合各种康复措施进行全面的康复治疗，循序渐进；⑤强调患者及其家属主动参与和配合。

五、脑卒中分期康复治疗与护理

(一)急性期康复

急性期是患者康复的关键阶段，直接影响患者后期的康复训练效果和生活质量。脑卒中急性期持续时间一般为 2～4 周，此期应积极处理原发病和并发症。目前学术界主张，只要神志清楚、生命体征平稳、神经病学症状不再进展后 48 h，在不影响患者抢救的前提下，康复训练几乎可与药物治疗同步进行，除蛛网膜下隙出血、严重脑出血可稍延长外，康复训练应于病后 1 周内进行。其实，无论是出血性脑卒中还是缺血性脑卒中，患者的正确体位摆放应该从患者患病后就开始实施了。

急性期康复的目的主要是预防失用性并发症，使患者尽快从床上的被动活动过渡到主动活动，尽早开始床上生活自理，同时为恢复期功能训练做好准备。康复护理具体措施如下。

1. 环境护理

(1)病区设施符合无障碍设计：各通道和门等具有适合轮椅活动的空间，地面防滑；浴室应有洗澡凳，墙上安置扶手，淋浴旁安装单手拧毛巾器；便器以坐式为宜，坐便器周围或坐便器上有扶手以方便和保护患者。

(2)病床：使用活动床栏，防止患者坠床；床的位置要保证患者的瘫痪侧对向房门，有利于探视、查房、陪伴及护理操作在患者的瘫痪侧，床头柜、电视机等应安置在患侧，以引起患者重视，促使其将头转向偏瘫侧，从早期开始注意强化对患侧的刺激，避免或减轻单侧忽略。

2. 运动康复护理

(1)体位：床上正确体位的摆放。

(2)体位变换：一般每 1～2 h 一次，包括被动、主动向健侧和患侧翻身以及被动、主动向健侧和患侧横向移动。

(3)被动运动：关节被动运动，有利于改善血液循环，促进静脉、淋巴回流，预防压疮和静脉血栓形成，保证关节足够的活动范围，防止关节挛缩和变形，增加患肢对运动及感觉的记忆，促进患肢的功能恢复。

(4)床上训练：早期床上训练是脑卒中康复的重要内容。急性期的主动训练是在床上进行的，要尽快使患者从被动活动过渡到主动康复训练程序上来，并希望患者独立完成各种床上的早期训练后能独立完成从仰卧位到床边坐位的转移。①桥式运动：可提高骨盆及下肢的控制能力；②上肢自助运动：患者仰卧，双手交叉，患手拇指置于健侧拇指之上(Bobath 握手)，利用健手带动患手向前上方上举过头，每日数次，每次 10～20 个。这项训练可有效地保护肩关节，预防患侧上肢关节和软组织损伤，培养患者恢复身体的对称性运动模式，抑制健侧上肢的代偿动作，抑制痉挛，诱发肩胛带肌肉的主动活动及上肢的分离运动，缓解肩痛和上肢水肿。③下肢自助运动：患者仰卧，将健足置于患足下方，辅助患者利用健侧下肢抬高患侧下肢，尽量抬高，然后再返回床面，每日反复数次。每日可进行治疗师一对一训练一两次，鼓励患者在陪护人员保护下自行复习当日训练动作。

3.作业治疗护理

早期开始病房日常生活活动(ADL)练习,如洗漱、穿衣、转移、二便训练等,逐步提高日常生活活动能力。

4.预防并发症

预防肺炎、压疮、深静脉血栓、肩关节半脱位、臂丛神经损伤等。

5.健康教育及指导

对家属进行脑卒中及其护理和康复知识的健康教育与培训指导。

(二)恢复期的康复

一般而言,在缺血性脑卒中发病1~2周后、出血性脑卒中发病2周到1个月后进入恢复期。进入恢复期的时间视病情而定,言语和认知功能的恢复可能需要1~2年。发病后1~3个月是康复治疗和功能恢复的最佳时期。脑卒中功能康复恢复期一般为1年,此期为病情稳定、功能开始恢复的时期。

恢复期的康复目标包括改善步态,恢复步行能力;增强肢体协调性和精细运动能力,提高和恢复日常生活活动能力;适时应用辅助器具,以补偿患肢的功能;重视心理、社会及家庭环境改造,使患者重返社会。主动性康复训练应遵循瘫痪恢复的规律,先从躯干、肩胛带和骨盆带开始,按坐位、站位和步行以及肢体近端至远端的顺序进行。一般在一天内交替进行多种训练,可以有所偏重。此期要应用各种偏瘫康复技术促进功能的恢复。关于患侧肢体训练,在软瘫期要设法促进肌张力和主动运动的出现,在出现明显痉挛后要降低痉挛,促进分离运动的恢复,改善运动的速度、精细程度、耐力等,并要注意非瘫痪侧肌力的维持和强化。具体康复措施如下。

1.运动康复护理

(1)牵伸患侧躯干肌:患者仰卧,屈髋、屈膝内旋,训练者一手下压患膝,一手下压患肩,使患侧的躯干肌得到缓慢而持续的牵伸。

(2)上肢功能训练:①肩胛带负重训练:肩胛带负重训练能提高肩胛带的控制能力,缓解上肢痉挛。患者取坐位,上肢外展、外旋,肘伸展,手指伸展支撑于床上,将重心逐渐移向患侧,维持一段时间后返回中立位,反复进行数次。②肩关节运动训练:肩关节运动训练可预防肩痛、肩关节半脱位、肩关节挛缩,促进运动功能恢复,如肩关节屈曲,即上肢缓慢上、下运动;肩关节外展,即上肢缓慢横向外展。③肘关节运动训练:目的是诱发分离运动,促进肘关节的自主屈伸功能,提高自理能力。嘱患者上举上臂,然后屈肘用手触摸自己的头或触摸对侧肩,反复进行数次。在肘关节屈伸能力提高后,让患者在任意角度停留并保持数秒以训练空间控制能力。④前臂运动训练:前臂运动训练指前臂的旋前、旋后训练。训练者握住患侧手腕,使患侧手掌面向患者,再向相反的方向旋转,使手背面向患者;还可用健手协助患手进行翻转扑克牌训练。⑤腕关节运动训练:训练者一手固定腕关节,一手扶持手掌部诱导或辅助患者做腕背伸、前屈、旋转动作。⑥指关节运动训练:训练者诱导并训练患者进行掌指、指间关节的主动活动,进行拇指的内收、外展活动,手指的屈伸、对指活动。

(3)下肢功能训练:①髋、膝屈伸控制训练:患者仰卧,患腿屈曲,训练者一手控制患足保持踝背屈外翻位,另一手控制患膝,令患者主动屈曲或伸展髋、膝关节。若完成有困难,可协助进行,以后逐渐加大自主运动范围,最后让患者在任意角度停留以训练控制能力。②髋关节内收

（旋）、外展（旋）控制训练：患者仰卧，双下肢屈髋、屈膝，双膝平行并拢，双足踏床面。先把双膝分开呈外旋位，然后嘱患者主动合拢双膝。训练者可对健腿施加阻力，阻止其内收、内旋，通过联合反应来诱发患腿的内收、内旋，必要时给予帮助，随患者控制能力的提高可逐渐施加阻力。③屈髋、屈膝训练：患者仰卧，屈膝并将患肢放到床下，在伸髋屈膝的体位下，训练者一手将患足置于背屈外翻位，让患者抬腿至床上，然后再把腿放下去，反复进行。如果患者能够完成这个动作，则起床时将不需要用健腿帮助患腿，可为以后步行打下良好的基础。④屈膝训练：患者俯卧，训练者一手握住患足踝部辅助屈膝，另一手按压患侧臀部，以防臀部做代偿动作。患者在屈膝的基础上可练习伸髋屈膝动作，这项训练可预防划圈步态的产生。⑤主动踝背屈训练：患者仰卧，患腿屈髋屈膝，保持中立位，患足踏住床面。训练者一手握住患足踝部，自足跟外侧向后、向下加压，另一手抬起足趾使之背屈并保持足外翻。诱发踝背屈的方法有用冰刺激足的外侧缘，用毛刷轻叩足背外侧，用毛刷刷足趾尖和趾背。有些患者不需强刺激，只用手指搔抓其足趾或向上轻弹外侧足趾即可诱发出反应。

（4）站立床训练：在坐位平衡训练之前就可进行站立床训练，目的是预防直立性低血压，防治尖足、内翻。通过下肢负重，还可加强下肢肌肉。有些治疗师主张在软瘫期就将患者固定在起立床上，在不同的角度上让患者逐步获得直立的感觉刺激。

（5）翻身训练：向健侧翻身或向患侧翻身训练。

（6）起坐训练：可进行从健侧坐起或从患侧坐起训练，其中从患侧坐起可牵拉患侧躯干，有助于减轻躯干肌痉挛。

（7）坐站训练：坐站训练常在达到坐位平衡后开始，重点是掌握重心转移，要求患腿负重，体质量平均分配。

（8）平衡训练：包括坐位平衡训练和站立平衡训练。

（9）步行训练：当患者能够达到自动态站位平衡，患肢持重达体质量的一半以上时就可进行步行功能的训练。近年来，提倡利用部分减重支持装置提早进行步行训练，认为这在步行能力和行走速度恢复方面均能取得较好效果。对多数患者而言，不宜过早使用拐杖，以免影响患侧训练，但年老体弱、平衡功能差及预测步行能力差者可练习持杖步行，以免拖延步行能力恢复的时间。在步行训练前，先练习步行的准备动作，如双腿交替前后迈步、重心转移、原地踏步。部分患者需先训练平行杠内或扶持步行，再训练独立步行。做到独立步行后，进一步练习上下楼梯、走直线、跨越障碍物、上斜坡、绕圈走、转换方向走及实际生活环境下的实用步行训练。

（10）上下楼梯训练：上下楼梯是日常生活中的重要活动。可视患侧下肢的控制能力练习两脚交替上台阶或两脚上同一台阶。原则为上台阶时健腿先上，患腿后上；下台阶时患腿先下，健腿后下。当患者熟练掌握后，可训练一足一阶，直到患者能独立上下楼梯。

2.作业治疗护理

针对偏瘫患者的功能障碍程度，选择适当的作业治疗训练。一般在患者能保持坐位姿势后开始，目的是使患者在作业活动的各个方面都能达到独立，提高生活质量。①日常生活活动能力的训练：包括穿脱衣裤鞋袜、洗澡、进食、转移、如厕等；②手的灵活性、协调性和精细动作的训练：练习抓握木钉、水杯、药瓶以改善腕关节的功能；进行橡皮泥作业、捡拾小物品、拧螺丝、下象棋、下跳棋、打字、编织、刺绣、拼图、剪纸等，训练手的协调性和精细功能。③认知功能的作业治疗：有认知功能障碍的患者需进行针对认知功能的训练，如记忆力、表达力、理解力、计算力等的训练。

3.物理治疗和针灸治疗

功能性电刺激、生物反馈及针灸治疗等对增加感觉输入、促进功能恢复与运动控制等有一定的作用。

4.强制性运动疗法(CIMT)

(CIMT)该方法通过限制健侧上肢来达到强制使用和强化训练患肢的目的。其基本原则是通过强制装置限制健侧上肢的使用,强制患者在日常生活中使用患侧上肢,并短期集中强化、重复训练患肢,同时注重把训练内容转移到日常生活中去。该方法的目标是提高瘫痪肢体的灵活性,提高患者在日常生活中的运动功能。

5.运动再学习(MRP)

运动再学习主要用于中枢性偏瘫的运动功能训练。他们应用肌电图、步态分析仪、平衡功能测定仪等现代手段研究和分析正常与异常运动,得出更为客观的结论,并以此为依据发展出了新的评价和训练方法。其训练原则是:要进行具体的而不是抽象的联系;训练多样化,反复进行;随时随地将训练内容应用于日常生活中;首先进行离心性收缩的肌肉训练,特别提倡在患肢不负重的情况下练习。

6.药物治疗

康复期间,用药种类不宜太多,只用最必要的药,根据具体情况如基础疾患、原发疾患、并发症等决定用药。

7.其他

住院时间方面,早期综合医院的住院强化康复应短于1个月,以后可转入康复医院、社区医院继续进行住院康复治疗,或接受每周2～5次的社区康复和家庭康复。

(三)后遗症期

此期患者不同程度地留下各种后遗症,如痉挛、肌力减退、挛缩畸形、共济失调、姿势异常甚至呈软瘫状态。此期治疗的目的是进行维持性训练和利用残余功能,防止功能退化,尽可能改善患者的环境条件,争取最大限度的生活自理,同时还要进行职业康复训练,使患者尽可能回归社会;继续诱导各部位随意、分离运动,抑制痉挛,提高站立和步行能力。

1.功能训练

继续进行维持性功能训练,以防功能退化。

2.辅具使用

正确使用矫形器及辅具,以补偿丧失的功能,如利用下肢矫形器矫正足下垂和足内翻,利用拐杖或助形器帮助行走,利用轮椅进行转移等。对患侧功能恢复无望或恢复差的患者,应充分发挥其健侧的代偿功能,必要时可使用辅助器具。

3.环境指导

对家庭和所处的社会环境进行必要的改造,如尽量住平房或低层楼房,去掉门槛,将台阶改成坡道,以便行走和轮椅通过。在厕所、浴室安装扶手,地面不要太光滑或太粗糙。

4.其他

应重视职业、社会和心理康复。

(四)健康教育

脑卒中康复的目的是帮助患者达到最大限度恢复,这需要患者及其家属,甚至社会一起努力,才能取得最好的康复效果。康复是治疗的一部分,早期康复对患者的恢复非常重要,但对许多患者来说,康复是一个长期的过程。

1.认识影响康复的因素

脑卒中患者因具体情况不同,其预后也各不相同。由于干预措施不同,对有功能障碍的患者来说,功能结局又有较大差异。

(1)年龄:研究表明年龄≥75岁的患者受损功能的恢复不如年轻患者。

(2)病变部位与严重程度:病变部位越重要、范围越大、持续时间越长,则功能结局越差。

(3)并发症与继发性功能损害:并发心脏病对患者预后有影响;继发于原发病的吞咽困难、失语、智力减退、感觉障碍、二便失禁、抑郁等,都会影响功能恢复的速度,使得生活质量下降。

(4)康复治疗:科学规范的康复治疗可以促进卒中患者的功能恢复,早期康复治疗不仅可以预防并发症的发生,加速恢复,缩短住院日,其效果也较非早期康复者好。

(5)家庭与社会的参与:在恢复过程中,家庭成员的积极配合和社会相关因素的参与,都会对其功能结局产生积极的影响。

2.指导患者及其家人

(1)要对脑卒中的病情有所了解,了解脑卒中发病的一些基本诱因、症状,即使发病也能在最短的时间内给予救助。

(2)应了解脑卒中的一些常见危险因素,如高血压、糖尿病、心脏病、高脂血症等,定期体检,预防和控制危险因素。

(3)改变一些不合理的生活和饮食习惯,如吸烟、饮酒、喜食肥甘厚味、过度疲劳、情绪激动等。

(4)对脑卒中患者,应注意防止其再次发病,因脑卒中患者再次发病率可达40%以上。

(5)对在康复过程中的患者要做好个人护理,坚持康复训练,预防压疮,防止烫伤、跌倒,保持大小便通畅等,并保持良好的心态。

六、脑卒中康复的预后

一般情况下,脑卒中恢复常在发病后数天开始,1～3个月达最大限度,3个月后恢复变慢,3～6个月达平台期,但仍有一定程度的恢复。某些患者恢复可持续1年以上,一般不超过2年,因此康复训练应早期介入,争取在发病后3个月内采取最佳康复措施。一般下肢较上肢恢复快,肩比手恢复要好,拇指恢复最慢。据报道,经适时、科学的康复治疗,90%患者能恢复步行能力,生活达到自理,30%能恢复工作,约1/3患者手功能可恢复到实用手状态。一般在4～6周内手指不能活动的,最终很可能成为失用手。影响脑卒中康复预后的主要因素如下。

1.脑卒中损伤的部位和面积

皮质损伤比深部损伤恢复要好;外囊损伤比内囊损伤恢复要好;损伤面积越小恢复越好。

2.年龄

高龄患者康复预后差,因年龄越大,产生继发并发症的机会也越大。

3.病情

有认知功能障碍和本体感觉障碍者预后差,且昏迷时间越长恢复越差。

4.康复治疗时间的早晚

有研究发现,脑卒中后2周内开始进行康复治疗的患者比康复治疗开始较晚的患者恢复快。

5.患者的主观情况

患者的康复欲望和社会支持对功能的恢复有直接影响。

6.其他

如合并感觉障碍、视野缺损等,也会影响功能恢复。

第二节 运动功能障碍的康复护理

一、概述

(一)概念

运动功能障碍是指患者的肌肉控制、移动能力或活动水平完全丧失或受限,常常涉及患者单侧或双侧的面部、上肢及下肢。脑卒中可对大脑神经系统的很多区域造成损伤,可能导致多种功能障碍形式,其中最常见的是运动功能障碍。全世界每年大约有 67% 脑卒中生存者遗留运动功能障碍。我国脑卒中患者中约 1/2 存在不同程度的运动功能障碍。研究表明,卒中后的 1~3 个月,运动功能存在自发恢复的可能。运动功能障碍使患者日常生活活动能力受到严重的影响,他们大多生活不能自理。

(二)发生机制

脑卒中导致的偏瘫是指同侧上、下肢体的瘫痪,为一侧锥体束损害所致,并常伴有锥体外系损害。病变部位可在大脑运动皮层、皮层下白质、内囊、脑干和脊髓。偏瘫是最常见的瘫痪形式,它属于上运动神经元的损伤。上运动神经元损伤导致正常姿势反射机制的紊乱,由痉挛取代了正常的姿势张力,过度的联合收缩取代了正常的交互神经支配,为数不多的静态的、固定的、异常的姿势模式取代了正常的体位反射、平衡反应和其他保护性反应的协调活动等,这些表现实际是种系发生上较为原始的、不正常的姿势反射模式的释放。

二、评定

运动功能评估主要是对运动模式、肌张力、肌肉协调能力进行评估,目前常用的有 Brunnstrom 偏瘫功能评定法、简化 Fugl-Meyer 评定法、上田敏偏瘫功能评定法等。

(一)Brunnstrom 偏瘫功能评定法

Brunnstrom 偏瘫功能评定法根据脑卒中恢复过程中的变化将手、上肢及下肢运动功能分为 6 个阶段或等级,是评价脑卒中偏瘫肢体运动功能时最常用的方法之一。应用该评估法能精细观察肢体完全瘫痪之后,先出现共同运动,之后又分解成单独运动的恢复过程。这 6 级反映了偏瘫的发生、发展和恢复的过程,但其只是一种定性或半定量的评估方法。

(二)简化 Fugl-Meyer 评定法

Fugl-Meyer 评定法是由 Fugl-Meyer 等在 Brunnstrom 评定法的基础上制订的综合躯体功能的定量评定法,其内容包括上肢、下肢、平衡、四肢感觉功能和关节活动度的评测,科学性较强,因此有关科研多采用此法。而简化 Fugl-Meyer 评定法是一种只评定上、下肢运动功能的简化评定形式,具有省时简便的优点。简化 Fugl-Meyer 运动功能评定中各单项评分充分完成为 2 分,不能完成为 0 分,部分完成为 1 分。其中上肢 33 项,下肢 17 项,上、下肢满分为100 分。可以根据最后的评分对脑血管意外患者的运动功能障碍严重程度进行评定。

(三)上田敏偏瘫功能评定法

日本上田敏等认为,Brunnstrom 评定法从完全偏瘫至完全恢复仅分为 6 级,这是不够的,因此他们在 Brunnstrom 评定法的基础上,将偏瘫功能评定分为 12 级,并进行了肢位、姿势、检查种类和检查动作的标准化判定。

三、处理原则

运动功能障碍的康复应尽早介入,根据患者的实际情况制订相应的计划,并循序渐进地进行,应与知觉障碍、语言障碍、认知障碍及精神行为障碍的康复同时进行。

(一)弛缓期

脑卒中发病的最初几天应以抢救和治疗为主,当患者生命体征稳定后,即应介入早期康复治疗。一旦病情稳定就应进入床上运动训练阶段,按照人体运动发育的规律,由简到繁、由易到难进行训练。此期康复治疗的原则是防治并发症,如压疮、感染、肩手综合征、废用综合征、误用综合征等。主要措施包括:保持正确的体位,进行正确的体位变换、关节被动运动等。

(二)痉挛期

痉挛期通常在软瘫期 2～3 周后开始,此期治疗重点应放在抗痉挛处理上,康复治疗主要是抑制痉挛和异常运动模式,诱发分离运动,促进正常运动模式的形成,同时改善和促进偏瘫肢体的运动功能,提高患者日常生活能力。

(三)恢复期

绝大多数患者发病后 6 个月左右神经功能已恢复至最高水平而不再进一步改善,但其言语和认知功能在发病后 1～2 年内还会有不同程度的恢复。此期的康复目标是依靠补偿、代偿、替代等方法来改善残疾的后果,争取做到最大限度的日常生活自理。

四、康复护理

(一)常见护理诊断/问题

1.躯体活动障碍

躯体活动障碍与脑卒中致肢体运动功能障碍有关。

2.有受伤的危险

受伤与脑卒中致肢体运动功能障碍有关。

3.自理能力下降

自理能力下降与肢体运动功能障碍有关。

4.潜在并发症

潜在并发症包括压疮、痉挛、再次出血、肺部感染、深静脉血栓形成、误用综合征等。

(二)康复护理措施

1.弛缓期康复护理

(1)良肢位摆放:良肢位是指为防止或对抗痉挛姿势的出现,保护肩关节、防止半脱位,防止骨盆后倾和髋关节外展、外旋,早期诱发分离运动而设计的一种治疗体位。早期注意保持床上的正确体位,有助于预防或减轻上述典型痉挛姿势以及并发症的出现和加重,同时为后期康复训练做好准备。若病情允许,应鼓励患者尽早采取坐位,并尽可能在坐位下进食与进行作业活动。患者采取床上坐位时,如果躯干难以自主保持端正,则必须要给予足够的支撑。

(2)体位变换:为了预防压疮和肺部感染,尽早使患者学会向两侧翻身。另外,由于仰卧位强化伸肌优势,健侧卧位强化患侧屈肌优势,患侧卧位强化患侧伸肌优势,故不断变换体位可使肢体的伸屈肌张力达到平衡,预防痉挛模式出现。一般 2 h 变换体位一次并进行拍背。根据患者体质量及病情不同,可采用被动体位变换或主动体位变换。

(3)肢体被动运动:主要目的是预防关节活动受限引起压疮、肌肉萎缩、关节挛缩、关节疼痛及心肺系统、泌尿系统、消化系统等并发症的发生,同时促进肢体血液循环和增强感觉输入,为后续的主动运动做好准备。对患肢所有的关节都进行全范围的关节被动运动训练,先从健侧开始,然后参照健侧关节活动范围再做患侧。一般从大关节到小关节循序渐进,动作要轻柔缓慢。重点进行肩关节外旋、外展和屈曲,肘关节伸展,腕和手指伸展,髋关节外展和伸展,膝关节伸展,足背屈和外翻。每天进行两三次,直到主动运动恢复。鼓励患者进行上肢和下肢的被动运动。

2.痉挛期康复护理

(1)肢体主动运动诱发训练。

1)双手交叉上举训练:患者仰卧,双手手指交叉,患手拇指置于健手拇指之上(Bobath 握手),用健侧上肢带动患侧上肢在胸前伸肘上举,然后屈肘,双手返回置于胸前,如此反复进行。上举过程中,要保证肩胛骨前伸,肘关节伸直,患者可将其上肢上举过头。

2)双手交叉摆动训练:在完成上一项训练的基础上,进行上举后向左、右两侧的摆动训练。摆动的速度不宜过快,但幅度应逐渐加大,并伴随躯干的转移。

3)分离运动及控制能力训练:患者仰卧,康复护理人员支撑患侧上肢于前屈 90°,让患者上抬肩部使手伸向天花板并保持一定的时间,或使患侧上肢随康复护理人员的手在一定范围内活动,并让患者用患手触摸自己的前额、另一侧肩部等部位。

4)桥式运动:进行翻身训练的同时,必须加强患者伸髋屈膝肌的练习,可有效防止站位时因髋关节不能充分伸展而出现的臀部后突所形成的偏瘫步态。①双桥式运动:患者仰卧位,上肢放于体侧,双腿屈曲,足踏床,然后将臀部主动抬起,并保持骨盆成水平位,维持一段时间后慢慢地放下;②单桥式运动:在患者较容易地完成双桥式运动后,让患者悬空健腿,仅患腿屈曲,足踏床抬臀;③动态桥式运动:为了获得下肢内收、外展的控制能力,患者仰卧屈膝,双足踏住床面,双膝平行并拢,健腿保持不动,患腿做交替的、幅度较小的内收和外展动作,并学会控制动作的幅度和速度,然后患腿保持中立位,健腿做内收、外展练习。

5)屈曲分离训练:患者仰卧,上肢置于体侧。康复护理人员屈曲其髋关节和膝关节,一手将患足保持在背屈位,足底支撑于床面;另一手扶持患侧膝关节,维持髋关节呈内收位,在患足不离开床面的情况下完成髋、膝关节屈曲,然后缓慢地伸直下肢,如此反复练习。

6)伸展分离训练:患者仰卧,患膝屈曲,康复护理人员用手握住患足(不应接触足尖),使其充分背屈和足外翻。随后缓慢地诱导患侧下肢伸展,让患者不要用力向下蹬,并避免髋关节出现内收、内旋。

7)髋控制能力训练:摆髋是早期训练髋控制能力的重要方法。患者仰卧,双腿屈髋、屈膝,足支撑在床面上,双膝从一侧向另一侧摆动。同时,康复护理人员可在健膝内侧施加阻力,加强联合反应以促进患髋由外旋回到中立位,进一步可进行患腿分、合运动。

8)踝背屈训练:患者仰卧,双腿屈髋、屈膝,双足踏在床面上。康复护理人员一手拇指、示指分开,夹住患侧踝关节的前上方,用力向下按压,使足底保持在床面上,另一手使足背屈外翻。当被动踝背屈抵抗消失后,让患者主动保持该位置,随后指示患者主动背屈踝关节。

(2)坐位与卧位转换训练:包括从健侧坐起、从患侧坐起、从健侧由坐到卧和从患侧由坐到卧的训练,必要时康复护理人员可协助完成。其中从患侧坐起可牵拉患侧躯干,有助于减轻躯干肌痉挛。

(3)坐位及平衡训练:①坐位训练:若病情允许,应鼓励患者尽早采取坐位,具体包括床上及床边坐位、轮椅及椅坐位;②平衡训练:平衡可分为一级平衡(静态平衡)、二级平衡(自动动态平衡)和三级平衡(他动动态平衡)。在静态平衡训练完成后,进行自动动态平衡训练,即要求患者的躯干能做前后、左右、上下各方向不同摆幅的摆动运动,最后进行他动动态平衡训练,即在他人一定外力推动下仍能保持平衡。偏瘫患者坐位时常出现脊柱向健侧侧弯,身体重心向健侧臀部偏移。护理人员应立于患者对面,一手置于患侧腋下,协助患侧上肢肩胛带上提,肩关节外展、外旋,肘关节伸展,腕关节背伸,患手支撑于床面上;另一手置于健侧躯干或患侧肩部,调整患者姿势,使患者躯干伸展,身体重心向患侧转移,达到患侧负重的目的。

(4)坐位与站立位转换训练:应尽早让患者坐起,这样可以防止肺部感染,改善心肺功能。通常先从半坐位开始,如果患者无明显的体位性低血压症状出现,可逐渐增大坐起角度、延长坐起时间、增加坐起次数。

(5)站立位平衡及下肢负重训练:①站立位平衡训练:静态站位平衡训练是在患者站起后,让患者松开双手,上肢垂于体侧,护理人员逐渐除去支撑,让患者保持站位。注意站位时避免膝过伸。患者能独立保持静态站位后,让患者重心逐渐向患侧转移,训练患腿的负重能力。同时让患者双手交叉的上肢或仅用健侧上肢伸向各方向,并伴有重心相应的摆动,训练自动态站位平衡。如在受到突发外力的推拉时仍能保持平衡,说明患者已达到被动态站位平衡。②患侧下肢负重训练:当患侧下肢负重能力逐渐提高后,就可以开始患侧单腿站立训练。患者站立位,身体重心移向患侧,健手可抓握一固定扶手起保护作用,为避免患侧膝关节过度伸展,治疗者可用手辅助膝关节保持屈曲15°左右。然后患者将其健足抬起,置于患侧膝关节内侧,躯干、骨盆及患侧下肢位置不动,将健侧下肢内收、内旋。

(6)步行训练:一般在患者达到自动态站位平衡以后、患腿持重达体质量的一半以上,或双下肢的伸肌(主要是股四头肌和臀大肌)肌力达3级以上,并可向前迈步时才开始步行训练。但由于老年人易出现废用综合征,故对某些患者的步行训练可适当提早进行,必要时使用下肢支具。步行训练的运动量早期宜小,以不引起患者过度费力而出现足内翻和足下垂畸形并加重全身痉挛为度。此外,不宜过早地使用手杖,以免影响患侧训练。

在步行训练前,先练习双腿交替前后迈步和重心的转移。多数患者不必经过平行杠内步行训练,可直接进行监视下或少许扶持下步行训练(如摆膝、夹腿运动等)。步行训练早期常有膝过伸和膝打软的现象,应进行针对性的膝控制训练。若出现患侧骨盆上提的划圈步态,说明膝屈曲和踝背屈差。在可独立步行后,进一步练习如高抬腿步、弓箭步、绕圈走、转换方向、跨越障碍走、耐久力、稳定性、协调能力等复杂步行训练。

(7)上、下楼梯训练:上、下楼梯是日常生活中非常重要的活动。上、下楼梯训练应遵循健足先上、患足先下的原则。

3.恢复期的康复护理

此期间的康复护理实际上是痉挛期康复护理的延续,康复治疗与护理和前期都是相同的。该时期的康复护理目标是抑制痉挛和共同运动模式,改善和促进精细程度与技巧运动,提高日常生活活动(ADL)能力。通过使用一些辅助工具,如手杖、轮椅、步行器等来进行恢复训练,从而帮助患者回归家庭和社会。

(三)健康教育

1.运动功能训练的指导

护理人员应给予正确的卧位、坐位、体位交换、被动运动等指导,同时进行包括餐具使用、穿脱衣服、个人卫生、淋浴、如厕等日常生活活动(ADL)训练指导,训练应循序渐进,选择合适的运动量。

2.无障碍环境指导

指导患者及其家属去除环境中的不安全因素,为患者创设有利于康复的环境。

3.自我健康管理的教育

合理安排患侧肢体关节活动度、残存肌力及日常生活活动能力的训练,掌握各种矫形器的使用、保管方法,避免各种并发症的发生。

4.饮食与复查

加强饮食指导及定期进行复查的指导。

第三节 吞咽障碍的康复护理

一、概述

(一)概念

吞咽障碍(swallowing disorders,dysphagia)是指各种原因所致食物由口腔到胃的过程受到阻碍的一种病理状态。

吞咽功能障碍是脑卒中患者的常见并发症之一,据报道,急性脑卒中患者中有28%~67%发生吞咽功能障碍。各种类型的脑卒中均可引起吞咽功能障碍,主要见于延髓吞咽中枢受损引起的延髓性麻痹和双侧皮质脑干束受损引起的假性延髓性麻痹。30%~40%的单侧皮质脑干束受损者也可出现一过性的吞咽功能障碍。

(二)吞咽过程

吞咽(swallow)是指使食物经咀嚼形成的食团由口腔经咽和食管进入胃的过程。吞咽过程是人类运动功能协调最好、最准确的一组复杂的运动模式。

参与吞咽的解剖结构有口腔、咽、喉和食道。其中喉部开始于舌基部的会厌,会厌于吞咽时关闭以防止食物进入呼吸道。在食道的上、下两端各有一括约肌以防止食物逆流。吞咽过程可分准备期、口腔期、咽期和食管期。正常吞咽过程通过各期运动和感觉功能的精密协调使液态和固态食物得以顺利地从口腔经咽及食管入胃。

1. 准备期

准备期包括认识所摄取的食物并感知其硬度、温度、性状,决定进食速度与一口量,同时预测食物在口腔内的处理方法。上述信息通过视觉、听觉、嗅觉等感觉器官传输至大脑皮质,大脑皮质将认知信息处理并决定摄食程序、纳食动作,为进食做好准备。

2. 口腔期

口腔期指食物从口腔进入咽部的过程,是在来自大脑皮质冲动的影响下随意开始的。将食物放在口中开始咀嚼、处理食团并使之与唾液混合后,通过舌根部推挤至硬腭将食物推进咽部。该动作要求嘴唇紧闭的功能良好,舌头可自主地往各个方向移动,舌上的食物被主动送至口腔后部,这期在吞咽过程中由意识所控制,其持续的时间可长可短。一旦食团到达舌后部并通过咽弓,吞咽动作则变为反射性行为而不受意识的控制。在舌的驱动力作用下将食团推入咽部时,口腔期结束,咽期开始。如果是固体食物,食物可聚集在口腔部 5～10 s 后方进入咽期,如果是液体食物,则咽期紧随口腔期。在典型的吞咽过程中,患者必须能够紧闭双唇且在吞咽时维持闭合状态,方可确保食物和液体不会由口中流出,也使得在该期结束时由舌咽部后方产生有力的正压。维持唇闭合的重要肌肉是口轮匝肌,由面神经支配。由于皮质损伤导致神经支配功能受损的脑卒中患者,将出现口轮匝肌收缩的不充分而使口腔产生正压的能力下降,因此发生吞咽启动延迟,食团移动速度减慢,喉部上升高度不足或延迟,食物可漏出口腔,并可能发生误咽。

3. 咽期

咽期指食物从咽进入食管上端的过程,为非自主阶段,是一种反射活动。食物刺激了咽部的感受器,所产生的冲动传到脑干的吞咽中枢,此中枢即抑制吞咽时的呼吸,引起一系列快速的吞咽反射动作。吞咽反射包括了 4 个最主要的动作:①软腭上升,咽后壁向前突出,封闭鼻咽通路,避免鼻腔逆流;②声带内收,会厌软骨向后弯曲,喉上抬并向前紧贴会厌使声门关闭,使气管与口咽的通道关闭,呼吸暂停;③咽缩肌收缩推动食团往下;④环咽肌舒张,食管上口打开使食物进入食管。这一系列动作使食团进入食管而不反流入鼻咽腔、口腔和气管。这一期进行得极快,通常约需 0.1 s。误咽是由于吞咽动作无力,食物吞咽不完全,残留于咽部的食物于呼吸时进入气管,或者由于吞咽反射动作失调,气管闭锁不全所致。

4. 食管期

食管期指食物由食管下行至胃的过程。食道平滑肌和横纹肌收缩产生的蠕动波推动食团,使食团由环咽括约肌移动到食管下端,贲门舒张,食团进入胃中。此期属于不随意运动,也是由中枢神经系统控制的一系列反射调节完成的。正常人完成食管期需要 8～20 s。

二、评定

对于吞咽障碍患者首先应进行评定,以筛查吞咽障碍是否存在;分析吞咽障碍的病因和解剖生理变化;确定吞咽障碍程度以及患者有无存在误吸的危险因素等;为诊断和治疗及康复护理训练计划的制订提供依据。

(一)一般评定

1. 掌握导致吞咽障碍的原发疾病

如脑卒中、脑损伤、重症肌无力等。

2.了解全身情况

注意有无发热、脱水、营养不良,呼吸情况如何,病情是否稳定等方面的问题。

3.确认意识水平情况

用 Glasgow 昏迷评价表等来评定意识水平,确认患者的意识水平是否可进行进食训练,是否发生动态变化。

4.了解高级脑功能情况

可采用不同量表评定患者语言、认知、行为等高级脑功能情况。

(二)吞咽障碍筛查

美国、日本、澳大利亚等国家的脑卒中患者在发病之初 24 h 内,经口摄食前必须接受吞咽障碍的筛查。

1.反复唾液吞咽测试

反复唾液吞咽测试是一种评定由吞咽反射诱发吞咽功能的方法,具体方法是让患者采取坐位,检查者将手指放在患者的喉结及舌骨处,观察 30 s 内患者进行吞咽运动的次数和喉结上下移动情况。若为高龄患者做 3 次即可。对于因有一定意识障碍而不能遵嘱完成的患者,可借助口咽部冷刺激的方法来观察其吞咽情况。

2.饮水试验方法

饮水试验方法是让患者取坐位,嘱患者将 30 mL 温水一口咽下,观察并记录饮水情况。

3.标准吞咽功能评估量表(SSA)

SSA 包括两步:第一步进行临床检查,条目有意识水平、头和躯干的控制、呼吸、唇的闭合、软腭运动、喉功能、咽反射和自主咳嗽;第二步让患者依次吞咽 5 mL 水 3 次,无异常再喝 60 mL 水,观察有无喉运动、流口水、呛咳、发声异常如湿性发音等情况。若两步中任何一个条目出现异常则认为患者 SSA 筛查阳性,提示存在误吸风险。

4.护士床旁吞咽障碍筛查(NBDS)

NBDS 量表包括 4 部分,每个部分有通过和不通过两个结局。

(1)由护士评估患者是否有反应迟钝、气管插管、胃管,有任何一项都为不通过,需通知语言治疗师尽快来评估。

(2)由护士对患者进行观察性评估和言语评估。观察患者面容、舌头、口腔具体情况:有无流口水;能否说话及吐字是否清楚;呼吸音是否异常;体温是否异常;有无非自主咳嗽。若以上任一项结果为阳性,则不通过,需通知语言治疗师尽快来评估。

(3)先给予患者少量水,再给予糊状食物,观察其吞咽情况、有无明显的误吸症状。只有前两个部分都通过才能进入第三部分试验。

(4)一旦确定患者无明显的吞咽障碍,就可以执行医嘱经口进食。NBDS 目前只应用于脑卒中患者,能在早期准确有效地筛查出有吸入性肺炎危险的卒中患者。同时,特别强调护士的重要性,先由受过培训的护士评估,不通过再由语言治疗师评估,这样减少了患者费用和设备成本,也避免了患者延迟治疗,缩短了患者禁食时间,提高了患者的满意度。

5.辅助检查

为正确评价吞咽功能,了解是否存在误咽可能及误咽发生的时期,必须借助影像学检查、内镜、超声波等手段。

(1)录像吞咽造影法(VFSS/VF):目前最可信的误咽评价检查方法,即借助 X 线及录像设备,利用含钡食物记录患者咽和食管在吞咽活动时的情况。将钡剂调成流质或半流质,在坐位及 30°～60°在半坐位对患者进行吞咽检查。该检查对观察吞咽反射,软腭、舌骨、舌根的活动、喉头的上举和闭锁、咽壁的蠕动、梨状隐窝及会厌上凹的残留物非常有用,对确定有无误咽更是不可或缺。一般常把呛咳看作是发生误咽的表现,但是有些老年危重患者,其喉头、气管的感觉功能低下,即使发生误咽亦不会出现呛咳,有 30%～40% 的患者无呛咳,所以仅仅依靠临床观察是难以做出正确评价的。通过 VF 检查,还可以鉴别吞咽障碍是结构性的还是神经精神性的,确切掌握吞咽障碍与患者体位、食物形态的相应关系,显示咽部的快速活动及食管的蠕动、收缩的程度和速度,以及钡剂流动的量、方向,梨状隐窝及会厌谷的残留物等细节,对功能和动力性病变的诊断有重要的价值。

(2)纤维内镜吞咽功能检查(FEES):通过纤维内镜直接观察吞咽时咽部的活动,了解下咽和喉部吞咽时解剖结构的变化,确定咽部吞咽过程中的感觉功能是否正常,有无明显的误吸等。

(3)吞咽压检测:将装有压力传感器的测压管经鼻腔插入口咽部,以测定吞咽时口咽内压力和(或)口咽活动的快慢。但由于食管上括约肌结构不对称,以及咽部的快速运动,故此法可能更适用于监控吞咽障碍的康复。

(4)肌电图(EMG):对吞咽障碍患者进行口咽部肌电图检查时,将表面电极置于颏下肌群,包括下颌舌骨肌、颏舌骨肌、舌骨下肌等,记录患者在吞咽水和唾液时的肌肉活动,评估吞咽时肌力的强弱及肌肉活动持续时间。此外,表面电极 EMG 还可用于吞咽障碍的生物反馈治疗。

(5)超声波检查:进行超声波检查时,将探头放在喉咽部肌肉周围,观察与吞咽有关的骨及软骨的轮廓和声影。由于导致吞咽障碍和误吸为喉部上提及内收活动障碍,而超声波检查能显示喉部运动,因此其也可用于吞咽障碍的评估。

(三)摄食-吞咽障碍的程度评定

(1)摄食-吞咽障碍的程度评分。

(2)藤岛-郎吞咽障碍分级。

(3)才藤荣-吞咽障碍七级评价。

这种评价方法尽管也有不完善的地方,但它不需要复杂的检查手段,评价的方法更加简单,而且该评价把吞咽障碍的症状和相对应的治疗措施结合起来,因此对临床指导的价值更大。

(四)评定注意事项

1.选择合适的时机

对急性期患者进行吞咽功能的评定,应在患者病情稳定,主管医师允许后方可进行。最好在去除鼻饲管后进行。

2.做好急救准备

做 VF 检查时,旁边应备吸痰器。同时应在具备临床急救技术的医护人员监护下进行。

3.取得患者的配合

进行评定之前,应向患者及其家属说明评定的目的及主要内容,以获得全面的理解和配合。

三、处理原则

对于经全面评估确认存在吞咽障碍的患者,应给予促进吞咽功能恢复的治疗。针灸、吞咽康复、饮食改进、姿势改变等可改善吞咽功能。尽早对其进行康复治疗和护理以改善吞咽功能,补充足够的营养和水分,增加机体抵抗力,避免或减少并发症的发生,降低病死率。

四、康复护理

(一)常见护理诊断/问题

1.吞咽障碍

吞咽障碍与神经肌肉损伤有关。

2.有窒息的危险

窒息与吞咽障碍易呛咳有关。

3.有感染的危险

感染与吞咽障碍易误吸有关。

4.营养失调:低于机体需要量

因长期进食困难,营养摄入不足所致。

(二)康复护理措施

对意识障碍者,可先采用鼻饲、输液等方法补充营养,同时防止与摄食—吞咽有关的肌肉挛缩。为防止唾液误入气道可把头转向健侧或取健侧在下的侧卧位。待患者意识清楚,病情稳定,无重度心肺并发症,即应进行相应的检查,判断有无吞咽功能障碍,应尽早进行康复训练,越早介入效果越好。

1.心理护理

恐惧心理是干扰训练正常进行的重要原因,护理人员应帮助患者克服恐惧心理,劝导患者配合康复治疗、训练及护理,尤其是对儿童、智力低下的患者以及伴有焦虑、抑郁、烦躁的患者,通过友善的言语、耐心的指引等方式稳定患者情绪,诱导患者迅速进入训练状态。

2.吞咽障碍的功能训练

对患者进行康复训练教育,有言语障碍者可利用文字或交流图板及其他有效方式,饭前30 min开始训练。

(1)头、颈、肩部放松训练:头、颈、肩部的放松可以防止误咽。具体方法是前、后、左、右活动颈项部,或做颈部的左右旋转以及做提肩、沉肩运动。动作应缓慢、轻柔。需要注意的是由于颈部前屈位容易引起咽反射,所以强化颈部屈肌肌力,防止颈部伸展位挛缩是非常重要的。

(2)口腔周围肌肉的运动训练。

1)唇部运动练习:唇在吞咽过程中主要作用是控制食团不从口腔流出,吞咽时保持口腔的压力。如果唇部力量下降,将不能很好地把食团控制在口中从而直接影响到口腔期吞咽,同时也会出现流涎。唇部训练可在护理人员指导下让患者对着镜子或家属进行,每日四五次,每次5~10 min,渐进式训练唇的运动与力量协调功能。具体训练方法:①发声练习。发"p""b",训练唇的快速开闭,加强唇的运动控制;发"u""i",训练唇的运动;用冰块对嘴唇进行刺激。②抗阻训练。方法一:嘱患者紧闭双唇,训练者用手轻轻地试图分开双唇,患者用力闭唇以进行抗阻训练;或让患者做鼓腮练习,训练者使用适当阻力挤压两腮;方法二:让患者双唇含住压舌板,用手拉出压舌板,患者利用口唇与其对抗,维持5 s后再放松;方法三:将一颗拴线的纽扣放置于口唇和牙齿之间,用手轻轻拉线,患者紧闭口唇进行对抗;方法四:根据患者唇的力量,应用不同形状的哨子和不同压力的哨子做渐进性吹哨子训练。

2)下颌、面部及颊部运动训练:通过训练加强上下颌的运动控制、稳定性及协调能力以及力量,从而提高进食咀嚼的功能。具体训练方法:①嘱患者把口张开至最大,然后闭合;将下颌向左、右、前、后移动。②让患者夸张地张开口说"a",然后迅速合上。③让患者夸张地做咀嚼动作。④让患者鼓腮做漱口动作,使空气在面颊内迅速地左右转移;也可进行口内颊部刺激。⑤咬牙胶训练。应用不同厚度的专用牙胶模拟咀嚼食物。咬合运动有单侧、双侧、横咬合,以增加下颌骨稳定性和张口能力。⑥抗阻训练。在患者下颌处施加一定阻力,让患者用力下移或关闭下颌。

3)舌体、软腭运动训练:通过训练加强舌和软腭的运动控制、力量及协调,从而提高进食及吞咽的功能。具体训练方法:①发"t""d"音,训练舌尖与牙槽嵴快速地接触与收缩;发"ch"音,促进舌接触软腭中部;发"s""sh"音,促进舌的侧面与软腭接触;发"g""k""h"音,促进软腭运动功能;重复说"la""da""ga"音,训练舌与软腭的协调性;②嘱患者尽量将舌伸出口外,用舌头舔下唇、左右口角、上唇,维持10s后再缩回;③张开口,舌尖抬起到门牙背面,维持5 s,然后紧贴硬腭向后卷,做卷舌运动;④舌尖在口腔内做清扫动作;⑤通过咀嚼纱布来进行舌的活动度练习;⑥如果有舌体萎缩,可用纱布包住舌,用拇指、示指向外牵拉舌部并做各个方向的运动,但始终要强调患者主动活动的重要性;⑦嘱患者伸出舌,护理人员用压舌板压向舌尖,让舌尖做抗阻力训练。

4)声带闭合与喉上抬技术:声门关闭是防止误吸的一项重要措施,当声门不能关闭时,误吸的危险性增加。具体训练方法:①腹式呼吸维持5～10 s,做一次咳嗽;②通过声门发声。如发"i"音训练,音调由低音逐渐延长到发高音,以促进声带最大程度的闭合;③持续发音,发音的持续时间可根据患者的基础情况而定,努力延长发音的时间,同时保持发出的音质连贯一致;④运用各种音调进行持续性发声,训练声带的向前关闭以及喉上抬运动;⑤LSVT是一种声音训练法,用于训练声带的开闭功能。通过进行持续的元音发声,并逐渐拉长,增强声带的开闭功能。

(3)特殊训练方法:①Shaker训练法:即头抬升训练,也称为等长、等张吞咽训练。该方法可加强食管上括约肌开放的力量,促进食管上括约肌的开放,降低下咽腔内的压力,从而使食团通过食管上括约肌入口时的阻力减小,改善吞咽后食物残留和误吸的情况。具体训练方法是患者仰卧于床上,尽量抬高头但肩不能离开床面,眼睛看足趾,重复数次。②门德尔松手法:此法主要用于提升咽喉部,以利于吞咽。具体方法是在患者进行吞咽的同时,护理人员(或患者本人对着镜子)用示指及拇指托起环状软骨和甲状软骨,使之上提,直至食物咽下为止。此法强调动作应轻柔,与吞咽动作同步。

(4)呼吸道保护方法:①声门上吞咽:此法主要利用吸气后停止呼吸时声门闭锁的原理,用于防止食物的误吸。具体方法是患者在进食前,先吸一口气后屏住,然后进食咀嚼后吞咽,吞咽后立即咳嗽两次,接着空吞咽一次,恢复正常呼吸。②超声门上吞咽:与声门上吞咽技术相似。让患者在吞咽前或吞咽时,延长气道闭合的时间。具体方法是吸气后屏气,用力将气向下压,当吞咽时持续保持屏气,并且继续向下压,当吞咽结束时立即咳嗽。③用力吞咽法:此法主要用于在咽期吞咽时,增加舌根后缩的力量。具体方法是指导患者吞咽时用所有咽喉部肌肉一起用力挤压,将食物挤下去;④吞咽与空吞咽交替:此法主要用来防止咽部食物残留。每次吞咽食物后,可采用空吞咽即反复多次空吞咽的方法,将口中食物吞咽下去。当咽部已有食物残留时,如继续进食,则可使残留食物积聚而增加误咽的危险,因此,可采用此方法使食团全部咽下后再进食。也可饮水 1~2 mL,继之吞咽,这样既有利于诱发吞咽反射,又能达到清除残留食物的目的,称交互吞咽。

(5)呼吸训练:此法主要用于提高摄食吞咽时对呼吸的控制,有利于排出气道异物,强化声门闭锁,缓解颈部肌肉的过度紧张,改善胸廓活动。具体方法是训练腹式呼吸和缩唇式呼吸,前者的具体训练方法是患者在卧位时,将一定重量的物体置于其腹部,使之体会吸气时腹部鼓起,呼气时腹部回缩的感觉;后者的具体训练方法是患者在呼气时缩紧口唇呈吹口哨状,缓慢呼气,这种方法可调节呼吸节奏、延长呼气时间,使呼吸平稳。

(6)感官刺激:①触觉刺激:用手指、棉签、压舌板等刺激面颊部内外、唇周、整个舌部等,以增加这些器官的敏感度;②咽部寒冷刺激和空吞咽:护理人员用冰冻的棉棒轻轻刺激腭、舌根和咽后壁,然后嘱患者做空吞咽的动作,或将 1~2 g 的冰块放在患者的舌上,嘱患者吞下它,冰有助于提高感觉的敏感性,如有误咽也不会造成严重的损害;③味觉刺激:用棉棒蘸酸、甜、苦、辣等不同味道的果汁或菜汁,刺激舌部味觉,增加味觉敏感性及食欲。

(7)电刺激:电流流过组织,在神经肌肉接头处或运动终板处使外周运动神经去极化,产生动作电位。当动作电位传导至肌纤维时,通过兴奋收缩耦联,发生肌肉收缩。Vital Stim 是一种专门针对吞咽治疗的电刺激器,是获 FDA 批准的唯一可用于吞咽障碍治疗的低频刺激器。

3.吞咽障碍的代偿措施

(1)食物调制:食物的性状应根据患者吞咽障碍的程度选择。应选择最大限度刺激感觉器和黏度高易形成食团的食物,一般选择密度均匀、胶冻样、易于通过咽及食道且不易发生误咽的食物进行训练,此外应注意食物的色、香、味、温度等,应有利于消化吸收。需要注意的是,干燥、易掉渣的食物应避免使用。在训练过程中,随着患者的吞咽障碍的改善,食物种类可逐渐依次过渡为糊状食物、软食、普食和水。

(2)摄食一口量:即最适于吞咽的每次入口量,量过少不利于诱发吞咽反射,过多则易引起食物残留或误吸。故一般先以 3~4 mL 开始试进食,然后酌情增加,慢慢摸索出其最适合的量,每次进食后,嘱患者反复吞咽数次,防止食物残留和误吸。

(3)进食速度:进食速度不宜过快,以免引起误咽。前一口吞咽完成后,再进食下一口。避免两口食物重叠入口。

(4)姿势调整:进食前的体位姿势是气道保护最重要的因素之一。

1)体位:一般取半坐卧位或坐位。对于不能坐起的患者,一般取床头抬高 30°的半坐卧位,头部前屈,偏瘫侧肩部垫枕,护理人员站在患者健侧,使食物不易从口中漏出,有利于食物向舌根部运送,还可以减少咽部食物的残留和误咽的发生。对于能坐起的患者,应鼓励其尽早采取坐位。取坐位时头稍前屈位,躯干倾向健侧 45°,使食物借助重力作用经健侧咽部进入食道,以防止误咽。总之,应根据患者的具体情况选择体位,使之既有利于代偿功能的发挥,又能增加摄食的安全性,减少食物向鼻腔逆流及误咽的危险。

2)头部姿势:①仰头吞咽:仰头能使口腔的解剖结构变宽,对口或舌功能缺损者而言,有利于食团进入咽腔。仰头吞咽可增加食管内的压力,缩短食管段的舒张时间,对于口咽腔运送慢的患者是一项有用的代偿技术。颈部后仰使会厌谷变狭小,残留于会厌谷的食物可能被挤出。

但仰头吞咽会使吞咽障碍患者的喉闭合功能降低,因此对存在呼吸道保护功能欠佳或咽食管功能障碍的患者而言,此法会加大误吸风险。②低头吞咽:吞咽时,低头导致下颌贴近胸骨,可使口咽解剖结构变窄,同时会厌软骨被推近咽后壁,从而使呼吸道入口变窄。此法对于咽期吞咽反射启动延迟以及喉闭合功能降低的患者是一个较好的选择。③头转向患侧:主要可使吞咽通道的解剖结构在头偏向侧变得狭窄或关闭,使食团顺利通过咽部和梨状隐窝等易于造成食物残留的部位,适用于单侧咽部麻痹或偏瘫患者;④头低向一侧:将头转向患侧同时低颌。头低向一侧,使该侧狭窄或关闭,吞咽时食物不通过该侧,充分利用健侧完成吞咽过程,避免咽部滞留和误吸,适用于单侧咽部麻痹或偏瘫患者;⑤头倾向一侧:使吞咽通道的解剖结构在头偏向侧变得狭窄或关闭,让食物从障碍较轻的一侧通过口腔和咽部。

4.摄食训练

经过基础训练后,开始逐步对患者进行摄食训练,每次进食前后,护理人员须认真为患者做好口腔护理,同时在进食过程中应注意防止误吸,必要时应在床边备电动吸引器。

(1)环境:选择整洁的就餐环境,帮助患者做好就餐前准备工作,要减少一切分散患者注意力的环境因素,尽量让患者在安静舒适的环境下专心进行吞咽训练,降低吞咽训练中发生危险的可能。

(2)选择合适的体位:根据患者的病情选择合适的进食体位。

(3)选用餐具:选用适宜的餐具有助于摄食的顺利进行。应选择匙面小、难以沾上食物的汤匙。自己可以进食的患者可以选择加长柄或加粗柄的餐匙,便于稳定抓握,选择防洒漏的碗或盘,必要时可在碗底加防滑垫。

(4)食物选择:吞咽障碍患者的食物选择应先易后难,容易吞咽的食物是指密度均一、有适当黏性、不易松散、容易变形、不易在黏膜上残留的食物。

(5)进食方法:①让患者注视、闻食物,想着"吞咽",想着食物放入口中后发生的一系列动作;②把勺子置于舌的中后部,要患者用力将勺子推出;③把勺子抬起,把食物倒在舌上,向下推,稍向后,抵抗舌的伸出;④然后迅速撤出勺子,立即闭合患者的唇和下颌,使患者头部轻屈;⑤给患者充分的时间激发吞咽反射。

(6)培养良好的进食习惯:养成定时、定量的饮食习惯,根据患者摄食—吞咽功能的具体情况进行及时调整。根据患者的个体需要量,以早餐吃好、中餐吃饱、晚餐吃少的原则,每日进行恰当的分配。

(7)咽部残留食块清除法:吞咽无力时,食块常不能一次吞下,可残留在口腔和咽部。吞咽后能听到"咕噜咕噜"的声音,出声有湿性嘶哑时,可怀疑有食块、唾液、痰残留在咽部。可以选择的清除残留物方法有:①空吞咽:每次进食吞咽后,应反复做几次空吞咽,使食块全部咽下;②交互吞咽:每次进食吞咽后饮极少量的水(1~2 mL),这样既有利于刺激诱发吞咽反射,又能达到除去咽部残留食物的目的;③侧方吞咽:咽部两侧的"梨状隐窝"是最容易残留食物的地方,让患者分别左、右转,做侧方吞咽,可除去隐窝部的残留食物;④点头式吞咽:点头同时做空吞咽动作,便可去除残留食物。

(8)呛咳的处理:呛咳是吞咽困难的最基本特征,出现呛咳时,患者应当弯曲腰、颈,身体前倾,下颌低向前胸。当咳嗽清洁气道时,这种体位可以防止残渣再次侵入气道。如果食物残渣卡在喉部,危及呼吸,患者应再次弯腰低头,护理人员在肩胛骨之间快速连续拍击使残渣排出。必要时应采用海姆立克急救法。

（9）口腔护理：吞咽障碍患者进食后口腔内易留有食物残渣，故应注意做好口腔护理。口腔期正常且无认知功能障碍的患者可采用漱口法，每餐后及睡前进行数次漱口；而口腔期功能异常或意识障碍的患者应进行口腔护理操作，即用口腔棉签或用止血钳夹取棉球进行口腔内擦拭，以保持口腔卫生。

5. 中医康复

护理中国传统康复疗法中的按摩、针刺、艾灸、中药熏蒸等对治疗吞咽障碍有显著的疗效。

（三）健康教育

1. 告知有关疾病知识

介绍疾病相关的基本知识，让患者及其家属了解疾病的发展和预后。

2. 保持良好的心理状态

心理状态可直接影响康复成效，应嘱患者及其家属保持良好的心理状态，增强康复的信心。

3. 注意吞咽技巧

指导患者掌握摄食的要领，注意摄食-口量，饮水用汤匙不用吸管。每次进食后轻咳数声，进食时多做几次吞咽动作等。

4. 预防并发症和后遗症的发生

指导患者及其家属掌握各种常见并发症的预防，如为防止食道反流造成误咽，患者在餐后应保持原体位半小时以上。同时也应教会患者家属学习和掌握必要的抢救方法。

5. 坚持自我训练

嘱患者将训练时学到的吞咽动作充分运用到日常生活活动中，以巩固训练效果。吞咽障碍的康复是一个不断强化正确反应的过程，患者必须自觉坚持自我训练和家庭训练。

第四节　言语语言功能障碍的康复护理

言语语言功能障碍是指口语、书面语、手势语等交流能力的缺陷。脑卒中患者言语功能障碍的发病率高达 40%～50%。脑卒中后言语功能障碍包括失语症和构音障碍两个方面。

语言（language）是人类独有的复杂认知和心理活动。人类大脑每天加工处理大量信息，其中最重要和最大量的就是语言符号，包括听觉和视觉符号。这些信息在脑内的加工过程，如对语言符号的感知辨识、理解分析和言语表达都与其心理过程如思维、学习和记忆有着不可分割的联系。也就是说，人的一切高级心理活动都离不开语言。语言包括口语、书面语和姿势语（如手势、表情、手语）。言语（speech）则是指口语的能力，也就是说话的能力，需要口、颜面、构音器官的协调运动。言语过程是在神经系统的统合和调控下，呼吸器官和发音器官协同作用完成。人在说话时，一方面，言语中枢通过周围神经调控呼吸运动、发音器官和言语肌肉，从而完成精细的语言活动；另一方面，言语活动也通过周围神经反馈到中枢，从而对言语的精确程度进行矫正，说话者可以根据听到的自己的语音，调节话音的强弱。

一、失语症

(一)概述

1. 概念及发病情况

失语症(aphasia)是指由脑部器质性病变导致大脑语言区及其相关区域受损,从而使原已获得的语言能力受损或丧失的一种语言障碍综合征,包括对语言符号的感知、理解、组织应用、表达(即听、说、读、写)等一个或几个方面的功能障碍,是脑卒中常见的功能障碍之一。据国内相关文献报道,56%～68%的急慢性脑血管病患者伴有失语症;国外报道,脑卒中患者中21%～38%伴有语言功能障碍。

2. 分类

根据解剖部位不同,可将失语症分为:①外侧裂周围失语综合征(包括 Broca 失语、Wernicke 失语、传导性失语);②分水岭区失语综合征(包括经皮质运动性失语、经皮质感觉性失语、经皮质混合性失语);③完全性失语;④命名性失语;⑤皮质下失语综合征(包括基底节性失语、丘脑性失语)。

(二)评定

主要通过使用标准化的量表(必要时还可以通过仪器对发音器官进行检查)来评定患者有无言语功能障碍,判断言语障碍的性质、类型、程度及可能原因,预测言语障碍恢复的可能性,确定是否需要给予言语治疗,并在治疗前后进行评定以了解治疗效果。对失语症和言语失用症的患者主要通过与患者交谈,让患者阅读、书写及采用标准化量表来评定。凡是脑组织损伤引起的已获得的语言功能丧失或受损的语言障碍综合征,以及与言语功能有关的高级神经功能的障碍,如轻中度痴呆、失算症、失认症等认知功能障碍均是评定的适应证。禁忌证:①病情尚不稳定,仍处在疾病进展期的患者;②有意识障碍者;③重度智能低下者;④拒绝评定或不配合者。

1. 失语症评定方法

目前国际上无统一标准。英语国家普遍应用的是波士顿诊断性失语症检查法和西方失语症成套检查法(为波士顿诊断性失语症检查法的缩简版),国内常用的是汉语失语检查法。汉语失语检查法包括 6 个方面:口语表达、听理解、阅读、书写、神经心理学、利手确定。另外,还有用于能够熟练运用两种或两种以上语言患者的双语和多语检查法。

(1)汉语失语症成套测验(ABC):由北京大学医学部神经心理研究室参考西方失语症成套测验并结合我国国情编制而成。ABC 由会话、理解、复述、命名、阅读、书写、结构与视空间、运用、计算、失语症总共十大项目组成,于 1988 年开始应用于临床。此检查法按规范化要求制订统一指导语、统一评分标准、统一图片、统一文字卡片和失语症分类标准。

(2)汉语标准失语症检查:此检查是中国康复研究中心听力语言科以日本的标准失语症检查为基础,同时借鉴国外有影响力的失语评价量表的优点,按照汉语的语言特点和中国人的文化习惯所编制,亦称中国康复研究中心失语症检查法(CRRCAE)。1990 年,由李胜利等编制完成,经过近 10 年多家医院的临床应用。

(3)检查方法。

1)谈话:言语功能的评定一般从谈话开始,在谈话中应注意患者说话语量多少,是否费力,语调和发音是否正常,有无语法错误和是否能表达意思。

2)复述:要求患者重复检查者所说的数、词和句子。若患者不能完全准确地重复检查者所说的内容,出现漏词、变音、变意则说明有复述困难。有些患者尽管自发谈话和口语理解有障碍,但复述功能正常;有些患者会重复检查者说的话,此现象被称为强迫模仿;有些患者不但可以复述而且还要不停地说下去,如检查者数"1、2、3",患者会说"1、2、3、4、5......",此现象被称为语言补完。

3)口语理解:给患者一个指令,观察其是否理解并且执行。理解障碍的患者仅能理解常用词和实义词,不能理解不常用的词和语法结构词,如介词、副词等,如检查者说"举高手",患者可能只懂"手"这个词,只是张开手,而不能完成"举手"这个动作。

4)命名不能:有3种情况。①表达性命名不能:患者知道物品名称但不能正确说出,在接受提示后才能正确说出;②选字性命名不能:患者知道物品的用途但不能说出正确的词,语音提示无帮助,但可以从检查者提供的名称中选出正确名称;③词义性命名不能:患者既不能命名物品,又不能接受语音提示,也不能从检查者列举的名称中选出正确名称,失去了词的符号意义。

5)阅读:因大脑病变导致阅读能力受损称为失读症,表现为不能正确朗读和理解文字或者能够朗读但不理解朗读的内容。

6)书写:因脑损伤而导致书写能力受损称为失写症。书写比其他语言功能更复杂,它不仅涉及语言本身,还有视觉、听觉、运动觉、视空间功能和运动的参与,任何一方面有障碍均可影响书写能力。

2.失语症严重程度的评定

目前,国际上多采用波士顿诊断性失语检查法(BDAE)中的失语症严重程度分级进行评定。

(三)处理原则

处理原则为由易到难、由浅入深、由少到多、循序渐进,从基本能力的训练逐渐过渡到复杂行为的训练。首先应安排容易和早奏效的康复内容和项目,有利于建立和巩固患者的治疗信心,调动其积极性。

1.有针对性

治疗前应全面评定,确定患者是否存在失语、失语的类型及程度,并给予针对性治疗。

2.早期介入

病情稳定后尽早开始训练。

3.综合训练

注重口语,兼顾读、写训练。多种方法综合训练,对不同患者要灵活运用。

4.因人施治

根据患者的文化水平、兴趣爱好、工作性质、生活环境等选择适合患者的训练内容。对有多种语言障碍的患者,要分别进行治疗。有些患者的失语症同时合并构音障碍,在进行失语症训练的同时,也要注重构音障碍的康复训练。

5.循序渐进

训练内容应由易到难,由少到多,逐渐增加刺激量。

6.注重心理治疗

存在行为、情绪障碍者,应配合心理治疗;当患者取得进步时及时鼓励患者,坚定患者对治疗的信心。

7.调动患者的主动性

对失语症的治疗是一个 医患交流的过程,需要患者主动参与。

8.注重家庭训练

家庭的支持对患者的康复非常重要,因为患者在医院的康复时间有限,若家庭能创造一个良好的语言环境,则有利于患者语言能力的巩固和应用。

(四)康复护理

1.常见的护理诊断/问题

(1)言语障碍与脑血管意外、颅脑损伤、发音器官病损等有关。

(2)沟通障碍与患者言语障碍有关。

(3)焦虑或抑郁与言语障碍导致的交流困难有关。

(4)情景性自我贬低与情绪抑郁、无价值感有关。

2.护理措施

(1)言语障碍的一般护理。

1)正确评估:首先应掌握言语障碍的分类和症状以便给予正确的指导。

2)环境要求:创造一个安静、舒适的环境,避免过多的视觉刺激,以免分散患者的注意力,加重自我紧张;安排舒适稳定的座椅及高度适当的桌子;同时室内应通风,光线和温湿度应适宜。

3)训练用具的准备:训练前应有充分时间安排训练计划和整理训练用具,包括录音机、镜子、秒表、纸、笔、字卡、图卡、短语和短文卡、动作画卡和情景画卡、与文字配套的实物等。尽量减少患者视野范围内不必要的物品,以免分散患者的注意力。

4)时间安排:言语训练时间宜安排在上午,每次 30 min 以内,以免引起患者疲劳。超过30 min 可安排为上、下午各 1 次。短时间、高频率的训练比长时间、低频率的训练效果更好。训练要持续数月或 1 年,甚至更久。当患者训练时出现持续现象,即反复、机械地重复前一答案时,此为危险信号,训练项目宜暂时回到较容易的题目上来,待患者有成功感后及时终止训练。

5)康复治疗过程中的护理:①尽可能去理解患者说的每一件事,并缓慢、清晰、简单、亲切地与其说话,必要时重复说;②把护理重点放在患者现存的能力上,指导患者借助手势、交流手册等代偿方式与人进行日常生活交流,激发其交流欲望;③要有耐心,给患者足够的时间去思考和回答医护人员所提出的问题,用他们熟悉的名称和术语交谈;④进行训练时,不要让患者精疲力竭,也不要以高人一等的口吻对患者说话,要像对待正常人一样对待患者;⑤鼓励患者主动训练,对患者出现的急躁情绪要理解,对其所取得的微小进步给予鼓励;⑥正确判断和处理患者的要求。当听不懂患者所说的内容时,要耐心启发,不能表现出不耐烦或者取笑患者。

6)心理护理:主要是通过各种方式和途径包括主动运用心理学的理论和技巧,积极地影响患者的心理状态,以达到较理想的康复护理目的。大多数患者不仅存在言语障碍的问题,同时还有心理方面的问题,而后者往往是影响康复治疗效果的主要因素,因此,心理护理必须贯穿言语障碍康复治疗的全过程。患者多表现为依赖性增加,行为幼稚,要求别人关心自己;主观感觉异常,主观上认为自己还有其他脏器的病变,常有不适感;焦虑、恐惧、抑郁、害怕孤独;猜疑心加重,对医护人员或家人察言观色,怀疑自己的病情被隐瞒;自卑感加重等。因此,在临床护理过程中,要针对患者的具体情况采取相应的心理护理。

7)注意事项:①考虑患者是否存在智力低下,使用患者易于理解的语言,缓慢而清晰地说给患者听;②教会患者如何回答,使他们有说话的愿望;③进行多方面交谈,设法使患者对谈话抱有信心;④如不能理解患者的语言,不可轻易点头示意或表示同意,以免伤害患者自尊;⑤掌握患者康复训练的全过程,遵循言语康复的总原则;⑥若患者因不能满足自己的愿望而出现情绪反应,应设法了解具体情况,给予恰当的心理疏导;⑦训练目标要适当,每次训练开始时从对患者容易的项目入手,每天训练结束前让患者完成若干估计其能正确反应的内容,使其获得成功感并激励其进一步坚持训练。一般来说,训练中选择的项目应设计在成功率为 70%~90% 的水平上;对于情绪不稳定,处于抑郁状态的患者应调整到较容易的项目上;对过分自信的患者可提供稍难的项目进行尝试,以加深其对障碍的认识。

(2)失语症的康复护理:失语症的康复治疗必须遵循"早期康复、因势利导、全方位治疗"的原则,康复的重点和目标放在对口语的训练上。

1)康复治疗目标:基本目标是提高患者语言的理解和表达能力与独立应用言语交流技巧的能力,恢复患者与他人的直接言语交流能力,并巩固所获得的疗效。

2)康复治疗时机:语言训练的开始时间应是患者意识清楚 2 周左右,且病情稳定,能够接受集中训练 30 min 左右。训练前应先进行语言评估。发病 3~6 个月是失语症恢复的高峰期,也是言语治疗的最佳时机。发病 2~3 年后的患者经过训练病情也会有不同程度的改善,但其恢复的速度明显较早期慢。

3)康复训练方法:听理解训练,以 Schuell 刺激法为核心。Schuell 刺激法是指对损害的语言符号系统应用强的、控制下的听觉刺激,最大限度地促进失语症患者的语言再建和恢复。

3.健康教育

(1)家庭康复指导:先向患者及其家属说明言语治疗的目的、内容和方法,康复过程的持久性以及训练过程中的注意事项。在治疗期间,既要对患者的个别训练及自我训练进行指导,又要对家属进行家庭训练指导。

(2)训练指导:为提高患者训练的积极性,应减少干扰,使患者注意力集中,训练过程中禁止外人参与,并按康复训练的要求执行。了解患者康复进展情况,鼓励患者尽力配合。

(3)心理指导:了解患者的思想动态,向其说明训练的重要性和必要性,对患者的每一点进步都应给予肯定和鼓励。

(4)家庭支持:减少家庭或社会的压力,经常与家属或有关人员沟通,向其说明训练的积极意义及对患者生存质量的影响,争取他们的支持与配合。

二、构音障碍

(一)概念

1.概念

构音障碍(dysarthria)是指由发音器官神经肌肉的病变而引起发音器官的肌肉无力、肌张力异常以及运动不协调等,进而产生的发音、共鸣、韵律等言语运动控制障碍。患者通常听理解正常并能正确地选择词汇以及按语法排列词句,但不能很好地控制重音、音量和音调。凡能影响到发音器官正常发挥功能的疾病均能引起构音障碍,最常见的病因是脑血管疾病,其中脑卒中所致的构音障碍的发生率为 30%~40%,构音障碍也可能是脑局部缺血首发及常见的临床表现之一。

构音是指自胸腔呼出的气流经过声带的振动,再经唇、舌、腭、咽等构音器官的摩擦或阻断等动作以发出语音的过程,由呼吸运动、发声运动和调音运动三部分共同协调完成。当发音器官的运动力量、运动协调性、运动方向等出现异常就可表现出构音障碍。

2.分类

构音障碍通常分为运动性构音障碍、器质性构音障碍、功能性构音障碍三大类,其中运动性构音障碍又分为痉挛型、迟缓型、运动失调型、运动过多型、运动过少型及混合型6种类型。脑卒中后最常见的是运动性构音障碍。

(二)评定

对有构音障碍的患者,除了观察患者发音器官的功能是否正常外,还可以通过仪器对构音器官进行检查,包括评定发音器官的神经反射、运动功能、言语功能等方面。

(三)处理原则

1.正确选择训练方法

应根据患者的病史、临床表现、临床诊断及构音障碍评定的结果选择适宜的训练方法。训练方法一定要正确,以免长时间错误训练的效果不佳影响到患者的自信心。

2.尽早训练

训练应及早进行,以防止肌肉长期失用进而萎缩。

3.合适的训练时机

训练应在患者意识清醒,情感和心理状态正常的情况下进行。

(四)康复护理

1.常见的护理诊断/问题

(1)言语障碍与脑血管意外、颅脑损伤、发音器官病损等有关。

(2)沟通障碍与患者言语障碍有关。

(3)焦虑或抑郁与言语障碍导致的交流困难有关。

(4)情景性自我贬低与情绪抑郁、无价值感有关。

2.护理措施

(1)言语障碍的一般护理同失语症。

(2)心理护理同失语症。

(3)康复训练的护理。

1)康复训练目标:①轻度构音障碍患者的治疗目标是在保持言语可懂度的同时训练最佳的交流效果和自然度;②中度构音障碍患者常能用言语作为交流方法,但不能被人完全理解,其治疗目标是建立最佳的言语可懂度;③重度构音障碍患者的言语可懂度降低到在通常情况下不能用言语进行交流,其治疗目标是建立交流的有效方式或采用代偿手段进行交流。

2)康复训练方法:言语的发生与神经和肌肉控制、身体姿势、肌张力、肌力和运动协调有密切的关系。这些方面的异常都会影响言语的质量。康复应从修正这些状态开始,以促进言语的改善。按评定结果选择治疗顺序,一般情况下,按呼吸、喉、腭、腭咽区、舌体、舌尖、唇、下颌运动逐个进行训练。首先要分析以上结构与言语产生的关系,然后决定康复先由哪一部分开始,根据构音器官和构音评定的结果决定康复顺序和方法。构音器官评定所发现的异常部位即构音训练的重点部位。应遵循由易到难的原则进行训练。

（4）康复训练过程中应注意：除按照言语障碍康复治疗过程中的护理进行外，护理上还应注意以下几点。①患者的构音障碍一般是由言语肌肉无力或不协调所引起，多表现为发音不准，吐字不清，语调、速度、节奏等异常，常常发出单调缓慢的语音。护理人员应耐心琢磨其表达的意思，直到理解为止。②为使患者早日康复，护理人员要利用与患者接触的一切机会给予训练性的指令，训练过程中不可使患者过度疲劳，以免影响其继续训练的信心。③为改进患者的发音技巧，在交谈时，应有意进行对其谈话清晰度的训练，如缓慢地复述容易听懂的语言，或是借助手势、表情等非言语交流方式，鼓励患者说话。

（5）中医康复护理：传统医学疗法主要应用针灸和中药的治疗。其中针灸治疗采用颈针、舌针和体针的方法。常用的穴位有风池、廉泉、哑门、丰隆、三阴交、玉液、金津、大迎穴等。而中药治疗方面，研究表明利用解语丹、中药制剂如白附子、远志、石菖蒲、蝉蜕、僵蚕、干姜、姜黄等对脑卒中后构音障碍患者进行治疗，疗效显著。此外，还可以采用针药联合的方式进行治疗。

3.健康教育

同失语症。

第五节　认知功能障碍的康复护理

一、概述

（一）概念

认知功能障碍，又称为认知功能衰退、认知功能缺损或认知残疾，包括各种原因导致的，从轻度认知功能障碍（MCI）到痴呆（dementia）的不同程度的认知功能损害。认知功能障碍是卒中后的常见表现。

脑卒中后认知功能障碍（PSCI）是在卒中这一临床事件后 6 个月内出现达到认知障碍诊断标准的一系列综合征，包括了多发性梗死、关键部位梗死、皮质下缺血性梗死、脑出血等卒中事件引起的认知障碍，同时也包括脑退行性病变，如阿尔茨海默病（AD）在卒中后 6 个月内进展引起认知障碍。PSCI 包括了从卒中后认知障碍非痴呆（PSCIND）至卒中后痴呆（PSD）的不同程度的认知障碍。

（二）认知功能的特点

认知是指人脑在对客观事物的认识过程中对感觉输入信息的获取、编码、操作和使用的过程，这一过程包括知觉、注意、记忆、思维等。认知是大脑的高级功能。大脑的功能具有偏侧化的特点，即优势侧半球的主要功能包括言语、逻辑思维、计算、记忆、左右定向、时间定向、躯体运动的随意结合等；而非优势半球的功能则以非语言成分的学习为主，包括空间定位、定向，面容识别，对形状和颜色的知觉，对音乐及言语中感情色彩和语调的感受及创造性联想等。大脑高级功能是在此分工的基础上由两半球合作，以整体来进行的。各种原因引起的脑损伤可导致不同形式和程度的认知功能障碍，从而影响患者的生活活动能力。

（三）危险因素

1.年龄和教育水平

高龄不仅是卒中发生的危险因素,亦是导致发生认知功能障碍的危险因素之一。研究显示,65岁以上患者卒中后认知功能障碍的发生率显著增加。

2.卒中类型、病变部位、病灶特点及卒中次数

研究显示,脑梗死患者与脑出血患者相比,其发生认知功能障碍的概率更高;而病变部位在左半球、病灶为多部位/大面积及再发/复发/多发的患者,其PSCI的发生率则显著增加。此外,卒中反复发作或存在脑部损伤将增加认知障碍的发生风险。

除上述相关因素外,还有其他因素亦与PSCI显著相关。卒中后出现认知功能障碍的危险因素中,不可干预因素包括年龄、性别与种族、遗传因素、教育水平;可干预因素包括高血压、2型糖尿病、心肌梗死、充血性心力衰竭、心房颤动、卒中病史、肥胖、代谢综合征、生活方式(如吸烟、饮酒情况,饮食结构,体力活动)等。

二、评定

脑卒中后对认知功能障碍进行评定是认知障碍康复的重要环节,准确、客观的认知功能评定有助于对脑卒中后认知障碍进行分类并评价其严重程度,从而指导康复治疗,而且还可以为后期评定提供基础数据,有助于判断疗效和预测患者的预后。

（一）认知功能障碍的筛查

在评定患者的认知功能障碍之前,应首先确定患者有无意识障碍,能否理解评定者的意图并按要求去做。当确定患者意识清楚后,则可以通过简明精神状态检查及认知功能筛查量表进行认知功能筛查,从总体上大体明确患者是否存在认知功能障碍,但不能为特异性诊断提供依据。鉴于对卒中后认知功能障碍的重视,推荐对PSCI的高危人群进行标准化的筛查和评估。卒中事件后,在病史和体检过程中关注相应的认知相关主诉,及时识别PSCI高危人群——那些在采集病史或临床检查过程中发现存在显著的认知、感知或日常生活能力下降的卒中患者。

（二）认知功能障碍的评定

1.注意力障碍的评定

注意力是指心理活动对某特定事物的指向与集中。只有注意力正常的人才能清晰地认识周围环境中某一特点对象,而撇开不相干的事物。注意力评定的方法:视跟踪、形态辨认、删字母等视觉注意测试;听认字母、重复数字、辨认词、辨认声音等听觉注意测试。

2.记忆功能的评定

记忆是过去经历过的事物在头脑中的反映,记忆的过程主要由对输入信息的编码、储存和提取三部分组成。根据提取内容的时间长短可将其分为瞬时记忆、短时记忆、长时记忆三种。瞬时记忆也称感官记忆,是指个体凭视、听、嗅、味等感觉器官感受到刺激时所引起的记忆,保留时间以毫秒计,最长为1~2 s。短时记忆的信息保留时间在1 min内,又称为工作记忆。长时记忆保留信息的时间在1 min以上,包括数日、数年甚至终生。对记忆功能的评定一般分言语记忆测试和非言语记忆测试两部分。

3.知觉障碍的评定

知觉是发现信息的能力,是认知过程的第一步。知觉包括所有的感觉功能,如视觉、听觉、

空间觉、触觉等,同时依赖于感知者的经验和知识水平。知觉障碍最常见的是空间障碍、失认症和失用症。

4.成套测试法

主要用于认知功能的、较全面的定量测定,它可以全面评定主要的脑功能。洛文斯顿认知功能评定表(LOTCA)最先被用于脑外伤后认知功能的评定,由于其操作简便、应用方便、结果可靠,且通过了效度和信度检验,所以很快在脑血管病、脑外伤、中枢神经系统发育障碍等疾病的评定中推广使用。

三、处理原则

对于 PSCI 提倡"及早筛查发现,及时综合干预"的原则。综合干预包括对已知危险因素的干预和预防、药物治疗和康复治疗。控制卒中的危险因素,减少卒中的发生,延缓卒中的进展,是卒中后预防认知功能障碍的根本方式。

四、康复护理

(一)常见护理诊断/问题

1.生活自理缺陷

与认知功能障碍影响日常生活活动能力有关。

2.思维过程紊乱

与中枢神经受损致认知功能障碍有关。

3.意识障碍

与脑损伤有关。

(二)康复护理措施

患者的预后与大脑损伤的程度、康复介入的时间及家庭支持有关。患者因为认知障碍可能抗拒、抵制、消极对待康复治疗,或因注意力、记忆力差而使许多再训练的方法不能产生应有的效果,所以在患者生命体征稳定后,应尽早进行康复治疗和护理。早期干预可使患者在较长的时期内维持基本的认知功能,有助于患者的功能训练效果和日常生活能力的提高,维持和改善患者及其照料者的生活质量。

1.创造有利于康复的环境

认知功能障碍影响日常生活活动能力者,护理上要做到 24 h 不离人,并去除环境中的危险物,通过合理地运用颜色布置建筑空间,来增强患者的定位和定向能力,从而提高患者的生活自理能力,减少依赖性,提高生活质量。对患者进行康复训练时,应尽可能在实际环境中训练。刚开始训练时环境要安静,避免干扰,以后逐渐转移到接近正常生活或在正常生活的环境中进行,还要教会患者主动地观察周围环境,及时发现潜在的干扰因素并排除或改变它们。

2.注重心理护理

认知障碍患者除本身存在认知问题外,尚可能伴发其他心理障碍,如抑郁、焦虑等,应关爱患者,做好心理护理工作。控制好患者的心理障碍对克服认知障碍非常有益,必要时可寻求心理医生的帮助。

3.不同认知障碍的康复护理措施

患者病情稳定、意识清醒,能够耐受集中训练至少 30 min 即可进行认知功能训练。

4.指导患者进行一些有益的训练

（1）右脑训练：进行一些右脑功能训练游戏，对患者进行脑活性化训练。对右脑后半部中枢进行感觉性刺激，使脑功能得到明显改善，如麻将、五子连珠、象棋、跳棋等。

（2）计算机辅助训练：应用计算机辅助针对认知功能障碍的康复训练，具有训练题材丰富、指令准确、时间精确、训练标准化的特点，且难度分级，循序渐进，具有挑战性，评估和训练结果能及时反馈，有利于患者积极主动参与。

（3）音乐康复：将音乐的特有刺激功能，与其他治疗手段相结合，加大对患者的干预，促使其尽快、更好地唤醒认知能力，逐渐走向恢复。音乐康复治疗可以贯穿整个治疗过程中。每周治疗 2 次，每次 30 min。治疗形式可以个别进行，也可以集体进行。

5.将认知康复训练和日常生活活动相结合

康复护理人员 24 h 与患者密切接触，患者的日常生活活动大多是在病房进行的，如果把认知康复训练的内容贯彻到日常护理工作中，给患者制订符合其实际生活需求的行为训练计划，并协助、督促其完成，这样患者在康复的过程中，能够尽可能地维系正常的生活方式和准则，减少由于疾病带来的行为障碍，效果会更好。

6.督导患者持之以恒地坚持训练

建立每日恒定的活动常规，让患者不断地重复和练习，如按照一定的规律排列数字、分类物体、搭建积木以建立立体性空间结构概念，进行反复记忆和逻辑推理训练等。这些看似简单的举措，只要持之以恒就会对患者产生很大的帮助。

7.营造积极的生活氛围

训练时康复护理人员和家人要多鼓励患者，同时应把患者视为具有独立能力的个体，鼓励其完成力所能及的日常事务，这对树立患者的自信心是很有帮助的。

8.根据患者的功能状况组织集体活动

可通过为患者组织有趣、有益和合理的活动，来丰富其生活内容、增加其生活乐趣，同时又可通过记忆训练来缓解病情和改善症状，提高患者的生活质量。

（三）认知康复训练的形式

认知康复治疗的模式包括一对一人工训练、小组训练、计算机辅助训练以及远程训练。

1.一对一人工训练

一对一人工训练是以治疗师为主导的、面对面的传统康复训练形式，训练材料简单，不需要特殊环境条件即可开展治疗。但这种看似低廉的治疗形式实则人工成本很高，训练内容变化有限，最突出的问题是疗效与治疗人员的技术水平密切相关。研究证据显示，采用同样的训练素材进行训练，人工训练的疗效差于计算机辅助训练疗效。

2.小组训练

用于认知障碍水平大致相同的患者，通过患者之间的互动和竞赛式训练，增强其信心、改善其心理状况从而使其更加积极主动参与训练。

3.计算机辅助认知康复训练

20 世纪 80 年代后期美国许多康复机构开始利用计算机进行认知康复训练并取得疗效。计算机辅助治疗认知障碍之所以可以取得更好的疗效，得益于治疗技术与计算机技术的结合可为患者提供更加丰富的、针对性极强的训练内容和环境刺激；虚拟现实技术（VR）的应用，使训练内容更接近真实的生活而更具有实际意义。计算机辅助认知康复训练正在成为主流康复训练形式。虚拟现实技术以计算机技术为基础,通过建模在计算机里实现现实环境,使之成为注意、记忆以及执行功能康复训练的有效方法。基于 VR 的认知康复训练方法及其疗效机制有待深入研究。

4.远程认知康复训练

认知障碍的康复是一个长期的治疗任务,即便出院后仍需要继续康复治疗。然而,大部分患者分散在不同省市、地区和社区,且受身体情况的限制,无法独立或坚持定期到专业康复机构接受康复治疗。基于互联网和认知康复技术的远程认知康复训练,作为计算机辅助治疗的一种延伸和补充治疗形式,解决了部分患者的康复需求,具有很好的应用前景。

(四)健康教育

1.动员家庭成员持之以恒地参与治疗

尽早向家属和陪护传授最基本的康复治疗和护理知识,使其了解训练的持续性、长期性和艰巨性,将康复训练和护理贯穿于日常生活中,以保证患者在家庭中得到长期、系统和合理的治疗。

2.家庭护理

指导患者家属或陪护掌握日常生活护理的相关事宜。对于因认知功能障碍影响日常生活活动能力的患者,要有专人按时安排患者吃饭、服药、休息、外出活动等日常生活。最好制订一个时间表,让患者进行规律的生活活动和训练。将患者服用的药品放在一个固定的地方,并贴上标明药品名称、用法、剂量的标签,保证用药安全。地形定向障碍患者外出时应带上标记了家庭地址、电话和回家路线的卡片,以备患者迷路时能够被护送回家。

第九章　产科护理

第一节　流　产

一、概述

1. 定义

妊娠不足 28 周、胎儿体质量不足 1 000 g 而终止者称为流产。发生在妊娠 12 周前者称为早期流产；而发生在妊娠 12 周或之后者称为晚期流产。流产分为自然流产和人工流产。胚胎着床后 31% 发生自然流产，其中 80% 为早期流产。本节主要阐述自然流产。

2. 主要发病机制

由于胚胎因素、母体因素、父亲因素及环境因素的影响导致妊娠物逐渐与子宫壁剥离直至排出子宫。

3. 治疗原则

确诊流产后，应根据流产的不同类型进行相应的处理。

二、护理评估

1. 健康史

(1) 一般状况：年龄、体质量等。

(2) 月经史：初潮、月经周期、经量及痛经情况等。

(3) 现病史：停经时间、早孕反应情况，有无腹痛，腹痛部位、性质及程度，有无阴道流血、流血量及持续时间，有无阴道排液及妊娠物排出，有无发热、阴道分泌物性状及有无臭味。

(4) 既往史：有无反复流产史和遗传史，在妊娠期间有无全身性疾病、生殖器官疾病、内分泌功能异常及是否接触过有害物质、不良生活习惯等。

2. 生理状况

(1) 症状与体征：停经后阴道流血、腹痛是流产的主要临床症状。在流产发展的不同阶段，其症状与体征亦不同。

(2) 辅助检查：①B 超检查：根据妊娠囊形态，有无胎心搏动，确定胚胎或胎儿是否存活，从而可诊断并鉴别流产分型，指导正确处理；②实验室检查：测定血 hCG、孕激素的水平，有助于妊娠诊断和判断预后。

3. 高危因素

(1) 胚胎因素：染色体异常是导致自然流产发生最常见原因。包括染色体数目和结构异常。其中以染色体数目异常为主且以三倍体居多。

(2) 母体因素：孕妇合并有各种全身性疾病、生殖器官异常、内分泌异常均会增加发生自然流产的几率；免疫功能异常，妊娠后若母儿双方免疫不适应，可引起母体对胚胎的排斥，而导致流产；母体内存在抗精子抗体也可导致早期流产。

（3）父亲因素：精子的染色体异常可以导致自然流产。

（4）环境因素：过多接触某些有害的化学物质（如砷、铅、苯、甲醛等）和物理因素（如放射线、噪音及高温等），可引起流产。

（5）其他：强烈应激和不良生活习惯等均可导致流产。

4. 心理—社会因素

（1）阴道流血和对胎儿健康的担心直接影响孕妇的情绪，患者可表现为焦虑和恐惧、烦躁不安等。

（2）不能继续妊娠的患者由于失去胎儿，往往出现伤心、悲哀、郁闷等情绪。对家人的依赖感增强。

三、护理措施

1. 一般护理

（1）指导患者卧床休息，严禁性生活，减少各种刺激。

（2）注意病情变化，如阴道流血量增多、腹痛加重等。

2. 症状护理

（1）密切观察病情，监测患者的生命体征、血常规、凝血功能的变化，观察其腹部疼痛程度、持续时间和阴道流血、排出物及分泌物的量、性状，如出现腹痛加重、阴道流血量增多、有妊娠产物排出等征象，应通知医师，遵医嘱给予相应处置。

（2）对于大量阴道流血患者应预防休克，护士应及时建立静脉通路、交叉配血，配合医师进行相应处置。

（3）对于反复流血患者注意贫血症状，指导患者进食高铁、高蛋白、高维生素饮食和预防感染。

3. 用药护理

先兆流产如为黄体功能不全者，可肌内注射黄体酮注射液 $10\sim20$ mg，每天或隔天一次，并监测血 hCG 和孕激素的变化。

4. 手术护理

对于妊娠不能继续的患者应积极采取措施，做好终止妊娠的准备，配合医师完成刮宫或钳刮术。

（1）术前应详细询问停经时间、生育史及既往病史，测量体温等生命体征，协助医师完善相关检查，评估受术者，核对手术适应证和禁忌证。

（2）做好术前告知，建立静脉通路，做好输液、输血等手术准备。

（3）术后密切监测患者生命体征变化，观察面色、腹痛、阴道流血情况。

（4）遵医嘱给予药物治疗，嘱患者保持外阴清洁，注意休息，1 个月内禁止性生活及盆浴，预防感染。

（5）嘱患者若有腹痛及阴道流血增多，随时就诊，指导夫妇双方采用安全可靠的避孕措施。

5. 心理护理

（1）对于先兆流产的患者，护士应注意观察孕妇的情绪变化，讲解流产可能发生的原因，治疗和护理经过以及可能的预后，让孕妇及家属了解不良情绪也会影响治疗效果，从而使其稳定情绪，增强保胎成功的信心。

（2）妊娠不能继续的患者情绪变化较大，护士应给予同情和理解并给予精神上的支持，鼓励患者表达内心的感受，宣传优胜劣汰的意义，应顺其自然为下次妊娠作准备。同时应获得其家人尤其是丈夫的关心和支持。

（3）对于流产胎儿的处理，应在政策允许的情况下，充分考虑患者及其家属的文化背景及宗教信仰，尊重其价值观，妥善处理，满足其心理需求。

四、健康指导

（1）讲解流产的相关知识，使患者及其家属积极应对，配合治疗和护理工作。

（2）指导患者合理休息。早期流产一般休息 2 周，晚期流产休息 1 个月，禁止盆浴及性生活 1 个月。

（3）出院后保持心情愉悦，建立科学、健康的生活习惯，一个月后来院复查。

（4）习惯性流产者以预防为主，在受孕前男女双方均应进行详细检查，积极接受对因治疗，为下次妊娠做好准备。再次妊娠后需按照先兆流产治疗，治疗期必须超过以往发生流产的妊娠月份。

五、注意事项

（1）先兆流产孕妇应卧床休息，禁性生活，禁灌肠，以减少各种刺激；必要时给予对胎儿危害小的镇静剂。

（2）流产孕妇可因出血过多而出现休克，或因出血时间过长、宫腔内有残留组织而发生感染，因此护士应全面评估孕妇的各项生命体征，判断流产类型，尤其注意与贫血及感染相关的征象。

（3）流产合并感染的治疗原则为控制感染的同时尽快清除宫内残留物。若阴道流血不多，先选用广谱抗生素 2～3 d，待感染控制后再行刮宫。若阴道流血量多，应在静脉滴注抗生素及输血的同时，先用卵圆钳将宫腔内残留大块组织夹出，使出血减少，切不可用刮匙全面搔刮宫腔，以免造成感染扩散。

第二节　异位妊娠

一、概述

1.定义

受精卵在子宫体腔以外着床称为异位妊娠，习称宫外孕。发病率约 2%，是妇科常见急腹症，是早孕阶段导致孕产妇死亡的首要原因之一。异位妊娠可发生于卵巢、腹腔、阔韧带、宫颈，但以输卵管妊娠最常见，占异位妊娠 95% 左右。输卵管妊娠的发生部位又以壶腹部最多见，其次为峡部、伞部，间质部妊娠少见。本节主要讨论输卵管妊娠。

2.主要发病机制

精子和卵子在输卵管结合形成受精卵，某些因素可导致受精卵不能正常通过输卵管进入宫腔,受阻于输卵管,在输卵管的某一部位着床、发育,发生输卵管妊娠。

3.治疗原则

根据患者的病情和生育要求,选择合理的治疗方法,异位妊娠的治疗包括药物治疗和手术治疗。

(1)药物治疗:适用于早期异位妊娠,要求保存生育功能的年轻患者。

(2)手术治疗:适应证:①生命体征不平稳或有腹腔内出血征象者;②诊断不明确者;③异位妊娠有进展者(血 hCG>3 000 IU/L,或进行性升高、有胎心搏动、附件区包块增大);④药物治疗禁忌证或无效者。

二、护理评估

1.健康史

询问月经史、孕产史,准确推算停经时间。重视高危因素如不孕症、放置宫内节育器、绝育术、辅助生殖技术后、盆腔炎、异位妊娠史等。

2.生理状况

(1)症状:典型症状为停经后腹痛与阴道流血。①停经:多数有6～8周的停经史。但有部分患者将不规则阴道流血视为月经而主诉无停经史。②腹痛:是输卵管妊娠患者的主要症状。轻者常表现为一侧下腹部隐痛或酸胀感。当输卵管妊娠破裂时,患者可突感一侧下腹部撕裂性疼痛,常伴有恶心、呕吐。若血液局限于病变区,主要表现为下腹部疼痛;当血液积聚于直肠子宫陷凹时,肛门有坠胀感;随着血液流向全腹,表现为全腹痛,甚至放射至肩胛部及背部;③阴道流血:胚胎死亡后常有不规则阴道流血,呈少量点滴状,色暗红或深褐。剥离的蜕膜管型或碎片随阴道流血排出;④昏厥与休克:与输卵管妊娠破裂致大出血和疼痛有关,严重程度与腹腔内出血速度和量成正比。

(2)体征:①一般情况:腹腔内出血多时,患者呈贫血貌,脉搏快而细弱、心率增快、血压下降等休克症状。体温一般正常,休克时可略低,腹腔内血液吸收时可略高,但不超过38 ℃。②腹部检查:下腹部压痛、反跳痛明显,患侧尤剧,但腹肌紧张较轻。出血多时,叩诊有移动性浊音。如反复出血、血液积聚,可在下腹触及软性包块。③盆腔检查:子宫后方或患侧附件扪及压痛性肿块;阴道后穹窿饱满,有触痛。宫颈抬举痛或摇摆痛明显,此为输卵管妊娠破裂的重要特征。内出血多时,检查子宫有漂浮感。

(3)辅助检查:①hCG 测定:尿或血 hCG 测定是早期诊断异位妊娠的重要方法。同时,也对异位妊娠保守治疗的效果评价具有重要意义。②超声诊断:超声可见子宫内膜增厚,宫腔内无妊娠囊,宫旁可见低回声区,若其内有胚芽及心管搏动,可确诊为异位妊娠。③阴道后穹窿穿刺:是一种简单可靠的诊断方法。适用于疑有腹腔内出血患者。直肠子宫陷凹在盆腔中位置最低,即使腹腔内出血不多,也能经阴道后穹窿穿刺抽出。抽出暗红色不凝血,说明腹腔内有出血。④腹腔镜检查:目前腹腔镜检查视为异位妊娠诊断的金标准,而且在确诊的情况下可起到治疗的作用。适用于早期和诊断有困难,但无腹腔大出血和休克的病例。⑤子宫内膜病理检查:阴道流血多者,应做诊断性刮宫,排除宫内妊娠,刮出物送病理检查。

3.高危因素

(1)输卵管炎症:是输卵管妊娠的主要原因。包括输卵管黏膜炎和输卵管周围炎。慢性炎症可使管腔变窄、粘连,或纤毛受损等使受精卵运行受阻而在该处着床,导致输卵管妊娠。

(2)输卵管发育不良或功能异常:输卵管过长、肌层发育不良、纤毛缺乏、输卵管痉挛或蠕动异常等。

(3)辅助生殖技术:近年辅助生殖技术的应用,使输卵管妊娠发生率增加,既往少见的异位妊娠,如卵巢妊娠、宫颈妊娠、腹腔妊娠的发生率增加。

4. 心理—社会因素

(1)腹腔内急性大量出血及剧烈腹痛患者及其家属有面对死亡的威胁,表现出强烈的情绪反应,如恐惧、焦虑。

(2)因妊娠终止产生自责、失落、抑郁;个别担心以后的生育能力。

三、护理措施

1. 一般护理

(1)合理休息:嘱患者卧床休息,避免突然变换体位及增加腹压的动作。

(2)饮食指导:鼓励患者进食营养丰富,尤其是高蛋白、富含铁的饮食,以促进血红蛋白的合成,增强患者的抵抗力。

2. 症状护理

(1)重视患者主诉,尤其注意阴道流血量与腹腔内出血量可不成正比,当阴道流血量不多时,不要误以为腹腔内出血量亦很少。

(2)严密监测患者生命体征及病情变化。患者如出现腹痛加剧、肛门坠胀感时,及时通知医师,积极配合治疗。对严重内出血并发现休克的患者,护士应立即开放静脉,交叉配血,做好输血输液的准备,以便配合医师积极纠正休克、补充血容量,给予相应处理。

3. 用药护理

常用药物及用药观察:用药期间应仔细观察用药效果及不良反应。甲氨蝶呤,常用剂量为 $0.4\ mg/(kg\cdot d)$,肌内注射,5 d 为一疗程。在应用化学药物治疗期间,应用 B 超进行严密监护,检测血 hCG,并注意患者的病情变化及药物毒副作用。治疗过程中若有严重内出血征象,或疑输卵管间质部妊娠或胚胎继续生长时,仍应及时进行手术治疗。

4. 手术护理

手术分为保守手术和根治手术。可经腹或经腹腔镜完成。保守手术为保留输卵管,适用于有生育要求的年轻妇女。根治手术为切除输卵管,适用于无生育要求的输卵管妊娠、内出血并发休克的急症患者。

对于内出血并发休克的患者,密切监测生命体征及腹痛的变化,采取抗休克治疗。给予患者平卧位,注意保暖、吸氧,迅速建立静脉输液通路,交叉配血,按医嘱输液、输血,补充血容量,并迅速做好术前准备。

5. 心理护理

(1)配合医师向患者本人及家属讲清病情及治疗方案,做好思想工作,解除其紧张和焦虑情绪。同时,让家人给予更多的关心和爱护,减少或避免不良的精神刺激和压力。

(2)帮助患者以正常的心态接受此次妊娠失败的现实,向她们讲述疾病的相关知识,减少因害怕再次发生异位妊娠而抵触妊娠产生的不良情绪,能充满信心地迎接新生活。

四、健康指导

(1)宣传相关知识,输卵管妊娠的患者有 10% 的再发率和 50%～60% 的不孕率,要告知有生育要求者,术后避孕 6 个月,再次妊娠时应及时就医。

(2)养成良好的卫生习惯,勤洗澡、勤更衣,性伴侣固定,防止生殖系统感染。发生盆腔炎性疾病时须彻底治疗,以免延误病情。

五、注意事项

(1)异位妊娠是妇科急腹症之一,未发生流产或破裂前,症状及体征不明显。

(2)多数患者停经 6～8 周以后出现不规则阴道流血,但有 20%～30%患者无停经史,把异位妊娠的不规则阴道流血误认为月经,或由于月经过期仅数天而不认为是停经。

(3)异位妊娠腹腔内出血多时有昏厥、休克等临床表现。因此,有性生活的育龄期女性,若有阴道不规则流血或下腹疼痛,都应首先排除异位妊娠的可能。

(4)尿或血 hCG 测定对早期诊断异位妊娠至关重要。腹腔镜检查是诊断的金标准。

(5)生命体征不稳定、异位妊娠破裂、妊娠囊直径≥4 cm 或≥3.5 cm 伴胎心搏动的患者禁忌采用药物治疗。

第三节　妊娠期糖尿病

一、概述

1.定义及发病率

妊娠合并糖尿病有两种情况:一种为原有糖尿病(diabetes mellitus,DM)的基础上合并妊娠,又称糖尿病合并妊娠;另一种为妊娠前糖代谢正常,妊娠期才出现的糖尿病,称为妊娠期糖尿病(gestational diabetes mellitus,GDM)。糖尿病孕妇中 90%以上是 GDM,糖尿病合并妊娠者不足 10%。GDM 发生率世界各国报道为 1%～14%。我国 GDM 发生率为 1%～5%,近年有明显增高趋势。GDM 患者糖代谢多数于产后可以恢复正常,但将来患 2 型糖尿病机会增加。糖尿病孕妇的临床经过复杂,对母儿结局均有较大危害,必须引起重视。

2.主要发病机制

妊娠中后期孕妇对胰岛素的敏感性逐渐下降,为维持正常糖代谢水平,胰岛素需求量必须相应增加,对于胰岛素分泌受限的孕妇,妊娠期不能代偿这一生理变化而使血糖升高,使原有糖尿病加重或出现妊娠期糖尿病。

3.治疗原则

妊娠期管理,包括血糖控制、医学营养治疗、胰岛素等药物治疗、妊娠期糖尿病酮症酸中毒的处理以及母儿监护等。

妊娠期血糖控制目标:GDM 患者妊娠期血糖应控制在餐前及餐后 2 h 血糖值分别为≤5.3 mmol/L、6.7 mmol/L(95 mg/dL、120 mg/dL),特殊情况下可测餐后 1 h 血糖值≤7.8 mmol/L(140 mg/dL);夜间血糖不低于 3.3 mmol/L(60 mg/dL);妊娠期糖化血红蛋白 HbA1c 宜<5.5%。

二、护理评估

1. 健康史

由于胰岛素分泌缺陷和（或）胰岛素作用缺陷而引起的糖、蛋白质、脂肪代谢异常。久病可引起眼、肾、神经、血管、心脏等组织的慢性进行性病变，导致功能缺陷及衰竭。

2. 生理状况

（1）症状体征：GDM 孕妇妊娠期有三多症状（多饮、多食、多尿），或外阴阴道假丝酵母菌感染反复发作，孕妇体质量＞90 kg，本次妊娠并发羊水过多或巨大胎儿者，应警惕合并糖尿病的可能。但大多数妊娠期糖尿病患者无明显的临床症状。

（2）辅助检查

1）有条件的医疗机构应该做 OGTT（75 g 糖耐量试验）：妊娠 24～28 周 OGTT 前禁食至少 8 h，最迟不超过上午 9 点，试验前连续 3 d 正常饮食，即每天进食碳水化合物不少于 150 g，检查期间静坐、禁烟。检查时，5 min 内口服含 75 g 葡萄糖的液体 300 mL，分别抽取孕妇服糖前空腹及服糖后 1 h、2 h 的静脉血（从开始饮用葡萄糖水计算时间），放入含有氟化钠的试管中，采用葡萄糖氧化酶法测定血糖水平。75 g 糖 OGTT 的诊断标准，服糖前空腹及服糖后 1 h、2 h，3 项血糖值应分别低于 5.1 mmol/L、10.0 mmol/L、8.5 mmol/L（92 mg/dL、180 mg/dL、153 mg/dL）。任何一项血糖值达到或超过上述标准即诊断为 GDM。

2）孕妇具有 GDM 高危因素或者医疗资源缺乏地区，建议妊娠 24～28 周首先检查空腹血糖（FPG）。FPG＞5.1 mmol/L，可以直接诊断 GDM，不必行 OGTT；FPG＜4.4 mmol/L（80 mg/dL），发生 GDM 可能性极小，可以暂时不行 OGTT。FPG＞4.4 mmol/L 且＜5.1 mmol/L 时，应尽早行 OGTT。

3）糖化血红蛋白（HbAlc）水平的测定：HbAlc 反映取血前 2～3 个月的平均血糖水平，可作为评估糖尿病长期控制情况的良好指标，多用于 GDM 初次评估。应用胰岛素治疗的糖尿病孕妇，推荐每 2 个月检测 1 次。

4）尿酮体的监测：尿酮体有助于及时发现孕妇碳水化合物或能量摄取的不足，也是早期糖尿病酮症酸中毒（diabetes mellitus ketoacidosis，DKA）的一项敏感指标，孕妇出现不明原因恶心、呕吐、乏力等不适或者血糖控制不理想时应及时监测尿酮体。

5）尿糖的监测：由于妊娠期间尿糖阳性并不能真正反映孕妇的血糖水平，不建议将尿糖作为妊娠期常规监测手段。

6）肝肾功能检查，24 h 尿蛋白定量，眼底等相关检查。

3. 高危因素

（1）孕妇因素：年龄≥35 岁、妊娠前超重或肥胖、糖耐量异常史、多囊卵巢综合征。

（2）家族史：糖尿病家族史。

（3）妊娠分娩史：不明原因的死胎、死产、流产史、巨大儿分娩史、胎儿畸形和羊水过多史、妊娠期糖尿病史。

（4）本次妊娠因素：妊娠期发现胎儿大于孕周、羊水过多、反复外阴阴道假丝酵母菌病者。

4. 心理—社会因素

由于糖尿病的特殊性，孕妇及家人对疾病知识的了解程度、认知态度问题，出现焦虑、恐惧心理，应该关注社会及家庭支持系统是否完善等。

三、护理措施

1. 一般护理

(1)评估妊娠期糖尿病既往史、家族史、不良孕产史、本次妊娠经过、存在的高危因素、合并症、病情控制及用药情况等。

(2)营养摄入量推荐包括每天摄入总能、碳水化合物、蛋白质、脂肪、膳食纤维、维生素、矿物质及非营养性甜味剂的使用。

(3)餐次的合理安排,少量多餐、定时定量进餐,控制血糖升高。

2. 症状护理

(1)评估孕妇有无糖代谢紊乱综合征,即三多一少症状(多饮,多食,多尿,体质量下降),重症者症状明显。孕妇有无皮肤瘙痒,尤其外阴瘙痒。因高血糖可导致眼房水、晶体渗透压改变而引起眼屈光改变,患病孕妇可出现视力模糊。

(2)评估糖尿病孕妇有无产科并发症,如低血糖、高血糖、妊娠期高血压疾病、酮症酸中毒、感染等。

(3)确定胎儿宫内发育情况,注意有无巨大儿或胎儿生长受限。

(4)分娩期重点评估孕妇有无低血糖及酮症酸中毒症状,如心悸、出汗、面色苍白、饥饿感或出现恶心、呕吐、视力模糊、呼吸快且有烂苹果味等。

(5)产褥期主要评估有无低血糖或高血糖症状,有无产后出血及感染征兆,评估新生儿状况。

(6)妊娠期糖尿病酮症酸中毒的处理:在检测血气、血糖、电解质并给予相应治疗的同时,主张应用小剂量胰岛素 $0.1 \ U/(kg \cdot h)$ 静脉滴注。每 $1 \sim 2 \ h$ 监测血糖一次。血糖 $\geqslant 13.9 \ mmol/L$,应将胰岛素加入 0.9% 氯化钠注射液静脉滴注,血糖 $\leqslant 13.9 \ mmol/L$,开始将胰岛素加入 5% 葡萄糖氯化钠注射液中静脉滴注,酮体转阴后可改为皮下注射。

3. 用药护理

(1)常用的胰岛素制剂及其特点

1)超短效人胰岛素类似物:门冬胰岛素已被我国国家食品药品监督管理局(State Food and Drug Administration,SFDA)批准可用于妊娠期。其特点是起效迅速,药效维持时间短。具有最强或最佳的降低餐后血糖的作用,不易发生低血糖,用于控制餐后血糖水平。

2)短效胰岛素:其特点是起效快,剂量易于调整,可皮下、肌内和静脉注射使用。

3)中效胰岛素:是含有鱼精蛋白、短效胰岛素和锌离子的混悬液,只能皮下注射而不能静脉使用。注射后必须在组织中蛋白酶的分解作用下,将胰岛素与鱼精蛋白分离,释放出胰岛素再发挥生物学效应。其特点是起效慢,药效持续时间长,其降低血糖的强度弱于短效胰岛素。

4)长效胰岛素类似物:地特胰岛素也已经被国家食品药品监督管理局(SFDA)批准应用于妊娠期,可用于控制夜间血糖和餐前血糖。静脉注射胰岛素后能使血糖迅速下降,半衰期 $5 \sim 6 \ min$,故可用于抢救糖尿病酮症酸中毒(DKA)。

5)妊娠期胰岛素应用的注意事项:①胰岛素初始使用应从小剂量开始,$0.3 \sim 0.8 \ U/(kg \cdot d)$。每天计划应用的胰岛素总量应分配到三餐前使用,分配原则是早餐前最多,中餐前最少,晚餐前用量居中。每次调整后观察 $2 \sim 3 \ d$ 判断疗效,每次以增减 $2 \sim 4 \ U$ 或不超过胰岛素每天用量的 20% 为宜,直至达到血糖控制目标。②胰岛素治疗期间清晨或空腹高血糖的处理：夜间胰岛素作用不足、黎明现象和 Somogyi 现象均可导致高血糖的发生。前两种情况必须在睡前增加中效胰岛素用量，而出现 Somogyi 现象是应减少睡前中效胰岛素的用量。③妊娠过程中机体对胰岛素需求的变化：妊娠中、晚期对胰岛素需求量有不同程度的增加；妊娠 32～36 周胰岛素需要量达高峰，妊娠 36 周后稍有下降，应根据个体血糖监测结果，不断调整胰岛素用量。

(2)口服降糖药在 GDM 孕妇中的应用

1)格列本脲：是临床应用最广泛的治疗 GDM 的口服降糖药，作用靶器官为胰腺，99％以蛋白结合形式存在，极少通过胎盘屏障。目前临床研究显示，妊娠中、晚期 GDM 孕妇应用格列本脲与胰岛素治疗相比，疗效一致，但前者使用方便，且价格便宜。但用药后发生子痫前期和新生儿黄疸需光疗的风险升高，少部分孕妇有恶心、头痛及低血糖反应。

2)二甲双胍：可增加胰岛素的敏感性，目前的资料显示，妊娠早期应用对胎儿无致畸性，在多囊卵巢综合征的治疗过程中对早期妊娠的维持有重要作用。由于该药可以透过胎盘屏障，妊娠中晚期应用对胎儿的远期安全性尚有待证实。因磺脲类及双胍类降糖药均能通过胎盘，对胎儿产生毒性反应，因此孕妇不宜口服降糖药物治疗。对通过饮食治疗不能控制的妊娠期的糖尿病患者，为避免低血糖或酮症酸中毒的发生，胰岛素是其主要的治疗药物。显性糖尿病患者应在孕前即改为胰岛素治疗，在使用胰岛素治疗的过程中特别注意用药的时间、剂量、使用方法等指导。

4.分娩期护理

(1)妊娠合并糖尿病本身不是剖宫产指征，如有胎位异常、巨大儿、病情严重需终止妊娠时，常选择剖宫产，做好术前准备。若胎儿发育正常，宫颈条件较好，则适宜经阴道分娩。

(2)分娩时机及方式：分娩时，应严密监测血糖、密切监护胎儿状况，妊娠期糖尿病孕妇在分娩过程中，仍需维持身心舒适，给予支持以减缓分娩压力。

1)分娩时机：①无须胰岛素治疗而血糖控制达标的 GDM 孕妇，如无母儿并发症，在严密监测下可待预产期，到预产期仍未临产者，可引产终止妊娠。②糖尿病人合并妊娠(PGDM)及胰岛素治疗的 GDM 孕妇，如血糖控制良好且无母儿并发症，在严密监测下，妊娠 39 周后可终止妊娠；血糖控制不满意或出现母儿并发症，应及时收入院观察，根据病情决定终止妊娠时机。③糖尿病伴发微血管病变或既往有不良产史者，需严密监护，终止妊娠时机应个体化。

2)分娩方式：糖尿病本身不是剖宫产指征。决定阴道分娩者，应制订分娩计划，产程中密切监测孕妇的血糖、宫缩、胎心率变化，避免产程过长。择期剖宫产的手术指征为糖尿病伴严重微血管病变，或其他产科指征。妊娠期血糖控制不好、胎儿偏大(尤其估计胎儿体质量≥4 250 g者)或既往有死胎、死产史者，应适当放宽剖宫产指征。

5.心理护理

妊娠期糖尿病孕妇由于了解糖尿病对母儿的危害后，可能会因无法完成"确保自己及胎儿安全顺利地度过妊娠期和分娩期"这一母性心理发展任务而产生焦虑、恐惧及低自尊的反应，严重者造成身体意象紊乱。如妊娠分娩不顺利，胎婴儿产生不良后果，则孕妇心理压力更大，护理人员应提供各种交流的机会，鼓励其讨论面临的问题及心理感受。以积极的心态面对压力，并协助澄清错误的观念和行为，促进身心健康。

四、健康指导

(1)宣教妊娠、分娩经过，提高母婴健康共识。

(2)指导实施有效的血糖控制方法,保持良好的自我照顾能力。

(3)预防产褥感染,鼓励母乳喂养。

(4)指导产妇定期接受产科和内科复查,重新确诊。

五、注意事项

(1)注意妊娠期糖尿病孕妇的管理,特别是饮食管理和药物治疗。

(2)重视酮症酸中毒的预防及早期识别。

(3)胰岛素使用的各项注意事项。

(4)注意对胎儿发育、胎儿成熟度、胎儿状况和胎盘功能等检测,必要时及早住院。

第四节 妊娠合并心脏病

一、概述

1.定义

妊娠合并心脏病是一种严重的妊娠合并症,包括妊娠前已患有心脏病以及妊娠后发现或发生的心脏病。其中,先天性心脏病占 35%～50%,居第一位。妊娠合并心脏病在我国孕产妇死因顺位中高居第二位,为非直接产科死亡原因的首位。我国的发病率约为 1%。

2.妊娠、分娩对心脏病的影响

(1)妊娠期:循环血容量于妊娠 6 周开始逐渐增加,32～34 周达高峰,产后 2～6 周逐渐恢复正常,总循环血量的增加可导致心排出量增加和心率增快。另外,妊娠末期,增大的子宫使膈肌升高,心脏向上、向左前发生移位,导致心脏大血管轻度扭曲,使心脏负荷进一步加重,心脏病孕妇容易发生心力衰竭。强力的宫缩及耗氧量的增加使分娩期成为心脏负担最重的时期。第一产程,每次宫缩会导致 250～500 mL 血液被挤入体循环,增加回心血量和心排出量,加重心脏负担。第二产程,除子宫收缩外,腹肌和骨骼肌的收缩使外周阻力增加,加之分娩时屏气使肺循环压力增加,腹腔压力增高,内脏血液回流入心脏增加,此时心脏前后负荷显著加重。第三产程,胎儿娩出后,腹压骤减,大量血液流向内脏,回心血量减少;而胎盘娩出后由于胎盘循环终止,子宫收缩使子宫内血液迅速进入体循环,使回心血量骤增。血流动力学的急剧变化,容易致心力衰竭。

(2)分娩期:强力的宫缩及耗氧量的增加使分娩期成为心脏负担最重的时期。第一产程,每次宫缩会导致 250～500 mL 血液被挤入体循环,增加回心血量和心排出量,加重心脏负担。第二产程,除子宫收缩外,腹肌和骨骼肌的收缩使外周阻力增加,加之分娩时屏气使肺循环压力增加,腹腔压力增高,内脏血液回流入心脏增加,此时心脏前后负荷显著加重。第三产程,胎儿娩出后,腹压骤减,大量血液流向内脏,回心血量减少;而胎盘娩出后由于胎盘循环终止,子宫收缩使子宫内血液迅速进入体循环,使回心血量骤增。血流动力学的急剧变化,容易致心力衰竭。

(3)产褥期:产后 3 d 内,子宫收缩使大量血液进入体循环,且产妇组织中潴留的大量水分也回流到体循环,使心脏负担再次加重,因此仍需谨防心力衰竭的发生。综上,妊娠32~34 周、分娩期以及产后 3 d 内,是心脏病患者最危险的时期,护理人员应严密观察,确保母婴安全。

3.治疗原则

积极防治心力衰竭和感染。

二、护理评估

1. 健康史

详细了解产科病史和既往病史,包括有无不良孕产史、心脏病史、心脏病相关疾病史、心功能状态以及有无心力衰竭史等。

2. 生理状况

(1)症状:有无活动受限、发绀等,应特别注意有无早期心力衰竭的症状和体征,包括:①轻微活动后即出现胸闷、心悸、气短;②休息时心率超过 110 次/分钟,呼吸超过 20 次/分钟;③夜间常因胸闷而需坐起呼吸或到窗口呼吸新鲜空气;④肺底部出现少量持续性湿啰音,咳嗽后不消失。

(2)体征:有无呼吸、心率增快,有无心脏增大、肝大、水肿、颈静脉怒张、杵状指等。

(3)辅助检查:全身检查、心脏检查及产科检查。

1)产科检查:评估胎儿宫内状况。

2)影像学检查:超声心动图检查有无心肌肥厚、瓣膜运动异常、心内结构畸形等。

3)心电图检查:有无严重心律失常,如心房颤动、心房扑动、Ⅲ度房室传导阻滞等。

3. 心理—社会因素

孕产妇有无焦虑、恐惧等心理问题,孕产妇及家属对疾病知识的掌握情况、重视程度以及家庭支持度。

三、护理措施

1. 一般护理

妊娠合并心脏病孕妇还应注意以下问题。

(1)休息指导:孕妇应保证每天 10 h 以上的睡眠,且中午宜休息 2 h;避免过度劳累及情绪激动。分娩后,在心功能允许的情况下,鼓励其早期下床活动,以防血栓形成。

(2)营养指导:指导孕妇高热量、高维生素、低盐低脂饮食,少量多餐,多食蔬菜、水果,以防便秘加重心脏负担;每天食盐量不超过 4~5 g。

(3)定期产前检查:妊娠 20 周前每 2 周检查 1 次,妊娠 20 周后,尤其是 32 周后,每周检查1 次。若心功能在Ⅲ级或以上,有心力衰竭征象,应立即入院治疗;若心功能Ⅰ~Ⅱ级,应在妊娠 36~38 周入院待产。

(4)妊娠合并心脏病孕妇应适当放宽剖宫产指征,经阴道分娩者应采取半卧位,臀部抬高,下肢放低,产程中加强观察。

2. 症状与体征护理

(1)生命体征及自觉症状:根据病情,定期观察孕产妇的生命体征及自觉症状,或使用生理监护仪连续监护;正确识别早期心力衰竭的症状与体征,预防心力衰竭的发生。

(2)分娩期的产程观察:有条件的医院应使用生理监护仪进行持续监护,无生理监护仪的医院应严密观察患者生命体征和自觉症状。第一产程,每15 min监测1次血压、脉搏、呼吸、心率及自觉症状,每30 min测胎心率1次;减轻或消除紧张情绪,必要时遵医嘱使用镇静剂。第二产程,指导产妇使用呼吸等放松技巧以减轻疼痛;每10 min监测血压、脉搏、呼吸、心率等1次;行胎儿电子监护,持续监测胎儿情况;宫口开全后行产钳助产术或胎头吸引术以缩短产程。

(3)预防产后出血和感染:胎儿娩出后立即压沙袋于腹部,持续24 h,以防腹压骤降诱发心力衰竭。输液时,严格控制输液速度,有条件者使用输液泵,并随时评估心脏功能。严格遵循无菌操作规程,产后遵医嘱给予抗生素预防感染。

3.用药护理

为预防产后出血,遵医嘱应用缩宫素,但禁用麦角新碱,以防静脉压升高,增加心脏负担;产后遵医嘱预防性使用抗生素;使用强心药者,应严密观察不良反应。

4.心理护理

妊娠合并心脏病孕产妇最担心的问题是自身和胎儿的安全,医务人员应指导孕产妇及家属掌握心力衰竭的诱发因素及预防心力衰竭、早期心力衰竭的识别等相关知识。

5.急性心力衰竭的急救

(1)体位:坐位,双腿下垂,以减少回心血量。

(2)吸氧:高流量给氧6~8 L/min,必要时面罩加压给氧。

(3)用药:遵医嘱给予镇静剂、利尿剂、血管扩张剂、洋地黄制剂、氨茶碱等。

(4)紧急情况下无抢救条件时,可采取四肢轮流三肢结扎法,以减少静脉回心血量。

四、健康指导

1.预防

预防心力衰竭的诱因,多休息,避免过度劳累;注意保暖,预防感冒;保持心情愉快,避免过度激动;进食清淡食物,避免过饱;适度运动,多进食高纤维食物,防止便秘。

2.母乳喂养指导

心功能Ⅰ~Ⅱ级者,可以母乳喂养,但要避免过劳;心功能Ⅲ级或以上者,不宜母乳喂养,应指导其及时回乳,并教会家属人工喂养的方法。

3.出院指导

全面评估产妇的身心状况,与家属共同制订康复计划;在心功能允许的情况下,鼓励其适度参与新生儿照护,促进亲子关系建立;新生儿有缺陷或死亡者,鼓励其表达情感,并给予理解与安慰。

4.避孕指导

不宜再妊娠者,应在剖宫产的同时行输卵管结扎术,或在产后1周行绝育术;未行绝育术者,应指导其采取适宜的避孕措施,严格避孕。

五、注意事项

1.预防

心力衰竭孕产期应避免过度劳累、感冒、过度激动、便秘等,防止发生心力衰竭。

2.识别心力衰竭的早期临床表现

容易发生心力衰竭的三个时期为妊娠32~34周、分娩期、产后72 h,识别心力衰竭的早期临床表现对于及早处理、改善预后具有十分重要的意义。

3.心力衰竭急救时用药

发生心力衰竭时,应快速、准确按医嘱给药。因此,应熟练掌握常用急救药物的剂量、用药方法、药理作用及不良反应。

第五节　妊娠合并病毒性肝炎

一、概述

1.定义

病毒性肝炎是由肝炎病毒引起的,以肝细胞变性坏死为主要病变的传染性疾病。致病病毒分为甲型(HAV)、乙型(HBV)、丙型(HCV)、丁型(HDV)、戊型(HEV)等,其中以乙型最常见。

2.妊娠、分娩与病毒性肝炎的相互影响

(1)因妊娠反应,孕早期营养摄入不足,蛋白质缺乏,而妊娠期母体新陈代谢率高,使肝内糖原储备减少,肝脏抗病能力降低;孕妇体内雌激素水平增高,而雌激素需在肝内灭活,妨碍了肝脏对脂肪的转运和胆汁的排泄;胎儿的代谢产物也需在母体肝脏内解毒,加重了肝脏负担;分娩过程中的疲劳、缺氧、麻醉、出血等进一步加重了肝脏负担。

(2)病毒性肝炎发生于妊娠早期者,可加重早孕反应;发生于妊娠晚期者,妊娠期高血压疾病的发病率增高;分娩后,因肝脏功能受损,凝血因子合成障碍,产后出血率增高;若为重症肝炎,DIC发生率增加。妊娠期间感染病毒性肝炎者,其胎儿畸形、流产、死胎、死产、早产及新生儿病死率等均增高。另外,胎儿可因垂直传播而被感染,其中以乙型肝炎最多见。

3.治疗原则

积极保肝治疗,重症肝炎患者积极预防和治疗肝性脑病、DIC。

二、护理评估

1.健康史

了解有无与肝炎患者密切接触史,有无输血或血液制品以及使用污染注射用具史等;了解家族史以及本地流行病史;重症肝炎患者应评估其诱发因素,了解其治疗经过;评估患者及其家属对疾病相关知识的知晓情况。

2.生理状况

(1)症状:多表现为食欲缺乏、恶心、呕吐、厌油、腹胀、乏力、肝区疼痛等消化系统症状。重症肝炎起病急,病情重,表现为尿色深黄、畏寒发热、食欲极度减退、频繁呕吐、肝臭味等,可伴有烦躁、嗜睡、神志不清、昏迷等肝性脑病症状。

(2)体征:可有皮肤、巩膜黄染,肝脏肿大、触痛,肝区叩击痛等。重症肝炎患者可有肝脏进行性缩小、腹腔积液甚至嗜睡、昏迷等。

(3)辅助检查

1)肝功能检查:主要包括 ALT、AST、总胆红素等,协助判断肝脏损伤程度及预后。

2)血清病毒学检测:根据血清病毒学结果确定其临床意义。

3)影像学检查:观察有无肝脏肿大或缩小,有无肝硬化或脂肪变性,有无腹腔积液等。

3.心理—社会因素评估

患者及其家属是否因缺乏疾病相关知识或担心胎儿被感染而感到恐惧和焦虑。

4.高危因素

(1)有输血或血液制品史者。

(2)有吸毒史者

(3)与肝炎患者有密切接触史者。

(4)来自病毒性肝炎高发区者。

(5)未按计划接种肝炎疫苗者。

三、护理措施

1.一般护理

除产科一般护理外,还应注意以下问题。

(1)保证充足的休息,每天应睡足 9 h,并有适当的午休时间。

(2)进食优质蛋白、高维生素、富含碳水化合物、低脂肪食物,并多食新鲜蔬菜和水果,保持大便通畅。

2.症状与体征护理

(1)注意观察患者有无食欲缺乏、恶心、呕吐、厌油腻、皮肤黄染等临床表现,特别注意早期发现性格改变、行为异常、扑翼样震颤等肝性脑病的前驱症状,并根据患者病情,遵医嘱行保肝治疗。

(2)注意观察有无口鼻、皮肤黏膜等出血倾向,必要时遵医嘱肌内注射维生素 K_1。

3.用药护理

(1)临产前,遵医嘱给予维生素 K_1 等止血剂,临产后加大剂量。

(2)新生儿出生后尽早注射高效乙肝免疫球蛋白和乙肝疫苗,以阻断或减少乙肝病毒的垂直传播。

(3)产后遵医嘱使用对肝脏损害较小的抗生素预防感染,防止肝炎病情恶化。

4.分娩期护理

(1)临产后,做好抢救准备,并配血备用。

(2)产程中禁用肥皂水灌肠。

(3)密切观察产程进展,注意有无出血、血液不凝等现象,必要时行阴道助产,以减少产妇体力消耗。

(4)尽可能避免产道损伤、新生儿损伤、羊水吸入等,以减少垂直传播。

(5)分娩时建立静脉通道,胎儿娩出后立即遵医嘱给予宫缩剂,并配合子宫按摩,预防产后出血。

5.消毒隔离

(1)每次产前检查后,对孕妇所使用过的器械、检查床、床单等使用 2 000 mg/L 的含氯消毒液浸泡后进行相应的处理。有条件者可开设隔离诊室。

（2）肝炎孕产妇应置于隔离待产室和分娩间，产妇接触过的所有物品以及产妇的排泄物等均应经 2 000 mg/L 的含氯消毒液浸泡后按相关规定进行处理。

6.心理护理

向孕产妇及家属讲解肝炎对母婴的影响以及消毒隔离的方法与重要性，积极争取其理解与配合，解除或减轻其因患传染病而产生的焦虑和自卑心理。

四、健康指导

（1）妊娠期妇女应加强营养，摄入高蛋白、高碳水化合物、富含维生素的食物，避免因营养不良而增加对肝炎病毒的易感性。

（2）夫妇一方患肝炎者，应坚持使用避孕套，以防交叉感染。

（3）母乳喂养指导：目前认为只要新生儿经主动、被动免疫，母乳喂养是安全的。退乳者应避免使用增加肝脏负担的药物，如己烯雌酚。

五、注意事项

1.注意保护孕产妇隐私

接触此类患者应注意隔离，但应避免孕产妇遭到医务人员及其他患者在语言和行为等方面的歧视。

2.母婴传播的问题

在分娩期及产褥期应防止发生母婴传播，按国家规定指导母乳喂养。

第六节　妊娠合并缺铁性贫血

一、概述

1.定义

贫血是妊娠期常见的合并症，其中以缺铁性贫血最常见，占妊娠期贫血的 95%。

2.发病原因

妊娠期对铁的需要量增加是孕妇缺铁的主要原因。妊娠期血容量增加及胎儿生长发育约需铁 1 000 mg。因此，孕妇每天需铁至少 4 mg，每天饮食中含铁 10～15 mg，但吸收利用率仅为 10%，妊娠中晚期铁的最大吸收率可达 40%，仍不能满足需要，若不及时补充铁剂，则可能耗尽体内的储存铁导致贫血。

3.治疗原则

补充铁剂，纠正贫血；积极预防产后出血和感染。

二、护理评估

1.健康史

了解有无月经过多或消化道慢性失血疾病史，有无长期偏食、妊娠剧吐等导致的营养不良病史,有无代谢障碍性疾病。

2.生理状况

(1)症状:轻者多无明显症状,重者有头晕、乏力、心悸、气短、食欲缺乏、腹胀、腹泻等症状,甚至出现贫血性心脏病、胎儿宫内窘迫、胎儿生长受限、早产等并发症的相应症状。

(2)体征:皮肤、口唇、指甲、睑结膜苍白,皮肤毛发干燥无光泽、脱发、指甲脆薄,重者还表现为口角炎、舌炎等体征。

(3)辅助检查

1)血常规:呈小细胞、低色素的特点。

2)血清铁测定:血清铁的下降可出现在血红蛋白下降之前。

3)骨髓检查:红细胞系统增生活跃,中、晚幼红细胞增多。

3.心理—社会因素

了解孕妇及家属对贫血知识的知晓程度,对用药注意事项的掌握情况。了解孕妇是否担心胎儿及自身安全,有无焦虑等心理问题。

4.高危因素

(1)妊娠前月经过多者。

(2)消化道慢性失血性疾病者。

(3)长期偏食,摄入铁不足者。

(4)吸收不良或代谢障碍性疾病者。

(5)妊娠剧吐未能得到及时纠正者。

三、护理措施

1.症状护理

轻度贫血者可根据耐受情况适当活动,严重贫血者应卧床休息,以减少机体对氧的消耗。同时应加强防跌倒教育,防止患者在体位突然改变时因头晕、乏力而跌倒。

2.用药护理

需要口服铁剂者,指导其饭后服用,以减少对胃肠道的刺激,可同时服用维生素C或酸性果汁以促进吸收。服用后,铁与肠内硫化氢作用形成黑便,应予以解释。不可与茶叶同服,以免影响铁的吸收。

3.分娩期护理

(1)中、重度贫血者,临产前遵医嘱给予止血剂,如维生素C、维生素K_1等,并配血备用。

(2)密切观察产程进展情况,产程中加强胎心监护,并行低流量吸氧,可行助产缩短第二产程以减少产妇用力。

(3)贫血产妇易发生因宫缩乏力所致的产后出血,且贫血患者对失血的耐受性差,故产后应及时给予宫缩剂预防产后出血。

(4)严格无菌操作,遵医嘱予抗生素预防感染。

5.心理护理

向孕妇及家属详细讲解疾病知识,使其了解目前身体状况。分娩时,陪伴产妇,给予支持与鼓励,及时提供产程进展信息以减轻其焦虑。

四、健康指导

1.饮食指导

指导孕妇多食高铁、高蛋白、高维生素、易消化的食物，如肉类、肝脏、胡萝卜、木耳、紫菜、新鲜水果以及菠菜、甘蓝等深色蔬菜。

2.母乳喂养指导

对于重度贫血不宜哺乳者，应解释原因，指导产妇及家属掌握人工喂养的方法，并行退乳指导。

3.妊娠指导

对于无再次生育要求者，产后行避孕指导；对于有再次生育要求者，指导其下次妊娠前纠正贫血并增加铁的储备。

五、注意事项

(1)有高危因素者，应进行针对性的健康指导。

(2)服用铁剂者，详细指导注意事项。

第七节　早　产

一、概述

1.定义及发病率

早产指妊娠期满 28 周至不足 37 周(196～258 d)间分娩者。此时娩出的新生儿称为早产儿，体质量为 1 000～2499 g。早产儿各器官发育不够健全，出生孕周越小，体质量越轻，其预后越差。我国早产占分娩总数的 5%～15%。出生 1 岁以内死亡的婴儿约 2/3 为早产儿。随着早产儿的治疗和监护手段不断进步，其生存率明显提高，伤残率下降，有些国家已将早产时间的下限定义为妊娠 24 周或 20 周等。

2.主要发病机制

(1)孕酮撤退。

(2)缩宫素作用。

(3)蜕膜退化。

3.处理原则

若胎儿存活，无胎儿窘迫、胎膜早破，通过休息和药物治疗控制宫缩，尽量维持妊娠至足月；若胎膜已破，早产已不可避免时，则应尽可能地预防新生儿合并症以提高早产儿的存活率。

二、护理评估

1.健康史

详细了解妊娠经过、孕产史及家族史。

2.生理状况

(1)症状:凡妊娠满 28 周至＜37 周,出现规律宫缩(指每 20 min 4 次或每 60 min 内 8 次)。

(2)体征:宫颈进行性改变:①宫颈扩张 1 cm 以上;②宫颈展平≥80％。

(3)辅助检查:①产科检查:核实孕周,评估胎儿成熟度、胎方位等,观察产程进展,确定早产进程;②实验室检查:阴道分泌物的生化指标检测、宫颈分泌物培养;③影像学检查:经阴道超声测量宫颈管(CL)≤20 mm 或伴有宫口扩张;腹部超声胎盘及羊水。

3.高危因素

(1)有晚期流产及早产史,再发风险高 2 倍。

(2)孕中期阴道超声检查宫颈长度(CL)≤25 mm 的孕妇。

(3)有子宫颈手术史者。

(4)孕妇年龄小于 17 岁或大于 35 岁。

(5)妊娠间隔过短的孕妇,两次妊娠时间如控制在 18～23 个月,早产风险相对较低。

(6)孕妇体质指数(BMI)＜19 kg/m^2,或孕前体质量＜50 kg,营养状况差等。

(7)多胎妊娠者,双胎早产率近 50％,三胎早产率高达 90％。

(8)辅助生殖技术助孕者。

(9)胎儿及羊水量异常者。

(10)有妊娠并发症或合并者,如并发重度子痫前期、子痫、产前出血、妊娠期肝内胆汁淤积症、妊娠期糖尿病、并发甲状腺疾患、严重心肺疾患、急性传染病等。

(11)异常嗜好,如烟酒嗜好或吸毒的孕妇。

4.心理—社会因素

孕妇有无焦虑、抑郁、恐惧、依赖等心理问题及对早产的认识程度和家庭支持度。

三、护理措施

1.一般护理

孕妇良好的身心状况可减少早产的发生,突然的精神创伤亦可诱发早产,因此,应做好孕期保健工作,指导孕妇加强营养,保持平静的心情。避免诱发宫缩的活动,如抬举重物、性生活等。高危孕妇必须多卧床休息,以左侧卧位为宜,以增加子宫血液循环,改善胎儿供氧,慎做肛查和阴道检查等,积极治疗合并症,宫颈内口松弛者应于 14～16 周或更早些时间行宫颈环扎术,防止早产的发生。

2.产程观察

(1)严密观察产妇宫缩情况,必要时检查宫口扩张、先露下降及胎膜破裂情况并做好记录。

(2)加强胎心监护。

(3)分娩镇痛以硬脊膜外阻滞麻醉镇痛相对安全。

(4)不提倡常规会阴侧切。

(5)不支持没有指征应用产钳。

3.用药护理

(1)宫缩抑制剂。①钙通道阻断剂:硝苯吡啶,口服,起始剂量为 20 mg,然后每次 10～20 mg,每天 3～4 次,根据宫缩情况调整,可持续 48 h。服药中注意观察血压,防止血压过低。②前列腺素合成酶抑制剂:吲哚美辛,经阴道或直肠给药,也可口服,起始剂量为 50～100 mg,然后每 6 h 给 25 mg,可维持 48 h。不良反应:在母体方面主要为恶心、胃酸反流、胃炎等;在胎儿方面,妊娠 32 周前使用或使用时间不超过 48 h,则不良反应较小,否则可引起胎儿动脉导管提前关闭,也可因减少胎儿肾血流量而使羊水量减少,因此,妊娠 32 周后用药,需要监测羊水量及胎儿动脉导管宽度。当发现胎儿动脉导管狭窄时立即停药。禁忌证:孕妇血小板功能不良、出血性疾病、肝功能不良、胃溃疡、有对阿司匹林过敏的哮喘病史。③β₂-肾上腺素能受体兴奋剂:利托君,静脉点滴,起始剂量 50～100 μg/min,每 10 min 可增加剂量 50 μg/min,至宫缩停止,最大剂量不超过 350 μg/min,共 48 h。使用过程中应密切观察心率和主诉,如心率超过 120 次/分钟,或诉心前区疼痛则停止使用。不良反应:在母体方面主要有恶心、头痛、鼻塞、低血钾、心动过速、胸痛、气短、高血糖、肺水肿,偶有心肌缺血等;胎儿及新生儿方面主要有心动过速、低血糖、低血钾、低血压、高胆红素,偶有脑室周围出血等。用药禁忌证:有心脏病、心律失常、糖尿病控制不满意、甲状腺功能亢进者。2012 年美国 ACOG 早产处理指南推荐以上 3 种药物为抑制早产宫缩的一线用药。④缩宫素受体阻滞剂:阿托西班,静脉点滴,起始剂量为6.75 mg 1 min,继之 18 mg/h 维持 3 h,接着 6 mg/h 持续 45 h。不良反应轻微,无明确禁忌,但价格较昂贵。⑤不推荐 48 h 后的持续宫缩抑制剂治疗。⑥尽量避免联合使用 2 种或以上宫缩抑制剂。

(2)硫酸镁的应用:推荐妊娠 32 周前早产者常规应用硫酸镁作为胎儿中枢神经系统保护剂治疗。硫酸镁不但能降低早产儿脑瘫的风险,而且能减轻妊娠 32 周早产儿的脑瘫程度。32 周前的早产临产,宫口扩张后用药,负荷剂量 4.0 g 静脉点滴,30 min 滴完,然后以 1 g/h 维持至分娩。美国 ACOG 指南无明确剂量推荐,但建议应用硫酸镁时间不超过 48 h。禁忌证:孕妇患肌无力、肾衰竭。应用前及使用过程中应监测呼吸、膝反射、尿量,24 h 总量不超过 30 g。

(3)糖皮质激素促胎肺成熟:所有妊娠 28～34 周+6 天的先兆早产应当给予一个疗程的糖皮质激素。应用地塞米松 6 mg 肌内注射,每 12 h 重复 1 次,共 4 次;若早产临产,来不及完成整个疗程,也应给药。降低新生儿病死率、呼吸窘迫综合征、脑室周围出血、坏死性小肠炎的发病率以及缩短新生儿入住 ICU 的时间。

(4)抗感染治疗:对胎膜完整的早产,使用抗生素不能预防早产,除非分娩在即而下生殖道β型溶血性链球菌检测阳性,否则不推荐应用抗生素;对未足月胎膜早破者,预防性使用抗生素。

4.心理护理

(1)为孕产妇提供心理支持,加强陪伴以减少产程中的孤独感、无助感。

(2)积极应对,可安排时间与孕妇进行开放式讨论。

(3)帮助建立母亲角色,接纳婴儿,为母乳喂养做准备。

四、健康指导

(1)保胎期间,卧床休息,尽量左侧卧位,注意个人卫生,预防感染。

(2)告知孕妇相关治疗药物的作用及不良反应。

(3)指导自测胎动的方法,定期间断低流量吸氧。

(4)讲解临产征兆,指导孕妇如何积极配合治疗,预防早产。

（5）讲解早产儿母乳喂养的重要性，指导产妇进行母乳喂养。

（6）讲解产后自我护理和护理早产儿的相关知识。

五、注意事项

分娩时，适当延长 30～120 s 后断脐带，以减少新生儿输血的需要，预防新生儿脑室内出血。分娩后，如果新生儿情况允许，应进行早期皮肤接触和早吸吮，注意早产新生儿保暖。应急处理：早产儿窒息复苏，需要转诊时，做好转诊准备。

第八节　胎膜早破

一、概述

1.定义及发病率

临产前发生胎膜破裂，称为胎膜早破。发生率国外报道为 5%～15%，国内报道为 2.7%～7%。未足月胎膜早破指在妊娠 20 周以后，未满 37 周胎膜在临产前破裂。妊娠满 37 周后的胎膜早破发生率为 10%；妊娠不满 37 周的胎膜早破发生率为 2%～3.5%。单胎妊娠胎膜早破的发生率为 2%～4%，双胎妊娠为 7%～20%。孕周越小，围产儿预后越差，胎膜早破可引起早产、胎盘早剥、羊水过少、脐带脱垂、胎儿窘迫和新生儿呼吸窘迫综合征，孕产妇及胎儿感染率和围产儿病死率显著升高。

2.主要发病机制

生殖道感染，病原微生物产生的蛋白酶、胶质酶、弹性蛋白酶等直接降解胎膜的基质和胶质以及缺乏维生素 C、锌、铜等可使胎膜局部抗张能力下降而破裂；双胎妊娠、羊水过多、巨大儿、头盆不称、胎位异常等引起的羊膜腔压力增高和胎膜受力不均，使覆盖于宫颈内口处的胎膜自然成为薄弱环节而容易发生破裂。

3.处理原则

妊娠＜24 周的孕妇应终止妊娠；妊娠 28～35 周的孕妇若胎肺不成熟，无感染征象，无胎儿窘迫可期待治疗，但必须排除绒毛膜羊膜炎；若胎肺成熟或有明显感染时，应立即终止妊娠；对胎儿窘迫的孕妇，妊娠＞36 周，终止妊娠。

（1）足月胎膜早破一般在破膜 12 h 内自然临产。若 12 h 未临产，可予以药物引产。

（2）未足月胎膜早破于妊娠 28～35 周、胎膜早破不伴感染、羊水池深度≥3 cm 时采取绝对卧床休息、预防感染、抑制宫缩、促胎肺成熟等期待疗法；羊水池深度≤2 cm，妊娠＜35 周纠正羊水过少。妊娠 35 周后或明显羊膜腔感染，伴有胎儿窘迫，抗感染同时终止妊娠。

二、护理评估

1.健康史

详细询问病史，了解诱发胎膜早破的原因，确定胎膜破裂的时间、妊娠周数，是否有宫缩及感染的征象。

2.生理状况

(1)症状和体征:孕妇主诉突然出现阴道流液或无控制的"漏尿",少数孕妇仅感觉到外阴较平时湿润,窥阴器检查见混有胎脂的羊水自子宫颈口流出,即可做出诊断。

(2)辅助检查。①阴道酸碱度测定:正常阴道液 pH 为 4.5～5.5,羊水 pH 为 7.0～7.5。胎膜破裂后,阴道液 pH 升高(pH≥6.5)。pH 诊断胎膜早破的敏感度为 90%,血液、尿液、宫颈黏液、精液及细菌污染可出现假阳性。②阴道液涂片:取阴道液涂于玻片上,干燥后显微镜下观察,出现羊齿状结晶,用 0.5%硫酸尼罗蓝染色,显微镜下见橘黄色胎儿上皮细胞,用苏丹Ⅲ染色见黄色脂肪小粒,均可确定为羊水,准确率达 95%。③胎儿纤连蛋白(fFN)测定:胎儿纤连蛋白是胎膜分泌的细胞外基质蛋白。当宫颈及阴道分泌物内胎儿纤连蛋白含量＞0.05 mg/L 时,胎膜抗张能力下降,易发生胎膜早破。④胰岛素样生长因子结合蛋白-1(IGFBP-1):检测人羊水中胰岛素样生长因子结合蛋白-1,特异性强,不受血液、精液、尿液和宫颈黏液的影响。⑤羊膜腔感染检测:羊水细菌培养;羊水涂片革兰染色检查细菌;羊水白细胞 IL-6≥7.9 ng/ mL,提示羊膜腔感染;血 C-反应蛋白＞8 mg/L,提示羊膜腔感染;降钙素原轻度升高表示感染存在。⑥羊膜镜检查:可直视胎儿先露部,看见头发或其他胎儿部分,看不到前羊膜囊即可诊断为胎膜早破。⑦B 超检查羊水量减少可协助诊断。

3.高危因素

(1)母体因素:反复阴道流血、阴道炎、长期应用糖皮质激素、腹部创伤、腹腔内压力突然增加(剧烈咳嗽、排便困难)、吸烟、药物滥用、营养不良、前次妊娠发生早产胎膜早破史、妊娠晚期性生活频繁等。

(2)子宫及胎盘因素:子宫畸形、胎盘早剥、子宫颈功能不全、子宫颈环扎术后、子宫颈锥切术后、子宫颈缩短、先兆早产、子宫过度膨胀(羊水过多、多胎妊娠)、头盆不称、胎位异常(臀位、横位)、绒毛膜羊膜炎、亚临床宫内感染等。

4.心理—社会因素

孕妇突然发生不可自控的阴道流液,可能惊惶失措,担心会影响胎儿及自身的健康,有些孕妇可能开始设想胎膜早破会带来的种种后果,甚至会产生恐惧心理。

三、护理措施

1.脐带脱垂的预防及护理

嘱胎膜早破胎先露未衔接的住院待产妇应绝对卧床,采取左侧卧位,注意抬高臀部防止脐带脱垂造成胎儿缺氧或宫内窘迫。护理时注意监测胎心变化,进行阴道检查确定有无隐性脐带脱垂,如有脐带先露或脐带脱垂,应在数分钟内结束分娩。

2.严密观察胎儿情况

密切观察胎心率的变化,检测胎动及胎儿宫内安危。定时观察羊水性状、颜色、气味等。头先露者,如为混有胎粪的羊水流出,则是胎儿宫内缺氧的表现,应及时给予吸氧等处理。对于＜35 孕周的胎膜早破者,应遵医嘱给地塞米松 6 mg 肌内注射(国内常用剂量为 5 mg),每 12 h 一次,共 4 次,以促胎肺成熟。若孕龄＜37 周,已临产,或孕龄达 37 周,如无明确剖宫产指征,则宜在破膜后 2～12 h 积极引产后尚未临产者,均可按医嘱采取措施,尽快结束分娩。

3.积极预防感染

嘱孕妇保持外阴清洁,每天用苯扎溴铵棉球擦洗会阴部两次,放置吸水性好的消毒会阴垫于外阴,勤换会阴垫,保持清洁干燥,防止上行性感染;严密观察产妇的生命体征,进行白细胞计数,了解是否存在感染;按医嘱一般于胎膜破裂后 12 h 给予抗生素预防感染。

4.用药护理

对于<34 孕周的胎膜早破者,应遵医嘱给予糖皮质激素以促胎肺成熟。按医嘱一般于胎膜破裂后 12 h 给抗生素预防感染。

(1)促胎肺成熟:产前应用糖皮质激素促胎肺成熟能减少新生儿呼吸窘迫综合征(RDS)、颅内出血(IVH)、坏死性小肠结肠炎(NEC)的发生,且不会增加母儿感染的风险。①应用指征:<34 周无期待保胎治疗禁忌证者,均应给予糖皮质激素治疗。但孕 26 周前给予糖皮质激素的效果不肯定,建议达孕 26 周后再给予糖皮质激素。≥34 孕周分娩的新生儿中,仍有 5%以上的新生儿呼吸窘迫综合征发生率,鉴于我国当前围产医学状况和最近中华医学会妇产科学分会产科学组制订的早产指南,建议对孕 34～34 周+6 天的未足月胎膜早破孕妇,依据其个体情况和本地的医疗水平来决定是否给予促胎肺成熟的处理,但如果孕妇合并妊娠期糖尿病,建议进行促胎肺成熟处理;②具体用法:地塞米松 6 mg 孕妇肌内注射(国内常用剂量为5 mg),每 12 h 1 次,共 4 次,或倍他米松 12 mg 孕妇肌内注射,每天 1 次,共 2 次。给予首剂后,24～48 h 内起效并能持续发挥作用至少 7d。即使估计不能完成 1 个疗程的孕妇也建议使用,能有一定的作用,但不宜缩短使用间隔时间。孕 32 周前使用了单疗程糖皮质激素治疗,孕妇尚未分娩,在应用一个疗程 2 周后,孕周仍不足 34 周+6 天,估计短期内终止妊娠者可再次应用 1 个疗程,但总疗程不能超过 2 次。对于糖尿病合并妊娠或妊娠期糖尿病孕妇处理上无特殊,但要注意监测血糖水平,防止血糖过高而引起酮症。

(2)抗生素的应用:导致未足月胎膜早破(PPROM)的主要原因是感染,多数为亚临床感染,30%～50%的未足月胎膜早破羊膜腔内可以找到感染的证据。即使当时没有感染,在期待保胎过程中也因破膜容易发生上行性感染。对于未足月胎膜早破预防性应用抗生素的价值是肯定的,可有效延长 PPROM 的潜伏期,减少绒毛膜羊膜炎的发生率,降低破膜后 48 h 内和7d 内的分娩率,降低新生儿感染率以及新生儿头颅超声检查的异常率。具体应用方法:美国ACOG 推荐的有循证医学证据的有效抗生素,主要为氨苄西林联合红霉素静脉滴注 48 h,其后改为口服阿莫西林联合肠溶红霉素连续 5 d。具体用量为:氨苄西林 2 g+红霉素 250 mg每 6 h 1 次静脉点滴 48 h;阿莫西林 250 mg 联合肠溶红霉素 333 mg 每 8 h 1 次口服连续 5 d。青霉素过敏的孕妇,可单独口服红霉素 10 d。应避免使用氨苄西林+克拉维酸钾类抗生素,因其有增加新生儿发生坏死性小肠结肠炎的风险。但由于我国抗生素耐药非常严重,在参考美国 ACOG 推荐的抗生素方案的前提下要依据个体情况选择用药和方案。

(3)宫缩抑制剂的使用:胎膜早破发生后会出现不同程度的宫缩,胎膜早破引起的宫缩多与亚临床感染诱发前列腺素大量合成及分泌有关,如果有规律宫缩,建议应用宫缩抑制剂48 h,完成糖皮质激素促胎肺成熟的处理,减少新生儿呼吸窘迫综合征的发生,或及时转诊至有新生儿监护病房的医院,完成上述处理后,如果仍有规律宫缩应重新评估绒毛膜羊膜炎和胎盘早剥的风险,如有明确感染或已经进入产程不宜再继续保胎,临产者应用宫缩抑制剂不能延长孕周,此外,长时间使用宫缩抑制剂对于胎膜早破者不利于母儿结局。常用的宫缩抑制剂有β受体兴奋剂、前列腺素合成酶抑制剂、钙离子拮抗剂、缩宫素受体阻滞剂等。个体化选择宫缩抑制剂,同时应注意对孕妇及胎儿带来的不良反应。

(4)硫酸镁的使用:随机对照研究提示孕 32 周前有分娩风险孕妇应用硫酸镁可以降低存

活儿的脑瘫率。所以,对于孕周小于 32 周的未足月胎膜早破孕妇,有随时分娩风险者可考虑应用硫酸镁保护胎儿神经系统,但无统一方案,遵医嘱给药。

5.心理护理

引导孕产妇积极参与护理过程,缓解焦虑、紧张、恐惧等不良情绪,积极面对胎膜早破可能带来的母儿危害,配合医护人员治疗护理。

四、健康教育

为孕妇讲解胎膜早破的影响,使孕妇重视妊娠期卫生保健并积极参与产前保健指导活动;嘱孕妇妊娠期注意个人卫生;避免负重及腹部受碰撞;宫颈内口松弛者,应卧床休息,并遵医嘱于妊娠 14~16 周行宫颈环扎术。同时注意指导其补充足量的维生素及钙、锌、铜等元素。

第九节 过期妊娠

一、概述

1.定义及发病率

平时月经周期规则,妊娠达到或超过 42 周(≥294 d)尚未分娩者,称为过期妊娠。其发生率占妊娠总数的 3%~15%。

2.主要发病机制

各种原因引起的雌孕激素失调导致孕激素优势,分娩发动延迟;胎位不正、头盆不称;胎儿、子宫不能密切接触,反射性子宫收缩减少导致过期妊娠。

3.处理原则

妊娠 40 周以后胎盘功能逐渐下降,42 周以后明显下降,因此,在妊娠 41 周以后,即应考虑终止妊娠,尽量避免过期妊娠。应根据胎儿安危状况、胎儿大小、宫颈成熟度综合分析,选择恰当的分娩方式。

(1)促宫颈成熟:目前常用的促宫颈成熟的方法主要有 PGE_2 阴道制剂和宫颈扩张球囊。

(2)人工破膜可减少晚期足月和过期妊娠的发生。

(3)引产术:常用静脉滴注缩宫素,诱发宫缩直至临产;胎头已衔接者,通常先人工破膜,1 h后开始滴注缩宫素引产。

(4)适当放宽剖宫产指征。

二、护理评估

1.健康史

详细询问病史,准确判断预产期、妊娠周数等。

2.生理状况

(1)症状、体征:孕期达到或超过 42 周;通过胎动、胎心率、B 超检查、雌孕激素测定、羊膜镜检查等确定胎盘功能是否正常。

（2）辅助检查：B超检查、雌孕激素测定、羊膜镜检查；胎儿监测的方法包括 NST、CST、生物物理评分（BPP）、改良 BPP（NST＋羊水测量）。尽管表明 41 周及以上孕周应行胎儿监测，但采用何种方法及以何频率目前都尚无充分的资料予以确定。

3．高危因素

高危因素包括初产妇、既往过期妊娠史、男性胎儿、孕妇肥胖。对双胞胎的研究也提示遗传倾向对晚期或过期妊娠的风险因素占 23％～30％。某些胎儿异常可能也与过期妊娠相关，如无脑儿和胎盘硫酸酯酶缺乏，但两者之间联系的确切原因并不清楚。

4．心理—社会因素

过期妊娠加大胎儿、新生儿及孕产妇风险导致个人、家庭成员紧张、焦虑、担忧等不良情绪。

三、护理措施

1．一般护理

（1）查看历次产检记录，准确核实孕周。

（2）听胎心，待产期间每 4 h 听 1 次或遵医嘱；交接班必须听胎心；临产后按产程监护常规进行监护；每天至少一次胎儿电子监护，特殊情况随时监护。

（3）重视自觉胎动并记录于入院病历中。

2．产程观察

（1）加强胎心监护。

（2）观察胎膜是否破裂以及羊水量、颜色、性状等。

（3）注意产程进展、观察胎位变化。

（4）不提倡常规会阴侧切。

3．用药护理

（1）缩宫素静脉滴注：缩宫素作用时间短，半衰期为 5～12 min。①静脉滴注中缩宫素的配制方法：应先用生理盐水或乳酸钠林格注射液 500 mL，用 7 号针头行静脉滴注，按每分钟 8 滴调好滴速，然后再向输液瓶中加入 2.5 U 缩宫素，将其摇匀后继续滴入。切忌先将 2.5 U 缩宫素溶于生理盐水或乳酸钠林格注射液中直接穿刺行静脉滴注，因此法初调时不易掌握滴速，可能在短时间内使过多的缩宫素进入体内，不够安全。②合适的浓度与滴速：因缩宫素个体敏感度差异极大，静脉滴注缩宫素应从小剂量开始循序增量，起始剂量为 2.5 U 缩宫素溶于生理盐水或乳酸钠林格注射液 500 mL 中即 0.5％缩宫素浓度，以每毫升 15 滴计算相当于每滴液体中含缩宫素 0.33 mU。从每分钟 8 滴开始，根据宫缩、胎心情况调整滴速，一般每隔 20 min 调整 1 次。应用等差法，即从每分钟 8 滴（2.7 mU/min）调整至 16 滴（5.4 mU/min），再增至 24 滴（8.4 mU/min）；为安全起见，也可从每分钟 8 滴开始，每次增加 4 滴，直至出现有效宫缩。③有效宫缩的判定标准：为 10 min 内出现 3 次宫缩，每次宫缩持续 30～60 s，伴有宫颈的缩短和宫口扩张。最大滴速不得超过每分钟 40 滴，即 13.2 mU/min，如达到最大滴速，仍不出现有效宫缩时可增加缩宫素浓度，但缩宫素的应用量不变。增加浓度的方法是以生理盐水或乳酸钠林格注射液 500 mL 中加 5 U 缩宫素变成 1％缩宫素浓度，先将滴速减半，再根据宫缩情况进行调整，增加浓度后，最大增至每分钟 40 滴（26.4 mU），原则上不再增加滴数和缩宫素浓度。④注意事项：要有专人观察宫缩强度、频率、持续时间及胎心率变化并及时记录，调好宫缩后行胎心监护。破膜后要观察羊水量及有无胎粪污染及其程度。警惕过敏反应。禁止肌内、皮下、穴位注射及鼻黏膜用药。输液量不宜过大,以防止发生水中毒。宫缩过强应及时停用缩宫素,必要时使用宫缩抑制剂。引产失败:缩宫素引产成功率与宫颈成熟度、孕周、胎先露高低有关,如连续使用 2~3 d,仍无明显进展,应改用其他引产方法。

(2)前列腺素制剂促宫颈成熟:常用的促宫颈成熟的药物主要是前列腺素制剂。目前在临床常使用的前列腺素制剂如下:①可控释地诺前列酮栓:是一种可控制释放的前列腺素 E_2(PGE_2)栓剂,含有 10 mg 地诺前列酮,以 0.3 mg/h 的速度缓慢释放,需低温保存。可以控制药物释放,在出现宫缩过频时能方便取出。②米索前列醇:是一种人工合成的前列腺素 E_1(PGE_1)制剂,有 100 μg 和 200 μg 两种片剂,中华医学会妇产科学分会产科学组经多次讨论,制订米索前列醇在妊娠晚期促宫颈成熟的应用常规如下:a.用于妊娠晚期未破膜而宫颈不成熟的孕妇,是一种安全有效的引产方法。b.每次阴道放药剂量为 25 μg,放药时不要将药物压成碎片。如 6 h 后仍无宫缩,在重复使用米索前列醇前应行阴道检查,重新评价宫颈成熟度,了解原放置的药物是否溶化、吸收,如未溶化和吸收则不宜再放。每天总量不超过 50 μg,以免药物吸收过多。c.如需加用缩宫素,应该在最后一次放置米索前列醇后 4 h 以上,并行阴道检查证实米索前列醇已经吸收才可以加用。d.使用米索前列醇者应在产房观察,监测宫缩和胎心率,一旦出现宫缩过频,应立即进行阴道检查,并取出残留药物。e.优点:价格低、性质稳定、易于保存、作用时间长,尤其适合基层医疗机构应用。一些前瞻性随机临床试验和荟萃分析表明,米索前列醇可有效促宫颈成熟。母体和胎儿使用米索前列醇产生的多数不良后果与每次用药量超过 25 μg 相关。f.禁忌证与取出指征:应用米索前列醇促宫颈成熟的禁忌证及药物取出指征与可控释地诺前列酮栓相同。

4.产程处理

进入产程后,应鼓励产妇左侧卧位、吸氧。产程中最好连续监测胎心,注意羊水形状,必要时取胎儿头皮血测 pH,及早发现胎儿宫内窘迫,并及时处理。过期妊娠时,常伴有胎儿窘迫、羊水粪染,分娩时应做相应准备。胎儿娩出后立即在直接喉镜指引下行气管插管吸出气管内容物,以减少胎粪吸入综合征的发生。

5.心理护理

(1)为孕产妇提供心理支持,帮助建立母亲角色。

(2)安抚产妇家属,帮助产妇家庭应对过期妊娠分娩。

(3)接纳可能出现的难产,胎头吸引、产钳助产等。

四、健康指导

(1)注意休息、饮食、睡眠等合理适当。

(2)情绪放松、身体放松。

(3)适当运动,无其他特殊情况自由体位待产。

(4)讲解临产征兆、自觉胎动计数等,指导产妇如何积极配合治疗。

(5)讲解过期妊娠分娩及过期产儿护理原则。

五、注意事项

应急处理:做好正常分娩及难产助产、剖宫产准备。

第十节　多胎妊娠

一、概述

1.定义及发生率

一次妊娠宫腔内同时有两个或两个以上的胎儿时称为多胎妊娠,以双胎妊娠为多见。随着辅助生殖技术广泛开展,多胎妊娠发生率明显增高。

2.类型特点

由一个卵子受精后分裂而形成的单卵双胎妊娠和由两个卵子分别受精而形成的双卵双胎妊娠,双卵双胎约占双胎妊娠的70%,两个卵子可来源于同一成熟卵泡或两侧卵巢的成熟卵泡。

3.治疗原则

(1)妊娠期:及早诊断出双胎妊娠者并确定羊膜绒毛膜性,增加其产前检查次数,注意休息,加强营养,注意预防贫血、妊娠期高血压疾病的发生,防止早产、羊水过多、产前出血等。

(2)分娩期:观察产程和胎心变化,如发现有宫缩乏力或产程延长,应及时处理。第一个胎儿娩出后,应立即断脐,助手扶正第二个胎儿的胎位,使保持纵产式,等待15~20 min后,第二个胎儿自然娩出。如等待15 min仍无宫缩,则可人工破膜或静脉滴注催产素促进宫缩。如发现有脐带脱垂或怀疑胎盘早剥时,即手术助产。如第一个胎儿为臀位,第二个胎儿为头位,应注意防止胎头交锁导致难产。

(3)产褥期:第二个胎儿娩出后应立即肌内注射或静脉滴注催产素,腹部放置沙袋,防止腹压骤降引起休克,同时预防发生产后出血。

二、护理评估

1.健康史

本次妊娠双胎羊膜绒毛膜性,孕妇的早孕反应程度,食欲、呼吸情况,以及下肢水肿、静脉曲张程度。

2.生理状况

(1)孕妇的并发症:妊娠期高血压疾病、妊娠期肝内胆汁淤积症、贫血、羊水过多、胎膜早破、宫缩乏力、胎盘早剥、产后出血、流产等。

(2)围产儿并发症:早产、脐带异常、胎头交锁、胎头碰撞、胎儿畸形以及单绒毛膜双胎特有的并发症如双胎输血综合征、选择性生长受限、一胎无心畸形等;极高危的单绒毛膜单羊膜囊双胎,由于两个胎儿共用一个羊膜腔,两胎儿间无羊膜分隔,因脐带缠绕和打结而发生宫内意外可能性较大。

(3)辅助检查:①B超检查:可以早期诊断双胎、畸胎,能提高双胎妊娠的孕期监护质量。在妊娠6~9周,可通过孕囊数目判断绒毛膜性;妊娠10~14周,可以通过双胎间的羊膜与胎盘交界的形态判断绒毛膜性。单绒毛膜双胎羊膜分隔与胎盘呈"T"征,而双绒毛膜双胎胎膜融合处夹有胎盘组织,所以胎盘融合处表现为"双胎峰"(或"λ"征)。妊娠18~24周最晚不要超过26周对双胎妊娠进行超声结构筛查。双胎容易因胎儿体位的关系影响结构筛查质量,有条件的医院可根据孕周分次进行包括胎儿心脏在内的结构筛查。②血清学筛查:唐氏综合征在单胎与双胎妊娠孕中期血清学筛查的检出率分别为 $60\%\sim70\%$ 和 45%,其假阳性率分别为 5% 和 10%。由于双胎妊娠筛查检出率较低,而且假阳性率较高,目前并不推荐单独使用血清学指标进行双胎的非整倍体筛查。③有创性产前诊断:双胎妊娠有创性产前诊断操作带来的胎儿丢失率要高于单胎妊娠,以及后续的处理如选择性减胎等,建议转诊至有能力进行宫内干预的产前诊断中心进行。

3.高危因素

出现妊娠期高血压疾病、妊娠肝内胆汁淤积症、贫血、羊水过多、胎膜早破、宫缩乏力、胎盘早剥、产后出血、流产等多种并发症。

4.心理—社会因素

双胎妊娠的孕妇在孕期必须适应两次角色转变,首先是接受妊娠,其次当被告知是双胎妊娠时,必须适应第二次角色转变,即成为两个孩子的母亲;双胎妊娠属于高危妊娠,孕妇既兴奋又常常担心母儿的安危,尤其是担心胎儿的存活率。

三、护理措施

1.一般护理

(1)增加产前检查的次数,每次监测宫高、腹围和体质量。

(2)注意休息;卧床时最好取左侧卧位,增加子宫、胎盘的血供,减少早产的机会。

(3)加强营养,尤其是注意补充铁、钙、叶酸等,以满足妊娠的需要。

2.症状护理

双胎妊娠孕妇胃区受压致胃纳差、食欲减退,因此应鼓励孕妇少量多餐,满足孕期需要,必要时给予饮食指导,如增加铁、叶酸、维生素的供给。因双胎妊娠的孕妇腰背部疼痛症状较明显,应注意休息,可指导其做骨盆倾斜运动,局部热敷也可缓解症状。采取措施预防静脉曲张的发生。

3.用药护理

双胎妊娠可能出现妊娠期高血压疾病、妊娠肝内胆汁淤积症、贫血、羊水过多、胎膜早破、胎盘早剥等多种并发症,按相应用药情况护理。

4.分娩期护理

(1)阴道分娩时严密观察产程进展和胎心率变化,及时处理问题。

(2)防止第二胎儿胎位异常、胎盘早剥;防止产后出血的发生;产后腹部加压防止腹压骤降引起的休克。

(3)如行剖宫产需要配合医师做好剖宫术前准备和产后双胎新生儿护理准备;如系早产,产后应加强对早产儿的观察和护理。

5.心理护理

帮助双胎妊娠的孕妇完成两次角色转变,接受成为两个孩子母亲的事实。告知双胎妊娠虽属于高危妊娠,但孕妇不必过分担心母儿的安危,说明保持心情愉快、积极配合治疗的重要性。指导家属准备双份新生儿用物。

四、健康指导

护士应指导孕妇注意休息,加强营养,注意阴道流血量和子宫复旧情况,防止产后出血。并指导产妇正确进行母乳喂养,选择有效的避孕措施。

五、注意事项

合理营养,注意补充铁剂防止妊娠期贫血,妊娠晚期特别注意避免疲劳加强休息,预防早产和分娩期并发症。

第十一节 羊水异常

一、概述

1.定义及发病率

(1)羊水过多:妊娠期间羊水量超过 2 000 mL 者,称为羊水过多。羊水的外观和性状与正常无异样,多数孕妇羊水增多缓慢,在较长时间内形成,称为慢性羊水过多;少数孕妇可在数天内羊水急剧增加,称为急性羊水过多。其发生率为 0.5%~1%。

(2)羊水过少:妊娠晚期羊水量少于 300 mL 称为羊水过少。羊水过少的发病率为 0.4%~4%。羊水过少严重影响胎儿预后,羊水量少于 50 mL,围生儿的病死率也高达 88%。

2.主要发病机制

胎儿畸形羊水循环障碍,多胎妊娠血压循环量增加胎儿尿量增加,胎盘病变、妊娠合并症等导致羊水过多或过少。

3.治疗原则

取决于胎儿有无畸形、孕周大小及孕妇自觉症状的严重程度,羊水过多时在分娩期应警惕脐带脱垂和胎盘早剥的发生。

二、护理评估

1.健康史

详细询问病史,了解孕妇年龄、有无妊娠合并症、有无先天畸形家族史及生育史。羊水过少同时了解孕妇自觉胎动情况。

2.生理状况

(1)症状体征:①急性羊水过多:较少见。多发生于妊娠20~24周,由于羊水量急剧增多,在数天内子宫急剧增大,横膈上抬,患者出现呼吸困难,不能平卧,甚至出现发绀,孕妇表情痛苦,腹部因张力过大而感到疼痛,食量减少。由于胀大的子宫压迫下腔静脉,影响静脉回流,导致孕妇下肢及外阴部水肿、静脉曲张。②慢性羊水过多:较多见。多发生于妊娠晚期,羊水可在数周内逐渐增多,多数孕妇能适应,常在产前检查时发现。孕妇子宫大于妊娠月份,腹部膨隆,腹壁皮肤发亮、变薄,触诊时感到皮肤张力大,胎位不清,胎心遥远或听不到。羊水过多孕妇容易并发妊娠期高血压疾病、胎位不正、早产等。患者破膜后因子宫骤然缩小,可以引起胎盘早剥。产后因子宫过大可引起子宫收缩乏力而致产后出血。③羊水过少:孕妇于胎动时感觉腹痛,检查时发现宫高、腹围小于同期正常妊娠孕妇,子宫的敏感度较高,轻微的刺激即可引起宫缩,临产后阵痛剧烈,宫缩不协调,宫口扩张缓慢,产程延长。羊水过少若发生在妊娠早期,可以导致胎膜与胎体相连;若发生妊娠中、晚期,子宫周围压力容易对胎儿产生影响,造成胎儿斜颈、曲背、手足畸形等异常。

(2)辅助检查:①B超:测量单一最大羊水暗区垂直深度(AFV)≥8 cm 即可诊断为羊水过多,其中,若用羊水指数法,羊水指数(AFI)≥25 cm 为羊水过多。测量单一最大羊水暗区垂直深度≤2 cm 即可考虑为羊水过少;≤1 cm 为严重羊水过少;若用羊水指数法,AFI≤5.0 cm 诊断为羊水过少;<8.0 cm 应警惕羊水过少的可能。除羊水测量外,B超还可判断胎儿有无畸形,羊水与胎儿的交界情况等。②神经管缺陷胎儿的检测:此类胎儿可做羊水及母血甲胎蛋白(AFP)测定。若为神经管缺陷胎儿,羊水中的甲胎蛋白均值超过正常妊娠平均值 3 个标准差以上有助于诊断。③胎儿电子监护:可出现胎心变异减速和晚期减速。④胎儿染色体检查:需排除胎儿染色体异常时可做羊水细胞培养,或采集胎儿脐带血细胞培养,做染色体核型分析,荧光定量 PCR 法快速诊断。⑤羊膜囊造影:用以了解胎儿有无消化道畸形,但应注意造影剂对胎儿有一定损害,还可能引起胎儿早产和宫腔内感染,应慎用。

(3)高危因素:胎儿畸形、胎盘功能减退、羊膜病变、双胎、母胎血型不合、糖尿病、母体妊娠期高血压疾病可能导致的胎盘血流减少等。

(4)心理—社会因素:孕妇及家属因担心胎儿可能会有某种畸形,会感到紧张、焦虑不安,甚至产生恐惧心理。

三、护理措施

1. 一般护理

向孕妇及其家属介绍羊水过多或过少的原因及注意事项。包括指导孕妇摄取低钠饮食,防止便秘;减少增加腹压的活动以防胎膜早破。改善胎盘血液供应;自觉胎动监测;出生后的胎儿应认真全面评估,识别畸形。

2. 症状护理

观察孕妇的生命体征,定期测量宫高、腹围和体质量,判断病情进展,并及时发现并发症。观察胎心、胎动及宫缩,及早发现胎儿宫内窘迫及早产的征象。羊水过多时人工破膜应密切观察胎心和宫缩,及时发现胎盘早剥和脐带脱垂的征象。产后应密切观察子宫收缩及阴道流血情况,防止产后出血。发生羊水过少时,严格 B 超监测羊水量。并注意观察有无胎儿畸形。

3. 孕产期处理

(1)羊水过多:腹腔穿刺放羊水时应防止速度过快、量过多,一次放羊水量不超过1 500 mL,放羊水后腹部放置沙袋或加腹带包扎,以防血压骤降发生休克。腹腔穿刺放羊水注意无菌操作,防止发生感染,同时按医嘱给予抗感染药物。

(2)羊水过少合并有过期妊娠、胎儿生长受限等需及时终止妊娠者,应遵医嘱做好阴道助产或剖宫产的准备。若羊水过少合并胎膜早破或者产程中发现羊水过少,需遵医嘱进行预防性羊膜腔灌注治疗者,应注意严格无菌操作,防止发生感染,同时按医嘱给予抗感染药物。有国外文献报道羊膜腔输液的治疗方法不降低剖宫产和新生儿窒息的发生率,反而可能增加胎粪吸入综合征的发生率,此项治疗手段现已较少应用。

4. 心理护理

让孕妇及家人了解羊水过多或过少的发生发展过程,正确面对羊水过多或过少可能给胎儿带来的不良结局,引导孕产妇减少焦虑,主动配合参与治疗护理过程。

四、健康指导

羊水过多或过少胎儿正常者,母婴健康平安,做好正常分娩及产后的健康指导;羊水过多或过少合并胎儿畸形者,积极进行健康宣教,引导孕产妇正确面对,终止妊娠,顺利度过产褥期。

五、注意事项

腹腔穿刺放羊水时严格操作注意事项;严密观察羊水量、性质、病情等变化。

第十二节　脐带异常

一、概述

1.定义

脐带异常包括脐带先露或脱垂、脐带缠绕、脐带长度异常、脐带打结、脐带扭转等,可引起胎儿急性或慢性缺氧,甚至胎死宫内。本节以脐带先露与脱垂为例进行讨论。脐带先露是指胎膜未破时脐带位于胎先露部前方或一侧,脐带脱垂是指胎膜破裂后脐带脱出于宫颈口外,降至阴道内甚至露于外阴部。

2.病因

导致脐带先露与脱垂的主要原因有头盆不称、胎头入盆困难、胎位异常(如臀先露、肩先露、枕后位)、胎儿过小、羊水过多、脐带过长、脐带附着异常及低置胎盘等。

3.治疗原则

早期发现脐带异常,迅速解除脐带受压,选择正确的分娩方式,保障胎儿安全。

二、护理评估

1.健康史

详细了解产前检查结果,有无羊水过多、胎儿过小、胎位异常、低置胎盘等。

2.生理状况

(1)症状:若脐带未受压可无明显症状,若脐带受压,产妇自觉胎动异常甚至消失。

(2)体征:出现频繁的变异减速,上推胎先露部及抬高臀部后恢复,若胎儿缺氧严重可伴有胎心消失。胎膜已破者,阴道检查可在胎先露旁或其前方触及脐带,甚至脐带脱出于外阴。

(3)辅助检查

1)产科检查:在胎先露旁或其前方触及脐带,甚至脐带脱出于外阴。

2)胎儿电子监护:伴有频繁的变异减速,甚至胎心音消失。

3)B超检查:有助于明确诊断。

3.心理—社会因素评估

孕产妇及家属有无焦虑、恐慌等心理问题,对脐带脱垂的认识程度及家庭支持度。

4.高危因素

(1)胎儿过小者。

(2)羊水过多者。

(3)脐带过长者。

(4)胎先露部入盆困难者。

(5)胎位异常者,如肩先露、臀先露等。

(6)胎膜早破而胎先露未衔接者。

(7)脐带附着位置低或低置胎盘者。

三、护理措施

1.一般护理

注意协助孕妇取臀高位卧床休息,缓解脐带受压。

2.分娩方式的选择

(1)脐带先露:若为经产妇、胎膜未破、宫缩良好,且胎心持续良好者,可在严密监护下经阴道分娩;若为初产妇或足先露、肩先露者,应行剖宫产术。

(2)脐带脱垂:胎心尚好,胎儿存活者,应尽快娩出胎儿。若宫口开全,胎先露部已达坐骨棘水平以下者,还纳脐带后行阴道助产术;若宫口未开全,应立即协助产妇取头低臀高位,将胎先露部上推,还纳脐带,应用宫缩抑制剂,缓解脐带受压,严密监测胎心的同时尽快行剖宫产术。

3.心理护理

(1)了解孕产妇及家属的心理状态,并予以心理支持,缓解其紧张、焦虑情绪。

(2)讲解脐带脱垂相关知识,以取得其对诊疗护理工作的配合。

四、健康指导

(1)教会孕妇自数胎动,以便早期发现胎动异常。

(2)督促其定期产前检查,妊娠晚期及临产后再次行超声检查。

五、注意事项

脐带脱垂为非常紧急的情况,一旦发现,应立即进行脐带还纳并保持手在阴道内直到胎儿娩出。

第十三节　胎儿窘迫

一、概述

1.定义

胎儿窘迫是指胎儿在子宫内因急性或慢性缺氧危及其健康和生命的综合症状。分为急性和慢性两种,急性胎儿窘迫多发生在分娩期,慢性胎儿窘迫多发生在妊娠晚期,但临产后常表现为急性胎儿窘迫,所以应予以重视。

2.病因

导致胎儿窘迫的因素可归纳为三大类,母体血氧含量不足、母胎间血氧运输及交换障碍、胎儿自身因素异常。

(1)急性胎儿窘迫的常见原因:①前置胎盘、胎盘早剥;②脐带异常,如脐带绕颈、脐带扭转、脐带脱垂、脐带真结等;③母体休克导致胎盘灌注急剧减少;④缩宫素使用不当致过强及不协调宫缩;⑤过量应用麻醉剂及镇静剂,抑制呼吸。

(2)慢性胎儿窘迫的常见原因:①母体血氧含量不足,如合并心脏病或心功能不全、重度贫血、肺部感染等;②子宫胎盘血管硬化、狭窄、梗死等,如过期妊娠、妊娠期高血压疾病等;③胎儿异常,如心血管疾病、呼吸系统疾病、胎儿畸形、胎儿宫内感染等。

3.治疗原则

急性胎儿窘迫者,应积极寻找原因,改善胎儿缺氧状态,尽快终止妊娠。慢性胎儿窘迫者,应根据孕周、胎儿成熟度和窘迫程度决定处理方案。

二、护理评估

1.健康史

详细了解妊娠经过及临产后的处理措施,了解孕妇有无心脏病、糖尿病、高血压、重度贫血等合并症,了解胎儿有无畸形、母儿血型不合、宫内感染等,了解有无脐带异常,了解临产后有无过量使用麻醉剂或镇静剂、缩宫素使用不当等。

2.生理状况

(1)症状:孕妇自觉胎动变化,在胎儿窘迫早期可表现为胎动过频,若缺氧未纠正或加重则胎动转弱且次数减少,进而消失。

(2)体征:①胎心率异常:此为胎儿窘迫最重要的征象,缺氧早期胎心率加快,持续缺氧则胎心率变慢,胎儿电子监护出现晚期减速或重度变异减速。②羊水胎粪污染:但目前认为羊水胎粪污染并不是胎儿窘迫的征象。胎儿可在宫内排出胎粪,孕周越大羊水胎粪污染的几率越高,但某些高危因素如妊娠期肝内胆汁淤积症也会增加胎粪排出的几率。③胎儿酸中毒:取胎儿头皮血进行血气分析,$pH < 7.20$,$PO_2 < 10$ mmHg,$PCO_2 > 60$ mmHg。④胎儿生物物理评分降低:$6 \sim 8$ 分可能有急或慢性缺氧,$4 \sim 6$ 分有急性或慢性缺氧,$2 \sim 4$ 分有急性缺氧伴慢性缺氧,0 分有急慢性缺氧。

(3)辅助检查

1)胎儿电子监护:基线胎心率>160 次/分钟或<110 次/分钟,并伴有晚期减速或重度变异减速。

2)胎儿头皮血气分析:$pH < 7.20$ 提示酸中毒。

3)胎儿生物物理评分:$\leqslant 4$ 分提示胎儿窘迫。

4)脐动脉多普勒超声血流检查:进行性舒张期血流降低、脐血流指数升高提示胎盘灌注不足。

3.心理—社会因素评估

孕产妇及其家属有无焦虑、恐惧、无助感等,对胎儿窘迫的认识程度及家庭支持度。

4.高危因素

(1)妊娠期肝内胆汁淤积症者。

(2)妊娠期高血压疾病或合并肾炎、糖尿病等导致子宫胎盘血管硬化、狭窄、梗死者。

(3)妊娠合并心脏病、肺部疾病等导致母体血氧含量不足者。

(4)缩宫素应用不当导致子宫过强收缩或不协调性子宫收缩者。

(5)过多使用麻醉剂、镇静剂,导致呼吸抑制者。

(6)胎盘早剥、前置胎盘者。

(7)脐带异常,如脐带真结、脐带先露等,导致母胎血氧运输障碍者。

(8)胎儿患有严重心脏病、呼吸系统疾病或宫内感染,导致胎儿运输及利用氧的能力下降者。

三、护理措施

1.症状护理

(1)严密监测胎心变化,行胎儿电子监护,发现胎心异常及时通知医师,并协助处理。

(2)指导孕妇自数胎动,主诉胎动减少者,应立即行全面检查,以评估母儿状态。

2.终止妊娠的护理

除少数孕周小,估计胎儿娩出后存活可能性小者,可考虑采取期待治疗延长胎龄外,其余均需要尽快终止妊娠,并做好新生儿抢救准备。

(1)宫口开全,胎先露部已达坐骨棘水平以下者,可经阴道助产尽快娩出胎儿。

(2)宫口未开全或预计短时间内不能阴道分娩者,应尽快做好剖宫术前准备,行剖宫产终止妊娠。

3.心理护理

(1)提供相关信息,鼓励孕产妇配合治疗护理。

(2)鼓励家属陪伴孕产妇,为其提供心理社会支持,缓解紧张、焦虑情绪。

(3)对于胎儿宫内死亡或新生儿死亡者,尽量将其安排在远离其他产妇和新生儿的房间,鼓励其表达悲伤情绪,指导其选择合适的应对措施。

四、健康指导

(1)教会孕妇自数胎动,以便早期发现胎动异常。

(2)督促其定期产前检查,及早发现胎儿窘迫的高危因素,并予以纠正。

五、注意事项

1.重视孕妇自数胎动

胎动异常是最先出现的胎儿缺氧征象,应指导孕妇正确自数胎动,发现异常及时处理。

2.能初步识别胎儿电子监护图形

常规做胎儿电子监护者,应尽早发现胎儿电子监护图形的异常,及时处理胎儿宫内缺氧。

第十四节　产褥感染

一、概述

1.定义

产褥感染是指分娩及产褥期生殖道受病原体侵袭,引起局部或全身感染。发病率约为6%,是导致产妇死亡的四大原因之一。产褥病率是指分娩 24 h 以后的 10 d 内,每天用口表测量体温 4 次,间隔时间 4 h,有 2 次体温≥38 ℃。产褥病率的主要原因是产褥感染,其次还包括急性乳腺炎、上呼吸道感染、泌尿系统感染、血栓性静脉炎等生殖道以外的感染。

2.主要病因

(1)诱因:任何导致机体免疫力、细菌毒力、细菌数量三者之间平衡失调的因素,均可成为产褥感染的诱因。如产妇体质虚弱、营养不良、孕期贫血、孕期卫生不良、胎膜早破、羊膜腔感染、产程延长、产前产后出血、多次宫颈检查等。

(2)病原体:引起产褥感染的细菌种类较多,其中以大肠埃希菌、厌氧性链球菌最为常见,而溶血性链球菌和金黄色葡萄球菌感染较为严重。产褥感染常为多种病原体的混合感染。

3.治疗原则

合理使用抗生素,积极控制感染;加强产妇营养,改善全身状况。

二、护理评估

1.健康史

详细了解妊娠及分娩经过,评估产妇个人卫生习惯,询问产妇有无贫血、营养不良等慢性疾病,有无生殖道、泌尿道感染病史,了解此次分娩是否有胎膜早破、产程延长、手术助产、产前产后出血等。

2.生理状况

(1)症状:发热、疼痛、异常恶露为产褥感染的三大主要症状。由于感染部位、程度、扩散范围不同,其临床表现也不同。依感染发生部位,分为外阴伤口、阴道、宫颈、子宫切口局部感染,急性子宫内膜炎、急性盆腔结缔组织炎、急性输卵管炎、急性盆腔腹膜炎、血栓性静脉炎、脓毒血症及败血症等。

(2)体征:多有体温升高。依感染部位不同,可有局部红肿、疼痛,恶露增加,下腹部压痛、反跳痛、肌紧张、肠鸣音减弱或消失,下肢水肿、皮肤发白、疼痛,甚至寒战、高热、脉搏细速、血压下降等感染性休克征象。

(3)辅助检查:①实验室检查:血常规示白细胞计数增高,尤其是中性粒细胞计数明显升高;②影像学检查:B 超、彩色多普勒超声、CT、磁共振等能够对感染形成的炎性包块、脓肿及静脉血栓做出定位及定性诊断;③细菌培养和药物敏感试验:通过宫腔分泌物、脓肿穿刺物、后穹窿穿刺物做细菌培养和药物敏感试验,确定病原体及敏感的抗生素。

3.心理—社会因素

产妇有无焦虑、抑郁、烦躁、依赖等心理问题及对产褥感染的认识程度和家庭支持度。

4.高危因素

(1)产妇免疫力低下者,如合并贫血、营养不良等慢性疾病者。

(2)伴有产前或产后出血者。

(3)羊膜腔感染或行宫内胎儿监测者。

(4)产程延长或胎膜早破者。

(5)分娩过程中频繁行阴道检查者。

(6)剖宫产、急诊手术、阴道助产以及人工剥离胎盘者。

(7)有会阴切口或软产道撕裂伤者。

(8)产前、产后卫生不良者。

三、护理措施

1. 一般护理

除产科一般护理外,还应鼓励产妇多饮水,每天不应低于 2 000 mL;严格无菌操作,注意手卫生,减少不必要的阴道操作,以免感染播散。

2. 症状护理

(1)密切观察产妇生命体征的变化,尤其是体温,每 4 h 测量体温 1 次,并观察有无寒战、全身乏力等症状,如发现异常,及时记录并通知医师。高热者应及时采取有效的物理降温措施,必要时遵医嘱予药物降温,并注意保持水、电解质平衡。

(2)注意观察产妇腹部或会阴部切口是否出现红、肿、热、痛等感染征象,出现上述征象者给予局部热敷、冲洗或遵医嘱使用抗感染药物。

(3)了解宫底的高度、硬度及有无压痛,观察恶露的量、颜色、性状、气味有无改变,如有异常,及时通知医师。

3. 用药护理

(1)未确定病原体时,根据临床表现及临床经验选用高效广谱抗生素;细菌培养和药物敏感试验结果明确后,遵医嘱调整抗生素种类及剂量。

(2)应用抗生素要足量、及时,规范给药时间和给药途径,以保持有效血药浓度。

(3)中毒症状严重者,短期加用肾上腺皮质激素,提高机体应激能力。

(4)使用抗生素后,定期查血常规,了解治疗效果。

(5)若使用甲硝唑等可经乳汁分泌的药物,应告知产妇暂停母乳喂养。

4. 治疗配合

(1)如需要行脓肿引流术、清宫术或后穹隆穿刺术,配合医师做好术前准备和护理。

(2)如病情严重,伴有感染性休克或肾衰竭,应积极配合抢救。

5. 心理护理

(1)了解产妇和家属的心理状态,并给予心理支持,缓解其不良情绪。

(2)鼓励产妇与新生儿的情感交流,增强产妇的自信心。

(3)母婴分离者,及时提供新生儿的信息,减轻产妇因母婴分离而导致的焦虑情绪。

四、健康指导

(1)指导产妇保持会阴清洁,如勤换会阴垫、便后清洁会阴等。

(2)指导患者采取半坐卧位,以利于恶露的引流,防止感染扩散。

(3)教会患者识别产褥感染复发征象,如恶露异常、发热、腹痛等,如有异常,及时就诊。

五、注意事项

(1)产妇出院时指导产褥期卫生十分重要,特别是农村产妇,应教会她们做好个人卫生的方法。

(2)指导产妇因地制宜进食营养丰富的均衡膳食,提高机体抵抗力。

(3)产褥感染的产妇,应注意观察病情,防止发生感染性休克。

第十章 儿科护理

第一节 小儿腹泻病

小儿腹泻病又称儿童腹泻(infantile diarrhea),是一组由多病原、多因素引起的以大便次数增多和性状改变为特点的一组消化道综合征,严重者可引起水、电解质紊乱和酸碱平衡失调,是婴幼儿时期的常见病,发病年龄多在 6 个月至 2 岁,一年四季均可发病,以夏秋季发病率最高。为儿童时期重点防治的"四病"之一。

一、护理评估

1.健康史

评估患儿喂养史,添加辅食时间、断乳时间。有无不洁饮食史,是否长期应用抗生素;以往是否有对药物或牛奶的过敏史。

同时评估患儿腹泻开始时间,大便的次数、颜色、性状、气味及量,有无发热、呕吐、腹痛、腹胀、里急后重等。

2.身体状况

了解患儿腹泻的次数、性质和量;评估患儿的精神、神志、体温、呼吸、心率、血压等生命体征,了解有无水、电解质紊乱和酸碱平衡失调等情况。

3.心理—社会状况

评估家长对疾病的心理反应及认识程度、文化程度、喂养及护理知识等;评估患儿家庭的居住环境、经济状况、卫生习惯等。了解患儿对陌生的医院环境、侵入性的治疗等产生的恐惧程度。

4.辅助检查

了解大便化验结果及水、电解质紊乱情况。

二、护理诊断

1.腹泻

腹泻与感染、喂养不当所致的消化道功能紊乱有关。

2.体液不足

体液不足与呕吐、腹泻所致的体液丢失及摄入不足有关。

3.体温过高

体温过高与肠道感染有关。

4.有皮肤完整性受损的危险

皮肤完整性受损与腹泻次数增多及大便刺激臀部皮肤有关。

5.知识缺乏

与家长及患儿缺乏营养和腹泻相关的护理知识有关。

6.潜在并发症

代谢性酸中毒、低钾血症、低钙血症和低镁血症与肠道内大量碱性物质及电解质丢失有关。

三、护理目标

(1)患儿腹泻、呕吐次数逐渐减少至停止。

(2)患儿脱水和电解质紊乱得以纠正,体质量恢复正常。

(3)患儿体温逐渐恢复正常。

(4)患儿臀部皮肤无破损。

(5)家长能掌握儿童喂养知识及腹泻的预防护理知识。

(6)患儿住院期间不发生并发症或发生后能得到及时纠正。

四、护理措施

1.休息与环境

重症患儿卧床休息,居室要通风,温湿度适宜。严格执行消毒隔离制度,感染性腹泻与非感染性腹泻患儿应分室居住。护理患儿前后认真洗手,腹泻患儿用过的尿布、便盆应分类消毒,以防交叉感染。

2.调整饮食

呕吐严重者可暂时禁食4～6 h(不禁水),待好转后继续喂食,母乳喂养儿继续哺乳、暂停辅食,人工喂养儿可喂米汤、酸奶、脱脂奶等。由少到多,由稀到稠。病毒性肠炎多有双糖酶(主要是乳糖酶)缺乏,不宜用蔗糖,并暂停乳类喂养,改用酸奶、豆浆、去乳糖配方奶粉等,以减轻腹泻,缩短病程。

3.病情观察

监测生命体征:如神志、体温、脉搏、呼吸、血压等;观察大便情况:观察并记录大便的次数、颜色、性状、量,做好动态比较,为输液方案和治疗提供可靠依据;观察全身中毒症状:如发热、烦躁、嗜睡、倦怠等;观察水、电解质紊乱和酸碱平衡失调症状:如代谢性酸中毒表现、低血钾表现、脱水情况及其程度。

4.用药护理

选用针对病原菌的抗生素,以控制感染,合理安排输液量和速度。微生态制剂是活菌制剂,服用时应用冷开水送服,与口服抗生素间隔至少1 h以上。

5.对症护理

腹泻者一般不宜用止泻剂,因止泻会增加毒素的吸收。呕吐严重者暂禁食,必要时可肌内注射氯丙嗪或针刺足三里穴等。

腹胀明显者可肌内注射新斯的明或肛管排气。

6.皮肤护理

婴幼儿选用吸水性强的、柔软布质或纸质尿布,避免使用不透气塑料布或橡皮布,尿布湿了及时更换;每次便后用温水清洗臀部并擦干,以保持皮肤清洁、干燥;局部皮肤发红处涂以5％鞣酸软膏或40％氧化锌油并按摩片刻,促进局部血液循环;也可采用暴露法,臀下仅垫尿布,不加包扎,使臀部皮肤暴露于空气中或阳光下;局部皮肤溃疡可用灯光照射,每次照射20～30 min,每天1～2次,促使局部皮肤干燥。

7.心理护理

向患儿及家长解释病房环境及医务工作人员,减少陌生感;为患儿创造安静、舒适的休息环境;用患儿能理解的语言向其解释治疗目的,鼓励患儿配合;多与家长交谈,增强治疗信心,克服焦虑、紧张心理。

五、护理评价

(1)评价患儿大便次数是否减少、大便性状有无好转。

(2)水、电解质紊乱及酸碱平衡失调是否纠正,尿量是否增加。

(3)体温及体质量是否恢复正常。

(4)臀部皮肤是否有破损。

六、健康教育

宣传母乳喂养的优点,指导合理喂养,避免在夏季断奶。按时逐步添加换乳期食物,防止过食、偏食及饮食结构突然变动。注意饮食卫生,食物新鲜,食具定时消毒。饭前便后洗手,勤剪指甲,培养良好卫生习惯。加强体格锻炼,适当户外活动。注意气候变化,防止受凉或过热。避免长期滥用广谱抗生素。

第二节 小儿急性肾小球肾炎

急性肾小球肾炎(acute glomerulonephritis,AGN)简称急性肾炎,是由溶血性链球菌感染后引起的免疫反应性急性弥散性肾小球炎性病变。本病多见于5~14岁儿童,特别是6~7岁儿童,男女之比为2:1。临床常为急性起病,多存在前驱感染,以血尿为主,伴不同程度蛋白尿,可有少尿、水肿、高血压。本病常为自限性,预后较好,较少转为慢性肾炎和慢性肾衰竭,极少数病例在急性期可发生急性肾衰竭。

一、护理评估

1.健康史

评估患儿发病1~4周前有无链球菌感染病史,特别是咽炎、扁桃体炎等上呼吸道感染症状。水肿出现的时间、起始部位,尿量、尿的颜色,有无头痛、头晕等症状。

2.身体状况

测量患儿体质量、体温、血压、脉搏,听诊心率、肺部有无啰音,观察水肿的部位、程度、压之是否凹陷。

3.心理—社会状况

评估患儿及家长对疾病的认识程度,有无心理压力。

4.辅助检查

了解尿液检查结果,有无肾功能损害及损害程度。

二、护理诊断

1.体液过多

体液过多与肾小球滤过率下降,水、钠潴留有关。

2.活动无耐力

活动无耐力与水肿、血压高有关。

3.营养失调:低于机体需要量

营养失调与蛋白丢失、水肿,导致消化功能下降及限盐饮食有关。

4.潜在并发症

潜在并发症有严重循环充血、高血压脑病、急性肾衰竭。

5.知识缺乏

患儿及家长缺乏本病护理知识。

三、护理目标

(1)患儿尿量增加,水肿消退,肉眼血尿消失。

(2)患儿血压维持在正常范围内。

(3)患儿和家长理解限制活动、饮食的意义,能严格执行,满足患儿机体的营养需要。

(4)患儿不发生严重循环充血、高血压脑病及急性肾衰竭,如果发生上述情况时能及时发现并合理处理。

(5)患儿与家长能获得本病的相关知识,并配合治疗和护理。

四、护理措施

1.休息

急性期症状明显者需要卧床休息,休息可减轻肾的负担,增加心排血量,使肾血流量增加,提高肾小球滤过率,减少潜在并发症的发生。一般起病1~2周内患儿应绝对卧床休息,直到肉眼血尿消失、血压恢复正常、水肿减退,方可下床轻微活动,逐步增加活动量。1~2个月内宜限制活动量,2~3个月后,若尿中红细胞<10个/HP,红细胞沉降率恢复正常可上学,但仍应避免剧烈的体育活动。Addis计数正常后恢复正常活动。

2.饮食

低盐饮食,食盐量每天1~2 g为宜,严重病例钠盐摄入量为每天60~100 mg/kg。除非严重少尿或循环充血,一般不严格限水。氮质血症时,限制蛋白质的摄入量,每天0.5 g/kg;供给高糖饮食。待尿量增加、水肿消退、血压正常后,恢复正常饮食,以保证儿童生长发育的需要。

3.病情观察

(1)观察尿量、尿色,记录24 h液体出入量,定时测体质量,一般每周2次,用利尿药时每天1次。每周留尿标本,送尿常规检查2次。如尿量持续减少,并出现头痛、恶心、呕吐等表现,应警惕急性肾功能不全的发生。注意观察有无乏力、心率减慢、心律失常等出现,提示高钾血症;如出现恶心、呕吐、疲乏、意识障碍等,考虑有氮质血症的发生。

(2)观察血压,如果出现血压突然升高,剧烈头痛、呕吐、眼花等,则提示高血压脑病,应配合医生积极抢救。

（3）密切观察呼吸、脉搏、心率，患儿一旦出现烦躁不安，呼吸增快，胸闷、呼吸困难，不能平卧、咳喘、口吐粉红色泡沫样痰，肝大、颈静脉怒张等表现，应考虑严重循环充血的发生。遵医嘱积极配合治疗。

4. 对症护理

（1）水肿：严格限制钠的摄入量。采取腰部保暖措施，以促进血液循环，解除肾血管痉挛，增加肾血流量，增加尿量，以减轻水肿。一般每天 1 次，每次 15～20 min。

（2）循环充血：记录液体摄入量，严格限制水、钠摄入是预防严重循环充血和心力衰竭的关键。限制活动，卧床休息。一旦出现严重循环充血，立即让患儿取半卧位或坐位，给予氧气吸入并减慢输液速度；及时报告医生，遵医嘱应用利尿药或血管扩张药。

（3）高血压脑病：严密观察血压的变化，每天测血压 1～2 次，或进行血压监测，必要时按医嘱应用降压药。如出现剧烈头痛、呕吐、眼花等，应及时告知医生，并立即让患儿卧床，头部稍抬高，测生命体征，遵医嘱应用降压药。

（4）肾衰竭：病程 1～2 周内绝对卧床休息，以减轻肾和心脏负担；严格限制水、钠的入量，必要时应限制蛋白质及含钾食物的摄入。如患儿有高钾血症、氮质血症和酸中毒的表现，按急性肾功能不全护理，配合医生处理，并做好透析前的心理护理。

5. 用药护理

（1）降压药：定时测量血压，观察降压效果。患儿避免突然起立，以防直立性低血压的发生。应用硝普钠静脉滴注不可与其他药物配伍，现用现配，注意避光，溶液变色应立即停用。用药期间须严密监测血压、心率。

少数患儿可能会出现头痛、恶心、呕吐和腹部痉挛性疼痛。立即告知医生给予处理。

（2）利尿药：静脉注射呋塞米后注意有无脱水及电解质紊乱，观察有无乏力、腹胀、肠鸣音减弱等低钾血症表现。同时多补充含钾丰富的食物（如香蕉、柑橘等），必要时遵医嘱补充钾盐。

6. 心理护理

经常巡视病房，发现问题及时沟通。为患儿提供适当的娱乐用品，以缓解因活动受限以及疾病带来的焦虑。

五、护理评价

（1）患儿尿量是否增加，水肿是否消退，血压能否维持在正常范围。

（2）患儿营养摄入量是否达到需要；患儿及家长能否掌握休息、饮食调整，并自我管理。

（3）患儿有无严重情况的发生并得到合理处理。

六、健康教育

（1）向患儿和家长宣传本病是一种自限性疾病，预后良好，发展成慢性肾炎较少，使患儿及家长增强信心。

（2）指导患儿和家长制订食谱，强调限制水、钠及蛋白质摄入的重要性。

（3）强调限制活动是控制病情进展的重要措施。指导患儿控制活动量，讲解患儿休息的重要意义，阐明整个病程中应始终对活动进行适当限制，直到尿液检查完全正常。

（4）强调遵医嘱用药的重要性，让患儿及家长了解所用药物的不良反应，解除患儿及家长的疑虑。

（5）做好出院指导和预防宣教工作，强调增强体质，避免或减少上呼吸道感染是预防本病的根本方法。一旦发生了上呼吸道感染或皮肤感染，应及早治疗。

第三节　小儿肾病综合征

肾病综合征（nephrotic syndrome，NS）简称肾病，是多种原因引起的肾小球基膜通透性增高，大量蛋白质从尿中丢失而引起的一系列临床综合征。在儿童肾疾病中发病率仅次于急性肾小球肾炎（ANG），居第二位。临床有四大特点：①大量蛋白尿，尿蛋白定性检查≥（＋＋＋），儿童定量为每天＞50 mg/kg；②低蛋白血症，血浆清蛋白＜30g/L；③高脂血症，儿童胆固醇＞5.7 mmol/L；④水肿。前两项是诊断肾病综合征的必备条件。肾病综合征按病因可分为原发性肾病、继发性肾病和先天性肾病三种类型。儿童时期的肾病约90％为原发性肾病综合征（primary nephrotic syndrome，PNS），根据其临床表现又分为单纯性肾病和肾炎性肾病两类，其中以单纯性肾病为多见。继发性肾病是指在诊断明确的原发病基础上出现肾病表现，多见于过敏性紫癜、系统性红斑狼疮、乙型肝炎、糖尿病等。先天性肾病与遗传有关，多于出生后6个月内起病，我国较少见。本节主要介绍原发性肾病综合征（PNS）。

一、护理评估

1.健康史

了解患儿发病前有无感染、劳累、预防接种、用药等诱因。询问发病情况，病程长短、诊疗经过，用药的种类、剂量等。了解患儿有无诊断明确的原发病。询问既往情况，有无过敏史。

2.身体状况

询问患儿水肿开始的时间，水肿的程度，出现的部位等，有无少尿、血尿、高血压等。评估患儿目前体征，神志、呼吸、脉搏、血压、体质量等，检查水肿部位。

3.心理—社会状况

了解患儿和家长对本病的认识程度。评估患儿和家长的心理状态，了解患儿家庭经济状况及社会保障情况，指导进一步治疗。

4.辅助检查

了解尿蛋白定性、定量程度，有无管型尿、血尿等，评估血浆蛋白是否下降、24 h尿蛋白定量、血脂、血清补体的结果。了解肾功能检查、肾活检病理检查有无异常。

二、护理诊断

1.体液过多

体液过多与低蛋白血症导致的水、钠潴留有关。

2.营养失调：低于机体需要量

营养失调与大量蛋白丢失、食欲下降有关。

3.有皮肤完整性受损的危险

皮肤完整性受损与高度水肿及免疫力低下有关。

4.潜在并发症

潜在并发症有感染、电解质紊乱、血栓形成、急性肾衰竭及药物的不良反应等。

5.活动无耐力

活动无耐力与低蛋白血症有关。

6.焦虑

焦虑与病程长、病情反复,药物不良反应等有关。

三、护理目标

(1)患儿水肿减轻或消退,尿液恢复正常。

(2)患儿食欲增加,得到充足的营养。

(3)患儿尽可能避免并发症的出现,一旦发生,能及时发现并得到合理处理。

(4)患儿与家长可获取心理支持,患儿消除紧张等不良情绪。

(5)患儿或家长能够获得本病的相关知识,了解限制活动的意义,能配合治疗和护理。

四、护理措施

1.一般护理

适当的休息,减轻肾负担。为患儿提供适宜的休息环境,必要时对患儿进行保护性隔离。严重水肿和高血压患儿需卧床,严重胸腔积液、腹腔积液致呼吸困难时,应采取半卧位。一般患儿可定时下床轻微活动,防止血栓形成,但不可过于劳累。根据病情适当安排文娱活动,使患儿精神愉快。生活不能自理的患儿,应协助进食、洗漱及大小便等。

2.饮食护理

本病病程较长,为满足患儿生长发育的需要,应与患儿家长共同制订合理的食谱,保证营养的摄入。

(1)蛋白质:大量蛋白尿期间,控制蛋白质摄入量,以每天 1.2～1.8 g/kg 为宜,应选择优质蛋白(蛋、鱼、乳类、家禽)等。尿蛋白消失后,长期用糖皮质激素时,应多补充蛋白质,因糖皮质激素可使蛋白质分解代谢增强,容易出现负氮平衡。

(2)脂肪:为减轻高脂血症,宜少量脂肪,一般为每天 2～4 g/kg,饱和脂肪酸与非饱和脂肪酸比为 1:1,以植物性脂肪或鱼油为宜。

(3)碳水化合物:患儿一般不需特别限制碳水化合物饮食的摄入。

(4)维生素:增加 B 族维生素、维生素 C、维生素 D 及叶酸的摄入,选择富含可溶性纤维的食物(如燕麦、豆类)及果胶含量高的水果等。

(5)矿物质:患儿长期应用糖皮质激素易引起骨质疏松,故应注意补充富含钙和维生素 D 的食物。

(6)盐:一般患儿钠盐控制在 3 g/d 以内,必要时按血清钠水平进行调节。水肿时应限制钠的摄入,一般为 1～2 g/d;严重水肿、高血压时,可采取无盐饮食。水肿消退、尿量正常后,不再限制钠盐摄入。

(7)水:水一般不必限制,高度水肿而尿量少的患儿,应严格控制液体入量,并准确记录。

3.病情观察

(1)评估水肿程度、水肿部位及进展情况,皮肤有无破溃、感染。观察尿量、尿色变化等。严格记录 24 h 水出入量。有腹腔积液的患儿,每天测腹围、体质量一次并记录。尿常规送检每周2～3次。

（2）患儿精神萎靡、食欲下降，水肿加重，出现全身肌肉无力、腹胀等症状时，及时告知医生，监测血清钾、钠的变化。

（3）测量体温、血压、呼吸、脉搏，观察有无呼吸道感染、泌尿系感染、皮肤感染的症状与体征。患儿突发腰痛或腹痛、肉眼血尿，应考虑肾静脉血栓，要立即配合医生处理。

4.对症护理

（1）预防感染：感染是导致本病死亡的主要原因。肾病患儿与感染性疾病患儿应分病室居住，病房定时通风，每次 20～30 min，每天 2 次。严格无菌操作技术。病房每天进行紫外线消毒，使用激素期间限制探视；保持口腔清洁，做好口腔护理。保持皮肤及会阴部清洁，每天用3％硼酸坐浴1～2次，以预防尿路感染。勤洗澡，勤换尿布、内衣。发现感染灶，遵医嘱及时给予抗生素治疗。患儿预防接种要避免使用活疫苗，大量使用激素和免疫抑制药时，可延迟接种时间，一般在临床表现缓解后半年进行。

（2）皮肤护理：重度水肿患儿皮肤张力增加，弹性降低，如果局部皮肤受压，加之营养失调和长期使用激素等，皮肤容易破溃并继发感染。患儿应保持皮肤清洁、干燥，衣服应宽松，被褥要柔软。经常协助患儿翻身，局部按摩等，预防压疮及皮肤感染的发生，帮助患儿翻身或改变体位时，要避免拖、拉等动作导致皮肤损伤。阴囊水肿患儿，保持阴囊周围的清洁、干燥，必要时可使用阴囊托。臀部和四肢水肿严重时，可垫橡皮气垫或棉圈，骨隆凸部位用棉垫。水肿患儿肌内注射药物，进针部位宜深，拔针后须用干棉签局部压迫数分钟，防止药物外渗。严重水肿患儿尽量避免肌内注射药物。

（3）预防并发症：应多食含纤维素的食物，根据电解质检查结果及时调整饮食，预防低钠血症、低钾血症。适当活动预防血管栓塞，密切观察患儿有无血管栓塞的临床表现，定期检查凝血功能，必要时按医嘱使用抗凝药物。

5.用药护理

（1）利尿药：应观察用药前后水肿及尿量的变化，有无电解质紊乱、低血容量性休克，注意利尿药用药时间。

（2）糖皮质激素：长期使用可引起代谢紊乱，出现库欣综合征、伤口愈合不良、肌肉萎缩、骨质疏松、高血糖、高血压等，还可引起消化道出血、感染、精神兴奋、生长停滞或诱发结核灶的活动。故用激素时应做到以下几点：①严格按医嘱发药，保证服药，减量时要缓慢，忌突然停药。②观察激素的不良反应，每天测血压 1～2 次，重者进行血压监护；监测血清电解质，防止发生低钾血症和低钠血症；保护胃黏膜，避免空腹吃药，必要时按医嘱加用抗酸药等，以防消化道出血；及时补充钙剂，预防骨质疏松或手足搐搦；观察体温，定期监测血常规，发现潜在感染灶等。③要注意观察停药后的反应。

（3）免疫抑制药：环磷酰胺不良反应可出现骨髓抑制、出血性膀胱炎、脱发及远期性腺损害等。治疗期间监测血压和血白细胞计数变化，鼓励患儿多饮水，同时注意碱化尿液，预防出血性膀胱炎。宜饭后服用，以减少胃肠道反应。

6.心理护理

应与患儿及家长共同探讨患儿出现的恐惧、焦虑等心理问题的原因，鼓励患儿表达自己的感受。多关心、体贴患儿，做好生活护理。治疗前应让患儿及家属了解长期大剂量应用糖皮质激素可出现外貌变化和药物不良反应。对担心自身形象改变而引起焦虑的患儿，尽可能用安慰性的语言给予解释,以消除心理负担。耐心讲解此病的表现、用药的基本常识、坚持治疗的重要性等。建议家长鼓励患儿同伴、同学来院探望,给予患儿心理支持,使其保持良好的心理状态。

五、护理评价

(1)水肿是否减轻或消退,有无并发症发生。

(2)患儿及家长能否配合长期的治疗,能否按要求饮食,摄入量是否达到需要。

(3)患儿及家长有无保持良好的心理状态。

六、健康教育

(1)介绍本病的有关知识,讲解长期用糖皮质激素治疗的重要性,嘱患儿要遵医嘱用药,勿自行减量或停用。说明激素及免疫抑制药的常见不良反应,使家长及患儿有思想准备,树立战胜疾病的信心,配合治疗护理。

(2)患儿及家长能理解并执行护患共同制订的饮食食谱。患儿不去人群密集的公共场所;气温变化时,要及时增减衣物,调节室温,避免受凉,以防上呼吸道感染。

(3)因劳累是造成病情加重或复发的重要诱因,患儿应注意休息,避免劳累和剧烈体育运动。卧床患儿应适度活动,避免产生血栓等并发症。

(4)讲解并发症的预防方法,教会家长及患儿观察并发症的早期表现。让患儿和家长了解预防感染的重要性,并能采取有效措施避免感染。

(5)出院时指导家长做好家庭护理,教会家长或年长患儿使用试纸监测尿蛋白。告知定期复诊,密切监测肾功能的变化;定期门诊,以便医生对药物减量方法进行指导,防止疾病反复。

第四节　小儿泌尿系感染

泌尿系感染(urinary tract infections,UTI)也称尿路感染,指由病原体直接侵入泌尿系统,在尿液中生长繁殖,并侵犯尿路黏膜或组织而引起的损伤。泌尿系感染是儿童泌尿系统常见的感染性疾病,可累及尿道、膀胱、肾盂及肾实质,儿童时期感染局限在尿道某一部位的较少,临床难以准确定位,故常统称为泌尿系感染。临床以菌尿和(或)脓尿为特征,可有尿路刺激症状、发热、腰痛等。新生儿、婴幼儿泌尿系感染局部症状可不明显,全身症状较重,容易漏诊,延误治疗。

病程上分为急性和慢性泌尿系感染,前者起病急,症状较典型,慢性及反复感染的患儿容易导致肾损伤。

一、护理评估

1. 健康史

了解患儿大小便排泄的卫生习惯,有无蛲虫症等,患病前有无其他系统感染。了解患病的时间、病程长短、起病情况,诊断治疗经过,有无泌尿系感染反复发作史。

2.身体状况

评估患儿一般情况,机体有无感染灶,有无败血症及全身中毒等表现。伴有黄疸的患儿,有无生长发育停滞、体质量增长缓慢或不增的情况。

3.心理—社会状况

评估患儿和家长有无烦躁、焦虑等心理。了解患儿和家长对本疾病的认识程度。了解患儿家庭经济状况和社会保障情况。

4.辅助检查

了解尿常规、尿细菌涂片、尿细菌培养有无异常。根据病程迁延或感染反复发作者影像学检查结果情况,评估有无泌尿系统先天畸形或膀胱输尿管反流。

二、护理诊断

1.体温过高

体温过高与细菌感染有关。

2.排尿异常

排尿异常与膀胱、尿道炎症刺激有关。

3.知识缺乏

与患儿及家长缺乏尿路感染的护理、治疗和预防等知识有关。

三、护理目标

(1)患儿体温恢复正常。

(2)患儿尿频、尿急以及遗尿的表现减轻或消失,排尿恢复正常。

(3)患儿与家长能获得本病的相关知识,并配合治疗和护理。

四、护理措施

1.一般护理

急性期需卧床休息,为患儿提供适宜的环境,保持室内空气清新,温度适宜,避免劳累、受凉。

2.饮食护理

进食清淡并含丰富营养的食物,补充多种维生素。鼓励患儿大量饮水,一般每天可在2 500 mL以上,以利降温。通过多饮水增加尿量,减少细菌在尿道的停留时间,促进细菌、病毒和炎症物质的排出。多饮水还可以降低肾髓质及乳头部组织的渗透压,不利于细菌生长繁殖。

3.病情观察

注意观察患儿症状的变化,尤其是婴幼儿,除注意体温变化外,还应注意有无消化系统、神经系统等症状。患儿有无尿频、尿急、尿痛、遗尿等,有无腰痛、血尿以及全身感染的症状。有无拒食、呕吐、腹泻、腹胀、腹痛等消化系统症状,有无烦躁、嗜睡和惊厥等神经系统症状,并仔细观察患儿有无贫血、消瘦,体质量增长缓慢或不增的表现。

4.对症护理

高热参照高热护理常规处理,小婴儿尽量采用温和的物理降温。排尿疼痛者,碱化尿液,鼓励患儿多饮水,多排尿。便后冲洗会阴,勤换尿布,保持会阴部清洁。尿布用开水烫洗,或煮沸、高压消毒。肾区疼痛的患儿卧床休息，采用屈曲位，尽量减少站立或坐，避免肾受到牵拉而加重疼痛。

5.用药护理

按医嘱应用抗菌药物，观察药物不良反应。口服抗菌药物宜饭后服药，可减轻胃肠道不良反应。氨基糖苷类抗生素对肾和听神经均有毒性，使用期间注意询问患儿的听力有无变化，有无腰痛、血尿等药物不良反应。婴幼儿哭闹、尿路刺激症状明显时，可遵医嘱应用抗胆碱药。

6.标本采集

尿常规、尿沉渣找细菌和尿培养都应留晨尿，收集标本时取中段尿。

(1)收集标本前常规清洁外阴，可用肥皂水清洗外阴，不宜使用消毒剂。

(2)婴幼儿采用无菌尿袋收集尿标本，年长儿指导其留取中间一段尿置于无菌容器内，1 h内送检，以防杂菌生长。

(3)应用抗生素前或停药后 5 d 收集标本，不宜多饮水，并保证尿液在膀胱内已停留6～8 h。

7.心理护理

面对疾病带来的不适感，环境的改变，治疗和护理的不适应，各年龄儿童心理反应差别较大。患儿可出现烦躁、哭闹，也可出现语言、行为退化表现，或者出现紧张不安、郁闷、沮丧等心理反应。要针对不同患儿情况，及时给予恰当的心理安慰、行为指导。

五、护理评价

(1)患儿体温有无恢复正常。

(2)患儿感染是否得到有效控制，排尿有无恢复正常。

(3)患儿及家长是否得到有效的心理支持。

(4)患儿及家长能否很好地了解本病相关的护理、预防等知识，并配合治疗和护理。

六、健康教育

(1)向患儿及家长讲解本病的护理要点及预防知识。教育患儿家长培养儿童良好的卫生习惯，幼儿尽早停穿开裆裤，尤其女婴。为婴儿勤换尿布，便后清洗会阴部，保持清洁。女孩从前向后清洗外阴，避免肠道细菌污染尿道口，防止上行性感染。

(2)及时治疗儿童急慢性感染性疾病，矫治先天畸形等，男孩包茎要及时处理。儿童局部有炎症时及时诊治，根治蛲虫症等情况。

(3)避免过度劳累、受凉感冒，清淡饮食，多饮水、少憋尿，保持大便通畅。

(4)指导配合治疗、护理，按时服药，完成治疗疗程。定期复查，防止复发与再感染。

第五节 小儿营养性缺铁性贫血

缺铁性贫血(iron deficiency anemia，IDA)是由于体内铁缺乏，致血红蛋白合成减少引起的贫血。临床表现以小细胞低色素性贫血、血清铁蛋白减少和铁剂治疗有效为特点。多见于

6个月至2岁儿童,对儿童健康危害大,是我国重点防治的儿童疾病之一。

一、护理评估

1.健康史

了解患儿的喂养方法和饮食习惯,是否及时添加辅食,有无饮食不合理或偏食。对小婴儿还应询问母亲孕期是否有贫血,有无早产、多胎、胎儿失血等引起铁剂贮备不足的因素;了解有无生长发育过快、有无慢性疾病(慢性腹泻)、肠道寄生虫、吸收不良综合征、反复感染等,以及青春期少女是否因月经量过多而导致铁丢失过多。

2.身体状况

了解患儿贫血程度,观察有无皮肤黏膜苍白、头发枯黄、乏力、记忆力减退、烦躁不安、头晕、耳鸣、眼前发黑等表现,贫血较重者要注意有无心率增快、心脏增大、心力衰竭体征,还应了解有无精神改变、异食癖、口腔炎及生长发育情况等。

3.心理—社会状况评估

患儿及家长的心理状态,对本病病因及预防知识的了解程度,对健康的需求及家庭背景等。

4.辅助检查

了解外周血常规及骨髓检查结果。

二、护理诊断

1.营养失调:低于机体需要量

营养失调与缺铁有关。

2.活动无耐力

活动无耐力与贫血致组织器官缺氧有关。

3.知识缺乏

与家长及年长患儿缺乏营养知识和本病的防护知识有关。

三、护理目标

(1)患儿的贫血症状得到改善,活动耐力增强。

(2)家长能正确选择含铁丰富的食物,纠正不良饮食习惯。

(3)家长及患儿能积极配合治疗,指导患儿正确用药。

四、护理措施

1.休息与活动

轻度贫血者,一般不需要卧床休息,但应避免剧烈运动,以预防缺氧。活动间歇充分休息,保证足够睡眠,生活要有规律。严重贫血者,根据自身的活动耐量,制订活动类型、强度和持续时间,以不感到累为度。

2.饮食护理

(1)满足每天需要铁量:首先母乳喂养,纠正不良饮食习惯,合理搭配饮食,满足机体铁的需求。

(2)选择含铁丰富食物:食物中以肝、精肉、鱼类、动物血、大豆等铁剂的含量多,其次黑木耳、发菜、海带的含铁量也高。一般由饮食摄取的铁剂其吸收率为 6%，而贫血患儿的吸收率可达 35%。

3.观察病情

观察心率、心脏增大、心力衰竭体征，有无烦躁不安、头晕、面色苍白。

4.对症护理

贫血患儿免疫功能差，应注意勿与感染患儿接触，做好口腔护理，保持皮肤清洁，勤换内衣、裤。

5.用药护理——应用铁剂的护理

(1)告知患儿及家长用药方法，口服铁剂最好在两餐之间服用，以减少铁剂对胃肠黏膜的刺激；若服用液态铁剂，须用吸管吸取，以防牙齿着色；铁剂与维生素 C 同服，有利于吸收(可喝含维生素 C 的果汁，如橙汁、柠檬汁等)。另外，稀盐酸、氨基酸、果糖可促进铁的吸收；不宜与抑制铁吸收的物质，如牛奶、咖啡、茶、蛋类、麦麸、植物纤维、草酸和抗酸药物等同服。

(2)服用铁剂后，未被吸收的铁剂随大便排出，大便发黑是正常现象，停药后可恢复。应该向患儿及家长说明，消除紧张情绪。

(3)注射铁剂：注射铁剂可致局部疼痛，应深部肌内注射，以防铁剂渗入皮下组织，皮肤着色、局部发炎，甚至引起局部组织坏死。每次应更换注射部位。

(4)观察疗效：铁剂治疗如有效，患儿的网织红细胞在用药后 2～3 d 升高，5～7d 达高峰，2～3 周后逐渐下降至正常，1～2 周后血红蛋白逐渐增加，症状逐渐好转。若用药 3～4 周后效果不明显，须重新考虑治疗方案。

(5)观察药物不良反应：如出现胃肠道不适、恶心、呕吐、腹泻等，可根据医嘱减量或停用几天，待症状好转再从小剂量开始补铁。

五、护理评价

(1)患儿是否已建立合理的饮食计划并实施。
(2)患儿活动耐力是否增强，是否存在活动不当引起生命体征的改变。
(3)是否能正确应用铁剂，有无感染。
(4)家长是否知道该病病因，并积极配合治疗。

六、健康教育

(1)提倡母乳喂养，及时添加含铁丰富的辅食。
(2)护理人员应给患儿及家长提供适当的饮食治疗知识。合理饮食，保障铁剂供给。
(3)婴儿应添加适量强化铁剂的食品。

第六节　小儿病毒性脑炎和病毒性脑膜炎

病毒性脑炎(viral encephalitis)和病毒性脑膜炎(viral meningitis)是由多种病毒感染引起的中枢神经系统急性炎症。根据累及部位不同，表现为病毒性脑炎或病毒性脑膜炎。大多数患儿呈自限性,病程 2～3 周,多数能完全恢复,少数遗留癫痫、肢体瘫痪等后遗症。

一、护理评估

1.健康史

仔细询问患儿病前 2～3 周是否有呼吸道感染史和胃肠道感染史,有无过度劳累、着凉及其他致机体抵抗力下降的诱因存在及本次起病情况。

2.身体状况

评估患儿发热情况,有无意识障碍、颅内压升高的表现,是否有神经系统定位体征等。

3.心理—社会状况

评估患儿及家长对本病的认识程度,有无心理压力,对预后的估计。

4.辅助检查

了解脑脊液检查结果、血常规变化。

二、护理诊断

1.体温过高

体温过高与病毒血症有关。

2.急性意识障碍

急性意识障碍与脑实质炎症有关。

3.躯体移动障碍

躯体移动障碍与昏迷、瘫痪有关。

4.潜在并发症

潜在并发症有颅内压增高、脑疝。

5.营养失调:低于机体需要量

营养失调与摄入量不足、消耗增加有关。

6.有受伤的危险

受伤与惊厥有关。

三、护理目标

(1)体温逐渐恢复正常。满足营养需要,不发生水、电解质紊乱。

(2)意识恢复,减少瘫痪机会。避免坠床或肢体外伤。预防窒息。

(3)避免或早期发现颅内压增高,避免脑疝发生。

四、护理措施

1.休息与活动

保持病室安静,温湿度适宜,定时通风。及时清理呕吐物,保持口腔清洁。出汗后及时更换衣被,保证摄入足够的液体量,必要时静脉补液。

保持舒适体位,定时翻身,防止压疮。

2.饮食护理

保证营养供应,鼓励患儿进食,并给患儿及家长讲解摄入足够营养对恢复身体健康的重要性。选择食物应多样化,刺激患儿的食欲。每周测体质量 2 次。

3.病情观察

密切观察患儿意识状态、瞳孔及呼吸变化。如出现烦躁不安、意识障碍,应警惕是否出现脑水肿。如发现呼吸节律不规则、两侧瞳孔不等大、对光反应迟钝,多提示有脑疝及呼吸衰竭发生,立即通知医生及时处理。针对患儿存在的幻觉、躁动等提供保护性照顾。

4.对症护理

高热者积极控制体温,降低大脑的耗氧量。昏迷患儿保持肢体功能位置,定时翻身和按摩皮肤,防止出现压疮。病情稳定后及早帮助患儿进行肢体的被动或主动功能锻炼,注意循序渐进,采取保护措施。

5.心理护理

向家长解释躯体移动障碍的原因及活动躯体的重要性。注意及时消除影响患儿情绪的不良因素。在改变锻炼方式时加强指导,给予鼓励。

五、护理评价

(1)住院期间体温逐渐恢复正常。满足了营养需要,无水、电解质紊乱。

(2)意识逐渐恢复。无坠床或肢体外伤。无窒息。

(3)无脑疝发生。

六、健康教育

(1)加强与患儿及家长的沟通,评估家长的焦虑程度,鼓励其说出自己的感受并予以帮助。指导患儿及家长自我心理调整,减轻焦虑,树立信心。

(2)向家长讲解有关疾病的基本知识、日常生活护理知识,指导提供保护措施。

(3)指导家长做好智力训练和瘫痪肢体的功能训练。

第七节　小儿先天性甲状腺功能减退症

先天性甲状腺功能减退症(congenital hypothyroidism,CH)简称甲减,是由于甲状腺激素合成不足或其受体缺陷所引起,以往称为克汀病或呆小病,是儿童最常见的内分泌疾病。其临床表现为体格和智能发育障碍,可分为散发性和地方性两种。前者是由于甲状腺先天性缺陷所致;后者是因母孕期饮食中缺碘引起。在我国新生儿先天性甲状腺功能减退症的发病率约为1/7 000,男女发病之比为1：2。

一、护理评估

1.健康史

家族中是否有类似疾病;询问母亲孕期饮食习惯及是否服用过抗甲状腺药物;患儿是否为过期产、是否有智力低下及体格发育较同龄儿落后;患儿精神、活动情况,是否有喂养困难。

2.身体状况

评估测量身高、体质量、头围、上部量与下部量,检查面容、智力水平。

3.心理—社会状况

了解家长是否掌握与本病有关的知识,特别是服药方法和不良反应观察,以及对患儿进行智力、体力训练的方法等;家庭经济及环境状况;父母角色是否称职;了解父母心理状况,是否有焦虑存在。

4.辅助检查

了解血清 T_3、T_4、TSH 浓度及甲状腺的位置、大小、形态、血流等。

二、护理诊断

1.体温过低

体温过低与代谢率低有关。

2.营养失调:低于机体需要量

营养失调与喂养困难、食欲差有关。

3.便秘

便秘与肌张力降低、肠蠕动减慢、活动量减少有关。

4.生长发育迟缓

生长发育迟缓与甲状腺素合成不足有关。

5.知识缺乏

与家长及年长患儿的营养知识不足、缺乏本病的防护知识有关。

三、护理目标

(1)患儿体温保持正常。

(2)患儿能掌握基本生活技能,无意外伤害发生。

(3)患儿营养均衡、体质量增加。

(4)患儿大便通畅。

(5)患儿及家长能掌握正确服药方法和进行药效观察。

四、护理措施

1.保证营养供给

指导喂养方法,对吸吮困难、吞咽缓慢者要耐心喂养,必要时可用滴管或鼻饲疗法。经治疗后,患儿代谢增强,生长速度加快,应供给高蛋白、高维生素、富含钙、铁的易消化食物,以满足机体生长发育需要。

2.维持体温恒定

患儿因基础代谢降低,活动量少致使体温低而怕冷,应注意室内温、湿度,适时增减衣服,避免受凉。

3.保持大便通畅

便秘是患儿常见的症状,有时是首发症状。向家长指导预防和处理便秘的措施,提供充足液体入量,多吃含粗纤维的水果和蔬菜;适当引导患儿增加活动量,促进肠蠕动,每天顺肠蠕动方向按摩数次,养成定时排便习惯,必要时遵医嘱使用缓泻剂或灌肠。

4.预防感染

勤洗澡更衣,保持皮肤清洁,防止感染;因生理功能低下,机体抵抗力降低,应避免与感染性疾病患儿接触。

5.加强行为训练,促进智力发育

因患儿智力发育差、反应迟钝,缺乏生活自理能力,故需加强日常生活护理,防止意外事故发生;可通过玩具、音乐、语言、体操等多种方法,加强智力、行为训练,适时地给予表扬和鼓励,以促进生长发育,帮助其掌握基本生活技能。

五、护理评价

(1)患儿体温是否维持正常。

(2)患儿是否能掌握基本生活技能,是否无意外伤害发生。

(3)患儿营养是否均衡、体质量是否增加。

(4)患儿大便是否保持通畅。

(5)患儿及家长是否能掌握正确服药方法和药效观察。

六、健康教育

(1)宣传开展新生儿筛查的重要性。

(2)对家长说明本病在早期会严重损害儿童的神经系统功能,但只要早期确诊并终生服药,其治疗容易且疗效颇佳。增加患儿及家长的信心。

(3)向家长和患儿讲解终生服药的必要性,坚持用药,指导服药方法,掌握疗效及不良反应的观察。用药剂量随儿童年龄增长而逐渐增加,剂量不足会影响智力和体格发育;剂量过大会导致医源性甲状腺功能亢进症,出现烦躁、多汗、发热、消瘦、腹痛、腹泻等症状。因甲状腺制剂作用缓慢,用药1周左右才能达到疗效,故服药后应密切观察患儿的反应、食欲、活动量、排便情况。

(4)提醒家长定期来院进行随访,以便医生根据患儿的情况及时进行药物的调整。

第八节　儿童糖尿病

糖尿病(diabetes mellitus,DM)是由于胰岛素绝对或相对不足而引起的糖、脂肪、蛋白质代谢紊乱,致使血糖升高、尿糖增加的一种全身慢性代谢性疾病。根据糖尿病新的分型法可分为:1型糖尿病(胰岛素依赖型)、2型糖尿病(非胰岛素依赖型)、特殊型糖尿病和妊娠糖尿病。儿童糖尿病绝大多数(98%)为1型,表现为多饮、多尿、多食和体质量下降(即"三多一少")。其急性并发症糖尿病酮症酸中毒和慢性合并的血管病变导致器官损害均可危及生命。我国儿童糖尿病发病率为0.6/10万,发病高峰在学龄前期和青春期。本节重点介绍1型糖尿病。

一、护理评估

1.健康史

了解患儿近期有无病毒感染或饮食不当史,询问患儿有无糖尿病家族史,了解患儿居住环境、生活方式、饮食习惯等,年长儿有无夜间遗尿现象。

2.身体状况评估

患儿有无多饮、多尿、多食、体质量减轻、全身乏力等。

3.心理—社会状况

了解患儿既往有无住院经历,家长对该病病因和防护知识的了解程度;患儿居住环境及家庭经济状况;家长及患儿是否有焦虑、恐惧等不良心理反应。

4.辅助检查

了解血糖、尿糖浓度,糖化血红蛋白测定及葡萄糖耐量试验结果等。

二、护理诊断

1.营养失调:低于机体需要量

营养失调与胰岛素缺乏所致代谢紊乱有关。

2.潜在并发症

潜在并发症有糖尿病酮症酸中毒、低血糖。

3.有感染的危险

感染与蛋白质代谢紊乱所致抵抗力低下有关。

4.知识缺乏

患儿及家长缺乏糖尿病控制的有关知识和技能。

5.焦虑

焦虑与病程漫长、需长期用药和控制饮食有关。

三、护理目标

(1)患儿营养状况得到改善,体质量有增加。

(2)患儿血糖维持在正常水平。

(3)患儿不发生各种感染。

(4)患儿不发生各种并发症或发生后能得到及时的处理。

(5)患儿及家属能掌握有关糖尿病的知识及治疗和护理方法。

四、护理措施

1.饮食控制

食物的能量要适合患儿的年龄、生长发育和日常活动的需要,每天所需能量(卡)为1 000+年龄×(80～100),对年幼儿宜稍偏高。饮食成分的分配为:碳水化合物50%、蛋白质20%、脂肪30%。全天热量分三餐,早、午、晚分别占 1/5、2/5、2/5,每餐留少量食物作为餐间点心。当患儿游戏增多时可给少量加餐或适当减少胰岛素的用量。食物应富含蛋白质和纤维素,限制纯糖和饱和脂肪酸。每天进食应定时、定量,勿吃额外食物。饮食控制:以保持正常体质量,减少血糖波动,维持血脂正常为原则。

2.运动锻炼

糖尿病患儿应每天做适当运动,但注意运动时间以进餐 1 h 后、2～3 h 以内为宜,不在空腹时运动,运动后有低血糖症状时可加餐。

3.病情观察

监测血气、电解质以及血和尿液中糖和酮体的变化。防治糖尿病酮症酸中毒,一旦发生协助医生纠正水、电解质紊乱及酸碱平衡失调,保证出入量的平衡。严密监测血糖波动。

4.预防感染

保持良好的卫生习惯,避免皮肤的破损,坚持定期进行身体检查,特别是口腔、牙齿的检查,维持良好的血糖控制。定期进行全面身体检查。

5.用药护理

(1)注射胰岛素:用 1 mL 注射器,以保证剂量绝对准确。注射部位可选用股前部、腹壁、上臂外侧、臀部,每次注射须更换部位,1 个月内不要在同一部位注射 2 次,以免局部皮下脂肪萎缩硬化。

(2)监测血糖、尿糖根据血糖每 2～3 d 调整胰岛素剂量 1 次,直至尿糖不超过(＋＋)。注意防止胰岛素过量或不足:胰岛素过量会发生 Somogyi 现象,即在午夜至凌晨时发生低血糖,随即反调节激素分泌增加,使血糖陡升,以致清晨血糖、尿糖异常增高,只需减少胰岛素用量即可消除。当胰岛素用量不足时可发生清晨现象,患儿不发生低血糖,却在清晨 5:00～9:00 呈现血糖和尿糖增高,这是因为晚间胰岛素用量不足所致,可加大晚间胰岛素注射剂量或将注射时间稍往后移即可。

6.心理支持

针对患儿不同年龄发展阶段的特征,提供长期的心理支持,帮助患儿保持良好的营养状态、适度的运动并建立良好的人际关系,以减轻心理压力。指导帮助患儿逐渐学会自我护理,增强其战胜疾病的自信心。

五、护理评价

(1)患儿营养状况是否得到改善,体质量是否有所增加。

(2)患儿血糖是否维持在正常水平。

(3)患儿是否发生感染。

(4)患儿是否发生并发症或发生后能得到及时的处理。

(5)患儿及家属是否能掌握有关糖尿病的知识及治疗和护理方法。

六、健康教育

(1)糖尿病是终身性疾病,患儿必须学会将饮食控制、胰岛素治疗及运动疗法融入自己的生活。护士应帮助患儿及其家长熟悉各项治疗及护理措施,并提供有效的心理支持。

(2)向患儿及家长讲解病因及临床表现,做好饮食控制指导,解释严格遵守的重要性,做好用药指导。

(3)合理安排患儿活动量,强调每天活动锻炼对降低血糖水平、增加胰岛素分泌、降低血脂的重要性。

(4)指导患儿及家长进行血糖及尿糖监测,教会其用纸片法监测末梢血糖值。

第九节　小儿过敏性紫癜

过敏性紫癜(anaphylactoid purpura)又称亨—舒综合征,是一种以全身小血管炎为主要病变的血管炎综合征。临床上以皮肤紫癜、关节肿痛、腹痛、便血、血尿为主要表现。本病多见于学龄儿童,男孩发病率高于女孩,春秋季多见。病程有时迁延反复,但预后多良好。

一、护理评估

1.健康史

询问患儿有无前驱感染史;有无发热、皮疹、腹痛、便血、关节痛等伴随症状;有无相关食物、药物过敏史及接触史;既往是否有类似发作。

2.身体状况

起病前1～3周有无上呼吸道感染史;有无低热、食欲缺乏、乏力、头痛等非特异性表现;皮肤有无紫癜及皮疹的特点;有无腹痛、恶心、呕吐、血便或黑便;有无关节和关节周围肿痛和压痛;有无血尿、蛋白尿、鼻出血、牙龈出血等症状。

3.心理—社会状况

本病可反复发作或并发肾损害,应评估患儿和家长是否存在焦虑、不安、恐惧的心理以及经济上的压力;应了解家长及患儿对相关知识的认识程度。能否积极配合治疗和护理。

4.辅助检查

辅助检查了解血液检查、尿常规检查、大便隐血试验、腹部超声检查等有无异常。

二、护理诊断

1.皮肤完整性受损

皮肤完整性受损与变态反应性血管炎有关。

2.疼痛

疼痛与关节和肠道变态反应性炎症有关。

3.潜在并发症

潜在并发症有消化道出血、紫癜性肾炎。

4.焦虑

焦虑与对本病知识欠缺有关。

三、护理目标

(1)患儿皮肤紫癜、鼻出血等症状逐渐减轻并消失。

(2)患儿关节痛及腹痛逐渐减轻、消失。

(3)患儿尽量不发生消化道出血、紫癜性肾炎。

(4)患儿及家长掌握如何观察病情、如何预防复发的知识。

四、护理措施

1.一般护理

(1)注意休息:保持室内空气新鲜,急性期患儿应注意休息,重症患儿如有活动障碍、消化道出血及腹痛等应予以卧床休息。避免接触到可能的过敏原和其他诱发因素。

（2）合理饮食：饮食应注意无渣、易消化、富含维生素，避免食物过热，有明显胃肠道症状者，尤其呕血和便血者需暂时禁食，必要时可行静脉补充营养。

2. 对症护理

（1）皮肤护理：①保持皮肤干燥、清洁，勤剪指甲，有瘙痒时以防抓伤皮肤，有破溃时防止出血和感染，恢复期脱皮时嘱患儿勿撕剥皮屑；②衣着柔软、宽松、清洁，易选择纯棉质地衣物；③紫癜处宜用温水清洗，避免水过热而加重出血；④遵医嘱使用止血、脱敏药物。

（2）关节肿痛的护理：观察关节疼痛及肿胀的情况，协助患儿选用舒适体位，以减轻疼痛。根据病情选择适当的理疗方法。教会患儿利用娱乐、放松等形式减轻疼痛。

（3）腹痛的护理：腹痛时卧床休息，腹痛剧烈可遵医嘱给予糖皮质激素，但禁止腹部热敷，以防加重肠出血，禁过敏饮食。

3. 治疗配合

本病无特效疗法，急性期应积极治疗感染，尽可能寻找并避免接触过敏原和对症治疗。对于单纯皮肤和关节症状者对症治疗，可使关节消肿、疼痛缓解，但要注意防止引起肠道出血；糖皮质激素在急性期可减轻腹痛和关节症状，但不能防止复发，症状缓解后即可停药。督促患儿按时服药以确保疗效。

4. 病情观察

观察紫癜形态、数量、分布以及是否反复出现，记录逐日变化情况。观察关节疼痛及肿胀的情况。观察有无腹部绞痛、呕吐、血便，注意大便性状，有血便者应详细记录大便的次数及性状，留取大便标本及时送检。

有消化道出血时及时通知医生并做相应处理。观察患儿尿液的颜色、性状、尿量及尿比重，及时发现紫癜性肾炎，警惕肾衰竭的发生。

5. 心理护理

过敏性紫癜虽属自限性疾病，但可反复发作和并发肾损害，给患儿及家属带来不安和痛苦，应根据患儿和家长的具体情况尽量予以解释，树立他们战胜疾病的信心。

五、护理评价

（1）患儿皮肤紫癜、鼻出血等症状是否逐渐减轻并消失。

（2）患儿关节痛及腹痛是否逐渐减轻、消失。

（3）患儿住院期间是否发生消化道出血、紫癜性肾炎。

（4）患儿及家长是否掌握观察病情、预防复发的知识。

六、健康教育

（1）过敏性紫癜可反复发作，给患儿和家长带来不安和痛苦，故应针对具体情况予以详细解释，帮助其树立战胜疾病的信心。同时做好出院指导，教会患儿和家长继续观察病情，合理调配饮食，禁食各种致敏食物。适当多食用富含蛋白质及补血食物，以补充机体需要，补充富含维生素 C 的食物，以降低毛细血管的通透性和脆性。

（2）向患儿及家长讲述疾病的有关知识，使其能尽量合作，帮助患儿尽快恢复健康。例如，说明本病和过敏有关，常见因素有感染、食物、花粉、药物过敏等，应积极寻找过敏原，发现可疑因素应避免再次接触；饮食应清淡，多食蔬菜和瓜果，注意营养和饮食卫生，预防肠道寄生虫感染;对曾发生过敏的食物,如鱼、虾、蟹等应避免使用等。

(3)嘱其出院后必须定期来院复查,及早发现肾并发症。

第十节　小儿肺炎

肺炎(pneumonia)是指各种不同病原体及其他因素所引起的肺部炎症。临床上以发热、咳嗽、气促、呼吸困难和肺部固定湿啰音为特点。

肺炎是婴幼儿时期的常见病,一年四季均可发生,以冬春寒冷季节多见,多由急性上呼吸道感染或支气管炎向下蔓延所致。本病不仅发病率高,病死率也高,占我国儿童死亡原因的第一位,是我国儿童保健重点防治的"四病"之一。

一、护理评估

1.健康史

应详细询问生长发育史,既往是否有反复呼吸道感染,家族中是否有哮喘病史。有无发热、咳嗽、气促。应注意评估病因及病前有无呼吸道传染病接触史。是否有营养不良、佝偻病、先天性心病、免疫功能低下等疾病。

2.身体评估

评估患儿有无发热、咳嗽、咳痰及性质,体温增高的程度、热型;了解呼吸、心率、肺部啰音;有无呼吸困难及唇周发绀等症状和体征;有无循环、神经、消化系统受累的临床表现。

3.心理—社会状况

了解患儿既往是否有住院的经历,家庭经济情况如何,评估患儿是否有因发热、缺氧等不适及环境陌生、与父母分离产生焦虑和恐惧,是否有哭闹、易激惹。患儿家长是否有因患儿住院时间长、知识缺乏等产生的焦虑不安、抱怨的情绪。

4.辅助检查

评估血常规变化,评估胸部 X 线检查结果。

二、护理诊断

1.清理呼吸道无效

清理呼吸道无效与呼吸道分泌物过多、痰液黏稠、无力排痰有关。

2.气体交换受损

气体交换受损与肺部炎症造成通气和换气功能障碍有关。

3.体温过高

体温过高与肺部感染有关。

4.潜在并发症

潜在并发症有心力衰竭、中毒性脑病、中毒性肠麻痹、脓胸、脓气胸、肺大疱。

5.营养失调:低于机体需要量

营养失调与发热、消化道功能紊乱、摄入不足有关。

6.知识缺乏

与患儿家长缺乏有关儿童肺炎的基本知识有关。

三、护理目标

(1)患儿呼吸道分泌物能够得到及时清除,呼吸道保持通畅。

(2)患儿呼吸困难、发绀消失,呼吸平稳。

(3)患儿体温恢复正常。

(4)患儿在住院期间不发生并发症,或发生时能被及时发现并得到有效处理。

(5)患儿营养摄入充足,表现为体质量稳定。

(6)患儿家长能够说出肺炎的护理和预防要点。

四、护理措施

1.一般护理

(1)保持室内空气新鲜,室温维持在 18 ℃～22 ℃,湿度以 60%为宜。不同病原体肺炎患儿应分室居住,以免交叉感染。病室每天紫外线消毒一次。

(2)加强营养,给予高蛋白质、高维生素、易消化饮食,以提高机体抵抗力。鼓励患儿多饮水,必要时通过静脉补充水分,以利于痰液稀释及排出。

(3)患儿头抬高 30°～60°,经常变换体位,定时翻身拍背,以利于呼吸道分泌物排出。

2.保持呼吸道通畅

及时清除口鼻分泌物。对痰液黏稠不易咳出者,可用超声雾化器雾化吸入稀释痰液,一般每天 2～4 次,每次 20 min。遵照医嘱给患儿口服祛痰药,必要时给予吸痰,注意吸痰不可过于频繁,动作要轻快,吸痰后宜立即给氧。

3.密切观察病情

(1)密切观察有无心力衰竭的表现,如患儿出现烦躁不安、面色苍白、呼吸增快、心率增快、肝在短时间内迅速增大等心力衰竭的表现,立即报告医生,给予氧气吸入,同时减慢输液速度,控制在每小时 5 mL/kg,并遵医嘱给予强心、利尿、镇静等药物。

(2)患儿如出现呼吸困难、咳嗽加重、口吐粉红色泡沫痰,即为肺水肿的表现。立即嘱患儿取坐位,双腿下垂,给患儿间歇吸入 20%～30%酒精湿化的氧气,每次吸入时间不宜超过 20 min。

(3)若患儿发热持续不退或退而复升,中毒症状加重,呼吸困难和咳嗽加重,咳出大量脓性痰提示并发了肺脓肿。如果患儿突然出现剧烈咳嗽、呼吸困难、胸痛、发绀、烦躁不安、脉率加快、患侧呼吸运动受限,应考虑并发了脓胸或脓气胸,应立即准备配合做胸腔穿刺或胸腔闭式引流。

(4)腹胀明显、低钾血症者,应补钾。中毒性肠麻痹者,应禁食和胃肠减压,并给予腹部热敷、肛管排气等,也可皮下或足三里穴注射新斯的明,或用酚妥拉明静脉滴注。

(5)如患儿出现烦躁或嗜睡、惊厥、昏迷、呼吸节律不规则等,提示颅内压增高,应及时报告医生进行抢救。

4.吸氧

凡有呼吸困难、喘憋、口唇发绀等缺氧表现者应立即给氧。一般采用鼻导管吸氧,氧流量 0.5～1 L/min(即滤过瓶中每分钟出现 100～200 个气泡),氧浓度不超过 40%。新生儿或婴幼儿可用鼻塞、面罩、头罩或氧帐给氧,面罩给氧流量为 $2\sim4$ L/min,氧浓度为 $50\%\sim60\%$。若出现呼吸衰竭,则使用机械通气正压给氧。

5.维持体温正常

体温过高应给予相应的降温措施,体温过低多见于重症肺炎和新生儿肺炎,应采取相应的保暖措施。

6.用药护理

(1)按医嘱给予抗生素、祛痰药或支气管解痉药。观察药物疗效,注意药物不良反应。

(2)对重症患儿应准确记录 24 h 出入量。要严格控制静脉滴注速度,最好使用输液泵,保持液体均匀滴入。

(3)发生心力衰竭时应减慢输液速度,并给予吸氧、呋塞米及酚妥拉明等。静脉注射毛花苷 C 应稀释,速度应缓慢,给药前数脉搏,心率<100 次/分钟或脉率不齐应暂停给药,与医生联系。

7.心理护理

护士应主动关心患儿,做到态度亲切、和蔼、耐心,以减少分离性焦虑;对年长儿可用通俗的语言说明住院和静脉注射对疾病治疗的重要性;应经常抱婴幼儿,使其得到充分的关爱和心理满足;要主动与家长沟通,及时向家长介绍患儿病情,耐心解答问题,给予家长心理支持。

五、护理评价

(1)患儿呼吸道是否保持通畅,能否有效排出痰液。

(2)患儿气促、呼吸困难是否逐渐改善。

(3)患儿体温是否恢复正常。

(4)患儿是否发生并发症,有并发症时是否得到有效干预。

六、健康教育

1.向患儿家长介绍患儿病情及转归

解释所用药物的作用和疗程,指导家长协助观察病情,更好地与医护人员配合。对年长儿解释本病治疗的重要性。鼓励患儿与医护人员合作。

2.讲解肺炎的护理要点

保持患儿舒适体位,让患儿保持安静,减少氧的消耗及减轻心脏负担;患儿咳嗽时给予正确的拍背方法;注意观察患儿呼吸频率;协助护理人员观察输液速度,防止过快引起心力衰竭;保证热量供给,喂养应耐心,少量多次。

3.出院后指导

患儿加强体质锻炼,多进行户外活动,在寒冷季节外出时,注意保暖。尽量避免到人多的公共场所,防止上呼吸道感染进而预防肺炎的发生。指导家长积极治疗引起肺炎的原发病,如佝偻病、先天性心脏病等,以减少肺炎的发生。定期进行健康检查及预防接种。

第十一节　小儿急性支气管炎

急性支气管炎(acute bronchitis)是由于各种致病原引起的支气管黏膜急性炎症,气管常同时受累,故又称为急性气管支气管炎。常继发于上呼吸道感染之后,或为某些急性传染病早期的一种临床表现。凡能引起上呼吸道感染的病原体均可引起支气管炎。免疫功能低下、特异性体质、营养缺乏性疾病、支气管局部结构异常等均为本病的危险因素;气候变化、空气污染、化学因素的刺激为本病的诱发因素。婴幼儿多见。

一、护理评估

1.健康史

应详细询问既往健康情况,是否有上呼吸道感染史,是否有湿疹和其他过敏史,是否有免疫功能低下、营养不良、佝偻病等。注意询问发病时间及发病后治疗情况。

2.身体状况评估

患儿有无发热、咳嗽、咳痰情况,注意肺部呼吸音变化,有无干啰音、湿啰音。

3.心理—社会状况

哮喘性支气管炎易反复发作,患儿常因呼吸困难而烦躁不安,住院患儿因环境陌生以及与父母分离易出现焦虑、恐惧。家长因缺乏对发病原因和预防知识的了解,担心患儿会发展成为支气管哮喘而产生恐惧与担忧。

4.辅助检查

了解血常规变化,评估胸部 X 线结果。

二、护理诊断

1.清理呼吸道无效

清理呼吸道无效与炎症引起的支气管平滑肌痉挛、分泌物增多有关。

2.体温过高

体温过高与感染有关。

3.知识缺乏

与家长缺乏有关本病的护理及预后知识有关。

三、护理目标

(1)住院期间咳嗽次数减少、胸痛缓解。

(2)住院期间体温恢复正常。

(3)住院期间呼吸通畅、痰液容易咳出。

四、护理措施

1.一般护理

保持室内空气新鲜,室温 18 ℃～22 ℃,室内湿度宜在 50%～60%,以利于排痰。减少活动,保证充足的睡眠和休息,摄入充足的水分和营养,以提高机体抵抗力。取半卧位或舒适体位,定时为患儿翻身拍背,以利于呼吸通畅和呼吸道分泌物的排出。

2.病情观察

注意观察有无缺氧的表现,必要时给予吸氧。

3.用药护理

遵照医嘱给予抗生素或抗病毒药物,并注意观察用药后反应。喘息严重者可加用泼尼松3～5 d;过敏因素引起者可用抗过敏药物;在应用茶碱类药物时应注意药物的吸收和排泄有较大的个体差异,应密切观察临床反应,以免过量或不足;可遵照医嘱应用祛痰药,禁用或慎用镇咳药或镇静药,以免抑制咳嗽反射,影响痰液咳出;如痰液黏稠可定时进行雾化吸入。

4.对症护理

发热的护理:监测体温,观察热型,以便采取相应的降温措施,降温方法同上呼吸道感染。

5.心理护理

向家长介绍本病的病因、治疗过程、治疗要点等方面。该病会反复发作,所以要做好预防,对家长强调预防的重要性。让家长与患儿了解增强身体免疫力的方法,引导患儿进行户外活动,增强体格锻炼,从而起到增强患儿对气温变化的适应能力。根据气温的变化,患儿要合理地增减衣物,避免受凉。呼吸道疾病流行期间,患儿不宜到人多且拥挤的地方,避免交叉感染。

五、护理评价

(1)患儿咳嗽次数是否减少,胸痛是否缓解。

(2)患儿体温是否恢复正常。

(3)患儿呼吸是否通畅,痰液能否顺利咳出。

六、健康教育

(1)介绍急性支气管炎的病因、治疗和护理要点,向家长说明哮喘性支气管炎多数是可以痊愈的,消除家长的恐惧与担忧。

(2)阐明预防本病的关键是预防上呼吸道感染,积极治疗上呼吸道感染,防止炎症蔓延到气管、支气管;积极预防营养缺乏性疾病和传染病,按时进行预防接种;加强营养,增强体质,适当进行户外活动;居室要经常通风,保持空气新鲜,维持适宜的温湿度;避免吸入刺激性气体和有害粉尘等。

第十二节 小儿急性感染性喉炎

急性感染性喉炎(acute infectious laryngitis)是喉部黏膜急性弥散性炎症,以声嘶、犬吠样咳嗽、喉鸣和吸气性呼吸困难为特征。一年四季均可发生,冬春季多见,常见于婴幼儿。

一、护理评估

1.健康史

询问患儿有无因护理不当而受凉的病史;有无居住拥挤、通风不良、空气污浊的情况;是否患过营养缺乏性疾病、先天性心脏病、贫血等;是否患过麻疹、百日咳等传染病;有无发热、打喷嚏、声嘶、犬吠样咳嗽等。

2.身体评估

了解患儿症状出现和加重的时间;评估患儿精神、神志、体温、呼吸、心率、血压等生命体征,了解有无窒息的危险等情况。

3.心理—社会状况

评估家长有无心理压力,是否具备护理患儿的知识。

4.辅助检查

评估血白细胞计数及分类,了解血氧饱和度测定等。

二、护理诊断

1.有窒息的危险

窒息与急性喉炎所致的喉梗阻有关。

2.体温过高

体温过高与喉部感染有关。

3.恐惧

恐惧与呼吸困难有关。

4.知识缺乏

患儿及家长缺乏有关急性感染性喉炎的护理和预防知识。

三、护理目标

(1)患儿呼吸功能有效改善。

(2)患儿体温恢复正常。

四、护理措施

1.改善呼吸功能,防止窒息发生

保持室内空气清新,温、湿度适宜;血氧饱和度<92%时遵医嘱及时给予吸氧,可采用面罩或氧气罩吸入湿化的氧气;用糖皮质激素或1%～3%麻黄碱雾化吸入,以迅速消除喉头水肿,恢复呼吸道通畅。

2.病情观察

密切监测体温变化,超过38.5℃要及时给予物理降温或药物降温。根据喉鸣、青紫、烦躁、三凹征等表现,判断缺氧程度,随时做好气管切开的准备,以免因吸气性呼吸困难而窒息致死。

3.对症护理

供给充足的水分和营养,哺喂时避免呛咳,必要时静脉补液。

4.用药护理

遵医嘱给予抗生素、糖皮质激素及镇静药,注意观察药物疗效和不良反应。

5.心理护理

多巡视,缓解患儿及家长的紧张情绪。

五、护理评价

(1)患儿呼吸是否保持通畅。

（2）患儿体温是否下降至正常。

六、健康教育

（1）加强户外活动，增强体质，提高抗病能力。保持口腔清洁，养成晨起、饭后和睡前刷牙漱口的习惯。

（2）注意气候变化，及时增减衣服，避免受凉。在感冒流行期间，尽量减少外出，以防感染。

第十三节　小儿急性上呼吸道感染

急性上呼吸道感染（acute upper respiratory infection，AURI）简称"上感"，俗称"感冒"，是儿童最常见的疾病。主要侵犯鼻、鼻咽和咽部。如呼吸道的某一局部炎症特别突出，即按该炎症处命名，常称为"急性鼻咽炎""急性咽炎""急性扁桃体炎"等。也可统称为急性上呼吸道感染。该病四季均可发生，但冬季、春季多见。可散发流行。

一、护理评估

1. 健康史

询问患儿有无因护理不当而受凉的病史；有无居住拥挤、通风不良、空气污浊的情况；是否患过营养缺乏性疾病、先天性心脏病、贫血等；有无发热、打喷嚏、流涕、咽痛、咳嗽等。

2. 身体状况

评估患儿是否有鼻塞、流涕、打喷嚏、流泪、咽部不适发痒、咽痛、轻咳、声嘶等；婴幼儿有无高热或低热及消化道症状；是否伴有中耳炎、喉炎、支气管炎、肺炎等并发症。

3. 心理—社会状况

家长在患儿起病初多不重视，当患儿出现高热等严重表现后，会因担心病情恶化而产生焦虑、抱怨等情绪。另外，有些上呼吸道感染与当地空气污染及被动吸烟有关，还应做好社区卫生状况的评估。

4. 辅助检查

分析血白细胞计数及分类是否正常；咽拭子培养是否有病原菌生长；血中抗链球菌溶血素O（ASO）滴度是否增高。

二、护理诊断

1. 体温过高

体温过高与感染有关。

2. 舒适的改变

舒适的改变与鼻塞、咽痛、发热等有关。

3. 潜在并发症

潜在并发症有高热惊厥、中耳炎、肺炎等。

三、护理目标

(1)患儿鼻塞、咽痛有所减轻,不适感减轻。

(2)患儿体温恢复并保持正常。

(3)无并发症发生。

(4)家长和患儿能以积极的心态配合治疗。

四、护理措施

1.一般护理

保持室内空气新鲜,但应避免对流风。温度和湿度适宜,避免过干、过热,减少对呼吸道黏膜的刺激,减少细菌感染。患儿应减少活动,注意休息。如有发热者应卧床,并经常更换体位,以防止肺炎的发生。患儿应与其他患儿或正常儿分室居住,接触者应戴口罩,这既可以保护接触者,同时又保护患儿,防止并发细菌感染。

2.饮食护理

给予富含营养、易消化的饮食,保证充足的营养和水分。因发热、呼吸增快增加水分消耗,要注意常喂水,入量不足者进行静脉补液。

3.病情观察

密切观察病情变化,注意咳嗽的性质及神经系统症状、口腔黏膜变化及皮肤有无皮疹等,以便能早期发现麻疹、猩红热、百日咳、流行性脑脊髓膜炎等急性传染病以及及时控制高热惊厥。注意观察咽部充血、水肿、化脓情况,在疑有咽后壁脓肿时,应及时报告医生,同时要注意防止脓肿破溃后脓液流入气管引起窒息。

4.对症护理

(1)发热护理:低热患儿注意休息,多饮水。体温超过 38.5 ℃时,应给予物理降温或药物降温,防止高热惊厥的发生。

(2)鼻部护理:及时清除鼻咽部分泌物和干痂,保持鼻孔周围清洁,并用凡士林、液状石蜡等涂抹,以减轻分泌物的刺激。嘱患儿不要用力擤鼻,以免炎症经咽鼓管向中耳发展引起中耳炎。鼻塞严重的患儿,可先清除鼻腔分泌物,再用 0.5% 麻黄碱液滴鼻,每天 2～3 次,每次 1～2 滴。如婴儿因鼻塞而妨碍吸吮,可在哺乳前 15 min 滴鼻,使鼻腔通畅,保证吸吮。

(3)咽部护理:咽部不适时可给予润喉含片或雾化吸入。婴幼儿饭后喂少量的温开水以清洗口腔,年长儿饭后漱口,以防止口炎的发生,并可避免用口呼吸引起的口腔黏膜干燥。

5.心理护理

向家长介绍疾病相关知识,结合儿童的免疫力低等特点,解释反复发热的原因,告诉家长和患儿配合治疗的重要性。

五、护理评价

(1)患儿鼻塞、咽痛是否有所减轻,舒适度有无提高。

(2)患儿体温是否恢复正常。

(3)患儿住院期间有无并发症发生。

(4)家长和患儿能否以积极的心态配合治疗。

六、健康教育

1.指导家庭护理

因上呼吸道感染患儿多不住院,应根据患儿及家长的理解能力介绍上呼吸道感染的家庭护理。

(1)嘱患儿多饮水,饮食要清淡,少食多餐,给高蛋白质、高热量、高维生素的易消化饮食。

(2)注意休息,减少氧和能量消耗。小于 1 岁儿童鼻塞时可在喂乳或临睡前 10~15 min 适当用 0.5%麻黄碱液滴鼻,每次 1~2 滴。不可用药过频,以免引起心悸等表现。

(3)指导预防并发症的方法,如不可捏住患儿双侧鼻孔用力擤鼻涕,避免引起中耳炎或鼻窦炎,并介绍如何观察并发症的早期表现。如发现异常,及时通知医护人员。

2.介绍上呼吸道感染的预防常识

让家长了解增加抵抗力是预防上呼吸道感染的关键。掌握儿童穿衣需适应气温的变化,居室空气应保持新鲜,增加营养和加强体格锻炼。集体儿童机构中如有上呼吸道感染流行趋势,可在室内用食醋熏蒸法消毒。鼓励儿童多做户外活动,但在呼吸道感染高发季节避免到人多拥挤的公共场所。婴儿期提倡母乳喂养,积极防治佝偻病及营养不良。丙种球蛋白不能有效地预防上呼吸道感染发生,更不能滥用激素退热。

第十四节　小儿支气管哮喘

一、护理评估

1.健康史

详细询问患儿起病前情况,如起病缓急,近期有无上呼吸道感染,有无接触致敏物质的病史,发病后是否及时治疗,用药后哮喘症状是否能有效控制;既往有无类似发作史,有无湿疹、过敏性鼻炎、食物及药物过敏史;家族中有无类似疾病等。

2.身体评估

小儿支气管哮喘以咳嗽、胸闷、喘息和呼吸困难为典型症状,常反复出现,尤以夜间和清晨为甚。发作前有刺激性的干咳、流涕、打喷嚏,发作时呼气性呼吸困难和喘息;重症患儿呈端坐呼吸,烦躁不安,大汗淋漓。体检可见胸廓饱满,三凹征,听诊可听见哮鸣音,重症患儿哮鸣音可消失。哮喘急剧严重发作,经合理应用拟交感神经药物仍然不能在 24 h 内缓解称为哮喘持续状态。儿童慢性或反复咳嗽有时可能是支气管哮喘的唯一症状,即咳嗽变异性哮喘。

3.心理—社会状况

注意观察患儿和父母出现恐惧和焦虑的症状,陌生的医院环境和大量的医疗处置都可能增加他们的压力;应评估患儿和家庭对哮喘控制和护理质量的满意度,评估他们对疾病严重程度的认识;了解患儿家庭社会支持的水平、文化背景或信仰。

4.辅助检查

评估辅助检查结果。

二、护理诊断

1. 低效性呼吸型态

低效性呼吸形态与支气管痉挛所致通气、换气功能障碍有关。

2. 清理呼吸道无效

清理呼吸道无效与呼吸道分泌物过多、黏稠,咳嗽无力有关。

3. 体温过高

体温过高与感染有关。

4. 潜在并发症

潜在并发症有呼吸衰竭、心力衰竭、自发性气胸等。

三、护理目标

(1)患儿呼吸困难缓解,能进行有效呼吸。

(2)患儿呼吸道分泌物能够得到及时清除,呼吸道保持通畅。

(3)患儿体温维持正常。

(4)患儿住院期间无并发症发生。

四、护理措施

1. 缓解呼吸困难

协助患儿取舒适坐位或半坐位,另外还可采用体位引流,以协助排痰;给予氧气吸入,浓度为40%为宜。监测患儿呼吸,并注意有无呼吸困难及呼吸衰竭的表现,必要时给予机械通气;遵医嘱给予气管扩张药和糖皮质激素雾化吸入,必要时静脉给药,并注意观察疗效和不良反应。

2. 合理活动与休息

给患儿提供一个安静、舒适的环境以利于休息,护理操作应尽量集中完成。协助患儿的日常生活,指导患儿活动,依病情而定,逐渐增加活动量,尽量避免情绪激动及剧烈活动。

3. 密切观察病情

患儿出现烦躁不安、发绀、大汗淋漓、气喘加剧、心率加快、血压下降、呼吸音减弱等情况,应立即报告医生并积极配合抢救。同时还应警惕发生哮喘持续状态。

4. 用药护理

(1)讲解气雾剂的使用方法,使用吸入治疗时应嘱患儿在按压下喷药对准咽喉部的同时深吸气,然后闭口屏气10 s,可获较好的效果。吸药后清水漱口可减轻口腔局部不良反应。

(2)由于氨茶碱的有效浓度与中毒浓度很接近,故应做血药浓度监测,维持在每毫升10～15 μg水平为最佳血药浓度。氨茶碱的不良反应主要有胃部不适、恶心、呕吐、头晕、头痛、心悸及心律失常等。

(3)拟肾上腺素类药物的不良反应主要是心动过速、血压升高、虚弱、恶心、变态反应等,应注意观察。

5. 心理护理

哮喘发作时,应安抚并鼓励患儿不要紧张、害怕。指导家长以积极的态度去应对疾病发作,充分调动患儿和家长的自我护理、预防复发的主观能动性,并鼓励其战胜疾病的信心。

五、护理评价

(1)患儿呼吸是否平稳,肺部听诊呼吸音是否正常,哮鸣音是否消失。

(2)动脉血气分析结果是否维持在正常范围。

(3)患儿是否能摄入足够的液体,痰液是否能咳出。

六、健康教育

(1)指导家长保持室内空气清洁,禁放置花草或地毯等。

(2)给予营养丰富、易消化、低盐、高维生素、清淡无刺激食物。避免食用与发病有关的食物,如鱼、虾、螃蟹等,以免诱发哮喘发作。

(3)活动与休息,发作时卧床休息,保持患儿安静和舒适,指导家长给予其合适的体位,缓解期逐渐增加活动量。

(4)帮助家长认识哮喘发作的先兆,及时正确使用气雾剂,及早用药控制,减轻哮喘症状。

(5)指导患儿及家长确认哮喘发作的诱因,避免接触过敏原,去除各种诱发因素。

(6)宣传身体锻炼的意义,指导家长帮助患儿在缓解期内进行功能锻炼。增强御寒能力,预防呼吸道感染。

第十五节　纤维支气管镜的护理

一、术前护理

(1)及时协助完成术前的各项检查,如肝功能、乙肝表面抗原、血小板计数、出凝血时间、胸部 X 线片、血气、肺功能等。

(2)做好患儿的心理护理,介绍纤维支气管镜检查的过程,鼓励他们增加战胜疾病的信心,减轻患儿对检查术的恐惧心理,从而取得患儿积极的配合,在最短时间内完成诊治工作。

(3)术前 6 h 禁食、禁水、禁药以免发生意外。

(4)术前 15～30 min 肌内注射阿托品(0.3 mg/kg)和地西泮(0.03 mg/kg)。

(5)用棉签蘸生理盐水湿润并清理鼻道分泌物及结痂,以保证呼吸道通畅。

(6)用 2% 利多卡因间断喷洒鼻咽 3 次,进行上气道的表面麻醉。

(7)操作时将纤维支气管镜插入部及鼻腔涂少许石蜡油,减轻纤维支气管镜对气道摩擦。

(8)患儿采取仰卧位,用被单约束四肢,松紧适度。

(9)术中均给予鼻导管低流量氧吸入,防止操作过程中发生低氧血症。

二、术中护理

(1)操作中经常给予患儿表扬与鼓励,激励其勇敢精神,并随时提醒其注意配合。

(2)密切观察患儿的生命体征及口唇颜色,根据缺氧情况调节氧流量。

(3)对于呼吸道分泌物较多的患儿,及时吸痰,随时观察痰的量与颜色,不宜长时间吸引,以防缺氧加重及气管内黏膜的损伤。

（4）灌洗时应采用温生理盐水（37 ℃）以免刺激气管内黏膜加剧咳嗽，每次灌洗量根据年龄、部位、病情决定，一般每次 10～20 mL，总量可达 5 mL/kg 左右。注入时速度要适中，注入后立即用吸引器吸出（吸引器压力 100 mmHg），注意吸出量，应与注入量基本相等。

（5）术中给药需经两人核对后再注入，操作时应动作敏捷、灵活、沉着、准确，做到配合默契，尽量缩短时间，减少患儿的痛苦。

三、术后护理

（1）术后休息需观察 15 min，由医师陪伴送回病房，以免途中发生意外。根据病情给予短期氧气吸入。

（2）术后 3 h 内禁止饮食、饮水，以免麻醉作用尚未消失，饮食、水易误入气管内。

（3）咯血及做活检患儿，术后肌内注射维生素 K_1，防止出血；观察咳痰是否有血丝或血块。

（4）加强监护，密切观察患儿体温、脉搏、呼吸变化，做到及时对症处理。注意密切观察是否有皮肤出血点、发热、咯血、气胸、喉痉挛等并发症的发生。

四、术中可能出现的危象及处理

（一）缺氧

由于患儿气道狭窄，做此检查对呼吸影响较大，个别患儿哭闹不配合，挣扎会加重缺氧，甚至引起心搏骤停。发现患儿发绀暂停操作，给大流量氧吸入，待缺氧缓解后再继续操作。

（二）出血

对于做活检后创面出血，或气管黏膜炎症严重触之即出血者，给予 1∶10 000 的肾上腺素 1 mL 局部喷洒止血或冷盐水冲洗止血。

（三）麻醉药过敏

利多卡因毒性虽小，但具有较强的弥散力和组织穿透力，药物作用时间快、持续时间长，也有引起个别死亡的报道，因此不可忽视。发现患儿出现胸闷、面色苍白、甚至呼吸困难等，应立即停止操作，给氧气吸入，必要时皮下注射肾上腺素。

（四）喉气管痉挛

由于纤维支气管镜刺激，麻醉深度不足，气道高反应等多种因素都可诱发喉气管痉挛，如不及时正确处理，可致严重缺氧和二氧化碳蓄积，甚至危及生命。一旦出现，应及时给予肾上腺素、利多卡因并经活检孔给氧。

第十一章 普外科护理

第一节 胃、十二指肠溃疡

一、概述

胃、十二指肠局限性圆形或椭圆形的全层黏膜缺损,称为胃十二指肠溃疡(gastroduode-nalulcer)。因溃疡的形成与胃酸-蛋白酶的消化作用有关,也称为消化性溃疡(peptic ulcer)。

随着纤维内镜技术的不断完善、新型制酸剂和抗幽门螺杆菌药物的应用使溃疡的诊断和治疗发生了很大改变。外科治疗主要用于急性穿孔、出血、幽门梗阻或药物治疗无效的溃疡患者。以及胃溃疡恶性变等情况。

1.病因病理

目前认为胃、十二指肠溃疡是一种多病因疾病。在各种致病因素中,最为重要的是胃酸分泌异常、胃黏膜防御屏障的破坏及幽门螺杆菌(Hp)感染等。十二指肠溃疡多与高酸因素有关,而胃溃疡则与胃黏膜屏障防御功能受损有关。

消化性溃疡好发于幽门附近的十二指肠球部、胃窦小弯侧,与该处组织长期接触高酸有关。溃疡一般为单发,少数可有 2 个以上,称多发性溃疡;胃和十二指肠同时有溃疡者称为复合性溃疡。消化性溃疡黏膜缺损浅者仅超过黏膜层,深者可贯穿肌层,甚至浆膜层,前壁穿孔可引起急性腹膜炎,后壁穿孔往往与邻近器官粘连形成穿透性溃疡。深及肌层的溃疡愈合后多遗留有瘢痕,瘢痕收缩可形成畸形;侵及溃疡基底部血管可引起大出血。

2.消化性溃疡的手术方式

目前针对消化性溃疡的手术方式主要有以下两类。

(1)胃大部切除术:包括切除胃远侧的 2/3～3/4 和部分十二指肠球部。其理论依据主要是:切除胃窦,可减少 G 细胞分泌促胃液素(胃泌素)引起的胃酸分泌;切除胃体大部,可使主细胞和壁细胞数目减少,减少了神经性胃酸分泌;切除溃疡的好发部位;切除溃疡本身。胃大部切除术根据切除后消化道重建方式可分为以下两大类。

(2)胃迷走神经切断术:主要用于治疗十二指肠溃疡。迷走神经切断后,既消除了神经性胃酸分泌,也消除了迷走神经引起的促胃液素分泌,从而减少了体液性胃酸的分泌,可达到治愈溃疡病的目的。

二、护理评估

1.健康史

了解患者的年龄、性别、性格特征、职业、饮食习惯等一般资料;评估患者家族中有无胃、十二指肠溃疡患者,既往有无溃疡病史及非甾体抗炎药、糖皮质激素用药史。

2.临床表现

(1)评估患者上腹疼痛的性质、部位、时间及疼痛的节律性,有无压痛、反跳痛、腹肌紧张等腹膜炎的症状与体征。

（2）胃、十二指肠溃疡急性穿孔：急性穿孔（acute perforation）是胃十二指肠溃疡严重的并发症，为常见的外科急腹症，多发生于幽门附近的十二指肠球部和胃窦小弯侧的前壁，以十二指肠溃疡穿孔多见。临床特点：①病史，急性溃疡穿孔多是溃疡活动期病灶逐渐向深部侵蚀，穿透浆膜的结果，故穿孔前多有溃疡活动的病史。②腹痛，突然发生剧烈刀割样或烧灼样腹痛是穿孔最早、最经常和最重要的症状。疼痛最初始于上腹部，并很快扩散至全腹部，常伴有恶心、呕吐；有时消化液可沿升结肠旁沟流向右下腹，引起"转移性"右下腹疼痛，需与急性阑尾炎相鉴别；渗液刺激膈肌时，疼痛可放射到肩部。初期腹痛是由强烈的化学性刺激所致，几小时后随着腹膜大量渗出液将消化液稀释，疼痛可以减轻；穿孔6～8 h后出现细菌感染，可再次导致腹痛加剧。③休克：主要是腹膜受强烈化学物质刺激及细菌感染所致。④体征：穿孔后全腹有压痛、反跳痛、肌紧张等腹膜炎体征，腹肌常呈"板样强直"，且在穿孔初期最明显，晚期腹膜炎形成后，强直程度反而有所减轻；当腹膜大量渗出，腹腔积液超过1 000 mL时，可叩出移动性浊音。腹腔有游离气体存在时，叩诊可发现肝浊音区缩小或消失。⑤辅助检查：实验室检查示白细胞计数增加，血清淀粉酶轻度升高。立位X线检查时，80%～90%的患者可见膈下新月状游离气体影。腹腔穿刺抽出黄绿色混浊液体或含有食物残渣。

（3）胃、十二指肠溃疡急性大出血：为本病最常见的并发症，好发于十二指肠溃疡与老年患者。病灶多位于十二指肠球部后壁或胃小弯侧，溃疡向深层浸润，侵蚀基底血管，造成血管破裂，引起急性大出血。

临床特点：①病史，患者出血前多有溃疡活动史。②呕血与黑便，多为突然发病，先感觉恶心、心悸、头晕、上腹部不适，随即出现呕血或柏油样便，也可两者同时出现。③休克，当短时间内失血超过400mL时，患者可出现休克代偿期表现，如面色苍白、口渴、脉搏快而有力、血压正常而脉压缩小；若超过800 mL时，可出现明显休克征象，患者表现为出冷汗、脉搏细快、呼吸浅促、血压下降等。④体征，腹平软，上腹部有时有轻压痛，肠鸣音活跃。⑤辅助检查，血红蛋白、红细胞计数和血细胞比容均下降；急诊纤维胃镜检查可迅速明确出血部位和病因；大出血时不宜行上消化道钡餐检查；经选择性动脉造影可用于活动性出血患者，即可明确病因与出血部位，也可进行栓塞治疗或动脉内注射垂体升压素等介入性止血措施。

（4）胃、十二指肠溃疡瘢痕性幽门梗阻：为胃、十二指肠溃疡患者的常见并发症，多见于十二指肠球部溃疡，少数可因幽门管或幽门前区溃疡所致。幽门梗阻有痉挛性梗阻、炎症水肿性梗阻、瘢痕性梗阻及粘连性梗阻四种类型。前两种是暂时性，经非手术治疗梗阻可消失；后两种是永久性，必须手术治疗。

临床特点：①上腹疼痛，患者多有溃疡病反复发作史，上腹不适、胀满、疼痛，餐后不适加重。②呕吐，是最突出的症状，多发生在下午或晚上，呕吐量大，多为隔夜宿食，有酸臭味不含胆汁。呕吐后自觉腹部舒畅，因此患者常自己诱发呕吐来缓解症状。③其他表现，如屎少、便秘、脱水、消瘦、贫血、营养不良表现。④体征，上腹可见隆起的胃型，有时见到胃蠕动波，可闻及振水音。⑤辅助检查，血液生化检查可有低氯血症、低钾血症，碳酸氢根离子浓度增高；X线钡餐检查，见胃腔扩大，蠕动减弱，钡剂入胃后下沉出现气、液、钡三层现象，钡剂排空迟缓；纤维胃镜检查可确定梗阻，并明确梗阻原因。

3. 心理状态

评估患者的生活状况、工作情况和精神状态，以及对所患疾病的认知情况和心理反应。

三、主要护理诊断及合作性问题

1. 焦虑

焦虑与疾病迁延不愈、反复发作、担心手术预后有关。

2. 疼痛

疼痛与溃疡发作、手术及术后并发症有关。

3. 体液不足

体液不足与胃十二指肠溃疡并发大出血、瘢痕性幽门梗阻等引起失血与失液有关。

4. 营养失调：低于机体需要量

营养失调与疾病引起摄入不足有关。

5. 其他

潜在并发症：术后切口感染、出血、十二指肠残端破裂，术后梗阻、倾倒综合征、胃小弯缺血坏死等。

四、护理措施

1. 非手术疗法和术前护理

(1)择期手术患者的准备：饮食宜少量多餐，给予高蛋白质、高热量、富含维生素、易消化及无刺激性的食物。拟行迷走神经切断术的患者，术前应做基础胃酸分泌量和最大胃酸分泌量的测定，以鉴定手术后效果，其他同腹部外科术前一般护理。

(2)急性胃穿孔患者的护理：取半坐卧位，禁食，持续胃肠减压。全身性应用抗生素预防感染，预防及治疗休克，严密观察病情变化。若经非手术治疗 6～8 h 病情不见好转或反而加重者，立即转行手术治疗。

(3)急性大出血患者的护理：患者平卧位、吸氧、暂禁食；情绪紧张者，可给予镇静剂；输血、输液，按时应用止血药物，以治疗休克和纠正贫血；必要时以 0.9％氯化钠溶液 200 mL 加去甲肾上腺素 8 mg，经鼻胃管分次灌注，每 4～6 h 1 次；严密观察生命体征，记录呕血量和便血量。若经止血、输液而出血仍在继续者，应行急诊手术治疗。

(4)幽门梗阻患者的护理：幽门梗阻患者术前要做好充分准备，一般术前 3 d，每日用温盐水洗胃，减轻胃黏膜糜烂、水肿，防止术后吻合口愈合不良出现吻合口瘘。根据梗阻程度控制饮食，完全梗阻者术前禁食，肠外营养支持；非完全性梗阻患者可予以无渣半流质饮食，以减少胃内容物潴留。输血、输液，积极纠正脱水、低钠血症、低钾血症和代谢性碱中毒。

(5)心理护理：告知患者手术方式、原理及有关注意事项，说明手术的必要性，增加患者对手术的了解和信心，消除患者紧张、恐惧心理。

(6)其他：手术患者术前放置胃管，便于术中操作，防止麻醉及手术过程中呕吐、误吸，减少手术时腹腔污染。

2. 术后护理

(1)一般护理：①病情观察，术后 3 h 内每 30 min 测量患者的血压、脉搏、呼吸及神志、肤色、尿量、切口渗液情况等 1 次，以后改为每小时 1 次，生命体征平稳后逐渐延长测量间隔时间；②体位，患者术后根据麻醉要求采取适宜体位，生命体征平稳后改为半卧位；③术后活动，鼓励患者术后早期下床活动，以促进肠蠕动，预防肠粘连，改善呼吸和血液循环功能，减少术后并发症；④胃管护理，术后常规给予胃肠减压 3～4 d，妥善固定减压管并保持通畅，如有堵塞可用0.9%氧化钠溶液冲洗,每次不得超过20 mL;观察并记录引流液的性质和量,待肠蠕动恢复、肛门排气后方可拔除。术后24 h内可由胃管引流出少量暗红色血液或咖啡样液体,一般不超过300 mL,以后胃液颜色逐渐变浅变清,属于术后正常现象;若有较多血性液体,24 h后仍未停止,应警惕有吻合口出血可能。⑤饮食护理,胃肠减压期间禁饮食,通过静脉输液维持体液平衡及营养补充。拔管后当日可少量饮水,每次60 mL左右,1~2 h一次;若无不适,第2日给少量流质饮食,100~150 mL/2 h,并逐渐增加用量至全量流质;若进食后无腹痛、腹胀等不适,拔管后第4日可改半流质饮食;第10~14 d可进软食。术后1个月内,应少食豆类、牛奶等产气食物,避免生、冷、硬、辣、油炸、浓茶及酒等刺激性或不易消化食品,少食多餐,以后逐渐减少进餐次数并增加每日进餐量,一般半年后可恢复正常饮食。⑥术后镇痛,患者术后有不同程度的疼痛,根据医嘱应用止痛药物,使用自控止痛泵者,应预防并处理可能发生的尿潴留、恶心、呕吐等并发症。

(2)术后并发症的护理:胃大部切除术后患者可发生出血、十二指肠残端破裂、吻合口梗阻、倾倒综合征等并发症。

1)术后出血:胃大部切除术后可发生腹腔内出血和胃出血。腹腔内出血多因术中血管结扎不够确切或腹腔感染腐蚀裸露的血管所致,患者可有失血表现,腹腔引流管引出新鲜血即可诊断,多需立即再次手术止血。发生在术后24 h以内的胃出血,多属术中止血不确切;术后4~6 d发生出血,常为吻合口黏膜坏死脱落而致;术后10~20 d发生出血,由吻合口缝线处感染、黏膜下脓肿腐蚀血管所致。胃出血可采取禁食水,遵医嘱应用止血药物、输鲜血及协助医师胃镜下止血等措施,使出血停止;若经非手术处理无效,甚至血压逐渐下降或发生出血性休克,应再次手术止血。

2)十二指肠残端破裂:为毕Ⅱ式胃大部切除术后最严重的并发症。病死率高达10%~15%,多发生在术后24~40 h。①原因:多因十二指肠残端处理不当,输入端空肠襻梗阻,胆汁、胰液及肠液滞留在十二指肠腔内,使其压力不断增高致残端破裂而引起。②表现:患者突然出现右上腹剧烈疼痛,局部或全腹有明显压痛、反跳痛、腹肌紧张,右上腹穿刺可抽出胆汁样液体;③处理:十二指肠残端破裂后,手术修补很难成功,应在十二指肠残端周围放置双套管给予持续负压吸引外引流,腹腔同时进行引流。术后加强各引流管护理;伤口周围用氧化锌糊剂保护,防止消化液腐蚀皮肤;通过全胃肠外营养或空肠造瘘高营养流食维持体液平衡和充足的营养;及时应用抗生素防治腹腔感染。

3)术后梗阻:包括吻合口梗阻、输入襻梗阻和输出襻梗阻。①吻合口梗阻:多因吻合口过小,缝合时内翻组织过多或吻合口黏膜炎症水肿所致。患者表现为进食后上腹胀、呕吐,呕吐物一般不含胆汁;一般经禁食、胃肠减压、补液等措施,多可使梗阻缓解,若经2周非手术治疗无效应手术治疗。②输入襻梗阻:见于毕Ⅱ式胃空肠吻合式,有急性、慢性两种类型。急性输入襻梗阻多因输入襻过长、扭转或穿入输出襻与横结肠系膜的间隙孔形成内疝所致。临床表现为,上腹部剧烈疼痛、呕吐伴腹部压痛,呕吐物量少,多不含胆汁,上腹部有时可扪及包块;急性完全性输入襻梗阻属闭襻性肠梗阻易发生肠绞窄,病情不缓解者应行手术解除梗阻。慢性不全性输入襻梗阻多因输入襻过长扭曲或输入襻受牵拉在吻合口处呈锐角而影响排空,由于消化液潴留在输入襻内,进食时消化液分泌增加,输入襻内压力突增并刺激肠管剧烈收缩,引发喷射样呕吐;患者表现为餐后15~30 min上腹胀痛或绞痛,伴大量呕吐,呕吐物为胆汁,几乎不含食物,呕吐后症状缓解甚至消失。不全性输入襻梗阻,可先采用禁食、胃肠减压、营养支持等非手术治疗,若无缓解或完全性输入襻梗阻,应尽早手术治疗。③输出襻梗阻:多为大网膜炎性包块压迫或肠襻粘连成锐角所致。主要表现为上腹饱胀,呕吐物为食物和胆汁;先给予禁食、胃肠减压、静脉维持体液平衡及补充营养等非手术治疗,如不能缓解,应立即手术加以解除。

4)吻合口破裂或瘘:多发生在术后5~7 d,毕Ⅰ式与毕Ⅱ式均可发生。①原因:多由缝合不当、吻合口张力过大、局部组织水肿或低蛋白血症等原因所致组织愈合不良引起;②表现:胃肠吻合口破裂常引起严重的腹膜炎,如发生较晚,局部已形成脓肿后逐渐向外穿破而发生胃肠吻合外瘘。③处理:无弥散性腹膜炎者,可给予禁食、胃肠减压、充分引流、肠外营养支持、全身用广谱抗生素等非手术治疗,如有急性腹膜炎表现,须立即手术进行修补,术后保持有效的胃肠减压,加强输血、输液等支持疗法。已经发生吻合口瘘者,除加强引流外,也需进行胃肠减压、支持、抗感染等疗法,吻合口瘘一般在数周后常能自行愈合。经久不愈者,则应考虑再次胃切除术。

5)倾倒综合征:多见于毕Ⅱ式术后。①原因:多为胃大部切除术后,大量高渗食物过快进入空肠,刺激肠道内分泌细胞分泌大量血管活性物质,在短期内吸收大量的细胞外液进入肠腔,致使血容量减少。引起胃肠扩张、收缩与舒张功能的紊乱。②表现:在进食10~20 min后发生上腹胀痛不适、心悸、乏力、出汗、头晕、恶心、呕吐,并有面色苍白、肠鸣音活跃和腹泻等,平卧数分钟后可使症状缓解;③处理:术后指导患者少食多餐,进食低糖、高脂肪、高蛋白质饮食,每次饭后平卧20~30 min,多数患者在1年内治愈。经长期治疗与护理未能改善症状者,应手术治疗。

五、健康教育

(1)合理安排饮食,多进高蛋白质、高热量饮食,促进伤口愈合;胃大部切除术后患者应少食多餐,每日5~6餐。尽量避免食用易产气和刺激性食物。

(2)做好心理护理,使患者保持良好的心理状态,掌握放松技巧,减少生活和工作中的压力。

(3)指导患者适当运动,但术后6周内不要举过重的物品。

(4)发现以下症状及时就诊:切口部位红肿或有异常疼痛,腹胀,肛门停止排便、排气等。

第二节 肠梗阻

一、概述

肠内容物不能正常运行,即不能顺利通过肠道,称为肠梗阻,在外科急腹症中发病率仅次于阑尾炎和胆道疾病。肠梗阻的患者病情复杂多变,发展迅速,若处理不及时常危及生命,尤其是绞窄性肠梗阻,病死率仍较高。

1.分类

(1)按肠梗阻发生的基本原因分类:可分为三类。

1)机械性肠梗阻:是各种机械性原因导致的肠腔狭窄、肠内容物通过障碍。临床以此型最常见。主要原因包括:①肠腔堵塞,如结石、粪块、寄生虫及异物等;②肠管受压,如肠扭转、腹腔肿瘤压迫、粘连引起的肠管扭曲、腹外疝及腹内疝等;③肠壁病变,如肠肿瘤、肠套叠及先天性肠道闭锁等。

2)动力性肠梗阻:为神经反射异常或毒素刺激造成的肠运动紊乱,而无器质性肠腔狭窄。它可分为:①肠麻痹,见于急性弥散性腹膜炎、腹内手术、低钾血症等;②肠痉挛,见于慢性铅中毒和肠道功能紊乱。

3)血运性肠梗阻:较少见,是由于肠系膜血管栓塞或血栓形成,使肠管缺血、坏死而发生肠麻痹。

(2)按肠壁有无血运障碍分类:可分为两类。

1)单纯性肠梗阻:只是肠内容物通过受阻,而无肠壁血运障碍。

2)绞窄性肠梗阻:是指梗阻并伴有肠壁血运障碍者。除血运性肠梗阻外,还常见于绞窄性疝、肠扭转、肠套叠等。

(3)其他分类:①按梗阻的部位分为高位(如空肠上段)肠梗阻和低位(如回肠末端和结肠)肠梗阻;②根据梗阻的程度分为完全性肠梗阻和不完全性肠梗阻;③按肠梗阻的病程分为急性肠梗阻和慢性肠梗阻。若一段肠襻两端完全阻塞,则称为闭襻性肠梗阻,容易发生肠坏死和穿孔。

2.病理生理

肠梗阻发生后,肠管局部和机体全身将出现一系列病理生理变化。

(1)局部变化:急性肠梗阻时,梗阻部位以上肠管因大量积液积气而扩张,为克服梗阻而蠕动增强,产生阵发性腹痛和呕吐。肠腔积气、积液导致肠管膨胀。梗阻部位越低、时间越长,肠膨胀越明显。随着肠腔内压力不断升高并压迫肠管,肠壁血运发生障碍,最后引起肠管坏死而溃破穿孔。慢性肠梗阻患者可引起梗阻近端肠壁肥厚。

(2)全身改变:①体液丧失,由于不能进食及频繁呕吐,肠腔积液,再加上肠管高度膨胀,血管通透性增强。使血浆外渗,导致水分和电解质大量丢失,造成严重的脱水、电解质紊乱及代谢性酸中毒。②细菌繁殖和毒素吸收,由于梗阻以上的肠腔内细菌大量繁殖并产生大量毒素及肠壁血运障碍致通透性增加,细菌和毒素可以透过肠壁引起腹腔内感染,经腹膜吸收引起全身性感染和中毒。③呼吸和循环功能障碍,肠管内大量积气、积液引起腹内压升高,膈肌上抬,影响肺的通气及换气功能;腹内压的增高阻碍了下腔静脉血的回流,而大量体液的丧失、血液浓缩,电解质紊乱、酸碱平衡失调、细菌的大量繁殖及毒素的释放等均可导致微循环障碍,严重者还可致多系统器官功能障碍综合征。

二、护理评估

1.健康史

了解患者有无腹部手术或外伤史,有无腹外疝、腹腔炎症及肿瘤病史,有无习惯性便秘,既往腹痛史及本次发病的诱因等。

例如,粘连性肠梗阻多有腹部手术、感染或创伤史;习惯性便秘的老年人易发生乙状结肠扭转及粪块肠堵塞;婴幼儿患肠套叠;农村小儿易患蛔虫性肠堵塞;有腹外疝者,注意其肠梗阻可能系疝嵌顿所致。

2.临床表现

各类肠梗阻的原因、部位、病变程度、发病急缓及临床表现有所不同。但都存在共同的表现是腹痛、呕吐、腹胀及肛门排气与排便停止四大症状。

(1)症状。

1)腹痛:机械性肠梗阻发生后,梗阻部位以上肠管蠕动增强,表现为阵发性绞痛,多位于腹中部;当腹痛的间歇期不断缩短,甚至成为剧烈的持续性腹痛时,应考虑有绞窄性肠梗阻的可能;麻痹性肠梗阻为全腹持续性胀痛;肠扭转所致闭襻性肠梗阻多为突发性持续性腹部绞痛伴阵发性加剧。

2)呕吐:与肠梗阻的部位、类型有关。早期呕吐呈反射性,吐出物为食物或胃液。高位肠梗阻呕吐出现早而频繁,呕吐物为胃液、十二指肠液和胆汁;低位肠梗阻呕吐出现迟而少,呕吐物为带臭味粪样物;绞窄性肠梗阻呕吐物为血性或棕褐色液体;麻痹性肠梗阻呕吐呈溢出性。

3)腹胀:梗阻发生一段时间后可出现腹胀,其程度与梗阻部位及性质有关,高位肠梗阻腹胀轻,低位肠梗阻腹胀明显。麻痹性肠梗阻表现为显著的均匀性腹胀。

4)肛门排气与排便停止:完全性肠梗阻发生后,患者多不再排气与排便,但梗阻部位以下肠腔内残存的粪便和气体仍可自行排出或经灌肠后排出,故不能因此而否定肠梗阻的存在;某些绞窄性肠梗阻,如肠套叠、肠系膜血管栓塞或血栓形成,可排出血性黏液样粪便。

(2)全身表现:单纯性肠梗阻早期,患者多无明显的全身症状。梗阻晚期或绞窄性肠梗阻患者可表现为唇干舌燥、眼窝内陷、皮肤弹性减退、尿少或无尿等脱水征;或体温升高、脉搏细速、呼吸浅快、血压下降、面色苍白、四肢发凉等中毒和休克征象。

(3)腹部体征。

1)视诊:肠梗阻患者多可见腹部膨隆。单纯性机械性肠梗阻可出现腹痛发作时肠型和肠蠕动波;麻痹性肠梗阻满腹膨隆;粘连性肠梗阻患者多可于腹部见到手术瘢痕。

2)触诊:单纯性肠梗阻可有腹部轻度压痛,但无腹膜刺激征;绞窄性肠梗阻腹部可有固定压痛或触及有触痛的包块和腹膜刺激征。

3)叩诊:肠梗阻患者多为鼓音,但绞窄性肠梗阻患者如腹腔渗出液较多时,可出现移动性浊音。

4)听诊:单纯性机械性肠梗阻腹痛发作时可有连续高亢的肠鸣音,或呈气过水音或金属音;而绞窄性或麻痹性肠梗阻患者,肠鸣音减弱或消失。

(4)直肠指检:如触及肿块,可能为直肠肿瘤、极度发展的肠套叠的头部或低位肠腔外肿瘤,指套染血时要考虑肠绞窄的发生。

3.心理状况

因急性肠梗阻多起病急骤,病情较重,患者忍受着病痛折磨,常产生不同程度的焦虑或恐惧,如易躁、易怒、忧郁、哭泣等;对手术及预后有顾虑,尤其是粘连性肠梗阻反复多次发作或多次手术,常使患者情绪消沉、悲观失望,甚至不配合治疗与护理。

4.辅助检查

(1)实验室检查:①血常规,肠梗阻患者出现脱水、血液浓缩时血红蛋白、血细胞比容及尿比重会升高,而绞窄性肠梗阻多会有白细胞计数及中性粒细胞比例的升高;②血气分析及血生化检查,血气分析和血清 Na^+、K^+、Cl^-、尿素氮、肌酐等检查可了解酸碱、电解质及肾功能的情况;③呕吐物及粪便检查可见大量红细胞或隐血检查阳性。

（2）X线检查：肠梗阻发生 4～6 h后，腹部立位或侧卧透视或摄片可见多个气液平面及胀气肠襻；空肠梗阻时，空肠黏膜的环状皱襞可显示"鱼肋骨刺"状改变。结肠胀气位于腹部周边，并显示结肠袋形；绞窄性肠梗阻时，可见孤立、突出胀大的肠襻，不因时间而改变位置。当怀疑肠套叠，乙状结肠扭转或结肠肿瘤时，可做钡剂灌肠检查，常能提供重要资料。

5.常见肠梗阻

（1）粘连性肠梗阻：①是最常见的机械性肠梗阻；②多有腹腔手术、创伤、感染史，以腹腔手术最为多见；③有较典型的机械性肠梗阻表现；④多为单纯性不全性肠梗阻，粘连索带可引起完全性或绞窄性肠梗阻。

（2）肠扭转：①小肠扭转较多见，多见于青壮年男性，多有饱餐后剧烈活动史。腹部剧烈绞痛多在脐周，为持续性疼痛、阵发性加剧，常牵涉腰背部，患者往往不敢平仰卧。呕吐频繁，腹胀不显著或不对称，严重者有明显腹膜刺激征。移动性浊音阳性，可无高亢的肠鸣音。X线检查符合绞窄性肠梗阻的表现，另外，还可见空肠和回肠换位。或排列成多种形态的小跨度蜷曲肠襻等特有的征象。②乙状结肠扭转多见于男性老年人。常有习惯性便秘，或以往有多次腹痛发作经排便、排气后缓解的病史。除腹部绞痛外，有明显腹胀，但呕吐一般不明显。低压灌肠灌入量往往不超过 500 mL，钡剂灌肠X线检查见扭转部位钡剂受阻，钡影尖端呈"锥形"或"鸟嘴"形阴影。

（3）肠套叠：①原发性肠套叠多见于 2 岁以下小儿，尤以 4～10 个月婴儿发病率最高，与饮食性质改变引起的肠功能紊乱有关，以回肠结肠型最为多见。其典型的三大表现为阵发性腹痛（哭闹）、果酱样黏液血便和腊肠形腹部肿块，空气或钡剂灌肠X线检查可见空气或钡剂在结肠内逆行受阻，受阻端呈"杯口"状或""弹簧状"阴影；②继发性肠套叠多见于成年人，多因肠息肉、炎症、肿瘤、憩室等引起，症状不典型，多为不全性梗阻，少有血便。

（4）肠堵塞：以蛔虫团或粪块堵塞多见。蛔虫性肠堵塞多见于农村地区的儿童。有便虫、吐虫史，多为不全梗阻，表现有脐周围阵发性腹痛、呕吐。腹部常扪及可变形、变位的条索状团块，肠鸣音可亢进或正常，X线片有时可见成团蛔虫阴影。粪块肠堵塞多见于老年人，常有便秘史，左下腹可扪及块状物。

三、主要护理诊断及合作性问题

1.疼痛

疼痛与肠蠕动增强或肠壁缺血有关。

2.体液不足

体液不足与频繁呕吐、肠腔内大量积液及胃肠减压有关。

3.低效性呼吸形态

低效性呼吸形态与肠膨胀致膈肌抬高有关。

4.其他

潜在并发症：腹腔感染、肠粘连、MODS。

四、护理措施

1.非手术治疗及手术前护理

（1）一般护理：①饮食：肠梗阻患者应常规禁饮食。当梗阻缓解，患者出现排气、排便，腹痛、腹胀消失后可进流质饮食，但应忌食产气的甜食和牛奶等。②体位：当患者生命体征稳定后,可采取半卧位,有利于减轻腹部张力,减轻腹胀,改善呼吸和循环功能。③心理护理:关心、体贴和安慰患者,消除顾虑,积极配合治疗护理,早日康复。

(2)胃肠减压:吸出胃肠内积气积液,可降低胃肠道内的压力和肠膨胀程度,改善肠壁血液循环,同时减少肠内细菌和毒素,有利于改善局部和全身情况,应及早使用。在胃肠减压期间,应做好胃管护理,密切观察并记录引流液的颜色、性状及量,如发现抽出液为血性时,应考虑有绞窄性肠梗阻的可能。

(3)记录出入液量及合理输液:包括呕吐物、胃肠减压引流物、尿液及输入液体等;结合患者脱水程度、血清电解质和血气分析结果合理安排输液种类,调节输液速度和量,维持体液平衡。当尿量＞40 mL/h时,可补给钾盐,纠正低钾血症,并可促进肠蠕动的恢复。

(4)防治感染:遵医嘱正确、按时使用有效抗生素,同时注意观察用药效果及药物的不良反应。

(5)对症护理:①呕吐,嘱其坐起或头侧向一边,避免误吸引起吸入性肺炎或窒息;及时清除口腔内呕吐物,漱口,保持口腔清洁;观察记录呕吐物的颜色、性状及量。②解痉止痛,腹部绞痛明显无肠绞窄征象的肠梗阻患者,可使用阿托品解除胃肠道平滑肌痉挛,缓解腹痛,禁用吗啡类止痛剂,以免掩盖病情,延误诊治。

(6)治疗配合护理:①通过胃管灌注中药。中药应浓煎,每次100 mL左右。避免大量灌注后引起呕吐,且灌药后须夹管1～2 h。②对无肠绞窄的粘连性肠梗阻患者,可从胃管内注入液状石蜡,每次20～30 mL,也可用30％硫酸镁溶液或0.9％氯化钠溶液低压灌肠,刺激排便、排气的恢复。③小儿原发性肠套叠行空气灌肠检查、治疗前应遵医嘱肌内注射镇静催眠药苯巴比妥钠,解痉剂阿托品,使患儿入睡,避免在检查治疗时躁动,并解除肠痉挛;操作时应协助医师将气囊肛管插入直肠内;复位后应注意观察患儿有无腹膜刺激征及全身情况的变化。④粪块或蛔虫肠堵塞时可经胃管注入液状石蜡或豆油100 mL,也可采用0.9％氯化钠溶液灌肠,促进粪块或蛔虫排出;蛔虫性肠堵塞在梗阻缓解后,应遵医嘱给予驱蛔治疗。

(7)严密观察病情:密切观察患者生命体征、症状、体征及辅助检查的变化。高度警惕绞窄性肠梗阻的发生。出现下列情况之一时,提示有绞窄性肠梗阻的可能,多需紧急手术治疗,应及时报告医师并做好手术前准备工作:①起病急,疼痛持续而固定,呕吐早而频繁。②腹膜刺激征明显。体温升高、脉搏增快、血白细胞计数升高。③病情发展快,感染中毒症状重,休克出现早或难纠正。④腹胀不对称,腹部触及压痛包块。⑤移动性浊音或气腹征(＋＋)。⑥呕吐物、胃肠减压物、肛门排泄物或腹腔穿刺物为血性。⑦X线显示孤立、胀大肠襻,不因时间推移而发生位置的改变或出现假肿瘤样阴影。

(8)手术前准备:对有手术指征的患者应积极做好手术前常规准备,便于及时手术。

2.手术后护理

(1)一般护理:①观察:术后注意观察患者的生命体征、腹部症状和体征的变化。注意腹痛、腹胀的改善情况,有无呕吐及肛门排气、排便等。②体位:麻醉清醒、血压平稳后,患者应取半卧位,以改善患者的呼吸循环功能,也有利于腹腔渗液、渗血的引流。③饮食:在肠蠕动功能恢复之前,应予以禁食,禁食期间给予补液,维持体液平衡,补充营养;待肠蠕动恢复并有肛门排气后,可开始进少量流质饮食,若无不适,逐步过渡至半流质饮食及普通饮食。④活动:肠梗阻手术后,尤其是粘连性肠梗阻术后,应鼓励患者早期活动,床上勤翻身,病情允许时,早期下床活动,促进肠蠕动恢复,防止再粘连。

（2）胃肠减压及腹腔引流管的护理：胃管及腹腔引流管应妥善固定，保持引流通畅，避免受压、折叠、扭曲或滑脱，造成引流管效能降低；注意观察并记录引流液的颜色、性状及量，若有异常应及时向医师报告。胃管一般在肛门排气、肠蠕动恢复后即可拔除。腹腔引流管一般放置2～3 d，当患者情况好转，引流量逐渐减少，24 h 少于 20 mL 时拔除；若为防止吻合口瘘，术后应留置引流管 7～10 d。

（3）并发症观察及护理：①感染，术后常规使用抗生素。若患者出现腹部胀痛、持续发热、血白细胞计数增高，腹壁切口红肿、腹腔引流管或引流管周围流出较多带有粪臭味的液体时，应警惕腹腔内或切口感染及肠瘘的可能，应及时报告医师处理。②切口裂开。一般发生于手术后1周左右，故对年老体弱、营养不良、低蛋白血症及缝合时发现腹壁张力过高的患者，手术时应采用减张缝合，手术后加强支持，腹带加压包扎，及时处理咳嗽、腹胀、排便困难等引起腹压增高的因素，预防切口感染。如患者出现异常，疑有切口裂开时，应安慰、体贴患者，加强心理护理，使其保持镇静。若有内脏脱出，切勿在床旁还纳内脏，以免造成腹腔内感染，可用0.9％氯化钠溶液浸湿纱布覆盖切口，扣换药碗保护并腹带包扎，及时报告医师，协助处理。

五、健康教育

（1）少食刺激性强的辛辣食物，宜食营养丰富、高维生素、易消化吸收的食物；避免暴饮暴食，饭后忌剧烈活动。

（2）便秘者应注意通过调整饮食、腹部按摩等方法保持大便通畅，无效者可适当予以口服缓泻剂，避免用力排便。

（3）加强自我监测。若出现腹痛、腹胀、呕吐等不适，及时就诊。

第三节　急性阑尾炎

一、概述

阑尾的急性化脓性感染称为急性阑尾炎（acuteappendicitis），是外科最常见的急腹症，可发生于任何年龄，但以青少年多见，男性多于女性。

1.病因

急性阑尾炎的发病主要与阑尾管腔梗阻（或痉挛）及细菌感染等因素有关。

（1）阑尾管腔梗阻：是急性阑尾炎最常见的病因。管壁中的淋巴滤泡明显增生及管腔中的粪石或结石是引起阑尾管腔阻塞的两大常见原因。淋巴滤泡增生多见于年轻人；粪石阻塞是引起成年人急性阑尾炎的常见原因；食物残渣、寄生虫、肿瘤等其他异物引起梗阻少见。当胃肠道功能紊乱时，阑尾管壁痉挛造成排空和管壁血运障碍，也易致细菌侵入发生感染。

（2）细菌入侵：当阑尾管腔发生阻塞后，内容物排出受阻，存留在远端的细菌很容易生长繁殖，引起阑尾腔内和阑尾壁的急性感染。常见致病菌为革兰氏阴性杆菌和厌氧菌。

2.病理类型

根据急性阑尾炎的临床过程和病理改变分为以下四种类型。

（1）急性单纯性阑尾炎：病变只限于黏膜和黏膜下层。阑尾外观轻度肿胀，浆膜充血并失去正常光泽，表面有少量纤维素性渗出物。镜下见阑尾各层均有水肿和中性粒细胞浸润，黏膜表面有小溃疡和出血点。临床症状和体征均较轻。

（2）急性化脓性阑尾炎：常由单纯性阑尾炎发展而来。阑尾肿胀明显，浆膜高度充血，表面覆以纤维素性渗出物（脓苔）。镜下见阑尾黏膜的溃疡面加大并深达肌层和浆膜层，管壁各层有小脓肿形成，腔内亦有积脓。阑尾周围的腹腔内有稀薄脓液，形成局限性腹膜炎。

（3）坏疽性及穿孔性阑尾炎：阑尾管壁坏死，呈暗紫色或黑色，局部可发生穿孔。穿孔的部位大多在阑尾根部或近端。穿孔后如未被包裹，感染扩散，可引起弥散性腹膜炎。

（4）阑尾周围脓肿：急性阑尾炎化脓坏死或穿孔，如果进展缓慢，大网膜可移至右下腹部，将阑尾包裹并导致粘连，形成炎性包块或阑尾周围脓肿。

3.转归

急性阑尾炎的转归与细菌致病力、机体抵抗力及治疗措施是否恰当等因素有关。

二、护理评估

1.健康史

了解患者有无急性肠炎、肠道蛔虫病等；发病前是否有剧烈活动和不洁饮食，了解疾病发生的诱因。评估老年患者是否有心血管疾病、糖尿病及肾功能不全等病史。

2.临床表现

（1）症状。

1）转移性右下腹痛：典型腹痛常突然发生。多起始于上腹部、剑突下或脐周围。数小时或十几小时后，腹痛逐渐转移并固定于右下腹部，呈持续性并逐渐加重，此时，上腹部或脐周疼痛的症状可消失。临床上，70%～80%的患者具有这种典型的转移性右下腹痛表现，也有部分患者开始即为右下腹部疼痛。腹痛一般呈持续性，少数为阵发性。腹痛程度与阑尾炎的病理类型关系密切，如单纯性阑尾炎表现为轻度隐痛；化脓性阑尾炎呈阵发性胀痛和剧痛；坏疽性阑尾炎呈持续性剧痛；穿孔性阑尾炎可因阑尾腔内压力骤减而使疼痛暂时减轻，但出现腹膜炎后，腹痛又可持续加剧。

2）胃肠道症状：发病早期患者可能有厌食，也可有恶心、呕吐，部分患者可有便秘、腹泻等胃肠功能紊乱症状。早期呕吐多为反射性，呕吐物为食物残渣和胃液，晚期呕吐则与腹膜炎导致麻痹性肠梗阻有关。

3）全身反应：早期仅有乏力、低热；明显发热，中毒症状较重，多提示阑尾化脓、坏疽或穿孔，如出现寒战、高热、轻度黄疸，应考虑化脓性门静脉炎。

（2）体征。

1）右下腹固定压痛：是急性阑尾炎最常见和最重要的体征。压痛点通常位于麦氏点，也可随阑尾的解剖位置变异而改变，但始终固定在一个位置。当阑尾炎症波及周围组织时，压痛范围也相应扩大，但仍以阑尾所在部位压痛最明显。

2）腹膜刺激征：化脓性和坏疽性阑尾炎引起腹膜炎后，可出现局限性或弥散性腹膜刺激征，有压痛、反跳痛和腹肌紧张，肠鸣音减弱或消失。一般而言，腹膜刺激征程度、范围与阑尾炎症程度相平行，但老年人、小儿、孕妇、肥胖及体质虚弱者或盲肠后位阑尾炎患者，腹膜刺激征可不明显。

3)腹部包块:阑尾周围脓肿较大时,可在右下腹触到境界不清、活动度差伴有压痛的包块。

(3)其他体征。

1)结肠充气试验:患者取仰卧位,检查者先用右手按压患者左下腹部降结肠区,再用左手反复挤压近侧结肠,结肠内积气可传至盲肠和阑尾,引起右下腹疼痛。

2)腰大肌试验:患者取左侧卧位,检查者将患者右下肢向后过伸,如出现右下腹疼痛者为阳性,提示阑尾位置深,贴近腰大肌。

3)闭孔内肌试验:患者取仰卧位,右下肢髋关节及膝关节均屈曲90°,将右股内旋,引起右下腹疼痛者为阳性,表示阑尾位置较低,靠近闭孔内肌。

4)直肠指检:盆腔位急性阑尾炎患者行直肠指检时,直肠右前方有明显触痛,甚至可触到炎性包块;阑尾穿孔伴盆腔脓肿时,直肠前壁膨隆并有广泛触痛。

三、主要护理诊断及合作性问题

1.疼痛

疼痛与阑尾炎症刺激及手术创伤有关。

2.体温过高

体温过高与化脓性感染有关。

3.其他

潜在并发症包括门静脉炎、腹腔脓肿、切口感染、内出血、粘连性肠梗阻、粪瘘等。

四、护理措施

(一)非手术治疗及手术前护理

1.体位与饮食

患者取半卧位,有利于炎症局限。对病情稳定的单纯性阑尾炎患者可给予流质饮食;而病情较重的患者应暂禁饮食,并做好静脉输液护理;准备手术治疗的患者应禁饮食。

2.抗感染

遵医嘱静脉滴注抗生素控制感染。

3.严密观察病情

观察患者生命体征、精神状态、腹部体征及血白细胞计数的变化。每3～4 h测量生命体征1次,若短时间内体温升高至38.5 ℃以上,脉搏100 次/分钟以上,腹痛加重或出现腹膜刺激征,说明病情加重。

4.对症护理

如物理降温、止吐等。腹痛患者观察期间,禁止使用吗啡类镇痛药物,以免掩盖腹部体征,影响观察。禁服泻药及灌肠,以免导致阑尾穿孔。凡经非手术治疗短期内病情不见好转或病情已发展为化脓性阑尾炎、坏疽性阑尾炎者,应及时手术。阑尾周围脓肿非手术治疗期间,若脓肿范围逐渐扩大,全身中毒症状不断加重,应及时报告医师,考虑手术引流,以防脓肿破裂造成炎症扩散。

(二)手术后护理

1.体位

患者回病房后,先根据麻醉的要求,给予适当体位,血压平稳后采用半卧位。

2.饮食

术后暂禁食,一般患者术后 6 h 可给予流质饮食,但阑尾穿孔伴有腹膜炎或术中阑尾根部处理不满意者应继续禁食,并静脉补液维持体液平衡,待胃肠蠕动恢复、肛门排气后可进少量流质饮食,次日给半流质饮食,手术后第 5～6 d 可进软质普食。1 周内忌产气食物,如甜食、豆制品和牛奶等,以免引起腹胀。

3.早期活动

应鼓励患者早期下床活动,促进肠蠕动恢复,防止肠粘连发生。轻症患者手术当天即可下地活动;重症患者应床上多翻身、活动四肢,待病情稳定后及早下床。

4.严密观察病情

及时巡视,定时测量体温、脉搏、呼吸、血压。观察患者手术切口及腹部体征变化,保持切口敷料清洁干燥,发现异常及时通知医师。术后 1 周内禁忌灌肠和使用泻剂,以免因肠蠕动增强导致阑尾残端结扎线脱落。老年患者术后注意保暖,经常拍背,帮助咳嗽,预防坠积性肺炎。

5.并发症的护理

①内出血,常发生在术后 24 h 内,多因止血不完善或阑尾系膜血管结扎线松脱所致;患者表现为面色苍白、血压下降、脉搏细速,腹部叩诊有移动性浊音,安置有腹腔引流管者,可从引流管内引流出血性液;一经发现,应立即补液、输血,做好急诊手术前准备,协助再次手术止血。②切口并发症,包括切口感染、慢性窦道和切口疝。切口感染是急性阑尾炎术后最常见的并发症,表现为术后 3～5 d 体温升高,切口局部有红肿、压痛及波动感;应给予抗生素、理疗等治疗,如已化脓应拆线引流。慢性窦道如经保守治疗 3 个月仍不愈合者,应再次手术切除窦道,重新缝合。少数患者由于局部组织愈合不良,可形成切口疝,必要时可行手术修补。③粪瘘,多由阑尾残端处理不当或手术粗暴误伤盲肠所致;主要表现为伤口经久不愈,有粪便和气体溢出;一般采用加强引流、营养支持、抗感染等非手术治疗后,多数患者可自行愈合。如病程超过 3 个月仍未愈合,应考虑手术。④腹腔脓肿,多发生于化脓性或坏疽性阑尾炎术后,由腹腔残余感染或阑尾残端处理不当所致;常发生于术后 5～7 d,患者表现为体温持续升高或下降后又上升,有腹痛、腹胀、腹部肿块、腹肌紧张及腹部压痛,也可表现为直肠膀胱刺激症状及全身中毒症状;处理可采取半卧位,使脓液流入盆腔,减少中毒反应,同时使用抗生素,未见好转者,应及时行手术切开引流。

五、健康教育

(1)对非手术治疗的患者,应向其解释禁食的目的,教会患者自我观察腹部症状和体征变化的方法。

(2)告诉患者注意饮食卫生,避免暴饮暴食、过度疲劳和腹部受凉等,发生急性胃肠炎等疾病应及时治疗。

(3)介绍术后早期活动的意义,鼓励患者尽早下床活动。促进肠蠕动恢复,防止术后肠粘连。

(4)阑尾周围脓肿患者出院时,应嘱患者 3 个月后再次住院做阑尾切除术。

(5)发生急性腹痛、恶心、呕吐等腹部症状,应及早就诊。

第四节 直肠肛管疾病

一、概述

(一)痔

痔(hemorrhoids)是直肠下段黏膜下与肛管皮肤下的静脉丛曲张、迂曲所形成的静脉团块。根据所在位置不同,它分为内痔、外痔和混合痔,是最常见的肛肠疾病,发病率随年龄增长而增加。

1.病因

(1)腹内压增高:便秘、前列腺肥大、妊娠、腹腔积液及肿块等均能造成腹内压增高,影响直肠静脉回流,易发生痔。

(2)慢性感染:直肠下端和肛管的长期慢性感染,引起排便次数增加;另外,局部感染也使直肠静脉及周围组织纤维化,弹性降低,引起静脉回流障碍,发生扩张形成痔。

(3)其他因素:年老体弱或长期疾病,亦引起营养不良,使局部组织萎缩,静脉也易扩张形成痔。

另外,长期饮酒及喜食辛辣刺激性食物,是痔发生的诱因。

2.分类与临床表现

(1)内痔:位于齿状线以上,是肛垫的支持结构、静脉丛及静脉吻合支发生病理性改变或者移位形成。内痔好发于膀胱截石位的3、7、11点。主要临床表现为出血和脱出,无痛性间歇性便后出鲜血是常见症状。

(2)外痔:位于齿状线以下,是齿状线远侧皮下静脉丛的病理性扩张或者血栓形成引起外痔。主要临床表现为肛门不适、在潮湿不洁时会发生瘙痒。如发生血栓形成和皮下血肿会出现剧痛。最常见的是血栓性外痔,其次为结缔组织外痔和炎性外痔。

(3)混合痔:内痔通过丰富的静脉丛吻合支和相应部位的外痔互相融合形成混合痔。内痔和外痔的症状可同时存在,内痔发展到Ⅲ度以上时多形成混合痔。混合痔逐渐加重,脱出肛外又会形成环状痔。

(4)肛门检查:内痔直肠指检常无明显发现,肛门镜可见曲张的静脉团块;外痔于体检时可见肛缘皮垂,血栓性外痔可见局部有暗紫色肿块,有触痛。

(二)肛裂

肛裂是齿状线下肛管皮肤全层裂伤后形成的小溃疡,常引起肛周剧痛,愈合困难。好发部位在肛管后方正中线。肛裂多见于中青年人,一般男性多于女性。

1.病因

肛裂的病因不明,可能与多种因素有关。

(1)直接原因:长期便秘、粪便干结引起的排便时机械性创伤是大多数肛裂形成的直接原因。

(2)间接原因:肛裂多发生于后位,且不易愈合,故近年来认为与血供有关。肛管后方由肛管外括约肌浅部形成的肛尾韧带伸缩性差、较坚硬,血供亦差;肛管与直肠成角相延续,排便时肛管后壁承受压力最大,后正中线最易受损伤。

2.临床表现

(1)疼痛:肛裂最主要的症状是排便时和排便后肛门部疼痛。疼痛有两次高峰,故又称马鞍形疼痛。排便时因肛管扩张造成剧痛,便后有短暂的疼痛减轻,但随后因溃疡基底部括约肌痉挛而引发更为剧烈的疼痛,且持续时间较长,甚至长达数小时。

(2)出血:排便时在粪便表面或手纸上有少量鲜血。

(3)便秘:患者惧怕排便时疼痛,有意推迟排便时间,粪便在肠内停留过久,水分被吸收而干结成块,致排便时疼痛更剧烈,肛裂加深,形成恶性循环。

(4)检查:用手分开肛门皮肤,可见肛管后正中线部位有梭形裂口。新鲜肛裂色鲜红,边缘皮肤薄而软;慢性肛裂较深,且色灰白,边缘皮肤较硬。在溃疡下端可见结缔组织增生形成的袋状皮赘,称前哨痔。肛裂上端肛窦有炎症,肛乳头成肥大乳头。肛裂、前哨痔和肥大乳头,称肛裂三联征。

二、护理

(一)护理评估

1.术前评估

(1)健康史:询问患者的性别、年龄、职业及饮食习惯,便于找出影响直肠肛管疾病的发生和发展因素,如是否为会计师、售货员等职业人员,是否妊娠,是否喜食辛辣刺激的食物,有无慢性咳嗽、习惯性便秘等导致腹内压增高的因素存在。

(2)临床表现:患者有无便秘、疼痛、便血,肛门部有无分泌物或肿物脱出。配合直肠指检等了解患者的身体状况。

(3)心理状况:直肠肛管疾病是否影响生活与工作;疼痛和便秘等是否造成患者的紧张不安和焦虑;患者对本病的预防知识的了解程度。

2.术后评估

(1)手术情况:手术和麻醉方法。

(2)伤口情况:局部切口有无红、肿、压痛等感染征象,有无便秘等。

(二)护理措施

1.非手术治疗患者的护理

(1)饮食:鼓励患者多饮水,多吃蔬菜、水果及富含维生素的饮食,以利于通便。避免饮酒,少食辛辣刺激性食物。

(2)保持大便通畅:养成每日定时排便的习惯,并避免排便时间过长。习惯性便秘患者,通过增加粗纤维食物,每日服用蜂蜜,多能自行缓解。对症状顽固者,可服用液状石蜡等润肠通便药,亦可使用开塞露20 mL,或肥皂水500~1 000 mL灌肠通便。

(3)坚持保健运动:对长期站立或坐位工作的人,提倡做保健运动。年老体弱者更应适当活动,以促进盆腔静脉网流,增强肠蠕动和肛门括约肌的舒缩功能。

(4)肛门坐浴:坐浴是清洁肛门,改善血液循环,促进炎症吸收的有效方法,并有缓解括约肌痉挛、减轻疼痛的作用。水温40 ℃~46 ℃,每日2~3次,每次20~30 min。对直肠肛管炎症性疾病或术后患者可用0.02%高锰酸钾或0.1%苯扎溴铵坐浴。年老体弱者,坐浴结束时注意搀扶,防止体位性低血压造成晕倒。

(5)直肠肛管检查体位:直肠肛管的检查体位有四种。①左侧卧位,适用于年老体弱者;

②膝胸位,适用于较短时间的检查;③截石位,常用于手术治疗;④蹲位,适用于检查内痔脱出或直肠脱垂。

(6)直肠肛管检查的记录:在发现直肠肛管内病变时,先写明何种体位,再用时钟定位法记录病变的部位。如检查时取膝胸位,则以肛门后正中点处为 12 点,前方为 6 点;截石位时定位点与此相反。

2.手术治疗患者的护理

(1)手术前护理:①术前 1 日进少渣饮食;②每晚坐浴,清洁肛门、会阴部;③手术前排空大便,必要时,手术前晚和手术日晨清洁灌肠。

(2)手术后护理:①止痛,肛管手术后因括约肌痉挛,或肛管内敷料填塞过多而加剧伤口疼痛。术后 1~2 d 应适当给予止痛剂。检查发现肛管内敷料填塞过紧时,应予以松解。如无出血危险,可用热水坐浴、局部热敷,或涂敷消炎止痛软膏,以缓解括约肌痉挛。②饮食和排便,术后第 1 日进流质,第 2~3 d 半流质饮食,以后可逐步改为普食。直肠肛管术后 3 d 内口服阿片酊,控制排便;3 d 后一般术后不必限制排便,应保持大便通畅,避免大便干结影响肛门部血液循环。③处理尿潴留,术后患者因精神紧张、切口疼痛或不习惯床上排尿可引起尿潴留。经过止痛、热敷、按摩等诱导排尿处理,多能自行排尿。若经上述方法处理后,仍不能自行排尿时,应在严格无菌操作下导尿。④伤口护理,肛门部手术后,多数伤口敞开不缝合,每日均需换药。排便后伤口被粪便污染,应立即用 0.02% 高锰酸钾溶液坐浴,然后再更换敷料,顺序即排便－坐浴－换药。

(三)健康教育

(1)多饮水,多吃蔬菜水果及适量高纤维食物,避免长期大量饮酒及辛辣刺激的食物。

(2)保持大便通畅,养成每日定时排便的习惯。

(3)每日坚持适量的体育活动。

(4)注意个人卫生,勤洗、勤换内裤,保持每日便后清洗肛门,对预防感染有积极作用。

第五节　胰腺癌及壶腹部癌

一、概述

胰腺癌是一种较常见的恶性肿瘤。其发病率有明显增高的趋势。40 岁以上好发,男性比女性多见。胰腺癌早期的确诊率不高,手术病死率较高,而治愈率很低,5 年生存率仅为 1%~3%,90% 的患者在诊断后 1 年内死亡,是预后最差的恶性肿瘤之一。壶腹部癌指胆总管末端、Vater 壶腹部和十二指肠乳头的恶性肿瘤,因其临床表现、治疗及护理与胰头癌有许多相似之处,临床上统称为壶腹部周围癌。

由于壶腹部癌临床症状出现较早,恶性程度明显低于胰头癌,其手术切除率及术后 5 年生存率明显高于胰头癌。

二、护理评估

1.健康史

了解患者饮食习惯,有无长期吸烟和进食高蛋白和高脂肪饮食等;了解患者有无慢性胰腺炎的病史等。

2.临床表现

(1)腹痛:上腹疼痛与上腹饱胀不适是最常见的首发症状。早期因胰管梗阻导致管腔内压增高,出现上腹不适,隐痛、钝痛、胀痛,餐后症状明显,可放射至后背部,少数(约15%)患者可无疼痛。胰体尾癌出现腹痛多属晚期,腹痛在左上腹或脐周。大多数患者对早期症状不在意,未能早期就诊,或者被忽视,而延误诊断。中晚期肿瘤出现持续性剧烈腹痛,向腰背部放射,致不能平卧,常呈卷曲坐位,甚至昼夜腹痛。

(2)消化道症状:如食欲缺乏、腹胀、消化不良、腹泻或便秘。部分患者可有恶心、呕吐。晚期癌肿侵及十二指肠可出现上消化道梗阻或消化道出血。

(3)黄疸:是胰头癌最主要的症状和体征,呈进行性加重,与癌肿浸润和压迫胆总管下端有关。癌肿距胆总管越近,黄疸出现越早。胆道梗阻越完全,黄疸越深。大部分患者出现黄疸时已属中晚期,可伴皮肤瘙痒,大便呈陶土色。

(4)其他:可有消瘦和乏力、上腹肿块等,晚期可出现恶病质。少数患者有轻度糖尿病表现。壶腹部癌可继发胆道感染,出现寒战和高热。

三、主要护理诊断及合作性问题

1.焦虑或恐惧

焦虑或恐惧与疼痛、黄疸和担心预后有关。

2.疼痛

疼痛与胆胰管梗阻和癌肿侵入腹膜后神经丛有关。

3.营养失调:低于机体需要量

营养失调与食欲下降、肿瘤消耗有关。

4.其他

潜在并发症:出血、胰瘘、胆瘘和低血糖等。

四、护理措施

1.手术前护理

(1)改善营养状况,供给高蛋白质、高糖、低脂和富含维生素饮食,必要时采取鼻饲营养支持或肠外营养支持。

(2)PTCD护理:经皮肝穿刺置管引流术(PTCD)能有效缓解黄疸程度,改善手术前肝功能情况。要妥善固定导管,保持通畅引流;一般置管2周为宜,对有胆道感染者可适当延长引流时间,待炎症控制后考虑手术安排。

(3)改善肝功能及凝血功能:术前1周开始护肝治疗,手术前要使凝血酶原时间恢复正常。有黄疸者应补充维生素K。

(4)控制糖尿病:遵医嘱用胰岛素控制血糖在7.2~8.9 mmol/L,尿糖为(+)~(-),无酮症酸中毒。

（5）预防感染：术前 1 日开始遵医嘱使用抗生素；有 PTCD 者，术前用药 2～3 d；必要时术前 3 d 口服肠道抗生素，术前 1 d 清洁灌肠。

（6）加强皮肤护理：皮肤瘙痒者，涂抹止痒药物，避免指甲抓伤皮肤。

（7）有效止痛：对疼痛明显的患者，应遵医嘱使用有效止痛药物，减轻疼痛。

（8）术前准备：术前常规安置胃管，并做好其他手术前准备工作。

（9）心理护理：做好患者及其家属的心理工作，减轻负担，积极配合手术治疗。

2.手术后护理

（1）密切观察：监测体温、呼吸、脉搏、血压 2～3 d；监测尿量、血常规、肝肾功能情况，注意意识和黄疸的变化。对全胰切除或胰大部分切除者，需监测血糖、尿糖和酮体变化。

（2）输液护理：通过静脉输液，维持患者体液平衡；继续护肝和营养支持，充分补给热量、氨基酸、维生素等营养素；根据需要适时补给全血、血浆或清蛋白等。

（3）预防感染：遵医嘱继续使用抗生素，尤其是壶腹部癌易合并胆道感染，更应加强抗感染处理。

（4）加强引流管护理：了解各种引流导管的引流部位和作用。观察与记录每日引流量和引流液的色泽、性质，警惕胰瘘、胆瘘或肠瘘的发生。腹腔引流管一般需放置 5～7 d，胃肠减压一般留至胃肠蠕动恢复，胆管引流约需 2 周；胰管引流在 2～3 周后可拔出。

（5）防治并发症：手术后可能出现各种并发症，如消化道出血（吻合口出血、应激性溃疡）、腹腔内出血、切口感染或裂开、腹腔感染、胰瘘或胆瘘、脂肪痢、继发性糖尿病等，应根据患者具体情况，积极配合治疗工作，并拟订相应护理计划。

五、健康教育

1.三早（早诊断，早发现，早治疗）

三早可预防胰腺癌的发生，对 40 岁以上，近期出现食欲明显减退、消瘦，持续上腹部疼痛、闷胀不适，尤其是男性患者，应警惕胰腺癌的发生，应注意对胰腺做进一步检查。

2.定期检测

定期检测血糖、尿糖，防治糖尿病的发生。

3.出院后应注意饮食

有些患者出现胰腺功能不足、消化功能差，可长期服用胰酶替代剂，同时采用高糖、高蛋白质、低脂肪、富含脂溶性维生素饮食。

4.定期复查，不适随诊

3～6 个月复查 1 次，如出现发热、贫血、乏力、进行性消瘦等症状，应回医院诊治。

第十二章　神经外科护理

第一节　开放性颅脑损伤

一、概述

开放性颅脑损伤是指颅骨和硬脑膜破损,脑组织直接或间接地与外界相通。多因锐器、钝器打击和坠伤与跌伤所造成。开放性颅脑损伤按受伤原因可分为:①钝器伤:致伤物为棍棒、砖、锤、斧背等;②锐器伤:致伤物有刀、斧、匕首等;③坠伤、跌伤:由于快速运动的头颅撞击在有棱角或突起的固定物上所致。

二、临床表现

(1)观察头部伤口大小、形状、有无活动性出血、有无异物及碎骨片、脑组织或脑脊液流出。

(2)广泛性脑损伤,脑干或下丘脑损伤,合并颅内血肿或脑水肿引起颅内高压者,可出现不同程度的意识障碍。

(3)局灶性症状:依脑损伤部位不同,可出现偏瘫、失语、癫痫、同向偏盲、感觉障碍等。

(4)颅内高压症状:出现头痛、呕吐、进行性意识障碍,甚至发生脑疝。

(5)全身症状:早期可出现休克及生命体征改变。此外,开放性颅脑损伤可有低热,而伤口或颅内感染可引起高热、脑膜刺激征阳性。

(6)脑损害症状:开放性颅脑损伤患者常有不同程度的意识障碍。脑重要功能区损害时可出现局灶症状;脑干或下丘脑等重要结构受损时临床表现危重,预后不良。开放性颅脑损伤癫痫发生率较闭合性脑损伤高。

三、辅助检查

①X线片:了解颅骨骨折范围、凹陷深度、颅内异物、骨碎片分布以及气颅等情况。②CT检查:明确脑损伤的部位和范围,了解有无继发颅内血肿,并能对异物或骨片的位置、分布做出精确的定位。对后期的脑积水、脑脓肿、脑穿通畸形及癫痫病灶均有重要诊断价值。③其他检查:如腰椎穿刺,目的在于了解颅内有无感染;脑血管造影,目的在于了解有无外伤性动脉瘤及动静脉瘘的形成。

四、治疗原则

(1)及时清创处理,预防感染。

(2)清创手术尽可能在伤后6～8 h进行。

(3)特殊伤的处理:钢钎、钉、锥等刺入颅内形成较窄的伤道,不要贸然将其拔除,以免引起颅内大出血或附加损伤引起不良后果。了解伤道以及致伤物大小、形状、方向、深度、是否带有钩刺,以及伤及的范围。根据检查所获取的资料,分析可能出现的情况,研究取出致伤物方法,做好充分准备后再行手术。

五、护理评估

了解与现患疾病相关的外伤史、受伤时间、致伤物及出血情况；观察意识、瞳孔、生命体征、肢体障碍、语言等神经系统功能，是否有休克表现；观察伤口的形状、出血量、是否与颅腔相通。

六、护理要点及措施

（一）术前护理

（1）观察创面情况，记录出血量；对创面和伤口的异物不可贸然取出，以防造成出血和脑损伤。患者有脑膨出时，可用敷料绕其周围，上面用无菌油纱覆盖，或用无菌碗罩于膨出的脑组织，再加包扎，保护脑组织，以免污染和损伤。

（2）饮食视病情而定，神志清醒的患者，应鼓励其食用高蛋白、高热量、多维生素等易消化食物，以满足机体的生理需要，增强抗病能力，促进创伤的修复。病情严重需手术治疗的患者应禁食水。

（3）开放性颅脑损伤要及时注射破伤风抗毒素，为预防二重感染，周围环境要保持清洁，适当限制探视，室内定期空气消毒。

（4）严密观察患者的意识、瞳孔、生命体征及神经功能损害程度，特别在伤后 24～48 h，每小时观察测量 1 次并记录。对出现休克、颅内血肿、脑疝等前期症状，应立即通知医师，并协助抢救。

（5）合并颅底骨折和颌面创伤时，要及时清除口腔和呼吸道分泌物及血凝块，以防引起窒息和吸入性肺炎。患者伤后昏迷、呼吸不畅，分泌物较多致呼吸困难者，需及时吸痰或及早行气管切开，以保持呼吸道通畅。

（6）做好术前准备工作。

（二）术后护理

1. 常规护理

按神经外科术后护理常规及全身麻醉术后护理。

2. 意识、瞳孔、生命体征的观察

患者术毕 15～30 min 应测量血压、脉搏、呼吸各 1 次，同时注意观察意识、瞳孔及肢体活动的变化。

3. 保持呼吸道通畅

在麻醉清醒前患者易发生舌后坠、喉痉挛、呼吸道分泌物多、咳嗽、吞咽反射减弱等，因此术后要保持呼吸道通畅，及时清除呼吸道分泌物，注意有无呼吸困难、烦躁不安等呼吸道梗阻症状。

4. 伤口的观察

严密观察伤口渗血、渗液情况，并严密观察伤口周围组织有无肿胀"波动"感。保持切口敷料的清洁、干燥；注意体温变化，若体温持续升高，应及时做腰穿及脑脊液常规、生化、细菌培养等；同时术前术后严格遵医嘱使用抗生素。

5. 引流管护理

保持头部引流管的固定可靠，防止脱落及扭曲，发现引流管不畅及时报告医师，引流袋每日更换 1 次,认真观察并记录引流液的色及量,若引流量及色异常及时报告医师。

6.躁动护理

对躁动患者仔细分析引起躁动的原因,特别要考虑颅内再出血、脑水肿等颅内因素,应及时通知医生,复查 CT 确诊,对躁动患者加强护理,防止坠床,但不宜加强约束,否则患者会因反抗外力消耗能量而衰竭。

7.并发症护理

(1)防治应激性溃疡引起的上消化道出血。要密切观察患者的生命体征,鼻饲患者要及时抽吸胃液,动态观察有无应激性溃疡的发生。如有上消化道出血,要通知医生,遵医嘱给予 H_2 受体拮抗药,暂禁食,给予持续胃肠减压、冰盐水洗胃或胃内注入去甲肾上腺素 2 mg 加生理盐水 50 mL,避免生、冷、硬食物。

(2)预防肺部感染。定时给患者翻身、叩背、吸痰。

(3)防治肾衰竭及尿路感染。严格记录液体出入量,观察尿液色、量、比重,防止血容量不足导致急性肾衰竭。留置导尿管患者每日膀胱冲洗,3 d 更换 1 次性尿袋,防止尿路感染。

(4)防止压疮的发生。每 2 h 翻身 1 次,在搬动患者时注意身体各部分的位置,避免拉、扯、拽患者。

(5)预防下肢深静脉血栓的形成。每天有计划地为患者做被动肢体活动和肢体按摩。给患者静脉输液时尽量选择上肢静脉。

(6)术后肢体偏瘫或活动障碍者,要保持肢体处于功能位,急性期过后要尽早给患者进行瘫痪肢体的功能训练,促进肢体的功能恢复,防止足下垂、肢体僵硬及失用性萎缩。

(三)心理护理

开放性颅脑损伤的患者,由于躯体上突然遭到极大的创伤,不少患者可留有某些神经或精神障碍方面后遗症,如失语、肢体瘫痪、智能降低,或表现头晕、记忆力减退、心悸等功能性表现。为促进患者的康复,要关心患者的痛苦,耐心解释伤情。家庭、社会各方面人员都要注意避免夸大伤情,以防造成患者恐慌心理。及时掌握患者的心理活动,有效地给患者心理上的支持,并向其介绍疾病的治疗效果和治疗方法,使患者能够正确地接受现实,与医护人员合作,树立战胜疾病的信心。嘱家属全力配合,共同协助患者康复。

(四)健康教育

(1)颅脑损伤者,易出现焦虑不安,对生活失去乐趣的病态心理。针对患者的心理特点,针对性地进行疏导、启发、解释和鼓励。帮他们排除病态心理、稳定情绪、提高信心,主动配合康复治疗。并鼓励他们主动参与社交活动和建立良好的人际关系。

(2)帮助肢体瘫痪患者拟定功能锻炼计划,嘱患者及其家属定期回院复查,评估康复效果。

(3)应告知家属营养支持的重要性,指导摄入高热量、高蛋白、高维生素等富有营养的食物,预防感冒,保持个人卫生。

(4)癫痫患者应告知不宜单独外出、登高、游泳、驾驶车辆,严格按时服药。

(5)颅骨缺损患者注意保护骨窗,外出戴防护帽,术后 6 个月可行颅骨修补术。

(6)告知患者及其家属出院后 3~6 个月进行复查,有任何不适症状及时就诊。

第二节　硬膜下血肿

一、概述

硬脑膜下血肿是指出血积聚在硬脑膜下腔,是最常见的颅内血肿。约占外伤性颅内血肿的 40%,多属急性(3 d 内)或亚急性(4~21 d)型。急性或亚急性硬脑膜下血肿的出血来源主要是脑皮质血管,大多由对冲性脑挫裂伤所致,好发于额极、颞极及基底面,可视为脑挫裂伤的一种并发症,称为复合型硬脑膜下血肿。另一种较少见的血肿是由于大脑表面回流到静脉窦的桥静脉或静脉窦本身撕裂所致,范围较广,可不伴有脑挫裂伤,称为单纯性硬脑膜下血肿。慢性硬脑膜下血肿(22 d 以上)的出血来源及发病机制尚不完全清楚。好发于老年人,大多有轻微头部外伤史,部分患者无外伤,可能与营养不良、维生素 C 缺乏、血管性或出血性疾病等相关。

二、临床表现

急性或亚急性硬脑膜下血肿的主要表现如下。

(1)意识障碍:伴有脑挫裂伤的急性复合型血肿患者多表现为持续昏迷或昏迷进行性加重,亚急性或单纯性血肿则多有中间清醒期。

(2)颅内压增高:血肿及脑挫裂伤继发的脑水肿均可造成颅内压增高,导致头痛、恶心、呕吐及生命体征改变。

(3)瞳孔改变:复合型血肿的病情进展迅速,容易引起脑疝而出现瞳孔改变,单纯性或亚急性血肿瞳孔变化出现较晚。

(4)神经系统体征:伤后立即出现偏瘫等征象,因脑挫裂伤所致。逐渐出现的体征,则是血肿压迫功能区或脑疝的表现。

慢性硬脑膜下血肿进展缓慢,病程较长,可为数月甚至数年。临床表现差异很大,大致可归纳为三种类型:①以颅内压增高症状为主,缺乏定位症状;②以病灶症状为主,如偏瘫、失语、局限性癫痫等;③以智力和精神症状为主,表现为头昏、耳鸣、记忆力减退、精神迟钝或失常。

三、辅助检查

如有较重的头部外伤史,伤后即有意识障碍并逐渐加重,或出现中间清醒期,伴有颅内压增高症状,多表明有急性或亚急性硬脑膜下血肿。CT 扫描可以确诊,急性或亚急性硬脑膜下血肿表现为脑表面新月形高密度、混杂密度或等密度,多伴有脑挫裂伤和脑受压。慢性硬脑膜下血肿容易误诊漏诊,应引起注意。凡老年人出现慢性颅内压增高症状、智力和精神异常,或病灶症状,特别是曾经有过轻度头部受伤史者,应想到慢性硬脑膜下血肿的可能,及时行 CT 或 MRI 检查可以确诊。CT 显示脑表面新月形或半月形低密度或等密度影,MRI 则为短 T_1 长 T_2 信号影。

四、治疗

急性或亚急性硬脑膜下血肿的治疗原则是一经确诊即应手术。慢性硬脑膜下血肿患者凡有明显症状者,即应手术治疗,且首选钻孔置管引流术,引流 2~3 d,多可治愈。

五、护理评估

详细了解受伤过程,如暴力大小、方向、性质、速度,患者当时有无意识障碍,其程度及持续时间,有无中间清醒期、逆行性健忘,受伤当时有无口鼻、外耳道出血或脑脊液漏发生,是否出现头痛、恶心、呕吐等情况,了解现场急救情况,了解患者既往健康状况。全面检查并结合 X 线、CT 以及 MRI 检查结果判断损伤的严重程度及类型,评估患者损伤后的症状及体征,确定是开放或闭合性损伤,了解有无神经系统病症及颅内压增高征象;观察患者生命体征、意识状态、瞳孔及神经系统体征的动态变化,区分脑伤是原发性还是继发性。了解患者的营养状态、自理能力等,了解家属对患者的支持能力和程度,了解患者及其家属对颅脑损伤及其功能恢复的心理反应。

六、护理要点及措施

(一)术前护理

1.保持呼吸道通畅

硬脑膜下血肿常有不同程度的意识障碍,丧失正常的咳嗽反射和吞咽功能,呼吸道分泌物不能有效排出,血液、脑脊液及呕吐物等可引起误吸;舌根后坠可引起呼吸道梗阻。因此,应尽快清除口腔和眼部血块或呕吐物,将患者侧卧或放置口咽通气道。禁用吗啡止痛,以防呼吸抑制。

2.妥善处理伤口

单纯头皮出血,可在清创后加压包扎止血;如果有开放性颅脑损伤应剪短伤口周围头发,消毒时注意勿使酒精流入伤口;伤口局部不冲洗,不用药;外露的脑组织周围可用消毒纱布保护,外加干纱布适当包扎,避免局部受压。

3.防止休克

一旦出现休克征象,应协助医师查明有无颅外部位损伤,如多发性骨折、内脏破裂等。患者应平卧,注意保暖、补充血容量。

4.做好护理记录

准确记录受伤经过、初期检查发现、急救处理经过及生命体征、意识、瞳孔、肢体活动等病情演变。

5.术前准备

①皮肤准备。术前 1 d 剃头,手术日晨再次剃头,用聚维酮碘或 1:1 000 苯扎溴铵纱布消毒头皮,仔细检查手术野有无感染及破溃处,并戴上手术帽或用无菌治疗巾包裹;②有颅内压增高者切忌灌肠,可用轻泻药,如酚酞、开塞露、番泻叶等;③术前 12 h 禁食、8 h 禁饮;④备齐带进手术室的药物、病历、CT、MRI、取血单等;⑤术日晨按医嘱给药,监测生命体征,如有异常及时汇报医生;⑥做好接手术患者准备:铺麻醉床,垫尿垫,将床摇高,备好床旁用物,如负压吸引器、多功能监护仪、输液架、大别针 2 个、量杯、纸巾、漱口水、吸管、特护记录本、笔、输液盘、适量的药物和无菌物品。

(二)术后护理

(1)严密观察病情,及时发现颅内压增高:严密观察患者意识状态、生命体征、瞳孔、神经系统病症等变化,判断颅内血肿清除后效果并及时发现术后血肿复发迹象。通常术后 3 d 左右行 CT 检查,证实血肿消失后拔管。

(2)脑水肿的预防:多数患者于术后 12 h 即出现脑水肿的变化,24～72 h 为脑水肿反应的高峰期。因此,应严密观察并及时采取控制脑水肿的措施,观察有无颅内压增高的发生。遵医嘱及时、准确地使用脱水药,同时控制水、钠摄入。

(3)指导患者有效活动:术后待病情稳定,应制订活动计划,促进康复。轻者术后24～48 h即可行肢体被动活动、局部按摩,防止肌肉萎缩和关节强直,随着病情的好转可在床上进行肢体的主动活动,根据病情恢复情况,增加活动量,进一步坐起,下床活动,并逐渐增加活动范围和量,以恢复活动能力。

(4)心理护理:对于术后出现后遗症的患者应加强心理护理,鼓励患者正视现实,积极配合治疗,减轻后遗症;主动了解患者的心理状态,有自伤、伤人倾向时,避免让患者独处、接触伤人物品;随时与患者交谈,沟通思想,稳定情绪,使其积极配合治疗。

第三节　高血压脑出血

一、概述

脑出血性疾病是指引起脑实质内或脑室内自发性出血的疾病,通常又称脑出血或出血性脑卒中。高血压脑出血的发病原因是脑内小动脉在长期高血压刺激下,发生慢性病变的基础上出现破裂所致。这些小动脉一般是颅内大动脉直接发出的直径为 $100～200\ \mu m$ 的穿通血管,包括豆纹动脉、丘脑穿通动脉及基底动脉的脑干穿通支等。微小动脉的慢性病变包括脑内小动脉硬化、脑血管透明脂肪样变性及粟粒状微动脉瘤形成等。此外,脑出血可能和脑梗死合并发作,二者可能互为因果。高血压可以引起脑血管痉挛、脑动脉栓塞导致脑梗死,而脑梗死后可继发梗死灶内的脑血管管壁坏死而发生脑出血。

二、临床表现

1.一般临床特点

突然发作剧烈头痛、呕吐、意识障碍和精神功能缺失。少部分以癫痫发作或大小便失禁为首发症状。常有对侧偏瘫和偏身感觉障碍,优势半球出血者可有失语。如病程进展快,发生脑疝,会出现肌张力增高,病理征阳性等相应表现。眼底可能有视网膜出血或视盘水肿,瞳孔可不等大,双侧瞳孔缩小或散大。呼吸深大,节律不规则,脉搏徐缓有力,血压升高,体温升高。部分患者可发生急性消化道出血,呕吐咖啡色胃内容物。

2.按不同的出血部位,脑出血还可能有不同的临床特点

(1)基底节出血:脑出血最常见的部位。除头痛呕吐、意识障碍等一般症状外,因为内囊受压或被破坏而表现出"三偏"征象,即对侧偏瘫、偏身感觉障碍和同向偏盲。此外,还可能有双眼向病灶侧凝视。

(2)丘脑出血:当血肿较小且局限在丘脑本身时,可出现嗜睡及表情淡漠,对侧偏身感觉障碍;如累及脑干背侧可出现双眼向上凝视,瞳孔大小不等;下丘脑出血会出现高热、昏迷、脉搏

加快、血压升高及内环境紊乱等反应。

(3)脑干出血:脑桥是脑干出血的常见部位。表现为起病急骤,突发剧烈头痛、呕吐,可立即出现意识障碍,甚至迅速陷于深昏迷;针尖样瞳孔常是脑桥出血的特征性改变,尚有四肢瘫、面瘫及双侧锥体束征阳性;脑桥出血还常有中枢性高热和呼吸节律紊乱,预后较差。

(4)小脑出血:表现为突发剧烈呕吐、枕部头痛、眩晕及因共济失调而摔倒。查体可能有颈项强直、眼球震颤及构音不清。如出血量较大时可致颅内压迅速升高,甚至发生急性枕骨大孔疝,出现生命体征紊乱,严重者可迅速死亡。

(5)脑叶出血:头痛、呕吐、颈项强直。额叶出血,可出现高级活动障碍、精神异常、抽搐发作、对侧偏瘫,优势半球出血有失语;颞叶出血,可出现部分性偏盲、癫痫发作,以及感觉性失语;顶叶出血,出现偏身感觉障碍、失语、失用;枕叶出血,出现对侧视野同向偏盲。

(6)脑室出血:临床表现为脑膜刺激症状和脑积液循环阻塞引发的颅内高压症状,以及出血部位脑组织损伤或受压引起的神经功能障碍。

三、辅助检查

1.实验室检查

血、尿、脑脊液成分异常。血白细胞计数增高、尿蛋白增高、血尿素氮增高及电解质紊乱。脑脊液常为血性。

2.影像学检查

脑 CT 是快速诊断脑出血最有效的检查手段,除了可以显示血肿本身的大小、形态、出血部位和范围,还可以了解周围脑组织受压的情况、脑水肿的严重程度,以及是否合并脑积水等。

四、治疗原则

对于脑出血患者,视出血程度和患者的全身情况,可分别采取内科治疗和外科手术治疗。

(1)内科治疗主要以控制血压、降颅内压、止血及对症处理为主。

(2)外科治疗:是否确定手术应对患者的全身情况、年龄、意识状态、血肿量、出血部位,以及是否合并脑积水等进行综合评估后决定。手术指征明确应尽早手术。

五、护理评估

了解与现患疾病相关的病史和药物使用史,如高血压病史、脑血管病史等;了解患者是否以急性意识丧失、失语、肢体瘫痪为首发症状;了解发病时间及患者的意识、瞳孔、生命体征、神经系统功能。

六、护理要点及措施

1.术前护理

(1)按神经外科疾病术前护理常规。

(2)严密观察患者的意识、瞳孔、生命体征及神经功能损害程度,遵医嘱给予脱水药降压药,限制探视人员,保持病房安静及患者的情绪稳定。

(3)有癫痫病史者按癫痫护理常规,同时床旁备好地西泮等急救药品,并做好安全防护措施,以防止自伤、坠床等意外的发生。

(4)肢体偏瘫的患者应尽量避免患侧卧位,患肢摆放功能位,颅内压增高患者呕吐时给予侧卧位或平卧位头偏向一侧,以免引起误吸或窒息。

(5)做好术前准备,如剃头、配血、采血,进行血型、凝血检查,准备好吸痰、气管插管、气管切开及各种抢救药物,以备急用,严格控制血压,防止再出血。

2.术后护理

(1)按神经外科术后护理常规及全身麻醉术后护理常规。

(2)严密观察患者意识、瞳孔、生命体征变化及肢体活动情况。

(3)保持呼吸道通畅。及时清除呼吸道分泌物并保持通畅,注意有无呼吸困难、烦躁不安等呼吸道梗阻症状,气管切开或气管插管患者应定时雾化吸入、吸痰,防止管道阻塞及意外脱管。

(4)维持颅内压相对稳定。患者绝对卧床休息,单纯的颅内血肿(血肿腔)引流时,术后患者采取头低脚高位;血肿破入脑室,要将床头抬高15°～30°,有利于静脉回流,减轻脑水肿。严格遵医嘱使用降压药及脱水药,使血压平稳下降,同时要限制液体的摄入量,避免引起颅内压增高。

(5)防止颅内感染及穿刺点的感染。术后观察切口的渗血、渗液情况,保持切口敷料的清洁、干燥;注意体温变化,若体温持续升高,应及时做腰穿及脑脊液常规、生化、细菌培养等;严格无菌操作。

3.心理护理评估

患者的心理状态,了解有无不良情绪,对于失语、肢体偏瘫等功能障碍的患者,应加强沟通、安慰患者、指导功能锻炼,使其保持情绪稳定,增强战胜疾病的信心。

七、健康教育

(1)向患者家属宣教一些本病的常识,使其了解治疗的过程,从而取得家属配合,教会患者及其家属识别早期出血征象及应急措施。

(2)教会患者及其家属血压自我监测方法,减少再出血诱发因素,保持情绪稳定、避免过于激动导致血压增高诱发脑出血。

(3)告知家属要合理饮食,少食胆固醇高的食物,多吃蔬菜、水果及富含粗纤维易消化的食物,保持良好的心态,合理安排生活,戒烟戒酒。

(4)在医师指导下服用抗高血压药物,不可随便改药或换药。

(5)出院后定期门诊随访,监测血压、血脂等,适当体育活动,如散步、太极拳等。

第四节　颅内动脉瘤

一、概述

颅内动脉瘤是颅内动脉的局限性异常扩张,可以发生于任何年龄,但多在40～60岁发病,女性略多于男性。颅内动脉瘤瘤壁局部薄弱,随时都有破裂出血的危险,是颅内出血最常见的原因。因其生长在危险部位,临床上病情凶险,致残率及致死率均较高。

二、临床表现

1.动脉瘤破裂出血症状

中、小型动脉瘤未破裂出血,临床可无任何症状。动脉瘤一旦破裂出血,临床表现为严重的蛛网膜下隙出血,发病急剧,患者剧烈头痛,大汗淋漓,体温可升高;颈强直,克氏征阳性。也可能出现意识障碍,甚至昏迷。部分患者出血前有劳累,情绪激动等诱因,也可无明显诱因或在睡眠中发病。

约 1/3 的患者,动脉瘤破裂后因未及时诊治而死亡。多数动脉瘤破口会被凝血封闭而出血停止,病情逐渐稳定。随着动脉瘤破口周围血块溶解,动脉瘤可能再次出血。二次出血多发生在第一次出血后 2 周内。蛛网膜下隙出血后,红细胞破坏产生 5-羟色胺、儿茶酚胺等多种血管活性物质作用于脑血管,发生血管痉挛,发生率为 21%～62%,多发生在出血后的 3～15 d。广泛的脑血管痉挛会导致脑梗死的发生,患者意识障碍、偏瘫,甚至死亡。

2.局灶症状

局灶症状取决于动脉瘤的部位,毗邻解剖结构及动脉瘤大小。动眼神经麻痹常见于颈内动脉-后交通动脉瘤和大脑后动脉的动脉瘤,表现为单侧眼睑下垂、瞳孔散大,内收、上、下视不能,直接、间接光反应消失。

有时局灶症状出现在蛛网膜下隙出血之前,被视为动脉瘤出血的前兆症状,如轻微偏头痛、眼眶痛,继之出现动眼神经麻痹,此时应警惕随之而来的蛛网膜下隙出血。大脑中动脉的动脉瘤出血如形成血肿;或其他部位动脉瘤出血后,脑血管痉挛脑梗死,患者可出现偏瘫,运动性或感觉性失语。巨大动脉瘤影响到视路,患者可有视力、视野障碍。

三、辅助检查

(1)实验室检查:对动脉瘤有诊断意义的实验室检查主要是脑脊液,动脉瘤破裂后可造成蛛网膜下隙出血,腰穿检查可见颅内压升高,脑脊液呈血性,出血 12 h 后可检查出脑脊液黄变。

(2)头颅 CT:CT 显示的出血多少和部位,与患者的预后相关。

(3)头颅 MRI:有诊断价值,可判断瘤内血栓情况。

(4)MRA 是颅内动脉瘤的一种非创伤性检查方法,分辨率和清晰度有待提高,目前只作为脑血管造影前的筛选方法。

(5)CTA 是近年来出现的另一种非创伤性脑血管显影方法,有其独到之处,可立体地显示动脉瘤与载瘤动脉及周围分支的关系,还可显示动脉瘤与周围骨性结构的关系,对手术前评估有帮助,尤其是对于颅内复杂动脉瘤的术前评估。

(6)全脑血管造影是颅内动脉瘤诊断的金标准。显示动脉瘤的部位、大小、形态、数目、囊内有无血栓,动脉硬化及动脉痉挛的范围、程度,有无颅内血肿。

四、治疗原则

1.非手术治疗

控制性低血压、降低颅内压、脑脊液引流。

2.手术治疗

动脉瘤颈夹闭或结扎载瘤动脉及动脉瘤孤立、开颅动脉瘤栓塞。

3.血管内栓塞治疗

血管内栓塞是在数字减影机透视下将微导管插入动脉瘤腔内,再用微弹簧圈通过导管推送到动脉瘤腔内,达到闭塞动脉瘤的目的,而载瘤动脉仍保持通畅。

五、护理评估

评估患者是否存在意识障碍及肢体运动障碍、失语,意识障碍的程度,肢体的肌力、失语的种类;是否存在高颅内压症状,有无头痛及头痛的特点,有无呕吐及其性质,有无视盘水肿等。

六、护理要点及措施

1.术前护理

(1)心理护理:动脉瘤患者都有一定的社会和心理压力,易产生焦虑、恐惧等心理反应。针对患者的心理状态,护理人员应向患者及其家属介绍相关疾病的知识、成功病例的治疗和经验,缓解患者的心理压力和精神负担,积极配合治疗。

(2)密切观察病情:主要观察患者头痛情况,有无颅内压增高症状,如头痛加剧、呕吐等报告医师及时处理。

(3)全脑血管造影合并动脉瘤栓塞术后的护理:术后穿刺部位加压包扎,沙袋压迫 6 h,24 h卧床休息,密切观察穿刺点有无出血;每 30 min 测足背动脉搏动 1 次,嘱患者多饮水,以尽早排泄造影剂,减少药物不良反应。

2.术后护理

(1)病情观察:严密观察患者意识、瞳孔、生命体征、肢体活动情况,有无剧烈头痛、呕吐、偏瘫、失语等,发现异常情况及时报告医师处理。

(2)妥善固定各引流管:注意各引流袋内口要低于引流管出口的位置,以防逆行感染,并防止引流管扭曲、脱出、受压,保护各引流管无菌有效引流。严密观察引流液的颜色、性质及量,及时发现问题,及时报告医师处理,尤其是术腔引流管,一旦出现引流液突然增多、变红,应考虑是否为术腔出血。

(3)防止动脉瘤出血的护理:绝对卧床休息,减少因活动引起血压波动,诱发动脉瘤破裂。保持病房环境安静,限制探视,尽量避免外界不良因素对患者的刺激,限制一切会使血压升高的活动,对情绪紧张躁动不安者酌情给予镇静药。多吃蔬菜和水果,保持大便通畅;预防感冒,避免用力打喷嚏及剧烈咳嗽。

(4)缺血及脑血管痉挛的护理:动脉痉挛是动脉瘤破裂出血后发生脑缺血的重要原因。密切观察病情变化,如患者出现头痛、失语、偏瘫等表现,应及时报告医师处理。遵医嘱使用钙离子通道阻断药、升压、扩容稀释等有效方法。

七、健康教育

(1)出院前向患者及其家属详细介绍出院后有关事项,并将有关资料交给患者或家属,嘱患者 3～6 个月复查 1 次。

(2)教会患者及其家属血压自我监测方法,减少再出血诱发因素,保持情绪稳定,避免过于激动导致血压增高诱发脑出血。

(3)告知家属要合理饮食,少食含胆固醇高的食物,多吃蔬菜、水果及富含粗纤维易消化的食物,保持良好的心态,合理安排生活,戒烟戒酒。

（4）在医师指导下服用抗高血压、抗癫痫、抗痉挛等药物，不可擅自停药、改药。

（5）告知患者若再次出现症状，及时就诊。

第五节　椎管内肿瘤

一、概述

椎管内肿瘤包括椎管内脊髓硬脊膜神经根、血管、脂肪等组织发生的原发性肿瘤和从身体其他部位转移至椎管内的转移瘤。根据肿瘤与脊髓脊膜的关系分为髓内、髓外硬脊膜下和硬脊膜外肿瘤三大类。髓内肿瘤占 23.8%，主要为胶质瘤和室管膜瘤。髓外硬膜下肿瘤约占51%，主要为神经鞘瘤和脊膜瘤。硬脊膜外肿瘤约占 25.2%，多为肉瘤、转移癌等恶性肿瘤。

二、临床表现

（1）感觉障碍：髓外肿瘤出现沿神经根分布区域扩散的根痛；髓内肿瘤刺激脊髓内后角细胞或感觉传导束时，表现为酸痛或烧灼痛；麻木感、蚁走感、束带感、寒冷感、奇痒感和感觉错乱等；感觉缺失，如痛觉、温觉、触觉和本体觉的丧失。

（2）表现出肢体僵硬、无力、活动不便、肌肉萎缩和肌束颤动等运动障碍。肿瘤发生部位表现为下运动神经元（弛缓性）瘫痪；肿瘤平面以下出现上运动神经元（痉挛性）瘫痪。

（3）反射异常：肿瘤所在节段反射减弱或消失；在此节段以下，浅反射消失，深反射亢进，并出现病理反射。

（4）出现膀胱、直肠功能障碍，阴茎异常勃起或不能勃起，汗腺分泌异常和皮肤营养障碍等自主神经功能障碍。

（5）其他症状：可出现棘突压痛，三叉神经和后组脑神经损害症状。呼吸、循环及体温调节功能障碍，蛛网膜下隙出血症状，颅内压增高症状，肿瘤所在部位的椎旁肿块，以及皮下肿瘤、皮肤咖啡色素斑、血管瘤和多毛等各种皮肤异常。

三、辅助检查

（1）脑脊液检查：常见蛋白质－细胞分离现象，即蛋白质含量增高而细胞数正常。

（2）脊柱 X 线片：椎间孔扩大与破坏，椎管扩大，椎体及其附件的骨质吸收、变形、破坏，椎管内钙化斑和椎旁软组织影，以及伴发（尤其在儿童病例）的脊柱畸形和隐形神经管闭合不全。

（3）脊柱 MRI 是目前诊断椎管内肿瘤（包括复发肿瘤）最有效的手段，它能明确显示肿瘤的部位、范围以及和周围组织的关系，并能据此推断出肿瘤的性质。

（4）椎管造影：对不具备条件行 MRI 检查或因为人体内有金属异物不能进行 MRI 检查者，可行此检查。

四、治疗原则

（1）具体手术方法随不同的病理类型以及形状而异。

（2）凡属恶性肿瘤在术后均可进行放疗,多能提高治疗效果。

（3）化学治疗:胶质细胞瘤用脂溶性烷化剂如 BCNU 或 CCNU 治疗有一定的疗效;转移癌（腺癌、上皮癌）应用环磷酰胺、甲氨蝶呤等。

五、护理评估

询问有无疼痛,疼痛性质,疼痛的程度;是否有感觉异常,或感觉缺失等。评估是否有运动障碍,如肢体无力,精细动作无法完成,僵硬,甚至肌肉萎缩与瘫痪。评估是否有反射异常、自主神经功能障碍,如膀胱和直肠功能障碍,排汗异常等。了解患者的精神、心理状态,有无面色憔悴、精神抑郁或情绪低落。

六、护理要点及措施

1. 术前护理

（1）心理护理:因肿瘤压迫脊髓神经导致疼痛,四肢活动障碍甚至瘫痪、大小便失禁等症状,患者承受躯体和心理的痛苦,产生悲观心理。护士应主动关心患者,耐心倾听患者的主观感受,及时予以安慰,鼓励其以乐观的心态配合治疗和护理,遵医嘱应用镇痛药物促进睡眠,协助患者的日常生活。

（2）术前准备:做好胸部 X 线片、血常规、出凝血时间、肝肾功能、心电图、磁共振等各项检查及药物皮肤敏感试验,术前 1 d 备皮,晚 20:00 灌肠。

（3）饮食指导:鼓励患者多吃高蛋白、高热量、高维生素的饮食,增强机体的抵抗力。术前3 d 食清淡、易消化的饮食,忌食油腻、煎炸、辛辣、刺激性强的食物。

（4）功能训练:术前应训练床上大小便,以防止术后因麻醉、疼痛刺激、姿势和体位改变导致尿潴留及排便困难;指导患者进行俯卧位练习,从 30 min 开始,逐渐延长时间至患者可耐受2～3 h 以便适应术后的体位,提高对手术的效果;教会患者轴线翻身;若为胸椎管内肿瘤,教会患者进行胸式深呼吸功能锻炼以增加肺活量。

（5）安全护理:肢体活动障碍者勿单独外出,尽量穿平底软鞋,以免发生摔伤等意外。患者因神经麻痹、瘫痪,对冷热、疼痛感觉减退或消失,应避免使用热水袋或冰袋等,以防止烫伤或冻伤;患者因运动障碍、被动体位,要加强巡视、翻身护理,预防压疮的发生。

2. 术后护理

（1）体位护理:在护士协助下每 1～2 h 翻身一次,采用轴位翻身,即翻身时保持头、颈、躯干成一轴线,整个身躯同时转动,避免脊柱扭曲引发或加重脊髓损伤。颈段椎管内肿瘤患者,术后颈部制动,保持颈部自然中立位,避免颈部扭转、过伸和过屈,并予颈托固定;腰骶部手术患者清醒 6 h 后给予俯卧位,伤口加压盐袋。

（2）生命体征的观察:术后应密切观察生命体征,对高位颈髓患者术后应特别注意观察呼吸,保持呼吸道通畅,观察伤口周围有无肿胀、患者有无憋气、呼吸困难等,以及早发现局部血肿压迫颈部而影响呼吸功能。

（3）脊髓功能的观察:颈部手术,麻醉清醒后观察四肢肌力活动,严密观察呼吸变化。胸椎手术,观察下肢肌力;如果术后出现腹胀,排泄困难,应报告医师给予对症处理。腰椎手术,观察下肢肌力和肛周皮肤感觉有无异常,如发现感觉障碍平面上升或四肢肌力减退,应考虑脊髓出血或水肿,必须立即报告医师采取措施。

（4）伤口及引流管护理:注意观察伤口有无渗血;引流袋固定于床边,保持引流通畅,避免引流管扭曲、受压、滑脱,经常挤压引流管,防止管内血液凝固造成堵塞;观察引流液的量、颜色及性状,及时发现出血或脑脊液漏;如引流液颜色鲜红或混有脑脊液且量多,应立即报告医师进行处理。

(5)饮食护理:术后禁食、禁水,防止用力呕吐造成切口出血,术后第 1 天可进食温水、米汤等流质饮食,避免进食牛奶、豆浆、碳酸饮料等易导致胃肠胀气的食物;第 2 天可予高营养、高蛋白、易消化食物,以增强机体抵抗力,多食纤维素丰富的蔬菜及新鲜水果,多饮水,以保持大便通畅。

3.潜在并发症的观察与护理

(1)压疮:睡气垫床,建立翻身卡,每 2 h 协助翻身 1 次;保持皮肤清洁、干燥、床单干净、平整;消瘦患者,在骨隆突处贴防压疮膜或垫海绵垫,减轻局部受压,避免压疮发生。

(2)尿路感染及便秘:腰椎管内肿瘤患者术前均有不同程度的脊髓受压,易发生尿潴留、尿失禁及便秘。术后留置尿管,每日早晚进行尿道口消毒,鼓励患者多饮水,防止尿路感染。夹闭尿管每 2~4 h 开放 1 次,进行膀胱收缩功能训练,以促进膀胱功能恢复和减少感染。留置尿管超过 3 d 者应给予膀胱冲洗;便秘者口服腹泻剂或灌肠,也可使用开塞露等。

(3)脑脊液漏:术后如引流量增加且颜色清亮,提示有脑脊液,应及时报告医师处理,适当抬高引流袋的位置,以防止引流过多致颅内低压;观察伤口敷料如有淡血性液体渗出,考虑有脑脊液漏的可能,应保持局部清洁防止污染并立即报告医师处理。

七、健康教育

1.早期康复护理

术后根据伤口愈合情况,在医师及护士指导下戴腰围或颈托下床活动,初次下床应先摇高床头缓慢坐起,防止头晕。在床旁训练后方可在他人协助下在病区内活动,瘫痪患者肢体无法主动活动,可将肢体置于功能位,每日按摩、被动活动肢体 3 次,每次 30~60 min,防止关节僵硬、肌肉萎缩和下肢静脉血栓形成,也可穿戴抗血栓压力带,防止血栓形成。

2.饮食指导

告知患者养成良好的生活习惯,进食高热量、高蛋白(鸡、鱼、蛋、奶等)、富含纤维素(韭菜、麦糊、芹菜等)、维生素(新鲜蔬菜、水果)的食物;避免浓茶、咖啡、辛辣等刺激。

3.康复指导

告知患者佩戴颈托、胸托腰围时,注意翻身时保持头、颈、躯干于一直线,以免脊柱扭曲造成损伤。肢体运动障碍者,加强功能锻炼,保持肢体于功能位置,用"L"形夹板固定脚踝部以防止足下垂。术后恢复期,指导患者仰卧位或俯卧位行腰背肌功能锻炼,每次 10 min,2 次/天,注意运动方式及运动量,避免疲劳,循序渐进;截瘫患者,教会患者学会使用轮椅,帮助其树立生活的信心,尽早参与社会活动。对于长期卧床者,应定时翻身,保持床铺清洁、整齐、柔软舒适,必要时睡气垫床,谨防压疮发生。

4.出院指导

告知患者遵医嘱 3~6 个月定期门诊复查。若出现原有症状加重,手术部位发红、积液、漏液等,应及时就诊。

第六节　听神经鞘瘤

一、概述

听神经鞘瘤起源于听神经,多数发生于听神经的前庭部,少数发生于该神经的耳蜗部。肿瘤形成后缓慢增大,首先压迫内耳道内的耳蜗神经、面神经及内听动脉,由此产生前庭、耳蜗的功能障碍;进一步发展可压迫邻近的三叉神经、脑干、小脑及后组脑神经(第Ⅸ～Ⅺ对脑神经),产生相应结构的功能障碍;肿瘤压迫第四脑室可引起脑脊液循环受阻,产生脑积水,颅内压增高;属颅内良性肿瘤,全切除可以治愈,预后良好。

二、护理评估

了解患者起病方式或主要症状,评估有无剧烈头痛、呕吐、复视及视盘水肿,评估有无邻近脑神经受损,评估有无动作不协调,走路不平衡。

三、护理要点及措施

1. 术前护理

(1)常规护理:按神经外科疾病术前护理常规。

(2)做好安全管理:注意保护患者;有神经麻痹者应注意饮食、饮水温度、洗脸水温度以免烫伤患者、有耳聋及动作不协调者应协助患者日常生活(包括如厕、洗漱进食等)以免摔伤患者。

(3)密切观察病情:主要观察患者头痛情况,有无颅内压增高症状,如头痛加剧、呕吐、复视等报告医师及时处理。

2. 术后护理

(1)常规护理:按神经外科术后护理常规护理。

(2)病情观察:密切观察患者的意识、瞳孔、生命体征及四肢活动情况,并准确记录。如出现头痛、头晕、呕吐及视力障碍,共济失调、烦躁不安、癫痫发作等症状,伴有血压升高,脉搏、呼吸变慢,应及时通知医生。准备脑室穿刺包,密切观察意识状态的改变,防止脑疝的发生。

(3)做好管道护理:正确设置引流袋高度,保持引流通畅,避免扭曲、受压、脱落,观察引流液量、性质。每班记录并交接班,如引流量短时间大量增多,引流液颜色加深,且有分层现象,提示有颅内出血,应立即通知医师处理。躁动患者要适当约束四肢。

(4)饮食护理:术后患者意识完全清醒后,检查无后组脑神经损伤时,方可经口进食。对吞咽困难、呛咳的患者应给予留置胃管,鼻饲饮食,并注意观察胃液,以便及时发现并处理应激性溃疡。

(5)心理护理:及时告知患者手术效果,传达有利信息,以增强康复的信心,帮助患者缓解疼痛不适,使其减轻恐惧、抑郁反应。主动向患者解释可能存在的并发症、后遗症及其发生的原因和预后情况,同时鼓励患者积极对待人生,坦然接受现实。

3. 并发症护理

(1)角膜炎、角膜溃疡:眼睑闭合不全,角膜反射减弱或消失,瞬目动作减少及眼球干燥为面神经、三叉神经损伤所致,如护理不当可导致角膜溃疡,甚至失明。故护理上需注意:眼睑闭合不全可用眼罩保护患侧眼球,或用蝶形胶布将上下眼睑粘合在一起,必要时做眼睑缝合术。白天定时滴入重组牛碱性成纤维细胞生长因子滴眼液,晚间睡前予重组牛碱性成纤维细胞生长因子眼用凝胶涂于上下眼睑之间,并给予蝶形胶布固定。

(2)面瘫的护理:观察能否完成皱眉、上抬前额、闭眼、露齿、鼓双颊等动作,并注意观察双侧颜面是否对称,正确评估患者面瘫程度。对于患者因口角歪斜、进食不便、流涎而表现的不良心理做好耐心解释和安慰工作。加强口腔护理,保持口腔清洁,可鼓励患者嚼口香糖,既锻炼面部肌肉又可防止发生口腔感染。指导患者进行自我按摩、表情动作训练并配合物理治疗,以促进神经功能恢复。

(3)脑脊液漏:与硬脑膜不缝合或缝合不严密,乳突小房封闭不严有关。患者可出现脑脊液耳漏或伤口处皮下积液。给予枕下垫无菌治疗巾,保持清洁、干燥,头部敷料如有渗湿,应及时报告医师给予更换,防止感染。嘱患者卧床休息,抬高床头 15°～30°,头偏向患侧,维持到脑脊液漏停止后 3～5 d,目的是借重力使脑组织贴近硬脑膜漏孔处,促使粘连封闭,必要时行腰大池引流,或行脑脊液漏修补术。

四、健康教育

(1)指导患者及其家属进高热量、高蛋白、富含纤维素、维生素饮食,避免食用过硬、不易咬碎或易致误咽的食物,以免误入气管引起呛咳、窒息。

(2)长期鼻饲患者出院前教会家属鼻饲操作方法和注意事项,合理调配饮食,并注意饮食卫生,防止腹泻和便秘。

(3)教会面瘫患者手法按摩,鼓励患者坚持进行康复训练,防止面肌萎缩。

(4)听力障碍者尽量不单独外出,以免发生意外,必要时可配备助听器,或随身携带纸笔。

(5)术后 3～6 个月门诊复查。

第七节　垂体腺瘤

一、概述

垂体腺瘤是指起源于蝶鞍内脑垂体细胞的良性肿瘤。其发病率约为 1/10 万,占颅内肿瘤的 10%～12%,仅次于脑膜瘤和胶质瘤。男女比例无明显差异,好发年龄为青壮年。垂体瘤发病机制尚未阐明。一般认为垂体瘤的发生发展有多种因素共同参与,表现为细胞过度增生和激素的过度分泌,继而引发临床症状。

二、临床表现

(1)功能性垂体腺瘤的临床表现

1)泌乳素腺瘤(PRL):是激素分泌性垂体腺瘤中最常见的一种,主要以泌乳素增高、雌激素减少所致闭经、溢乳、不育为临床特征,又称 Forbis-Albright 综合征。

2)生长激素腺瘤(GH):成年人多表现为肢端肥大症,表现为头颅变方、额骨高耸、鼻部增大、嘴唇肥厚、声音改变、手足粗大,常常伴有高血压、糖尿病、睡眠性呼吸暂停、心肌病。青春发育期前,出现巨人症,个子异常高大,容易疲劳,免疫力差等。

3)促肾上腺皮质激素腺瘤(ACTH):表现为库欣综合征。多见于青年女性,患者体质量增加,呈向心性肥胖,水牛背、满月脸、皮下紫纹、容易出现淤斑、近端肌病、情绪不稳、糖尿病、继发心脏病变,常伴有高血压。

4)甲状腺刺激素细胞腺瘤(TSH):大多数为侵袭性垂体大腺瘤,分泌 TSH,常导致中枢性甲状腺功能亢进,患者出现明显的甲状腺功能亢进症状且有弥散性甲状腺瘤。

5)促性腺激素腺瘤:由于 FSH、LH 分泌过多,早期可无症状,晚期有性功能减低、闭经、不育、阳痿。肿瘤长大可出现视功能障碍。

(2)头痛。

(3)视力、视野障碍。

(4)其他:尿崩症、下丘脑功能障碍、颅内压增高症状、精神症状、癫痫及嗅觉障碍,脑脊液漏、鼻出血等。

三、护理评估

是否出现视力、视野改变,是否有头痛、呕吐、尿崩症、癫痫、下丘脑功能障碍、闭经泌乳或性功能低下,是否有肢端肥大、巨人症及库欣症,以了解肿瘤的类型及脑组织和神经受损的程度。

四、护理要点及措施

1. 术前护理

(1)按神经外科一般护理常规护理。

(2)患者有视力、视野障碍者,外出活动时应有专人陪伴,防止摔伤,病区内布局合理,物品摆放整齐,无障碍物,协助患者订餐、洗漱,保持地面干燥、清洁、无水迹,防止滑倒。

(3)术前适应性训练:术前 3 d 训练患者用口呼吸,预防感冒,以免鼻腔充血影响手术操作及术后愈合,训练患者在床上排便。

2. 术后护理

(1)常规护理:按神经外科术后护理常规护理。

(2)体位:全身麻醉未清醒者应取去枕平卧位,头偏一侧,防止患者呕吐误吸引起窒息。麻醉清醒后给予半卧位,抬高床头 30°,以利鼻腔、鼻窦渗血及分泌物的流出,减轻脑水肿,降低颅内压。

(3)病情观察:严密观察意识、瞳孔、生命体征变化,及时发现术后血肿、脑水肿给予对症处理。观察患者的视力、视野变化。准确记录 24 h 出入量,定时检测血电解质,及时发现尿崩症和电解质紊乱。

(4)切口护理:鼻腔填塞物一般在 24~72 h 抽除,嘱患者避免剧烈咳嗽,勿打喷嚏,不能擤鼻、挖鼻,以免影响伤口愈合。鼻腔内可用 1%呋喃西林液滴鼻,减轻鼻黏膜水肿,防止术后鼻腔粘连。

(5)饮食的护理:术后要加强患者的抵抗力,全身麻醉清醒后 8 h 可给予流质饮食,避免太烫及刺激性的饮食。术后 1 d 后给予半流质饮食,加强营养,可给予高蛋白、高热量、高维生素的饮食,保持大便通畅。

(6)口腔护理：由于术后鼻腔堵塞，改变了患者的通气习惯，由用鼻呼吸改为用口呼吸，导致黏膜干燥、口唇干裂，对此可用湿纱布覆盖口腔，并给予患者少量饮水，保持口腔湿润。对口唇干裂的患者可用液状石蜡涂双唇，定时用 1:5 000 呋喃西林漱口，以去除口腔异味。

(7)尿崩症的护理：术后密切观察每小时尿量、颜色、比重，并准确记录。尿颜色逐渐变淡，尿比重低于 1.005，同时患者伴有口渴、多饮，连续 2 h 尿量超过 250 mL/h 或 24 h 尿量超过 4 000 mL，提示有多尿和尿崩的可能，应及早通知医师进行处理；每日或隔日查电解质，为治疗提供依据。遵医嘱给抗利尿激素、垂体后叶素、醋酸去氨加压素片等；满足患者对水的需求，保持体液及电解质平衡。

(8)脑脊液鼻漏的护理：一般发生在术后 3~7 d，表现为鼻腔流出血性液体，在急性期呈血性，恢复期逐渐转为无色透明液体。发现脑脊液鼻漏及时通知医师处理。让患者取头高位或半卧位并卧向患侧，借重力作用使脑组织于撕裂的脑膜处紧密贴附，以利闭合。对脑脊液鼻漏患者还可行腰大池置管引流术，通过引流脑脊液，使漏口处压力降低，促进漏口愈合。保持鼻腔清洁，预防感染；鼻腔严禁堵塞，分泌物任其流出；观察并记录脑脊液外漏量、性质、颜色，定期做脑脊液培养。遵医嘱按时给予抗生素，保持病房空气新鲜，每日定时通风；限制探视人员，减少外源性感染因素。

第八节　颅咽管瘤

一、概述

颅咽管瘤是最常见的先天性颅内良性肿瘤，占先天性颅内肿瘤 60%，主要见于小儿，占小儿颅内肿瘤的 5%。约在胚胎第 2 周即在原始口腔顶出现一向上突起、逐渐伸长的盲囊，即 Rathke 囊。Rathke 囊与原始口腔相连部分逐渐变细形成一管道，即颅咽管，正常情况下，在胚胎 7~8 周时逐渐退化消失。颅咽管瘤是发生在与 Rathke 囊有关的垂体前叶垂体柄、漏斗、乳头体、灰结节、视交叉及第三脑室前部的肿瘤。

二、护理评估

了解患者的起病方式或首发症状，是否出现视力、视野障碍，头痛，多饮，多尿，身体体质量异常；评估患者有无神经功能受损、下丘脑损害及精神异常。

三、护理要点及措施

(一)术前护理

(1)视力、视野的评估，通过粗测以初步了解患者的视力、视野情况，记录后与术后视力进行比较。

(2)下丘脑损害的观察，记录患者术前 3 d 尿量，为术后观察尿崩症提供数字依据。

(3)有视力障碍的患者，外出时有专人陪伴，生活上给予特殊照顾，保证患者的安全。

(4)凡有颅内压增高、呕吐频繁者，应注意补充营养，及纠正水、电解质平衡。

（5）饮食指导：高蛋白质、高热量、高维生素、易消化饮食，以增强手术耐受力。

（6）心理护理：主动关心安慰患者，了解患者的心理状况，给予相应的心理干预，减轻患者对疾病和手术的担心。

（二）术后护理

1.术后体位

患者意识清醒，血压平稳后，采取头部抬高 $15°\sim30°$，以利于血液回流，降低颅内压。

2.氧气吸入

给予面罩吸氧，保持呼吸道通畅，及时清除口腔及气管插管内分泌物，如有舌根后缀给予置口咽通气道。

3.病情观察

①严密观察患者意识变化，观察患者有无激素水平低下的表现，当患者出现嗜睡、意识不清时，及时报告医师，积极配合抢救；②下丘脑损害的观察：准确记录单位时间的尿量变化，必要时测尿比重，如出现尿崩的表现，及时通知医师；③视力、视野的观察：手术以后要对患者视力、视野再次进行评估，与术前做比较，如果发生突然性的变化，及时通知医师，做出处理。

4.伤口护理

观察局部伤口有无红、肿、热、痛，避免伤口局部长期受压，保持局部清洁干燥，观察手术部位敷料有无渗血渗液。

5.管路的护理

随时检查引流管是否受压、扭曲或反折，发现问题及时处理，保持引流管通畅，注意观察引流液的量、颜色及性状。

6.并发症的预防与护理

（1）中枢性高热：术后严密观察热型及持续时间；术后每小时测量体温 1 次，密切观察体温变化，如有高热及时通知医师；术后出现高热应给予物理降温。

（2）电解质紊乱：①低钠血症：严格控制患者的液体入量，成年人要控制在 $1\,000\sim1\,500$ mL；建议患者进食含钠高的饮食。②高钠血症：多鼓励患者饮白开水；遵医嘱补充无钠液体；对于长期顽固性高钠血症，可遵医嘱用小剂量口服抗利尿药。③高血糖症：遵医嘱严密监测血糖，准确记录；做好皮肤护理，防止感染；严密观察病情，及时发现和处理变态反应。

（3）尿崩症：观察患者多饮、多尿、烦渴与尿崩症的表现；遵医嘱定期测血清钠、钾、氯、二氧化碳结合率，以及酸碱度和血尿素氮等。

（4）循环衰竭：术前有明显垂体功能减退患者，术后易产生急性肾上腺皮质衰竭现象，给予大剂量肾上腺皮质激素治疗时，要注意激素的不良反应，尤其有无消化道出血。

（5）癫痫：遵医嘱给予患者服用抗癫痫的药物，癫痫发作时保持患者呼吸道通畅，给予氧气吸入，防止脑组织缺氧。

（6）消化道出血：严密观察患者血压、脉搏及粪便颜色。留置胃管者，观察胃内食物的消化情况及胃液颜色。

（7）心理护理：做好患者的心理护理，增强康复信心。

第十三章 中医护理

第一节 水 肿

水肿是指体内水液潴留,泛滥肌肤,引起眼睑、头面、四肢、腹背甚至全身水肿,严重者可伴有胸腔积液、腹腔积液等的一类病证。西医学中的急慢性肾炎、肾病综合征、充血性心力衰竭、营养不良、内分泌失调等出现的水肿,均可参考本证辨证施护。

一、病因病机

外邪侵入,或脏腑功能失调,使三焦渎职,膀胱气化不利而发水肿。

(一)外感风邪

因感受风寒之邪,而肺失肃降,水液不能下输膀胱,导致水液潴留,溢于肌肤发为水肿。

(二)饮食不当

由于饮食过饥过饱或七情内伤,使脾气失于转输,水液内停,溢于肌肤而致水肿。

(三)体虚过劳

久病体虚或劳累过度而损伤肾气,导致水液输布失调、水液积聚而生水肿。

二、辨证施护

(一)阳水

1.风水泛滥

(1)主症:眼睑水肿,继则四肢及全身水肿,来势迅速,多见恶风发热,肢节酸楚,小便不利等症。偏于风热者兼咽喉红肿疼痛,舌红,脉浮滑数;偏于风寒者兼恶寒,咳喘,舌苔薄白,脉浮滑或紧。

(2)调护方法:疏风解表,宣肺利水。

药物调护:越婢加术汤,汤药不宜久煎,宜热服,药后可给热饮料,或盖被安卧,以助药力。观察汗出情况及尿量变化。可用白茅根30 g或玉米须15 g泡水代茶饮。咽喉红肿疼痛者,可用金喉健、西瓜霜或锡类散吹患处。

针灸调护:选取水分、大杼、肺俞、三焦俞、合谷、上巨虚、阴陵泉等穴,用泻法。

饮食调护:以易消化、低盐、营养丰富的膳食为主,多食冬瓜、西瓜等,避免辛辣、生冷之品。可用茅根赤豆粥(以鲜白茅根100 g,加以水适量煎煮,取汁去渣,入赤豆、粳米各适量,煮粥服食);亦可用冬瓜汤,或玉米须、冬瓜皮水煎代茶饮。

生活调护:病室宜温暖向阳,防止患者感冒,恶寒者可加盖衣被。观察水肿的部位、起始部位、程度、消长规律以及小便的量、色、次数,记录24 h液体出入量。

2.湿毒浸淫

(1)主症:眼睑水肿,延及全身,小便不利,身患疮痍,甚者溃烂,恶风发热。舌质红,苔薄黄,脉浮数或滑数。

(2)调护方法:宣肺解毒,利湿消肿。

药物调护:麻黄连翘赤小豆汤合五味消毒饮加减,宜饭前凉服。或用蒲公英 30 g,白茅根 30 g,水煎服。

针灸调护:选取水分、肺俞、三焦俞、膀胱俞、曲池、合谷、阳陵泉、三阴交等穴,用泻法。

饮食调护:饮食宜寒凉渗利、营养丰富;忌膏粱厚味、辛辣生冷、醇酒等物。可多食苦瓜、黄瓜、冬瓜、马齿苋、赤小豆等。可用蒲公英粥(鲜蒲公英 60 g,粳米适量,煮粥服食),或赤小豆汤(赤小豆 30~60 g,水煎,饮汤食豆)。高热者予以素流质或半流质。

生活调护:病室阳光充足,湿度适宜,绝对卧床休息;加强皮肤及口腔护理,保持会阴部清洁,预防肌肤疮痍。

对症调护:保持皮肤清洁干燥,预防皮肤疮疡。皮肤疮疡痈肿未破者可用金黄膏或新鲜马齿苋、蒲公英洗净捣烂外敷;如脓肿溃破,注意引流排脓。

3.水湿浸渍

(1)主症:全身水肿,按之没指,小便短少,身体困重,胸闷,纳呆,泛恶。苔白腻,脉沉缓。起病缓慢,病程较长。

(2)调护方法:健脾化湿,通阳利水。

药物调护:五皮饮合胃苓汤加减,宜饭前热服。或用茯苓 30 g,泽泻 10 g,猪苓 10 g,水煎服。

针灸调护:选取中脘、中极、水分、脾俞、三焦俞、膀胱俞等穴,用泻法。

饮食调护:饮食宜辛温、淡渗,营养丰富,低盐之品,多食茯苓、薏苡仁、赤小豆、生姜等,忌生冷瓜果,适当限制水的摄入量。常食薏苡仁粥(薏苡仁 30 g,水煮成粥,加适量白糖,食用)、鲤鱼赤豆汤、茯苓皮饮等。

水肿严重者可短期内给无盐饮食。

生活调护:卧床休息,加强皮肤护理,防止发生压疮。病情严重者取半卧位,适当抬高下肢,以减轻水肿。

4.湿热壅盛

(1)主症:遍体水肿,皮肤绷紧光亮,胸脘痞闷,烦热口渴,小便短赤,或大便干结。苔黄腻,脉沉数或濡数。

(2)调护方法:清热利湿,疏理气机。

药物调护:可选疏凿饮子加减,汤药宜饭前温服。亦可用车前草、玉米须水煎代茶饮;大便干者可用番泻叶 5~15 g 泡水代茶饮。烦渴者可用鲜芦根 30 g,冬瓜皮 30 g,煎水代茶饮;水肿严重者,可保留灌肠,如大黄 60 g、牡蛎 30 g,合煎为 100~200 mL,灌肠后记录大便次数,使水邪从大便而泄。

针灸调护:选取水分、曲池、合谷、三阴交、照海、足临泣等穴,用泻法。

饮食调护:饮食宜清淡、渗利,富营养,可用冬瓜、苦瓜、黄瓜等;忌辛辣、肥甘之品。可常服冬瓜粥(冬瓜 100 g,粳米适量,煮粥服食)、车前饮。

烦渴用鲜芦根 30 g,冬瓜皮 30 g,水煎代茶饮。大便干用番泻叶 5~15 g 泡水代茶饮;水肿严重者予低盐或无盐饮食。

生活调护:遵医嘱定时测腹围,量体质量,用攻下逐水药后注意观察,记录大便次数。

(二)阴水

1.脾阳不振

(1)主症:身肿,腰以下为甚,按之凹陷不易恢复,脘腹胀闷,纳减便溏,面色萎黄,神倦肢冷,小便短少。舌质淡,苔白腻,脉沉缓。

(2)调护方法:温阳健脾,利水祛湿。

药物调护:代表方实脾饮加减,汤药饭前温服。也可选用附子理中丸;或以茯苓30 g,白术10 g,干姜10 g,水煎服。

针灸调护:选取中脘、关元、水分、脾俞、肾俞、三阴交、照海等穴,宜灸不宜针,以免流水不止,导致感染。也可行温热疗法,如药熨、热敷等。

推拿调护:纳呆乏力者可按摩内关、足三里等,或用捏脊疗法。

饮食调护:给予温热、富营养、低盐或无盐饮食,淡酒有助温阳通气可少饮之,多食鱼、蛋、山药、赤小豆、白扁豆、薏苡仁等;少食产气食物,如牛奶、豆类、红薯等;忌生冷瓜果。可用茯苓30 g,水煎取药汁,另水煮粳米60 g,待粥将成时加入药汁,煮熟食用。

生活调护:居室温暖向阳,严防感冒。不宜用针刺法。

2.肾虚水泛

(1)主症:面浮身肿,腰以下为甚,按之凹陷不起,心悸气促,腰部冷痛酸重,尿少或增多,怯寒神疲,面色灰暗。舌淡胖,苔白,脉沉细弱。

(2)调护方法:温肾助阳,化气行水。

药物调护:代表方真武汤合济生肾气丸加减,宜饭前热服。

针灸调护:选取气海、水分、脾俞、肾俞、命门、三阴交、太溪等穴,用补法兼灸。

饮食调护:给予温热、营养丰富、低盐或无盐饮食;多食动物肾脏、紫河车、乳类、黑芝麻、核桃、蛋类等。

可用黑豆鲤鱼汤(以黑豆200 g,鲤鱼1条,去鳞、内脏、头、尾、骨头,取肉,同煮,饮汤食鱼及豆),每天分两次服,连服5~7 d。

生活调护:居室温暖,避免潮湿阴冷。注意保护皮肤,防止破损。注意病情变化,如有心悸、喘促、呕恶、尿闭等症,及时报告医生。禁忌房事。水肿明显者宜卧床静养,下肢水肿可抬高患肢,腰部酸痛者可局部热敷。

三、预防与调养

(1)积极调适生活起居,防止外邪侵袭。

(2)注意清洁卫生,保持皮肤清洁,勿冒雨涉水,以防外湿引发或加重水肿。

(3)积极防治痰饮、心悸、哮喘等原发病,预防水肿的发生。

(4)中医历代医家重视水肿忌盐,肿退后再逐渐加量,应偏淡饮食,忌食海鱼、虾、蟹、辛辣刺激性食物。

(5)劳逸适度,尤应节制房事,戒怒,以保护元气。

第二节 感 冒

感冒是人体感受外邪引起的一种病证,以头痛、鼻塞、流涕、咳嗽、恶寒、发热、全身不适等为主要临床表现。本病四季皆可发生,尤以春、冬多见。如在一个时期内广泛流行,证候重且多相类似者,称为时行感冒。西医学的上呼吸道感染、流行性感冒可参本证辨证施护。

一、病因病机

(一)六淫

"风为百病之长",因而外感为病以风为先导,风邪常夹其他病邪(如寒、湿、热、暑等)伤人。

(二)时行病毒

主要是指具有传染性的时行疫邪病毒侵袭人体而致病,多由四时不正之气、天时疫疠之气流行而造成。其致病特点为发病快,病情重,有广泛的流行性,且不限于季节性,而六淫又易夹时行病毒伤人。

感冒主要是风邪兼夹时令之气侵袭人体,至于感邪后是否发病,又和机体正气的强弱有着密切的关系。其病机关键在于邪犯肺卫,卫表失和。

二、辨证施护

(一)风寒感冒

1.主症

恶寒重,发热轻,无汗,头身疼痛,鼻塞流清涕,或见咳嗽,痰稀薄色白。舌苔薄白而润,脉浮或浮紧。

2.调护方法

辛温解表,宣肺散寒。

(1)药物调护:选用荆防败毒散加减,汤药宜热服,药后稍加衣被,避风,多饮热水或热粥助其发汗。

(2)针灸调护:取印堂、迎香、太阳、风池、大椎、列缺、合谷穴,毫针刺以泻法。

(3)推拿调护:用按揉法在风府、风门两穴重点操作,每穴 2 min,使背部有轻松感为度;患者取俯卧位,术者位于患者右侧,用推法沿足太阳膀胱经经背部两条侧线,操作 3~5 min,以透热为度。

(二)风热感冒

1.主症

发热重,恶寒轻,有汗,头痛,咳嗽痰黄,咽喉红肿疼痛,鼻塞,流黄浊涕,口渴欲饮,舌苔薄白或微黄,脉浮数。

2.调护方法

辛凉解表,宣肺清热。

(1)药物调护:选用银翘散加减,汤药宜轻煎温服。

(2)针灸调护:取风池、大椎、曲池、外关、合谷穴,毫针刺以泻法。

(3)推拿调护:坐位,医者用一指禅推法沿督脉循行自印堂推至上星,反复操作 5 min;用按揉法在百会、曲池穴操作1～2 min。

(4)饮食调护:饮食宜清淡、凉润,多饮水,多食用新鲜蔬菜、水果,忌辛辣、油腻之品,可用薄荷茶、菊花茶、绿豆汤、西瓜汁等清凉解热。

(三)暑湿感冒

1. 主症

发热,微恶寒,无汗或少汗,肢体酸重或疼痛,头昏重胀痛,鼻塞流涕,胸闷泛恶,小便短赤。舌苔薄黄而腻,脉濡数。多见于夏季。

2. 调护方法

祛暑解表,清热化湿。

(1)药物调护:选用新加香薷饮加减,汤药宜温服。

(2)针灸调护:取孔最、合谷、中脘、足三里穴,毫针刺以泻法。

(3)推拿调护:按揉法在心俞、脾俞、胃俞穴操作 2 min;摩揉腹部 5 min,拿三阴交1～2 min。

(4)饮食调护:饮食宜清淡、易消化,少食多餐,多食清热化湿解暑之品,如绿豆粥、薏苡仁粥等,或藿香、佩兰煎水代茶饮,避免过食生冷、油腻和甜品。

(四)气虚感冒

1. 主症

恶寒较甚,发热,肢体倦怠乏力,咳嗽,咳痰清稀。舌淡苔白,脉浮而无力。

2. 调护方法

益气解表,理气化痰。

(1)药物调护:选用参苏饮加减,汤药宜热服。

(2)针灸调护:取风池、列缺、曲池、天枢、气海、足三里穴,毫针刺以补法。

(3)推拿调护:在肾俞、命门、足三里穴处按揉,每穴 2 min;重按合谷、太阳、肺俞,捶打足三里。

(4)饮食调护:宜选用温性食物,如山药粥等。

三、预防与调养

(1)加强锻炼,增强体质,注意卫生,起居有常,饮食有节。

(2)注意四时变化,冬春季节防寒保暖,随时增减衣服,避免外感。

(3)感冒流行季节,减少人群活动,室内保持空气新鲜,防止交叉感染。

(4)感冒流行季节,可预防性服药,如板蓝根冲剂,或大青叶、金银花等药物煎汤代茶。

(5)易患感冒者,可坚持按摩印堂、太阳、迎香、风池等穴。

第十四章 影像科护理

第一节 核磁共振成像检查的护理

任何一种医学物理检查设备(如 X 线、CT 和 MR 检查设备等),均是利用生物组织对于特定频段的电磁波的透射和(或)吸收来探测人体。核磁共振成像是利用生物组织对中等波长的电磁波的吸收来成像。低能辐射的优点和核信号提供的丰富的信息,使 MRI 成为一种有效的生物医学成像诊断方法。核磁共振成像使用的电磁波的频率低于 X 线,波长高于 X 线。

一、特点

(1)无 X 线辐射,对人体无创伤。

(2)具有很高的软组织分辨力。

(3)不需要注射造影剂即能获得心脏大血管影像。

(4)消除了骨伪影。

(5)可以多方位和任意角度成像,免除了"死角"。

这些确是 X 线检查和 CT 检查所不及的,因而受到临床诊断医师的欢迎。

二、适应证

(1)颅内各种疾病:如脑肿瘤、脑梗死、脑炎、脑血管性病变等,对颅底、脑干及后颅凹病变以及碘剂过敏、不宜做血管造影及 CT 增强扫描者。

(2)脊椎脊髓病变、外伤、肿瘤、变性、椎间盘突出症等。

(3)腹部病变:肝癌、肝血管瘤、肝囊肿、肾脏及后腹膜病变、盆腔占位性病变以及周围浸润、淋巴结转移等。

(4)心血管疾病:心肌梗死、心肌病、房室间隔缺损、主动脉瘤、夹层动脉瘤等。

(5)胸部疾病:肺部肿块、肺肿瘤、纵隔淋巴结转移、纵隔囊性或实性肿瘤。

(6)骨与关节:炎症、肿瘤、无菌坏死及半月板损伤等。

三、禁忌证

目前用于人体检查的核磁共振设备场强在 1.5 T 以下,对人体本身并无有害的生物效应。

1.检查禁忌

(1)带有心脏起搏器及神经刺激器者。

(2)曾做过动脉瘤手术及颅内带有动脉瘤夹者。

(3)曾做过心脏手术并带有人工心脏瓣膜者。

(4)有眼球内金属异物或内耳植入金属假体者。

2.在下述情况下进行检查时,应慎重对待

(1)体内有各种金属植入物的患者。

（2）妊娠期妇女。

（3）危重患者，需要使用生命支持系统者。

（4）癫痫患者。

（5）幽闭恐惧症患者。

四、检查前患者的准备及护理

（1）详细询问患者的病史和既往史，对有心脏起搏器、神经刺激器、人工心脏瓣膜、眼球异物和动脉瘤夹等患者，严禁进入磁场，否则危及患者生命。体内有金属弹片者，检查时可能由于弹片受磁场影响而旋转，使周围血管破裂而大出血。所以须严格把关，杜绝不良后果的发生。

（2）耐心向患者解释检查全过程、梯度场启动及激发射频脉冲时的噪声等，消除患者思想顾虑和对磁体产生的恐惧感，使患者在扫描过程中保持安静，并训练患者平静呼吸，阐明呼吸运动与图像质量的关系，以获得最佳影像质量。

（3）避免顺磁物质的影响：进入检查室以前，取出患者身上的一切金属物品，如发夹、假牙、戒指、项链、耳环、钥匙、钢笔、硬币、手表、眼镜等，信用卡、磁带、磁盘也应取出，以免损坏。

（4）对于不合作者，包括躁动患者、幽闭恐惧症及小儿患者，按医嘱给予镇静药，如静脉注射地西泮（安定）10～20 mg，或用 10％水合氯醛灌肠（每千克体质量 0.5 mL），并允许 1 名家属陪护。

（5）加强扫描前及扫描中各种生命体征变化的监测，对病情严重者需要防止扫描中因痰阻塞气管等而导致患者窒息，待患者情况暂稳定后再行扫描。

（6）颈部检查时要避免吞咽动作，保证图像质量。

（7）对使用 Gd-DTPA 造影剂患者要缓慢静脉注射，并察看患者的反应。对出现恶心、呕吐、出汗、消化道不适、血压升高或降低等症状的少数患者，要耐心做好解释工作，并密切观察患者的血压。对严重肾功能不全患者应小心使用。

（8）下腹检查者于检查前 20～30 min 时解尿一次，以免膀胱内充足的尿液在核磁共振的作用下引起运动而影响图像质量。

（9）检查女性生殖器前，要预先取下节育环，避免金属伪影，必要时放阴道塞栓。

第二节　小儿 CT 检查的护理

由于 CT 检查具有操作简便、分辨率高、诊断效果好等优点，目前已被广泛应用于临床诊断。为提高对 CT 检查患者的护理质量，在工作实践中，通过对患者实施 CT 检查前、检查中及检查后的全程护理，不但可以使 CT 检查得以顺利进行，而且有利于提高图像质量和诊断效果，让患者及其家属对医疗服务感到满意。

一、小儿 CT 检查前的护理准备

对 2 岁以上、神志清醒的患儿，要尽最大努力使其主动配合检查。

(1)减少恐惧,取得信任:要取得每例患儿的信任是困难的,患病儿童突然发现自己离开了舒适及安全的家庭和父母而处在一个陌生的环境中,要取得其信任就更困难。利用能够理解的语言告诉患儿将会发生什么事情是很重要的,这些知识可减少患儿的不安全感并增加信任;不撒谎或不给患儿许诺一些不能实现的事情,一开始就要使患儿明白检查是必要的,不能回避的。

(2)需做增强扫描检查的患儿,要取得父母的同意并签字,了解患儿有无过敏史,有无造影剂使用的禁忌证和高危因素。一定要告诉患儿静脉注射会引起轻微疼痛,不能哄骗患儿,因为这不但损害了医务人员的形象,还会导致进一步交流障碍。

(3)腹部检查前,要询问患儿胃肠准备情况,根据病情选择口服泛影葡胺或清水,以充盈胃肠道形成对比,告诉患儿口服造影剂没有特别的味道,可加入果汁调节,并训练如何屏气。两岁以下患儿有时即使在理想的环境中,亦会哭闹和反抗,可考虑给镇静剂。同样,不断地安慰性语言也有帮助。根据不同情况,进行针对性护理,如对意识丧失、躁动不安者给予镇静剂;呕吐者止吐;昏迷者保持呼吸道通畅,必要时吸氧吸痰;外伤大出血的患儿,先止血并适当包扎,后做检查。

二、小儿 CT 检查过程中的护理

室内的温度应恒定在 26 ℃,除冬天外,患者在进入扫描室时大多感觉较冷,尤其是危重患儿对冷的刺激更为敏感,应注意给患儿保暖,以免感冒加重病情。金属物是造成图像伪影的一个重要原因,扫描前应除去患儿受检部位的金属物,如外伤处的金属固定物、发夹、纽扣、项链、皮带等。扫描过程中操作人员应通过透明的窗口密切观察患儿情况,对清醒患儿通过对讲机给予不断的鼓励和安慰,使之不移动体位,以便顺利结束检查。

作为 CT 室护士,应有良好的医德、高度的责任心。对患儿要有爱心,切不可吓唬和训斥。操作中要动作轻柔、敏捷熟练,尽量避免操作不当给患儿带来不必要的痛苦,并及时消除患儿紧张恐惧及不安心理,以使获得高质量的图像,满足诊断要求。

检查时,可根据患儿的愿望放置玩具,对能够配合检查者给予口头赞扬。在取得患儿配合时,嘱咐其按事先摆好的位置切勿移动,并按所需检查部位的具体要求配合,如眼部扫描时,患儿除头部不能移动外,一定要闭眼,保持眼球固定,因故不能闭眼的眼睛盯住一个目标,保持不动;胸腹部扫描时,要求患儿屏气;鼻咽部、喉部扫描时,告诉患儿要平静呼吸,不做吞咽动作。

增强检查时,告诉患儿静脉穿刺进针有轻微疼痛感,要求其配合,争取一次成功,选择较粗的血管,以利造影剂快速注入。推药过程中,密切观察有无胸闷、恶心、呕吐等不良反应。

轻者视具体情况减慢推药速度或停止推药;对严重的、危及生命的不良反应,在现场抢救的同时,请急诊科相关医护人员共同抢救。首先要保持呼吸道通畅,防止舌根后坠,并及时去除呕吐物和分泌物;其次要吸氧、口对口人工呼吸以及有效的心脏按压等急救措施。此外,还应视病情采取输液扩容、升压等对症处理,直至脱离生命危险。

对必须借助 CT 检查诊断的急危重患儿,护理应做到"稳、准、细、快",争取一次成功。

如果患儿出现虚脱或休克症状时,则应停止检查,立即进行抢救,切不可急行检查而造成不可挽回的后果。检查时系好约束带,必要时专人陪护在旁,以防因躁动从检查床摔下来。检查完毕,对患儿的良好表现应给予奖励。在整个检查过程中及检查结束后,当着患儿父母的面给予口头赞扬是很有益的,并尽快告诉其检查结果,以防焦急等待结果的父母把情绪传递给患儿。

三、镇静剂的应用及护理

使用镇静剂会有不同程度的不良反应，故对听话懂事的患儿尽量不使用镇静剂，用逗、哄和鼓励安慰的方法，使之头部保持不动，闭眼放松，让家长陪护在检查床旁，以消除患儿的紧张心理。躁动不安和年龄太小不能配合的患儿，必须使用镇静剂。可按患儿年龄及病情，使用不同剂量的镇静剂，剂量按体质量一次给足，否则效果不佳。凡注射镇静剂的患儿，在扫描前、扫描中、扫描后都应严密观察其血压、脉搏是否正常，呼吸的深浅，瞳孔是否等大，口唇有无发绀。不要因使用镇静剂患者入睡而延误病情，并嘱家长回去后注意患儿有无异常变化，以便及时处理。

四、增强扫描的准备及护理

对必须增强扫描明确诊断的患儿，护士应以高度的责任心、娴熟的技巧，帮助患儿完成检查。小儿对静脉穿刺多有恐惧。对听话懂事的患儿，尽量说服患儿及家长配合，对年龄偏小、躁动不安的患儿可采用维持静脉通道，从中给予镇静剂的方法，使患儿尽快入睡，确保扫描顺利进行。患儿增强扫描完毕后，应继续观察有无药物不良反应。为了防止过敏反应，通常在注射造影剂前 15 min，肌内或静脉注射地塞米松。如患者出现恶心、呕吐、荨麻疹等症状，应立即指压相关穴位或注射异丙嗪，待症状缓解后患儿方可离开医院。

五、急诊外伤患儿的护理

急诊外伤特别是颅脑外伤的患儿病情危重，生命体征变化大，对失血的耐受力差，护士应尽早安排患儿进行扫描检查，并严密观察其神志、呼吸、脉搏、瞳孔、呕吐等情况，及时清除气管内分泌物及呕吐物，严防分泌物和呕吐物堵塞气管，引起窒息而加重脑缺氧。因此，CT 检查室必须随时备有氧气、吸痰器等急救器械及相应的急救药品，以便及时抢救。

六、患儿及家属的心理护理

小儿 CT 检查以急诊外伤较为多见，脑发育不全、恶性肿瘤也有一定比例。无论什么病情的患儿，疾病都给患儿带来躯体不适，又给患儿造成心理创伤，对家长造成极大的精神压力和经济负担。所以家属对医护人员的要求难免急切，有些家长甚至失去理智，并有过激言行。对此，医护人员应理解并宽容对待，有些小儿因外伤疼痛或对 CT 扫描恐惧，常哭闹不止。护理人员应耐心说明 CT 扫描的目的、意义和方法，耐心指导家长主动配合，消除患儿对陌生环境和陌生人的恐惧感，取得家长和患儿的合作。

CT 检查完毕后，对有外伤及休克的患者，搬动时要小心细致，防止加重病情。

做增强检查的患儿，应休息15～30 min，观察有无不良反应，若有轻微反应或体质较差者休息时间要稍长，严重过敏者需留院观察。此外，还应执行保护性医疗制度，对不宜将诊断结果告诉患者本人的，要适当注意保密，以防不测。检查结束，应告诉患儿父母妥善保管好 CT 片及诊断报告单，以做个人疾病档案和随访备用。CT 扫描具有准确简便、迅速安全、无创伤、无痛苦的优点，尤其对颅脑外伤或其他方法不配合的小儿更是首选的检查方法。

第三节　CT 强化扫描的护理

CT 强化扫描是指在 CT 平扫有可疑病变或发现病变不能明确诊断时,通过静脉注射碘造影剂,增强病变器官、区域血管的显示效果,以更清楚地显示病变特点,为病变确诊提供可靠的依据,在定性诊断、鉴别诊断、判断肿瘤血供情况时起着举足轻重的作用。

一、CT 扫描检查患者的护理准备

随着临床医学水平的不断提高及医疗设备的不断更新,CT 检查已得到了广泛的临床应用,准确的 CT 扫描检查及诊断报告,为提高临床诊断率提供了可靠的依据,而对各种需进行 CT 扫描检查患者的护理准备也显得尤为重要,良好的护理准备可提高对疾病诊断的准确性,减少不必要的步骤,缩短了检查时间,使患者尽快得到及时准确的诊治。

(一)常规 CT 扫描检查患者的护理准备

接到 CT 申请预约单后,详细查看申请单内容,包括姓名、性别、年龄、临床症状、体征、诊断及检查部位和目的,扫描时去除检查部位的金属装饰物,以免出现扫描伪影而影响图像质量,协助患者套上鞋套,轻扶到扫描床上,同时给患者介绍扫描时必要的注意事项,消除患者的紧张、恐惧心理,鼓励患者积极配合 CT 扫描检查。

(二)急诊患者 CT 扫描检查的护理准备

急诊患者多发病急、病情重、病情变化快,多数患者伴有不同程度的昏迷、烦躁、惊厥、呕吐或呼吸困难,一般急诊患者需家属陪同进行 CT 扫描检查,重症患者必须有医护人员陪同进行 CT 扫描检查,以便于观察和抢救患者,检查时昏迷及呕吐患者可使头偏向一侧,以免呕吐物误入气管而引起窒息,但尽量使双侧眶耳线在同一水平位上,烦躁、抽搐患者在病情允许情况下可给镇静剂,为抢时间尽可能运用螺旋扫描,创伤出血患者,应在急诊科首先给予一般包扎止血处理再进行 CT 扫描检查,急腹症患者可免服对比造影剂,及时清除重症患者遗留在检查单位的排泄物、血迹等。定时进行空气消毒,保证检查单位清洁、干燥、无异味。

(三)腹部 CT 扫描检查患者的护理准备

一般应在晨起禁食水,空腹进行,检查前 15 min 口服 600 mL 加有 65% 对比造影剂 12 mL 的温开水,对下腹部及盆腔检查的患者应在口服照影剂 4～6 h 后进行 CT 扫描检查,疑有胆道结石患者一般只服温开水,如患者做过钡餐透视或钡剂灌肠,应待 5～7 d 后钡剂排空再行 CT 扫描检查,防止产生伪影而影响图像质量延误诊断及治疗。

(四)CT 增强扫描检查患者的护理准备

对需做 CT 增强扫描检查的患者,检查前先详细询问和了解其有无药物过敏史,并了解患者有无高危因素,如高血压、甲亢、重度心脏病、肝肾功能不全、嗜铬细胞瘤、过敏性体质、高热、哮喘等一般视为禁忌增强扫描,对 65 岁以上年老体弱及儿童患者,神志不清及糖尿病、肺气肿、脑动脉硬化、脑出血、心律失常、冠心病、潜在甲亢及甲状腺肿等患者应权衡利弊,慎重选择 CT 增强扫描检查,对适合 CT 增强扫描检查者,应先做碘过敏试验,并介绍配合检查的方法、注意事项及正常药物反应,让家属签写知情同意书,检查前先肌内注射地塞米松 5～10 mg,同时做好患者的心理护理,解除紧张情绪,并备好抢救药品及器械,以确保 CT 增强扫描的顺利进行,操作同时,观察患者的反应及病情变化,如有过敏倾向,应酌情减慢注射造影剂速度或停止注射造影剂,并配合医生进行相应的处置及必要的抢救,确保患者在辅助检查中万无一失。

总之,在所有患者进行 CT 扫描检查前后,应保持检查单位环境整洁、舒适、空气清新、温湿度适宜、物品摆放整齐,做为窗口科室,要保持这条医疗服务的绿色通道通畅无阻,如有高热畏寒的患者,应暂时关闭空调,重症抢救患者尽量安排优先检查等等,解除患者的恐惧心理,做好耐心细致的解释工作,实施健康宣教,让每一位患者的扫描检查都能顺利完成。当诊断报告完成后护士要认真检查核对,确定无误后,让领取人签字再发出,以更好地配合医生完成扫描、诊断的全过程。

二、造影前准备

了解患者病情及过敏史,对于有过敏史者要特别慎重;判断是否属高危人群,是否属禁忌证;腹部强化扫描者,要求预约早晨 8:00～10:00 让患者空腹,术前 20 min 肌内注射 654-2 10 mg,以降低胃肠道的张力,减少肠蠕动伪影。刚做过钡餐透视者,一般在钡餐透视后 1 周方可行 CT 强化扫描,CT 强化扫描前 20 min 服 1%～2%泛影葡胺 800 mL,扫描前再服 500 mL,其他部位 CT 强化扫描可不禁食,要求患者保持半饱状态;做过敏试验,静脉注射 30%造影剂 1 mL,观察 10～20 min;调适校准高压注射器,保证其工作状态良好;注射造影剂前先静脉注射地塞米松 5 mg,同时准备地塞米松和异丙嗪各一支备用,然后可注射造影剂。

由于造影剂黏度较大,又要求在短时间内注入机体,一般要选择 9 号至 12 号针头,注射要尽可能选择较大血管,常规选择肘部血管,注入血管后要牢固固定,以减少血管渗透。在注射造影剂后距曝光一般有 20 min,这段时间内护理人员应观察注射速度是否均匀、药液注入是否正常、血管是否有渗漏、患者是否有不良反应等;在注射前要认真调整高压注射器,以防由于机械故障所致强化扫描失败。在寒冷季节要打开高压注射器药液加热功能,以降低黏稠度,减少患者不适;由于过敏反应的不可预测性,CT 室必须常备有急救药品和必要的急救器械。一旦出现过敏反应立即终止造影。

三、不良反应及护理

(一)药物反应

根据注射造影剂后患者出现的不同症状分为轻、中、重三型:①轻型,患者感到全身烧灼,面及全身皮肤发红,恶心,打喷嚏,少量荨麻疹,可遵医嘱给予抗过敏药如口服扑尔敏、息斯敏等,并多饮水,短时间内即可恢复;②中型,患者全身出现荨麻疹,眼睑明显水肿,恶心、呕吐、胸闷、气促,可遵医嘱给予地塞米松、异丙嗪等肌内注射;③重型,患者除中型症状外还出现面色苍白、手足厥冷、血压下降、呼吸困难、脉细弱等休克现象,应立即进行抗休克对症治疗,首选盐酸肾上腺素静脉注射,吸氧,保持呼吸道通畅,补充血容量,纠正酸中毒,应用地塞米松抗过敏药、升压药、呼吸兴奋剂等,同时密切观察病情,待病情平稳后送往相关科室继续对症治疗。

(二)非药物反应

患者自身心理因素,如过度紧张、交感神经兴奋、迷走神经抑制,出现心跳加快、头晕、眼花、手足冷汗,加上患者本身的体质虚弱等引起低血糖反应。常在检查前出现头痛、恶心、心慌、周身不适等。

这些症状常与碘过敏相似,以上非药物反应患者应给予精神安慰,或稍休息片刻,必要时可给予 50%GS 静推,症状可逐渐消失。

（三）药液渗漏

如外渗，嘱患者抬高患肢冷敷或用硫酸镁湿敷，12 h 后可恢复正常。严重者可常规用地塞米松或普鲁卡因封闭局部，肿胀面积小者可用 75％酒精，肿胀面积大者可用 20％甘露醇纱布湿敷，嘱患者患部禁擦油或热敷，经此妥善处理后，一般 3～4 d 可消肿。

（四）迟发性过敏反应

增强扫描结束后，嘱患者留院观察 30 min，避免发生迟发性过敏反应，离院后嘱患者多饮水，以利于药物排泄。如发生迟发性过敏反应，给予相应处理。给患者做 CT 增强扫描后，针对患者提出的问题要耐心地做好解释，不能由于患者不懂而提出的问题而冷淡和轻视患者。护理人员应用科学的道理和家属一起劝说患者，消除不良情绪，说明药物作用规律，做好精神安慰，使 CT 增强扫描顺利完成。

（五）患者术前心理护理

对患者态度和蔼，关心体贴，亲切询问患者的内心感受，并真诚地提供各种帮助，让患者感觉温暖，精神因素是发生过敏反应的重要因素，故造影前让患者及其家属在增强 CT 检查同意书上签字，应注意对患者做好解释工作，消除其紧张情绪，争取合作。真诚、尊重、安全，取得其信任。积极主动地与患者交谈，掌握其心理动态，帮助患者尽快适应环境。做扫描时告知患者检查的注意事项、扫描目的、大概时间及扫描室环境等，消除患者的好奇心及紧张感。注射造影剂时，细致地观察患者的面部表情、语音语调及眼神等特点，及时了解患者的心理变化，此阶段患者主要负性情绪为焦虑。对此应及时进行疏导，改变患者的感受、认识情绪、态度和行为，调动患者的主观能动性，使之得到减轻与消除。避免过敏反应发生或强化扫描过程中出现意外，应充分了解患者病情，了解患者有无造影剂禁忌证。下列情况应禁用：碘过敏试验阳性，有碘过敏史，严重甲状腺功能亢进，严重心、肝、肺、肾功能不全者，急性出血性疾病，严重恶病质。下列患者相对禁用，但必要时可慎用：如全身状态极度不良者、急性胰腺炎者、糖尿病哮喘、荨麻疹、湿疹、癫痫病患者，1 岁以上小儿及 70 岁以下老人，已确诊或拟诊嗜铬细胞瘤者，应先给予 α-受体阻滞剂，在严密观察下谨慎使用。在腹腔扫描时，术前腹腔准备非常重要，否则肠腔内粪块和气体会造成伪影，影响诊断。一般腹腔扫描前 1 天要告诉患者第 2 天禁食，必要时给予缓泻剂，第 2 天术前用 1 支开塞露，排便后强化扫描。对近期做过钡餐透视者，一般应在钡餐透视 1 周后才可强化扫描，扫描前应做腹部透视，观察是否仍有钡剂存留。术前 2 h 常规服用 1％～2％泛影葡胺 800～1 000 mL，扫描前再服用泛影葡胺 500 mL 以填充胃肠道。总之，临床护理在 CT 强化扫描中起着重要作用，CT 护理人员必须保持高度责任心和警惕性，认真做好造影前准备工作。造影前准备工作对造影能否成功，避免或减少碘过敏反应发生，能否获得理想的 CT 图像，以及检查后患者的处理工作中起着至关重要的作用。

第四节　CT 检查患者的心理护理

尽管新型 CT 扫描机的密度分辨率和空间分辨率已相当高，但因体内实质器官本身的自然对比对诊断来说仍然是不够的，特别是当正常组织与病变组织界限不明显时，因此需要静脉注入造影剂增强对比，提高病变检出率，亦称增强扫描，已在临床上得到广泛应用。鉴于多数患者对 CT 增强扫描缺乏足够的了解与认识,加上患者受疾病折磨,往往会产生不必要的心理压力,通过多年工作实践,我们认为有效的心理护理,积极主动稳定患者思想情绪,消除其紧张恐惧心理,是做好 CT 增强检查的必要工作。

一、心理问题分析

1. 一般心理问题

由于个人文化水平不同,对于 CT 平扫还能接受,但需进一步强化表示不理解,认为大夫没给其检查清楚,易产生疑惑心理,同时担心射线损害身体,偶尔产生恐惧犹豫、焦虑等不安情绪,可出现一些心悸、头昏、血压升高、肌肉紧张、出汗等症状,还有的患者哭泣,将饮入的造影剂在增强扫描过程中呕出,与不良反应混淆并造成紧张气氛。

2. 特殊心理问题

担心造影剂过敏,做增强扫描一般要征得患者及其家属的同意签字后方能进行,并需要烦琐的过敏试验以及一系列急救措施的准备,这些必要的手续易引起患者的心理紧张情绪,尤其对有精神症状或婴幼儿患者。担心自己患有不治之症,从而产生紧张心理。肿瘤术后复查的癌症患者,多因病情严重或长期经受能引起肌体反应的治疗(如放疗、化疗)等,但效果不明显而产生悲观绝望的心理,表现为情绪低落、说话少、不理睬人等。少数患者因经济拮据而产生焦虑、急躁或不满心理。

二、增强扫描中的心理护理

造影剂的毒副反应是由多种复杂综合因素所引起的,精神性反应是其中一个因素。虽然精神性因素很少单独起作用,但患者精神过度紧张或恐惧可通过迷走神经的作用在血液循环中释放出某些介质而加剧其他因素的作用。因此,人们认为造影剂对中枢神经系统的作用是引起严重反应的外因,而恐惧紧张心理则是内因。针对以上几种患者的心理状况,在增强扫描前,护理人员对于顾虑较多的患者,尽可能要充分了解其心理活动情况和社会与家庭文化背景,掌握患者的心理特点,对患者进行全程心理护理准备工作,使患者处于最佳心理状态,愉快地接受检查。

1. 一般心理护理

首先,从整体上要给患者营造一个优美恬静的环境。与患者说话语气要诚恳热情,态度要和蔼,对患者提出的问题要做出认真、细致的解答,以获取患者的信任。为下一步的工作打下良好的基础。如患者有紧张、恐惧、焦虑的心理,检查前应主动热情接近患者,了解其增强部位、目的、临床诊断以及需要协助解决的问题,加强宣传,增加患者对机器安全性能及检查知识的了解,让患者知道,明确诊断对今后临床治疗或选择手术方案的重要性。部分患者应避免过度心理紧张造成的错觉,对待此类患者在检查前不具体向患者交代可出现的不良反应,只在增强扫描过程中观察询问有何不适。并与其谈心,最好不谈及其病情,说一些家常事,使其一时忘却病情,且让患者感觉医护人员如家人,消除恐惧感。

要主动地关心和给予充分的宽容,行动不便者给予帮助,允许患者家属陪诊,求得心理上的安全感。检查时,首先让患者知道怎样配合检查,了解高压注射器压力大、速度快的特点,以注射中可能出现的不适和注意事项,使患者思想上有充分的心理准备,然后帮助患者摆好舒适的体位,摆位的动作力求轻、快、准。在增强操作中,护理人员要精力集中,动作轻柔,技术娴熟,进针准确,拔针迅速。当患者出现异常反应时,必须保持沉着镇静,不能流露异样神情,以免增加患者的疑虑和恐惧,并迅速采取必要的救护措施。同时,可以边操作边与患者交谈,必要时可通过话筒给患者的心理安慰,转移注意力,减轻其紧张恐惧的心理。增强扫描结束后,应及时询问患者有无不适反应,帮助患者下床穿好衣服,嘱咐其在候诊室休息片刻方可离去。

2.特殊心理护理

①增强前向患者及其家属介绍使用造影剂的必要性和造影剂不良反应的表现、注意事项及目前的医疗技术水平,以及用药步骤,使患者从思想上建立造影剂概念,了解造影剂的安全性和可靠性,使其增强用药的信心。尽量避免过度夸大造影剂应用的危险性,以免患者造成不应有的精神压力。②检查结果如为正常或良性者及时告知患者,以消除其对疾病的担心,解除其焦虑。如结果为恶性肿瘤,应采取保护性措施,只跟家属交待,嘱其家属不要在患者面前流露焦虑难过的表情,根据家属要求给患者出一份假报告,予以安慰,必要时帮助联系临床医生。③重症患者和癌症复查的患者,在检查时让家属在旁陪护,以增加患者的安全感。④根据患者的特点:如年龄、性格、病情、社会背景等,采取不同的形式,用科学的方法针对性地解答患者关心疑惑的问题,使其心理上期盼得到关心和照顾,充分理解医护人员处处为患者着想并产生信任感,从而能积极主动自觉地配合检查。

三、老年患者的心理护理

1.焦虑恐惧型

具有此类心理的大部分系准备接受腹部检查的老年患者,他们来到CT室时心情忐忑不安,往往精神压力大,尤其当医生要求其签字时,更加重了他们的恐惧心理,担心在检查过程中出现意外的过敏性反应。对这类患者,护理人员要热情接待,耐心解释腹部检查中增强的意义,试敏的目的,并将上机前所做准备的每一环节及所采取的防范措施等详细解答,使他们消除顾虑,配合检查。

2.孤寂无助型

这类患者大部分系接受肺部、颅脑检查的老年人(如肺癌、肺部感染、脑梗死、脑出血等),他们大多长期因病卧床,并经多方治疗。因此往往产生孤寂无奈的心理,认为自己是一个毫无用处且疾病不能治愈的人,由此产生忧郁、自卑、烦躁心理,尽管CT检查前无须做上机前准备,候诊时间短,但仍应不失时机地做一次心理护理。比如,首先我们允许其家属或子女陪同,并以谦和的礼貌语言讲述CT检查中的各项要求,根据申请单上的疾病诊断及检查要求,讲解他们所患疾病的性质与转归以及预后前景,使他们感受到亲情、友情的温暖,减轻或消除孤寂自卑的心理,以保证CT检查之顺利进行。

3.猜疑悲观型

此类患者大部分为诊断尚不明确或经多方检查未曾确诊的老年人。他们往往把自己的病情估计过重,怀疑家人隐瞒病情,不让自己知道病情的真实情况。对于他们,在协助上机前各种准备的同时,解释检查的真正目的是为其确诊,并且陪同其上机。检查完毕在保护性医疗制度的前提下适当将诊断结果转告,并着重讲述所患疾病转归需要个人建立信心及努力配合治疗,而悲观失望将加重病情。使患者认识到只有正确对待自身疾病,积极、主动配合治疗方能治愈疾病,而检查仅仅是诊断,治疗才是目的。

4.固执自负型

此类患者绝大多数在家庭中较有权威,且性格固执,自我专注,容易以主观想象对待疾病,在前来接受检查时总要求医务人员服从他们的个人意愿,对待这类老年患者,尽量满足他合理的要求,同时以通俗易懂的语言讲解必要的医疗常识,尤其 CT 检查过程中必须的要求、体位、动作及检查中可能或应该出现的反应、预防措施等,使其一切听从指挥,自觉接受检查。

5.信赖幼稚型

此类患者大多是慢性疾患的老年人,他们常年活动少,凡事依赖医院,自立能力差,甚至还有一部分患者对自己疾病轻重程度、预后好坏不太关心,而常乐意进行大型仪器的检查(如 CT 等),对这类老人在 CT 候诊期间要进行适当的运动、饮食指导,同时直接向他们说明疾病的程度使其从思想上引起重视。

6.经济压力型

此类患者大部分系自费且缺少经济来源的老人,患者家人或医务人员如采取埋怨、不满的态度都会加重其心理负担,甚至医护人员的一句不慎语言或个微小动作、眼神都会造成患者的不安。对此,应积极主动接近他们,在其候诊期间作一些短时间的交流,说明 CT 检查的必要性及指导治疗的意义。同时协助调机以减少患者支出,如可以普通 CT 检查时就不上螺旋 CT 机等,使老人消除压力接受检查。

7.自尊自信型

此类患者大多是离退休老干部。他们接受 CT 检查时通情达理,主动合作,以身作则,甚至主动协助维持秩序,并以现身或曾经的检查体验安慰患者,但不能因为其通情达理而忽视他们,应更加尊敬、关心他们,处处以礼相待,给他们提供有关 CT 检查中的知识,并做一些疾病康复的指导,尽最大努力满足他们的需求。

综上所述,心理护理是适应新的医学模式下产生的一种高层次护理,研究患者的心理状态与疾病的相互关系,正日益受到重视。巧妙地在 CT 增强检查中对患者实施心理护理,能够起到事半功倍的作用,只要有意识地在临床实践中根据不同患者的不同的心理特征,采取相应的措施及对策,对患者进行全程心理护理,是能够及时消除患者紧张、焦虑、恐怖的心理压力,使患者都能顺利配合医生检查,确诊率大大提高,为临床治疗提供了有利证据。

第五节　高压注射器在 CT 增强时的护理

计算机断层扫描(CT)检查中,为增强病变组织与正常组织之间显示密度的差别,扫描的同时需静脉注射造影剂作增强检查,以明确诊断。随着 CT 扫描速度的提高,静脉注药速度也相应提高,一般要求注药速度 3～5 mL/s,注射量 70～100 mL,因此,只有应用高压注射器才能满足上述要求,才能提供良好的时间分辨率,使断层扫描图像更加清晰。

一、临床概述

1.注射器操作方法

首先将本机特制的一次性注射器针筒装好,吸入造影剂 100 mL 左右,造影剂的吸入量应大于实际注射量。然后用导管将注射器与已在患者肢体静脉内做好穿刺的配套针头连接好,整个导管系统必须排尽空气,并将注射器头朝下放置备用。医务人员在带显示触摸屏的操作台上根据扫描部位、患者的一般情况和医师的诊断要求进行编程设置注射压力、流量、注射时间等参数。一般静脉注射的流量为 $2\sim3$ mL/s,持续注射时间决定于注射总量和扫描部位,一般在 $25\sim60$ s,头颅及盆腔的造影剂总量一般为 80 mL,胸腹部为 100 mL。编程完毕整个注射系统处于待机状态。CT 扫描时可同步通过操作台发出指令开始注药,直至扫描完毕。

2.注射方法

采用试验性静脉预推法判断和选择注射血管,即用普通注射器接高压注射器配套针头,抽取 0.9% 生理盐水 10 mL 行静脉穿刺,穿刺成功后止血带不松开,在 $1\sim2$ s 内将液体快速推注,观察注射部位有无外漏,如注射部位出现肿胀,重新更换注射部位,直至无外漏为止,用胶布将注射器固定。观察无反应后将配套针头接入高压注射器,开始注射行扫描检查。

3.注射后的反应

约半数患者注药时喉部不适,浑身有热感,但扫描完毕即消失,个别患者有空气栓塞、心脑血管意外、静脉炎、严重造影剂过敏反应等发生。

二、造影检查前的准备

扫描前的护理:详细查对患者的姓名,检查部位和要求,询问有无碘过敏史,对下列情况应限制检查。①严重的过敏体质,且碘过敏试验阳性者;②严重肾功能不全或者尿素氮过高者;③严重肝功能损坏者;④有血液病或严重出血倾向者;⑤严重的心功能不全或心力衰竭者;⑥重度全身感染者或穿刺部位有炎症者;⑦严重甲状腺功能亢进和多发骨髓瘤;⑧妊娠三个月以内者。

详细询问药物过敏史,并向患者解释清楚增强的作用及目的。了解患者病情、心肺功能,有无严重肝肾损害。长期糖尿病、潜在性甲亢、多发性骨髓瘤、青光眼、呼吸衰竭等患者,需特别仔细权衡利弊,必要时放弃增强扫描。患者增强扫描检查前需空腹 4 h,$3\sim7$ d 做过钡餐透视而未排净钡剂者禁做腹部及盆腔扫描。

征得患者家属同意,并在 CT 申请单增强扫描须知栏目内签字后,行碘过敏试验。做好患者的心理护理,95% 以上患者对该项检查有一定的恐惧感,所以在检查前护士必须对患者进行详细的解释,对其提出的疑问做认真的回答,使患者消除顾虑,放松精神,以良好的心态配合检查。

三、扫描过程护理

(1)根据不同检查部位摆置,使患者体位舒适,减少肢体重叠,并保持整个扫描固定,便于注射操作,例如,头部增强扫描时,患者仰卧,将手平放于两侧;胸、腹部增强扫描时,患者平卧,将手平放于头架或额面上,必要时由陪护人员协助稳定。

(2)应尽量选择粗大、弹性较好的血管用静脉留置针进行注射,因静脉留置针针体长、套管柔软无尖、不易打折、不易刺破血管壁、不易发生注药期间的药液渗漏,使用高压注射器自动推注前先试验注射 5 mL 造影剂,观察穿刺是否准确,连接管有无渗漏,观察注射部位有无渗出及患者有无其他异常情况,如无局部渗出则继续自动推注。

(3)排气确认,先在一次性高压注射针筒内吸入造影剂,造影剂应大于实际注射量,排尽管道内及注射筒内气体后,将注射器头置为俯角 30°左右,使用排气确认键时,一定要再次确认注射针筒内空气已排净,否则空气进入血液循环后果不堪设想。

拔针时应注意用无菌棉球同时按压皮肤及血管进针点,避免血液渗出血管外,防止局部皮下淤血,且嘱患者在候诊室观察 30 min,无其他不良反应方可离开,另外,嘱患者多喝水,以利于造影剂更快地从体内排出。

四、临床护理研究

1. 心理护理

操作前应向患者讲明增强扫描的价值和运用造影剂可能出现的不适等,使其有思想准备,消除其恐惧和紧张心理,并用体贴安慰性语言分散其注意力,使患者感到温暖,克服紧张情绪,配合检查,以减少不良反应的发生。根据受检情况进行详细、具体的指导,使其能积极配合检查。对高龄及危重患者,首先了解既往有无心脑血管病、肝病、肾病等,必要时行心电图检查,心力衰竭患者禁做强化扫描。操作前向患者说明 CT 增强扫描的目的、检查及配合方法,告知其检查前做碘过敏试验的必要性及阳性表现,介绍注射中或注射后可能出现的不良反应及应对措施,以消除患者恐惧和紧张心理。用体贴安慰性语言分散患者注意力,使其积极配合检查,减少不良反应的发生。

2. 团注血管的选择

高压注射器压力高,注药快,以最高流量 5.0 mL/s 的速度静脉团注,因此必须选择血容量充足、弹性好的粗、直、不易渗漏的静脉,要避开关节、静脉窦、血管分叉等处的静脉。常用的静脉有手背静脉、前臂浅静脉和肘正中静脉。对于老年人、长期化疗血管损伤严重者,可选用锁骨下静脉置管或颈外静脉穿刺,颈外静脉处有静脉窦、化学感受器,离心脏较近,高压注药有一定的危险性,操作时须慎重。

3. 预防过敏反应

注射前要详细询问患者有无过敏史,特别是药物过敏史或既往有无碘剂过敏史,再让患者家属签署接受碘剂志愿书。选择好血管穿刺成功后用 30% 的泛影葡胺 1 mL 静推做过敏试验,10~15 min 后观察患者有无过敏反应,无反应方可团注造影剂扫描检查。为防止假阴性患者在扫描过程中出现过敏反应,部分患者团注前 5~10 min 可缓慢静推地塞米松 10 mg,腹部扫描者在团注前静推山莨菪碱 10 mg。增强扫描结束后,每个患者均留置观察 30 min,无不良反应方可拔针,让患者离去。

4. 防止空气栓塞

空气栓塞可导致患者严重并发症甚至死亡,操作时必须慎之又慎,要特别注意连接管有无扣紧,防止高压作用下崩脱。注射前一定要将针筒延长管、导管针头中的空气完全排出,注射时注射头向下,使一些小气泡浮出而位于针筒尾部,注射量应小于吸药量,针筒内应残留药液 1~2 mL。

5. 防止渗漏

静脉药液外渗,与患者血管状况、注射压力、穿刺技术、穿刺部位固定、机床移动、患者不慎碰撞穿刺部位等因素有关。

(1)穿刺方法:据文献报道,大角度静脉穿刺法对穿刺部位的组织损伤小,比常规静脉穿刺法更加安全可靠,因此,我们一般采用大角度、直刺法进针,针头刺入血管见回血后再平行顺静脉腔进入至少 1 cm,最好 1.5 cm 以上。同时避免重复穿刺同一部位,否则应重新选择静脉穿刺。

（2）穿刺针头的固定：穿刺部位须稳妥固定，但固定胶布不宜过多，如在 3 条胶布以上，每增加 1 条胶布，引起输液外溢的危险度就增加 43.49％。我们的做法是先用 2.5 cm 宽的医用透气胶带 7 cm 以针柄为中心向左右粘贴，然后再用 1 条 4 cm 左右的胶布将头皮针软管固定在穿刺部位上方，延长管放于机床适当位置或夹在患者指缝中，使之能随着扫描时机床的移动而移动。

6. 防止渗漏

CT 高压注射器注药以 2～4 mL/s 即 3000 滴/分钟的速度注入，对血管壁冲击力大是造成外渗的主要原因，此外还与患者血管状况、注射压力、穿刺技术、机床移动患者不慎碰撞穿刺部位等因素有关。对高危人群如长期化疗、老年动脉硬化、糖尿病及肥胖者行加压注射，造影剂外渗率较高，应引起重视。注药过程中一旦发现外渗，立即停止注射并拔针。轻度渗漏者可不予处理或仅予 50％硫酸镁溶液局部湿敷；严重渗漏者先用 0.25％普鲁卡因局部环封，再用 50％硫酸镁溶液局部湿敷，严禁局部热敷。嘱患者 48 h 内抬高患肢，以促进静脉回流，利于局部外渗药液的吸收，一般 1 周左右可恢复正常。

7. 高龄患者及危重患者在 CT 增强时的护理

首先要了解患者既往有无心脑血管病、肝病、肾病等病史，以便慎重选择造影剂。其次要做好老年患者的心理护理，减轻患者的紧张和恐惧心理，向患者解释好 CT 增强扫描的意义、机器注药扫描的安全性，以取得患者的配合。注药前半小时要密切观察患者状况及有无渗漏和过敏反应发生，并在使用造影剂前应先给予地塞米松 10 mg 静脉注射以预防过敏反应。嘱咐患者在 CT 扫描时上臂和体位一定不能移动，并打开对讲系统及时了解患者在扫描过程中有无不适等感受。注射造影剂的速度及总量也应视病情酌情递减。

CT 增强扫描高压注射器静脉注药的主要护理工作是静脉穿刺、置针、穿刺前准备和注射过程的观察。皮下造影剂渗漏是高压注射过程的严重并发症，造影剂渗漏率是评价护理工作的重要内容。通过预推法来判断血管质量，选择注射血管，明显降低了渗漏率。使用高压注射器，医护人员必须有高度的责任心，任何失误都有可能造成患者严重的并发症，甚至导致死亡。因此，在操作上要严格按照操作程序，对吸药排气、穿刺、固定等环节，应反复检查，确保无误。注射总量、流量、流速及持续注射时间等必须准确无误。现代化的检查仪器及操作工具用于临床护理，是护理工作发展的必然趋势，它可以提高护理质量，减少护理强度，同时也带来了护理难度，但只要认真按照规定的程序和要求操作，不断实践，不断总结经验，就能取得良好的护理效果，为患者提供优质的服务。

第十五章　消毒供应中心消毒隔离管理

消毒供应中心(central sterile supply department,CSSD)是污染医疗器械高度集中的场所,必须有效地控制导致医院感染的污染源及传播途径,确保工作人员的职业安全和消毒灭菌物品的质量,避免医源性感染。

第一节　消毒供应中心工作区域的消毒隔离

一、去污区

去污区是集中处理污染医疗器械、物品的区域,是 CSSD 控制感染的重点区域。包括工作人员进出缓冲间、污染物品接收区、分类台、清洗区、污物回收车清洗、消毒及存放间。

1.感染控制的目标

及时安全去除污染器械上的污染物,避免医源性交叉感染的发生。

2.感染控制的原则

(1)工作人员按照标准预防的原则做好个人防护。

(2)工作人员严格按照消毒隔离技术原则进行操作。

(3)去污区气压为-5~0 Pa,传递窗处于关闭状态,防止气流逆行。

(4)所有物品彻底清洗、消毒后,方可进入清洁区。

(5)运送污染的布类时应放在密闭容器内,并彻底清洗、消毒。

3.缓冲间

该区为半污染区,是去污区人员出入的通道。供工作人员洗手、更衣和换鞋,该区内的污染防护服与清洁物品应分类放置,污染的防护服每天要清洗、消毒,防止交叉感染。

4.接收区

此区是污染回收车及污染物品的物流通道。清洁物品、工作人员不得由此通过。物品不得逆行,门的内侧为污染区,外侧为清洁区。

5.分类台

分类台是污染医疗器械接收分类的工作台,是污染程度最严重的区域,工作人员每次接收后,及时用消毒液消毒台面,每天下班前对工作台面彻底清洗消毒。

6.清洗区

此区包括处理污染物品的清洗池、操作台及周围的工作区域。感染途径以接触、飞沫、气溶胶传播为主,工作人员操作时应戴面罩,尽量保持水面下操作。

7.清洁设施

清洗消毒机、超声清洗器、高压水枪等使用后保持机器表面清洁。

8.洗车间

回收车及回收箱每天在洗车间内进行彻底清洁。有血液或体液污染时,应先用消毒液抹拭后再清洗。

二、检查包装及灭菌区

该区要求有较高的空气洁净质量,进入此区域的物品,必须为清洁物品。

1.感染目标的控制

在包装过程中,防止清洁医疗器械被再次污染,保证待灭菌医疗器械的清洁质量。

2.感染控制的原则

(1)工作人员进入此区应洗手、换鞋,穿专用工作服及戴圆工作帽。

(2)保持该区域空气清洁,有空调及机械通气设施,换气次数>8 次/小时。气压为 5～10 Pa。

3.缓冲间

缓冲间是工作人员进出包装区的通道。工作人员在此区内洗手、更衣、戴圆帽。

4.传递窗

传递窗包括接收去污区的清洗后物品的传递窗和对外清洁物品的传递窗。传递窗应为双门互锁窗,非使用的时候处于关闭状态。

5.包装台

包装台主要用于器械检查、摆放、组合、包装和各种器械灭菌前的准备工作。每天工作前后认真做好清洁,保持包装台及物品清洁无尘埃、无棉絮纤维等杂物。

三、无菌物品存放区

此区是存放、保管及发放无菌物品的区域。包括重复使用的无菌物品及拆除外包装的一次性医疗物品。

1.感染控制的目标

在存放运输无菌物品过程中,确保无菌物品不被污染。

2.感染控制的原则

(1)严格遵守无菌物品管理原则,确认灭菌物品质量后,方可放入无菌物品架。

(2)取放无菌包时尽量用灭菌筐,减少手接触无菌包次数。无菌包落地或误放入不洁之处,即视为受到污染,需重新灭菌。

(3)无菌物品存放架或存放柜应距地面高度 20～25 cm,离墙 5～10 cm,距天花板 50 cm。

(4)无菌物品发放按照"先进先出"的原则。

(5)发放无菌物品路线较长时,应采用密闭容器,或使用塑料袋做运输包装。

第二节　标准预防

一、标准预防的概念

标准预防即"将患者的血液、体液、分泌物、排泄物均视为具有传染性,都需要进行隔离,不论是否具有明显的血迹污染或是否接触过非完整性皮肤与黏膜。"根据这一原则应将"所有污染器材视为具有传染性"。

标准预防的特点:既要防止血源性疾病的传播,也要防止非血源性疾病的传播;它强调双向防护,既防止污染器械上的微生物传给工作人员,又防止工作人员将污染的微生物传至清洁物品及环境。

二、标准预防的隔离措施

标准预防所采用的隔离预防方法是在普通预防措施的基础上,根据不同传播途径的特性而设计的接触、空气、飞沫隔离。

接触隔离:预防通过直接或间接接触而传播的病原体,如多重耐药菌、志贺痢疾杆菌、甲型、戊型肝炎病毒及婴儿的肠道病毒感染等。

空气隔离:预防通过空气中的微粒核和(或)漂浮的尘埃而传播的疾病,如水痘、麻疹和结核等。

飞沫隔离:预防各种经飞沫而传播的疾病。飞沫可通过咳嗽、打喷嚏、谈话或因某些医疗操作(如行支气管镜检查、吸引等)而产生,因其颗粒直径大而传播距离近,所以不需要特殊的通风和空气消毒设置。许多细菌性和病毒性疾病可通过飞沫传播,如流感、脑膜炎球菌感染,以及腺病毒感染、百日咳、链球菌感染(或肺炎)、小儿猩红热等。

三、标准预防的主要内容

标准预防所采用的预防措施被归纳为下列各项。

(1)医务人员在接触患者的血液、体液、分泌物、排泄物及其污染物品后,不论是否戴手套,都应认真洗手,而且在下述情况下必须立即洗手:①摘除手套后;②接触两个患者之间;③可能污染环境或传染他人时。

(2)医务人员接触患者的血液、体液、分泌物、排泄物,以及黏膜、非完整性皮肤和污染物品前均应戴手套。

(3)在操作中传染性物质有可能发生喷溅时医务人员必须戴眼罩、口罩和穿防护衣,以防止污染皮肤、黏膜和衣服。

(4)被患者的血液、体液、分泌物和排泄物污染的医疗用品和仪器设备应及时做好清洁处理,以防止传染性病原扩散;重复使用的仪器和设备在用于另一个患者前应进行清洁和适当的清洁基础上的消毒或灭菌。

(5)医务人员在进行各项医疗、护理操作,以及环境的清洁、消毒时,应严格遵守各项操作规程。

(6)锐利的器具和针头要小心处置,以防刺伤。操作时针头套不必重新套上,在必须重新套上时应用工具而不用手。用过的一次性注射器、针头、刀片和其他锐利物品应放入置于附近的适当的防水耐刺的容器内。可重复使用的尖锐物品也应放在防水耐刺的利器盒内,以便安全运送至相关的再处理部门。

四、标准预防的实施方法

(一)消毒供应中心人员洗手和手消毒指征

(1)接触可能被污染的物品后应洗手。

(2)脱掉手套应洗手。

(3)离开污染区时应洗手。

(4)进行环境卫生整理后应洗手。

(5)制作清洗、消毒物品前应洗手或用手消毒剂。

(6)在洁净区接触无菌物品前应洗手或用手消毒剂。

(二)洗手与戴手套

1.消毒供应中心工作人员洗手的方法

(1)在流动水下,使双手充分淋湿。

(2)取适量肥皂(皂液),均匀涂抹至整个手掌、手背、手指和指缝。

(3)认真揉搓双手至少 15 s,应注意清洗双手所有皮肤,包括指背、指尖和指缝,具体揉搓步骤为:①手掌相对,手指并拢,相互揉搓;②手心相对,双手交叉指缝相互揉搓,交换进行;③掌心相对,双手交叉指缝相互揉搓;④弯曲手指使关节在另一手掌心旋转揉搓,交换进行;⑤右手握住左手大拇指旋转揉搓,交换进行;⑥将五个手指尖并拢放在另一手掌心旋转揉搓,交换进行。

(4)在流动水下彻底冲净双手,擦干,取适量护手液护肤。

2.戴手套的方法

(1)打开手套包,一手掀起口袋的开口处。

(2)另一手捏住手套翻折部分(手套内面)取出手套,对准五指戴上。

(3)掀起另一只袋口,以戴着无菌手套的手指插入另一只手套的翻边内面,将手套戴好。然后将手套的翻转处套在工作衣袖外面。

3.脱手套的方法

(1)用戴着手套的手捏住另一只手套污染面的边缘将手套脱下。

(2)戴着手套的手握住脱下的手套,用脱下手套的手捏住另一只手套清洁面(内面)的边缘,将手套脱下。

(3)用手捏住手套的里面丢至医疗废物容器内。

4.手套分类

手套分为工业橡胶手套、医用乳胶手套、薄膜手套。

(1)工业橡胶手套耐磨损,防刺伤,防渗功能强,柔软性差。不方便清洗操作。

(2)医用乳胶手套薄且柔软,防渗功能差,细菌等病原微生物可能穿透手套,引起皮肤过敏。

(3)一次性薄膜手套由聚氯乙烯制成,防渗功能强,不易引起皮肤过敏。但易破损。

第三节　消毒供应中心职业防护管理

消毒供应中心工作人员在工作中常常接触被患者血液、体液、分泌物污染的物品,并经常使用各种方法进行消毒灭菌,这些因素对其身心健康不利。

一、CSSD 职业安全的影响因素

1. 生物性危害

(1)艾滋病(AIDS):全球 AIDS 的流行仍在继续,HIV 感染者和死亡者的数目居高不下。我国亦呈现快速增长趋势,美国统计的 270 例患 AIDS 医务工作者中,232 例为护士,占85.9%,表明护士受职业感染的危险最大。消毒供应中心护士每天要清洗各种穿刺包,易发生职业暴露,CSSD 护士在工作中感染 HIV 的可能性与利器刺入的部位、注入的血量、血中病毒滴度及患者基础疾病严重程度有关。另外,CSSD 护士工作强度大,体力消耗较多,导致体力透支,机体抵抗力下降,如有 HIV 侵入,极易引起感染。

(2)传染性肝炎:最常见、危害性最大的是乙型病毒性肝炎和丙型病毒性肝炎。CSSD 护士在工作中极易感染乙型肝炎病毒(HBV),丙型肝炎病毒(HCV),他们感染病毒性肝炎后,不仅使自己的身心健康受损,影响工作和生活,而且易传染给家人、同事。

2. 物理性危害

(1)锐器伤害:锐器伤是指在工作时间内由针头及其他一切锐器所造成的使皮肤出血的意外伤害。在 CSSD,导致锐器伤的主要器具有缝针、注射器针头、刀片、剪刀、各种穿刺针等。

(2)噪声污染:灭菌过程中蒸汽压力过大、真空泵发出的噪声,开关门的声音,灭菌完毕后的报警声,会使人的唾液、胃液分泌减少,胃酸降低,从而易患溃疡病。

(3)高温及烫伤:暴露在过高的温度下是致病的另一因素,持续的高温环境可导致中暑,还有导致肾脏、循环系统疾病及脑卒中的危险。

3. 化学性危害

工作人员在工作中接触各种消毒剂,轻者刺激皮肤引起接触性皮炎、过敏性鼻炎、哮喘,重者中毒或致癌。常用的消毒剂有甲醛、过氧乙酸、戊二醛、含氯消毒剂,这些挥发性消毒剂,对人体的皮肤、黏膜、呼吸道、神经系统均有一定程度的影响。

4. 运动功能性损害

CSSD 护士每天下收、下送、接送手术室的消毒包,这些繁重的体力劳动,使躯干在负重时,腰部受力最大也最集中,腰背肌肉长期超负荷工作,肌肉产生代偿性肥大、增生。此外,下收时的频繁弯腰,易使腰部肌肉形成损伤性炎症。

5. 心理—社会危害

CSSD 护士的心理损害主要由于工作强度大、劳累、生活缺乏规律引起,灭菌班存在高温作业,易造成身心紧张性反应,导致心情压抑、焦虑、疲劳感及情绪低落等不良心理状态,危害护士的健康。

二、CSSD 职业防护措施

(1)护士提高防护意识,采取有效的保护措施:护理人员在接触被患者血液、体液、分泌物污染或可能污染的物品前,均应戴橡胶手套、口罩、帽子,脱掉手套后立即按六步洗手法洗手。工作人员患有渗出性疾病或皮炎时,应禁止直接处理、清洗、包装和接触消毒灭菌的器具。血液或体液意外进入眼睛、口腔,立即用大量清水或生理盐水冲洗。

(2)可疑暴露于乙型肝炎病毒(HBV)、丙型肝炎病毒(HCV)及人类免疫缺陷病毒(HIV)感染的血液或体液时,尽快于暴露后做基线检测、专家评估,给予暴露预防(PEP)血液监测。跟踪期间特别是最初的 0～12 周内,指导护理人员不献血及母乳喂养,性生活时戴避孕套。被

HBV、HCV 阳性患者的血液或体液污染的锐器刺伤后,应在 24 h 内去防保科抽血查乙肝、丙肝抗体,必要时抽取患者血液进行对比,同时注射乙肝免疫高价球蛋白,按 1 个月、3 个月、6个月接种乙肝疫苗。被 HIV 阳性患者的血液或体液污染的锐器刺伤后,应在 24 h 内到防保科抽血查 HIV 抗体。按 1 个月、3 个月、6 个月复查,同时口服拉米夫定每日 1 片,并通知医务处、护理部、院内感染办公室进行登记、上报、随访。

(3)护士被血液或体液污染的针头刺伤后,立即挤出伤口内的血液,反复用肥皂水清洁伤口,并在流水下冲洗 5 min,再用碘酒和酒精消毒,必要时去外科进行伤口处理。

(4)CSSD 定期请设备科检修和保养仪器设备,消毒员每日进行清洁保养,每周进行一次一级保养,在使用灭菌器前先排尽管道内的冷凝水,灭菌过程中观察各仪表变化情况,防止蒸汽过大。

(5)在灭菌室内安装中央空调,并对房间进行改造,采用环保隔热材料,使室内温度能下降至人体耐受的温度,出锅时,护士戴厚的帆布手套,夏季穿长袖衣裤,以防烫伤。

(6)CSSD 工作人员在接触配备消毒液时戴口罩、手套、帽子,穿长袖工作服,必要时戴防护眼镜,器械浸泡消毒时,取放物品必须轻、稳,防止消毒液溅入眼内或皮肤上,清洁物品时应戴防水口罩、眼罩、手套、袖套、帽子、穿防水鞋、围裙。

(7)工作中利用人体力学原理,适当休息,减少不必要的损伤,训练腰部肌肉力量,增加肌肉抗疲劳的能力。对疼痛部位进行理疗。

参 考 文 献

[1] 张晓兵.临床常见疾病的诊疗与护理[M].昆明:云南科技出版社,2016.

[2] 亓娟秀.外科常见疾病的护理[M].昆明:云南科技出版社,2016.

[3] 高祝英,杨雪梅.临床常见疾病护理查房手册[M].兰州:甘肃科学技术出版社,2017.

[4] 鲜于云艳,裴大军,等.临床常见疾病健康教育处方[M].武汉:湖北科学技术出版社,2015.

[5] 蒲亨萍.临床常见疾病护理指南[M].贵阳:贵州科技出版社,2011.

[6] 吕希峰,等.临床常见疾病的诊疗及护理[M].青岛:中国海洋大学出版社,2014.

[7] 吴小玲,等.临床护理基础及专科护理[M].长春:吉林科学技术出版社,2019.

[8] 贾雪媛,王妙珍,李凤.临床护理教育与护理实践[M].长春:吉林科学技术出版社,2019.

[9] 乐俊.临床内科常见疾病的诊疗与护理[M].昆明:云南科技出版社,2014.

[10] 赵霞.临床外科护理实践[M].武汉:湖北科学技术出版社,2018.

[11] 郑凤凤.临床妇产科护理指南[M].长春:吉林科学技术出版社,2019.

[12] 韩成珺,马友龙,孙志德.外科临床治疗与护理[M].武汉:湖北科学技术出版社,2017.